ヤンダアプローチ
マッスルインバランスに対する評価と治療
Assessment and Treatment of Muscle Imbalance
The Janda Approach

小倉 秀子【監訳】
Phil Page, Clare C.Frank, Robert Lardner【著】

三輪書店

監訳者

小倉　秀子　Kaiser Permanente South San Francisco Medical Center Rehabilitation Services

訳者

福井　　勉　文京学院大学 保健医療技術学部（PART Ⅰ）
荒木　　茂　石川県リハビリテーションセンター（PART Ⅱ）
田上　光男　大阪労災病院 中央リハビリテーション部（PART Ⅲ）
市川　和人　伊藤整形外科 リハビリテーション科（PART Ⅳ）

翻訳協力者（順不動）

加藤太郎（文京学院大学）　布施陽子（文京学院大学）　森健太郎（石川県済生会金沢病院）
山川友和（石川県済生会金沢病院）　松村　純（石川県済生会金沢病院）　福住武陽（大阪労災病院）　竹下真弥（大阪労災病院）　箕岡尚利（大阪労災病院）　眞鍋かおり（友愛会病院）
西森繁浩（ハンズ高知フレッククリニック）　大前賢史（永井病院）

Assessment and treatment of muscle imbalance : the Janda approach/Phil Page, Clare Frank, Robert Lardner.
　p.　cm.
Includes bibliographical references and index.
ISBN-13：978-0-7360-7400-1（hard cover）
ISBN-10：0-7360-7400-7（hard cover）
1. Janda, Vladimír, Doc. MUDr. 2. Myalgia--Patients--Rehabilitation. 3. Musculoskeletal system--Diseases--Patients--Rehabilitation. Ⅰ. Frank, Clare, 1962- Ⅱ. Lardner, Robert. Ⅲ. Title.
[DNLM：1. Musculoskeletal Diseases--diagnosis. 2. Muscles--physiopathology. 3. Musculoskeletal Diseases--rehabilitation. 4. Neuromuscular Manifestations. WE 141 P142a 2010]
　RC935.M77P34 2010
　616.7'42--dc22
　　　　　　　　　　　　　　　2009026864
ISBN-10：0-7360-7400-7（print）
ISBN-13：978-0-7360-7400-1（print）
Copyright © 2010 by Benchmark Physical Therapy Inc., Clare C. Frank, and Robert Lardner

All rights reserved. Except for use in a review, the reproduction or utilization of this work in any form or by any electronic, mechanical, or other means, now known or hereafter invented, including xerography, photocopying, and recording, and in any information storage and retrieval system, is forbidden without the written permission of the publisher.

© First Japanese language edited 2013 by Miwa-Shoten Ltd., Japan.

この本はブラディミア・ヤンダ氏の思い出と，この優れたヤンダアプローチを患者の治療に役立てたいと熱心に願う臨床家の皆様のために捧げる．ヤンダ氏の知識と情熱は，われわれ著者自身の日常の臨床を変え，彼の教えを臨床家へ教育していくことができる力を与えてくれた．この本は，ヤンダ氏の理論を実証しようとしている研究者の方々のためにも捧げたく思う．

　この本が理学療法，整体，医学の溝を埋める橋となって，お互いをより理解し，協力しあえるようになることを願っている．

　そして何よりも，この本を作成するにあたり研究・執筆・校正のために費やした数えきれないほどの時間，耐え忍んでくれたわれわれの家族に深く感謝したい．

　Angela, Madison, Caitlin, Hannah, and Andrew Page へ：
　理解と協力に感謝します．世界一の妻であり友達である Angela なしでは何もできなかったでしょう．

Phil Page

　Kirsten and Lauren Frank へ：
　いつも我慢強く，愛情を示してくれてありがとう．貴女たちは母親が理想と思う最高の娘たちです．

Clare C. Frank

　この本は，出会って以来，優れた業績により私をいつも奮い立たせてくれる Karel Lewit 教授に捧げます．

Robert Lardner

目次

CONTENTS

監訳者の序文　ix
日本語版の出版に際して　xi
序　文　xiii
賛　辞　xv

PART I　マッスルインバランスの科学的基礎 ………… 1

第1章　マッスルインバランスに対する構造的アプローチと機能的アプローチ ……………………… 3

内在機能と外在機能　4
機能と病態におけるマッスルバランス　5
マッスルインバランスの概念　8
まとめ　12

第2章　感覚運動システム ……………………………………… 13

感覚運動のハードウェアとソフトウェア　14
姿勢安定性と関節安定化の神経筋的側面　20
固有感覚の病態　24
まとめ　27

第3章　連鎖反応 ……………………………………………… 28

関節の連鎖　29
筋連鎖　32
神経学的連鎖　38
まとめ　44

CONTENTS

第4章　筋骨格系疼痛とマッスルインバランスの病態力学 …… 45

- 筋骨格系疼痛の病態　45
- マッスルインバランスの病態力学　49
- 筋の硬さ・弱さの原因　52
- ヤンダのマッスルインバランスの分類　55
- まとめ　59

PART II　マッスルインバランスの機能評価 …… 61

第5章　姿勢，バランス，歩行分析 …… 63

- 立位姿勢における筋の分析　63
- バランスの評価　76
- 歩行の評価　78
- まとめ　81

第6章　運動パターンの評価 …… 82

- ヤンダの基本的運動パターン　83
- ヤンダのテストを補足する追加の運動テスト　91
- 選択的徒手筋力テスト　95
- まとめ　97

第7章　筋の長さテスト …… 98

- 筋の長さの評価法　99
- 下肢帯の筋群　100
- 上肢帯の筋群　110
- 過可動　115
- まとめ　116

第8章　軟部組織の評価 …… 117

- トリガーポイントの特徴　119
- トリガーポイント連鎖と圧痛点連鎖の評価　123
- 瘢痕　131
- 筋膜　131
- まとめ　132

PART III マッスルインバランスに対する治療 …… 133

第9章 末梢構造の正常化 …… 135
中枢神経系による間接的なテクニック　136
局所への直接的テクニック　138
まとめ　145

第10章 マッスルバランスの改善 …… 147
筋弱化の要因　148
筋弱化に対する治療テクニック　150
筋の硬さの要因　157
筋の硬さに対する治療テクニック　159
まとめ　167

第11章 感覚運動トレーニング …… 169
ヤンダの治療における感覚運動トレーニングの役割　170
感覚運動トレーニングの要素　172
感覚運動トレーニングの進行　175
まとめ　185

PART IV 臨床的症候群 …… 187

第12章 頸部痛症候群 …… 189
局所の考慮点　189
一般的な病態　190
ケーススタディ　205
まとめ　207

第13章 上肢の疼痛症候群 …… 208
局所の考慮点　208
評価　213

　　　　　一般的な病態　217
　　　　　ケーススタディ　229
　　　　　まとめ　231

第 14 章　腰部疼痛症候群 ················· 232
　　　　　局所の考慮点　232
　　　　　一般的な病態　236
　　　　　評価　238
　　　　　腰痛の管理　241
　　　　　ケーススタディ　243
　　　　　まとめ　247

第 15 章　下肢の疼痛症候群 ················· 248
　　　　　局所の考慮点　248
　　　　　評価　251
　　　　　一般的な病態　254
　　　　　ケーススタディ　266
　　　　　まとめ　269

　文　献　271
　索　引　315
　著者紹介　320

監訳者の序文

　「縁の下の力持ち」なしでは，到達することのできない道のりだった．まず，訳者の荒木　茂先生，福井　勉先生，田上光男先生，市川和人先生と，それぞれの訳者の先生のもとでご尽力いただいたすべての先生方，そしてわかりやすい日本語へと校正に多大なご協力をいただいた三輪書店の濱田亮宏氏に，心より御礼申し上げたい．

　ヤンダアプローチ講習会を2006年から日本で草の根的な活動として行ってきたが，明日からすぐに使える臨床技術を学ぶ講習会を行うこと，臨床家が日々の臨床で使えるわかりやすい本を出版することは，目的を同じくする仲間の集結なしでの成功はありえない．この本の訳は，日本でのヤンダアプローチ講習会を縁の下の力持ちとしてがっちりと支えてくれた荒木先生，福井先生，田上先生，そして市川先生にお願いしたかった．

　荒木先生は，私にヤンダアプローチを紹介してくれた．第1回のヤンダアプローチ講習会は，田上先生が当時勤務していた関東労災病院で開催した．初めての講習会で，受付，机や椅子などの会場設備のために，田上先生と二人で朝から晩まで駆け回り，講師のクレア・フランク先生にまで机・椅子並べを手伝ってもらいながら手探りでの開始であった．第1回は参加者30名中，女性が3名のみ．一番前の席は，荒木先生をはじめとする貫禄ある男性セラピストで占められ，講師のクレア先生が目を丸くして「日本は女性のセラピストが少ないのか？」といったのが忘れられない．

　クレア先生が初めて経験した日本の懇親会は，ちゃんこ鍋料理屋で多くの酒豪セラピストに囲まれた，たいへん豪快なものであった．あまりにも豪快で，また日本に来てもらえるか心配であったが，それはまったくの杞憂で，クレア先生はその後も豪快な懇親会を各地で経験し，それでも日本に来るのが楽しみだといってくれる．さまざまな土地で講習会を行ってくれるクレア先生の勇敢さ，臨床的な実力と優れた講義に敬服し，今後も末永くお招きできればと思っている．

　福井先生ならびに市川先生をはじめとする高知県のセラピストの方々に参加いただいてからは，さまざまな方面からも多大なご支援をいただくようになり，順調に開催することができるようになった．また，女性のセラピストの方々にも参加いただくようになった．臨床現場で働いているセラピストの方々に参加してほしく，神奈川，福岡，埼玉，高知，大阪，石川とさまざまな土地を旅した．各地で出会ったセラピストの方々には，心温まるおもてなしとご支援をいただき，たいへん感謝している．日本では知名度の低かったヤンダアプローチ講習会に参加いただいた各地の熱心なセラピストの方々に，その勇気と勤勉さに敬意を表するとともに，心より御礼申し上げたい．なお，ヤンダアプローチ日本講習会はマニュアルセラピーインターナショナル東京（http://www.mtitokyo.com）で開催している．詳細な日程等

はホームページをご覧いただきたい．

　この本の準備期間がロンドンオリンピックの時期と重なっており，お忙しいにもかかわらず帯文をいただいた室伏広治選手に，深く御礼申し上げるとともに，ますますのご活躍を祈念している．

　私は現在サンフランシスコ郊外で働いているため，日本に帰ってくることがほとんどない．日本に帰っても講習会開催のため，ほぼ実家で過ごすことがなく，親不孝，家族不孝に耐えてくれているわが母と姉，そしてヤンダ氏と同じチェコ出身で，チェコのさまざまな大学や病院への訪問，講習会への参加に協力してくれるわが夫に，感謝の念を示したい．

　ヨーロッパではヤンダアプローチがセラピストの多くの養成校で教えられていると聞く．日本でもヤンダアプローチが日々の臨床で広く応用され，患者を助ける手段となることを願っている．

2013年2月吉日

小倉　秀子

日本語版の出版に際して

　この本は，世界のリハビリテーションに偉大な影響をもたらしたブラディミア・ヤンダ医師に捧げます．

　Phil Page氏とRobert Lardner氏を代表し，三輪書店 濱田亮宏氏と翻訳チームの皆様に心より感謝いたします．日本語翻訳チームによる綿密な和訳の過程で，原著の間違いや誤字脱字の連絡を受けましたが，日本語版には訂正したものを掲載するようにしました．

　2006年から講師として私を招き，日本の理学療法士の方々に向けてヤンダアプローチ講習会を開催している小倉秀子氏に深く感謝します．日本でのヤンダアプローチ講習会をとおした日本の理学療法士の方々との新たな出会いは，たいへん光栄で名誉あることです．日本の理学療法士の方々の親切な歓待とお心遣いに感謝いたします．

　この本が，構造と機能の溝を埋める橋となり，皆様の臨床で痛みのマネジメント，運動の効率性向上，筋骨格系の健康に対するクリニカルリーズニングのガイドとしてヤンダアプローチが役立つことを願っています．

感謝をこめて
クレア・C・フランク

序　文

　ブラディミア・ヤンダ氏は臨床家，研究者，そして教育者として生地のプラハのみならず世界的に知られている．ヨーロッパでは，彼のマッスルインバランスの理論は患者の評価と治療の基本として使われており，"リハビリテーションの父"と呼ばれる．米国をはじめ世界各国で講義を行うことにより，理学療法士，カイロプラクター，医師の学際的な協力関係を発展させた．

　ヤンダアプローチは，西洋医学における臨床家に独自性のある新たな展望を与えた．ヤンダ氏は従来の構造的な視点に立ったリハビリテーションの見方とは対照的に，運動制御や慢性筋骨格系疼痛症候群の患者において感覚運動システムの重要性を強調し，機能的なアプローチを提案した．ヤンダ氏の理論はたいへん改革的で，科学的な立証よりも先を行くことがしばしばであった．

　ヤンダ氏は自身のアプローチをMendeleevと周期表（periodic table）にたとえたことがある．Mendeleevは，分子の特性を予期する体系的な方法をみいだし，分子分類を周期表として体系化した．Mendeleevがこの表を開発した時，その当時の科学ではまだ発見されていなかったがパターンに沿って必ず存在すると確信していたいくつかの分子の部分を空白にしておいた．この表と同じような考え方で，ヤンダ氏は，当時科学的にまだ完全に立証されていなかった体系的で予期可能なアプローチを展開していったのである．

　たいへん幸運にもわれわれ著者は，ヤンダ氏が他界する2002年以前に，米国とプラハでヤンダ氏と共に過ごすことができた．ヤンダ氏の考え方は，米国の学校で教えられている従来の理論や日常行われていた臨床とはしばしば対照的で，たいへん改革的であった．ヤンダ氏のアプローチを臨床で実際に使うことにより，その実用性と結果を目のあたりにした．ヤンダ氏のアイデアは特に治療が最も難しいことが多い慢性の痛みをもつ患者の治療アプローチを刷新した．われわれ著者は，ヤンダ氏の残したアプローチを米国で臨床家向けのワークショップを行うことにより守り受け継いでいくことの必要性を痛感したのである．

　ヤンダアプローチは多くの教科書に載っているが，それはヤンダ氏自身が執筆した数章に限られている．ヤンダ氏自身は世界的に人気があったにもかかわらず，エビデンスに基づいた臨床におけるヤンダアプローチを一冊の教科書としてまとめたものは存在していない．ヤンダ氏は筋力テストの本を英語で発行したが，絶版となった．常に自分の功績を他人に与えてきたたいへん謙虚なヤンダ氏としては，おそらく自身の本を出版するということが難しかったのではないかと思う．

　この本は，筋骨格系の愁訴をもつ患者の治療にあたる医療従事者向けに書かれている．われわれ著者の目的としては，日常の臨床にヤンダ氏の理論を取り入れた実用的で体系的なアプローチをもたらすことである．現在わかっている範囲での科学

的根拠をもとに，ヤンダ氏の理論の科学的基本を提示した．

　全15章を4つのPARTに分け，イラスト，写真，段階ごとの説明を豊富に取り入れた．PARTⅠの第1～4章は，マッスルインバランスに対するヤンダアプローチの基本をまとめた．ここでは，マッスルインバランスについてのさまざまな概念，機能と機能障害における感覚運動システムの役割，身体におけるさまざまな連鎖反応，ヤンダ氏のマッスルインバランスの分類について述べた．

　PARTⅡの第5～8章では，ヤンダ氏の評価システムの概要について順を追いながら，マッスルインバランスにおける機能評価を説明した．姿勢・バランス・歩行の分析，ヤンダ氏の運動パターンの評価，筋の長さテスト，軟部組織の評価を含んでいる．

　PARTⅢの第9～11章は，ヤンダアプローチによる筋骨格系症候群の治療の概要である．末梢構造の正常化，マッスルバランスの改善，感覚運動トレーニングを含んでいる．それぞれの章では写真を多く取り入れ，評価と治療を詳しく説明した．

　最後にPARTⅣの第12～15章は，ヤンダアプローチを身体の各部の治療において取り入れられるよう，理論，エビデンス，臨床での実践的手法をまとめた．これは，毎日の臨床で治療者が，頸部，上肢，腰部，下肢の疼痛症候群を評価・治療するにあたり，ヤンダアプローチを簡単に応用しやすいように書かれている．それぞれの章はPARTⅡとPARTⅢで説明したヤンダ氏のシステムにおける評価と治療の実用的な方法に沿って説明している．臨床でよくみかける特徴的な筋骨格系病態である慢性頸部痛，慢性腰痛，肩インピンジメント，膝の前方痛（AKP）もヤンダアプローチの応用を強調して書いた．それぞれの章は，ヤンダアプローチと従来行われてきた治療を比較したケーススタディで締めくくった．

　最後になったが，われわれ著者は，ヤンダ氏の教えを伝え守りたいがためにこの本を書いた．この本は，臨床家にとって一つの「道具」に過ぎず，すべての慢性疼痛症候群やマッスルインバランスをこれで治療できるというものではない．それよりも，ヤンダの体系的なアプローチについて，他の臨床的なテクニックとともにすぐに取り入れられる実用的で適切でエビデンスに基づいた情報をもたらすものとした．

賛　辞

　ブラディミア・ヤンダ氏は1928年に生まれた．15歳の時，ポリオに感染して四肢麻痺となり，2年間歩行不可能となった．その後，回復することができたものの，後年はポリオ後遺症候群により他界する2002年まで歩行器が必要であった．
　医師としては，当初ポリオ患者の治療に専念した．キニー修道女によりチェコスロバキア（当時）におけるポリオの治療を紹介され，影響を受けた．1947年，医学部1年次にキニー修道女の通訳を務め，医学部を卒業した後は理学療法学を志すことを決意した．医学部卒業後に，キニー理学療法士認定を受けた．ヤンダ氏はセラピーと医学を結びつけたアプローチを行う最初の医師の一人であり，リハビリテーション医学の創始者でもあった．
　ヤンダ氏は運動システムにおける疼痛症候群にますます興味をもち始めた．彼の最初の著書は，1949年21歳の時に出版されたチェコでは初めての筋機能と筋テストの本であった．ヤンダ氏は執筆と研究活動を積極的に続け，亡くなるまでに筋機能に関する16冊の本と200部の論文を残した．
　24歳の時にはポリオ後遺症のリハビリテーションセンターで診療を行っていた．この時に，当時使われていた筋テストの教科書の問題点を解明していくことに興味を抱いた．筋電図検査（EMG：electromyography）を利用し，理学療法学科の学生を使って股関節の筋活動についての研究を開始した．この研究をとおし，働くべきはずでない筋が実は活性化されており，主動作筋以外の筋が補助的な役割を担っていることに注目した．特に，股関節の伸展時に大殿筋の活動が認められない場合，骨盤の傾斜運動を使って伸展機能を遂行していることを発見した．これはヤンダ氏の生涯をとおした情熱を，その当時主流だった個別の筋に対する研究よりも運動学的な研究へと導くものとなった．ヤンダ氏は筋力よりも筋機能をテストすることの重要性を認識した．これが，筋機能について局所的よりも全身的に考え始めたきっかけである．
　1960年代，FreemanとWykeは求心性入力と機械的受容器に関する研究をいくつか発表した．彼らは不安定板を慢性足関節不安定性の治療に利用した．ヤンダ氏は慢性足関節不安定性と慢性腰痛の共通点に注目した．このことが，簡単な運動を不安定面で進めていくヤンダ氏の感覚運動トレーニングを発展へと導いた．ヤンダ氏は筋力強化を勧めることがほとんどなく，その代わりにバランスと機能に焦点をあてた．これは，筋力強化トレーニングを強調した1960年代，1970年代の古典的なリハビリテーションとは対照的であった．
　1964年，ヤンダ氏は，痛みがなくとも大殿筋の弱化と抑制があることを仙腸関節機能障害患者において発見し，論文を完成させた．また，ある一定の筋群は弱くなりがちなことを認めた．ヤンダ氏は運動の質の目安となる運動パターンについて定

義した．そして，マッスルインバランスは体系的で予知でき，身体のすべてを巻き込むとした．

　1979年，交差症候群を定義した．これらが上位交差症候群，下位交差症候群，層状症候群であるが，自分自身で発見したのはこれらの症候群のみであるとした．ヤンダ氏は常に彼の業績を，彼のアプローチに影響を与えた他者に譲った．ヤンダ氏は以下に記す人々により多岐にわたる影響を受け，包括的な視点をもつに至った．

- 理学療法における神経発達学的原理と治療の指導者であったロンドンの理学療法士Berta Bobath氏と，神経系理学療法士の夫Karel氏．
- 第2次世界大戦以前に運動不足に注目し，腰痛における運動不足病を最初に提唱したオーストリアの医師，Hans Kraus氏．
- ヤンダ氏とともに長年プラハスクールの臨床で活動し，徒手療法と運動システムの専門知識を分かちあった同志，そして生涯の友であるKarel Lewit氏．
- 人間の運動と疾患における発達運動学の影響を説明したチェコの医師，Václav Vojta氏．
- マッスルインバランスの神経学的基本を説明したスイスの神経学者であるAlois Brügger氏．
- マッスルインバランスの概念について最初にヤンダ氏に影響を及ぼしたFlorence Kendall氏．
- ヤンダ氏の博士課程後の研究を導いたEMG解析の専門家であるカナダのJohn Basmajian氏．
- トリガーポイントと筋の痛みの専門家であるDavid Simons氏．

　ヤンダは熱心な読書家であり，筋における医学書や研究論文の収集家であった．ヤンダ氏は5カ国語を話すことができたため，世界各国で行われた研究活動について読み学ぶことができた．ヤンダ氏は1960年代から1970年代まで世界保健機関（WHO：World Health Organization）の顧問として務め，世界的に影響を与え続けた．

　ヤンダ氏はプラハにあるCharles大学にリハビリテーション医学部門を設立し，理学療法士部門の指導者を亡くなる2002年11月25日まで務めた．この本の著者3名は，ヤンダ氏の最後の米国訪問となった死の3カ月前に時間を共にすることができた．リハビリテーションの父は，多くの人々により，悼み続けられている．ヤンダ氏の人生と業績における優れた文献として，Morris and colleagues（2006）のVladimir Janda, MD, DSc：tribute to a master of rehabilitation〔*Spine* 31（9）：1060-4〕を参照されたい．

PART I

マッスルインバランスの科学的基礎

　マッスルインバランス（muscle imbalance）に関しての考え方は諸説あり，各アプローチは，その基礎に異なる概念を用いている．Vladimir Janda（以下，ヤンダ）の概念は神経学者，そして理学療法士としての彼の経歴が基礎となっている．ヤンダは，治療者であり教育者であると同時に，有能な研究者であり執筆家だった．ヤンダはたいへん謙虚な人柄であり，最新の研究にとても精通し，臨床経験をとおして発展させた筋骨格系医学アプローチの科学的基礎には他者の研究をしばしば尊重し引用した．ヤンダはその広大な知識を用いて「構造的アプローチからより機能的なアプローチへ」のパラダイムシフト（paradigm shift）を起こした．

　PART I ではマッスルインバランスに対してのヤンダアプローチの科学的基礎を提示している．彼は，Sister Kinney，Bobaths，Kendalls，Freeman，Wyke，Vojta，Brügger，そして長年の友人で同僚でもある Karel Lewit の研究をよく引用した．各章では，神経筋組織に対するアプローチの科学的基礎とマッスルインバランスに対する彼の考え方について説明している．第1章ではマッスルインバランスへの現在の哲学的（philosophical）アプローチと，どのようにヤンダアプローチがこれら現在の考え方と関連するかについて記述している．ヤンダは，マッスルインバランスは神経生理学的な運動発達と制御の原則に基づいていると教えている．彼は，機能的に分離できない感覚組織と運動組織とで構成された感覚運動システムを説き，適切な固有感覚の重要性を強調した．第2章では，マッスルインバランスの治療のみならず人間の運動制御において重要な役割をもつ感覚運動システムについて記述する．ヤンダの評価と治療における最も重要な臨床貢献の一つとして筋的連鎖（muscular chain）と，それが病態や機能に及ぼす影響を認めたことがあげられる．第3章では，関節，筋，そして神経学的連鎖について述べ，身体における連鎖反応の概念を再検討した．第4章では，病理学と病態力学をとおしたヤンダのマッスルインバランス分類を紹介する．研究を臨床経験と統合することによって，ヤンダは自身のマッスルインバランス症候群の分類システムを発展させた．このシステムは，彼自身の研究より他人の研究を尊重し，数多く引用することで信頼を得ることになった彼のアプローチの一面でもある．

第1章

マッスルインバランスに対する構造的アプローチと機能的アプローチ

　チェコの神経学者であるヤンダ（Vladimir Janda博士，1923〜2002）は，筋骨格系医学には構造的なものと機能的なものの2つの見方があることに気づいた．従来行われてきた構造的アプローチは解剖学と生体力学（biomechanics）に基づいている．整形外科学は，X線像，磁気共鳴画像（MRI：magnetic resonance imaging），または手術による構造の可視化に大きく依存する，病態に対する構造的アプローチの影響を受けている．構造的損傷とは，前十字靱帯損傷に対する前方引き出し徴候のような，特別な臨床テストによって診断される靱帯や骨などの身体構造の損傷である．これらの構造的損傷は固定，手術，リハビリテーションを通じて修復される．靱帯損傷のような構造的損傷の診断と治療は科学的研究により支持されるものであり，構造的アプローチは医学教育と実践の基礎である．

　しかし，患者の中にはこの構造的損傷のための診断検査では症状が改善しない例もあり，手術で損傷の回復ができずに，患者も治療者も途方に暮れることがある．これは十二分にありうることで，機能障害が問題の原因である．ヤンダは，構造的あるいは生理学的なシステム能力の障害として機能的病態を定義した．この機能障害は多くの場合，反射的変化を通じて身体に現れる．不幸にも，この損傷のタイプは診断と治療が簡単ではなく，新しい考え方と見方を必要とする．機能的損傷はMRIのような構造的診断機器では直接観察できない．むしろ，治療者は事実上，構造と組織の複雑な相互作用を理解することによって機能障害を予測しなければならない．このためには構造的な観点から考えるだけではなく，真の機能を理解することが重要である．この機能的アプローチにより，病態自体に焦点をあてるよりも病態の原因について深く理解することに重点をおくようになる．

　従来行われている構造的アプローチは，解剖学的存在に焦点を合わせ，構造の可視化により医学教育の基礎を形成している．筋機能を記述する時には，起始と停止の観点，つまり筋については停止が起始に近づく機能だけをみてしまう．対照的に機能的アプローチは，他の構造との関係において協調運動を基礎とし，筋の安定化作用も考慮に入れて，本来の筋機能を考えている．例えば，回旋筋腱板（rotator cuff）の第一の機能は回旋運動ではなく，上腕骨頭を引き寄せて肩甲上腕関節を安定化させることである．構造的アプローチと機能的アプローチの両方を理解することは，治療のために必要である．そして，機能的アプローチは機能障害症候群の回復において重要である．

本章では，最初に構造的アプローチと機能的アプローチの2つの筋骨格系アプローチの違い，次に機能と病態におけるマッスルバランスの役割について述べ，そしてマッスルインバランスの2つの概念，すなわち生体力学的（biomechanical）アプローチと神経学的アプローチについて述べる．

内在機能と外在機能

「機能的」という用語は，機能的運動に使われた動きを再現するための運動指令へのアプローチとして記述されてきた．具体的には，両手を肩より高い位置へ上げる動きを機能的運動として分類することが例としてあげられる．しかしこれは，機能の外在的な点にすぎず，まず内在機能または構造の機能と組織を認識することが重要である．これら内在的機能を理解することによって，治療者は機能的損傷の病態をより理解できる．内在機能の3つの視点は，生理学的機能，生体力学的機能，そして神経筋機能である．

- ●生理学的機能

治癒過程そのものと同様の，機能障害や損傷に対する組織の反応である．治療者は機能障害の結果とリハビリテーション（回復）の過程をより深く理解することができるように，生理学的過程を考慮すべきである．

- ●生体力学的機能

人間の運動における骨関節運動，そして人間の組織に与える力のベクトルを含んでいる．つまり，治療者が構造の生体力学的な機能を認識していることは，連鎖反応の概念と，全体の運動連鎖がどのように動きと病態に関わるかについてを理解する手助けとなる．

- ●神経筋機能

固有感覚や反射的な動きの感覚運動的側面に関連する．治療者は効果的な運動指令のために，運動制御と運動再学習過程も理解しなければならない．

外在機能は，内在機能の3つのシステムを統合して特定の目的の共同運動を作り出す．したがって，内在機能の3つの視点は互いに独立しているわけではなく，むしろすべての人間の動きの中で相互依存している．例えば，マッスルインバランスの結果により生じるアンバランスで生体力学的な関節ストレスは，痛みと炎症の悪循環を引き起こして関節損傷へと導く可能性がある．この構造の炎症は，さらなる機能障害を生み出し，関節の神経筋システムに影響を及ぼす．結果的に，身体は機能障害を代償するために，ある運動プログラムを適応させる．問題の機能的原因はマッスルインバランスである一方，症状は構造的損傷から生じる痛みと炎症である．したがって，患者は構造的損傷および機能的病態の両方を有することになり，正確な診断と治療は不可欠で，治療者はどの損傷が実際の機能障害の原因であるかを見極めなければならない．

構造的アプローチでは痛みに目を向けてしまいがちだが，治療者は，痛み自体よ

りもむしろ痛みの原因の治療を学ばなければならない．機能的損傷の病態生理学を理解していない，または認識していないと，治療者は患者の状態を悪化させるかもしれない．おそらく，手術による構造に対するアプローチでは機能障害の特定や治療ができず，これは手術の失敗の一因である．

▶ 機能と病態におけるマッスルバランス

　マッスルバランスは，主動作筋と拮抗筋の長さや強さの均等性に関連したものと定義することができる．このバランスは正常運動と機能に必要である．また，マッスルバランスは反対側（右対左）の筋群の強さに関連することがある．例えば，Jacobsら（2005）は若者において利き足と反利き足の間の股関節外転筋力にかなりの違いがあると報告した．すなわち，マッスルバランスは反対側の筋群との協調性を必要とする人間の相反的性質に必要なものである．一方，マッスルインバランスは，主動作筋と拮抗筋の長さや強さが正常機能を妨げた時に起こる．例えば，ハムストリングスの硬さは，膝関節伸展の関節可動域（ROM：range of motion）と筋力を制限する可能性がある．

　筋は適応や機能障害の結果としてインバランスを呈することがある．そのようなマッスルインバランスは，機能的または病的のどちらの可能性もある（表1.1）．これらのマッスルインバランスのタイプは，スポーツ選手では特に一般的であり，そ

構造的か？　機能的か？

　肩峰下関節のインピンジメント（impingement）のような慢性肩痛は，よくみられる．肩峰下関節のインピンジメントには構造的（一次的）と機能的（二次的）の2つのタイプがある．従来の筋骨格系医学は，特殊検査とX線像による構造の検査で損傷を診断する，損傷に対する構造的アプローチである．肩峰の引っ掛かり（タイプⅢ）のような構造的異常は，肩峰下間隙が狭小化することにより構造的インピンジメントとなりうる．一次的な肩峰下関節のインピンジメントへの構造的アプローチは手術である．対照的に，機能的インピンジメントでは痛みと筋力低下が典型的に認められるにもかかわらず，正常なX線結果を示す．おもしろいことに，この筋力低下はしばしば痛みの位置から離れた肩甲骨の安定筋に起こるといわれる．この病態のタイプは，肩甲上腕関節だけでなく，肩甲帯全体への特別なエクササイズでマッスルバランスを回復させるような，異なる治療アプローチを必要とする．

　構造的および機能的な肩の病態は別々に存在するため，それぞれに合った治療をすべきである．もし，治療者がこの概念を理解しておらず，どちらか一つのアプローチに頼るのであれば，治療はうまくいかないであろう．よって，最適の結果を獲得するためには，治療者は適切な時期に適切な治療をするべきである．

表 1.1　機能的マッスルインバランスと病的マッスルインバランス

機能的マッスルインバランス	病的マッスルインバランス
非外傷性	外傷あり，またはなし
適応性変化	適応性変化
特定の活動	機能障害と関連
痛みなし	痛みあり，またはなし

れは機能のために必要である．機能的マッスルインバランスは，拮抗筋群の強さや柔軟性のインバランスを含んだ複雑な運動パターンへの適応反応として起こる．例えば Beukeboom ら（2000）は，インドアトラックのスポーツ選手はトラックの傾斜面により足関節の内反筋や外反筋に適応変化を生じると報告した．また，サッカー選手はポジションにより，筋の強さと柔軟性が異なると報告されている（Oberg et al. 1984）．Ekstrand と Gillquist（1982）は，サッカー選手はサッカーをしない人よりも筋の柔軟性に欠けることを示したが，硬さと損傷の関係はみられなかったとした．バレーボール選手はバレーボールをしない人と比べ，肩関節内旋筋，肘関節伸筋，手関節伸筋が強いと報告されている（Alfredson, Pietilä, and Lorentzon 1998；Wang et al. 1999；Wang and Cochrane 2001）．水泳選手（McMaster, Long, and Caiozzo 1992；Ramsi et al. 2001；Rupp, Berninger, and Hopf 1995；Warner et al. 1990）や野球選手（Cook et al. 1987；Ellenbecker and Mattalino 1997；Hinton 1988；Wilk et al. 1993）のような頭上を越える手の動きを多く使うスポーツ選手は肩関節内旋筋が強い．特に野球選手は一般的に外旋可動域が大きく内旋可動域が小さいと報告されている（Borsa et al. 2005, 2006；Donatelli et al. 2000；Tyler et al. 1999）．

このようなマッスルインバランスはスポーツにとって重要であり，病的な状態となる以前に管理されなければならない．Kugler ら（1996）は，バレーボール選手の肩にみられるマッスルインバランスは，肩に痛みがある選手で，より顕著であったと報告した．よって，治療者はマッスルインバランスを治療する時に，与えられた病態やスポーツでの要求の度合いを評価しなければならない．

マッスルインバランスが機能障害を呈する時は，病的と考えられる．病的なマッスルインバランスは最初の外傷に起因しているかもしれないし，起因していないかもしれないが，典型的には機能障害と痛みに関連している．多くの人々は痛みもなくマッスルインバランスをもっているため，病的マッスルインバランスは知らぬ間に悪化する．病的マッスルインバランスは，最終的に関節機能障害と運動パターンの変化をもたらし，それは痛みにつながる（図 1.1）．このマッスルインバランスが続くと，どちらの方向へも進行することに注意すべきである．マッスルインバランスは運動パターンの変化を導いたり，その逆（組織の損傷と痛み）もありえる．

損傷には，マッスルインバランスを引き起こすものとマッスルインバランスから生じるものがある．肩のインピンジメントは，回旋筋腱板（Burnham et al. 1993；Leroux et al. 1994；McClure, Michener, and Karduna 2006；Myers et al. 1999；Warner et al. 1990）や肩甲骨安定筋（Cools et al. 2003, 2004, 2005；Ludewig and

第1章　マッスルインバランスに対する構造的アプローチと機能的アプローチ

Cook 2000；Moraes, Faria, and Teixeira-Salmela 2008；Wadsworth and Bullock-Saxton 1997）のマッスルインバランスとともに生じる．肩の不安定は，マッスルインバランスと関係している（Barden et al. 2005；Belling Sørensen and Jørgensen 2000；Wuelker, Korell, and Thren 1998）．

　病的マッスルインバランスは損傷に対する機能的代償として生じる．例えば，Page（2001）は膝の前方痛（AKP：anterior knee pain）のある前十字靱帯再建後のスポーツ選手の87％に股関節外転筋の弱さと腸脛靱帯の硬さがみられることから，手術による股関節の弱化は短縮した腸脛靱帯によって代償されているとした．腸脛靱帯症候群を伴うランナーにも，股関節外転筋の弱化がみられると報告されている（Fredericson et al. 2000）．

　股関節の弱さは，AKPと関係している．RobinsonとNee（2007）は，膝に痛みをもつ患者は膝に痛みのない対照群と比較し，股関節伸筋（−52％）・外転筋（−27％）・外旋筋（−30％）に有意な筋力低下を示していたと報告した．Pivaら（2005）は，膝蓋大腿関節の疼痛症候群の患者と対照群が，股関節外転筋力とヒラメ筋の長さで区別できるとした．

　PageとStewart（2000）は，仙腸関節に関節機能障害があり，寛骨の前方回旋を伴う患者は，患側のハムストリングスに弱さが，そして腰痛の患者は股関節伸展（Van Dillen et al. 2000）と内旋（Ellison et al. 1990）の関節可動域の減少が認められるとした．

　前向き研究によると，特定の病態は筋の長さのインバランス，強さのインバランス，もしくは両方が関係している可能性があるが，マッスルインバランスは病的状態を伴っていた．例えば，肩のマッスルインバランスを伴うスポーツ選手は，肩の損傷を経験することが多い（Wang and Cochrane 2001）．マッスルインバランスとスポーツ障害の前向き研究によると，スポーツを開始する前にスポーツ選手のマッスルバランスを回復させる予防プログラムを実施することが，マッスルバランスを修正する手助けとなる．

　腰痛と下肢障害は，女性においては股関節伸筋の弱さを伴うことが多いが，男性にはあてはまらないとされている（Nadler et al. 2001）．下肢障害は筋力低下と筋の硬さに関係し（Knapik et al. 1991），膝の腱炎は筋力低下よりもむしろ，筋の硬さに関連がある（Witvrouw et al. 2001）．Witvrouwら（2003）は，ハムストリングスまたは大腿四頭筋の硬いプロサッカー選手は下肢障害のリスクが高いことを報告した．ただし，足底屈筋または股関節内転筋の硬さは障害のリスクとは関連がなかった．

　スポーツ障害の研究においては，主動作筋と拮抗筋の間のマッスルインバランス

組織の損傷と痛み

↕

マッスルインバランス（筋の硬さまたは弱さ）

↕

運動パターンの変化

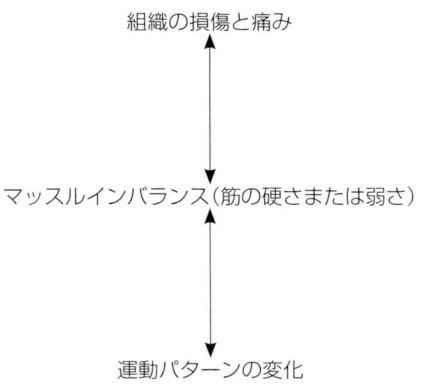

図1.1　マッスルインバランスの連続性

の定量化に筋力比が使用されている．Tylerら（2001）は，アイスホッケー選手でみられる鼠径部の筋緊張が，股関節外転筋と内転筋の筋力比が80％未満である選手に多く，またこれらのスポーツ選手ではリスクが17倍に増加すると報告した．Baumhauerら（1995）は，足関節において内反の強さに対して外反の強さの割合が大きいスポーツ選手は，底屈筋の強さに対して背屈筋の強さの割合が低いスポーツ選手と同様に，足関節内反捻挫を経験することが多いと報告した．

マッスルインバランスの概念

マッスルインバランスには2つの考え方がある．一つは，マッスルインバランスは姿勢と運動の反復により生じるという生体力学的な考え方であり，もう一つは神経学的な考え方である．生体力学的・神経学的マッスルインバランスの両方とも，臨床的にみられるものである．したがって，治療者はより正確な診断と治療を行うために両方を理解しなければならない．ただし，なかにはそれぞれの概念の要素をもった混合型マッスルインバランスを示す患者もみられる．

生体力学的な概念

マッスルインバランスの従来の視点は生体力学からの視点である．マッスルインバランスの生体力学的原因は，姿勢の持続と反復運動による筋の恒常的ストレスである．生体力学的マッスルインバランスの概念は，Kendallら（1993）とSahrmann（2002a）によってとりあげられており，ここでは簡単に説明する．

Sahrmannは，繰り返した運動と持続した姿勢は，筋の長さ，強さ，硬さ（stiffness）に影響する可能性があると示唆している．同様に，これらは運動機能障害を導く可能性もある．筋は，連続した筋節数の増加や減少に従って長くも短くもなる．これらの筋の適応は，共同筋と拮抗筋の相対的参加が変化する日々の活動の結果であり，結局，運動パターンに影響を与えることになる．望ましい関節運動はある共同筋が他の共同筋より優位になる時に変化する（この変化は関節への異常なストレスにつながる可能性がある）．例えば，もしも大殿筋が弱く，ハムストリングスが優位の時，結果として繰り返されるハムストリングスの緊張とさまざまな痛みを伴う股関節機能障害が生じる可能性がある．そのため，関節運動の正確な観察を行うことは，優位な筋を特定するために必須である．治療は，より長い筋を短くし，より弱い筋を強くすることによって，望ましい関節運動を回復させることができる．

Bergmark（1989）は，腰椎を釣り合わせている筋システムをグローバル（global）とローカル（local）に分ける分類方法を紹介した．グローバルマッスル（global muscle）は浅層にあり，速筋である．これらは，短く，硬くなりやすい性質をもつ．一方，ローカルマッスル（local muscle）は遅筋であり，深層の安定性に関与し，弱くなりやすい傾向がある．Bergmark（1989）は，腰椎に付着する筋をローカルシステム（local system），また骨盤と肋骨に付着する筋をグローバルシステム（global system）とした．個々の筋には両方のシステムの特徴を示す部位があるた

め，2つのシステムの間には重なりがある．一方で，ほとんど構造的アプローチに基づいている Bergmark の分類シェーマにも，また運動制御に関連するいくつかの機能的（神経学的）構成要素があり，腰椎安定性の制御モデルに適している（Hodges 2005）．

神経学的な概念

　ヤンダはマッスルインバランスにおける神経学的な概念の父といわれたが，彼は，マッスルインバランスは生体力学的メカニズムから生じる可能性があるということも認めていた（Janda 1978）．彼は現代社会におけるマッスルインバランスが，運動の多様性の欠如と日常の身体活動における運動不足によって複合されたものであり，その病態は反復性の運動機能障害において最も著しいと感じていた．

　マッスルインバランスに対する神経学的アプローチでは，筋は運動機能における役割によってインバランスになりやすくなると理解する．神経制御単位は，機能障害において一時的に関節を安定させるために，筋の収縮制御を変化させる可能性がある．この変化は，マッスルバランス，運動パターン，最終的には運動プログラムを変化させる．

　ヤンダはマッスルインバランスを，硬く，また短くなる傾向にある筋と抑制される傾向にある筋の間の関係が障害された状態と考えた．言い換えると，彼は主に静的な姿勢筋は硬くなる傾向をもつことに注目した．これらの筋はさまざまな運動において，活動的あるいは相動的機能を有する弱くなりやすい筋よりも活性化しているとした（Janda 1978）．彼は，8歳の幼い子どもにまでもマッスルインバランスの特徴的パターンをみつけ，そのパターンは個人によって異なるものではなく，マッスルインバランスの程度だけが異なることをみいだした．ヤンダは，これらのマッスルインバランスパターンが感覚運動システムの生来の機能のため，体系的であり予測可能であるとした（第2章参照）．

　ヤンダは機能的病態を，よく起こる痛みの病因において，運動システムの機能が障害されたものであると述べた．また，運動システム以外は人間の身体機能におけるすべてのシステムが自動的に作用するとも述べた．彼は，筋はとても障害されやすく不安定な構造であることを唱え，筋は神経筋システムにおいて身体の中で表層でみやすいところにあることから，感覚運動システムをみせるのぞき窓のようなものであると考えた．また，筋は末梢関節の変化に対応するだけでなく中枢神経系からの刺激に反応しなければならないため，機能的交差点にあると述べた（**図 1.2**）．

　自然な反射作用は連鎖反応を通じて全身を適応させることから，ヤンダは自然な反射作用がマッスルバランスと機能に及ぼす影響を述べた．彼は，運動機能における関節，筋，そして中枢神経系制御の相互作用を認めており，あるシステムにおける変化は身体のどこか他の適応的変化に反映されていると考えた．ヤンダは，多くの慢性筋骨格系疼痛は，身体内のさまざまな変化に対して運動システムが正常に反応または適応することを妨げる不完全な運動学習から生じると考えた．この運動システムの異常な回復は，貧弱な力学的・反射的運動パフォーマンスにも表れている．

ヤンダの視点でいえば，慢性筋骨格系疼痛とマッスルインバランスは，中枢神経系により仲介された機能的病態である（図1.3）．彼は，慢性腰痛患者には程度は小さいが，脳性麻痺にみられるような上位運動ニューロン損傷を伴う患者と同じ筋の硬さと弱さのパターンがみられることをアプローチの基礎としている．マッスルインバランスは，しばしば損傷後に始まるか，または疼痛や炎症を引き起こす病因によって起こる．またマッスルインバランスは，異常な関節の位置や運動の結果としての固有感覚の入力変化から知らない間に生じることがある．これら2つの状態は筋を硬さ（過緊張），または弱さ（抑制）のどちらかに導き，局所的なマッスルインバランスを作り出す．このマッスルインバランスは，恒常性を維持するための運動システムの特徴的反応である．時間の経過とともに，このマッスルインバランスは新しい運動パターンとして中枢神経系で統合され，痛みと機能障害の連続したサイクルとなる．マッスルインバランスは全身に生じる反応であり，多くの場合，身体全体を巻き込む神経筋システムの調整障害の現れであるとヤンダは考えた．

ヤンダの神経学的な概念は，慢性腰痛患者における微細脳機能障害についての自身の研究によりさらに強化された（Janda 1978）．彼は，神経筋障害（運動と感覚の不足）のみならず，心理的機能（知的適応とストレス適応）を含むすべての機能における協調行動の欠損を発見した．また，彼は慢

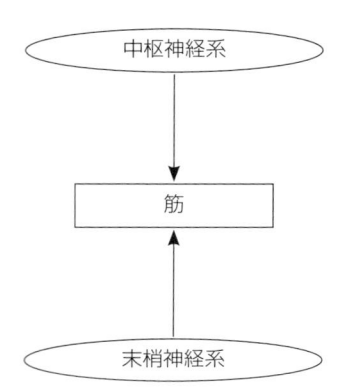

図1.2　筋は中枢神経系と末梢神経系の間の機能的交差点にある

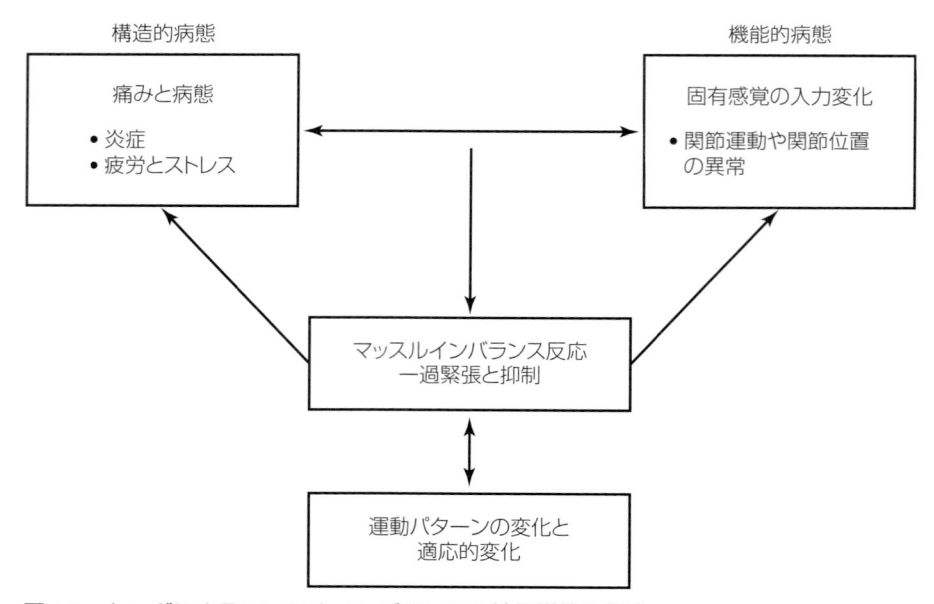

図1.3　ヤンダによるマッスルインバランスの神経学的な概念

表1.2 マッスルインバランスにおけるヤンダアプローチとシャーマンアプローチの比較

	シャーマンの生体力学的アプローチ	ヤンダの神経筋的アプローチ
基本概念	・繰り返した運動と持続した姿勢は組織変化と運動パターンの原因となる ・関節は，特定の方向への動きに対する方向感受性（DSM：directional susceptibility to movement）をもつようになる．このDSMは，特定の方向へのストレスや運動により引き起こされた微細損傷による痛みの原因となる ・運動学の基準である回転の瞬間中心の軌跡（PICR：path of instantaneous center of rotation）の逸脱は運動システムの障害の結果である ・検査の目的は，診断のためにDSMと起因因子を特定することである	・中枢神経系と筋骨格系の両方からのすべての構造が相互依存している ・両方のシステムからの刺激に影響を及ぼされるため，筋システムは機能的な交差点にある ・適切な固有感覚情報は，運動調節に不可欠である
インバランスの病因	・伸ばされた位置で維持された筋は筋節を増加させる．長さ-張力曲線を右へ移行させて，張力発生筋力を増加させる（伸長性弱化）．一方，短くなる位置で維持される筋は，筋節を失って弱くなり，結合組織に浸透してしまう．長さ-張力曲線は左に移行する（活動性不全） ・分離された長さ-張力の変化は，共同筋に起こる．共同筋の一つは短くなり，その他は通常の長さを維持するか，極端に長くなる．より優位な筋は短くなり，代償運動の多くは回旋である	・末梢関節に疼痛や病態を引き起こす筋の硬さと弱さの特徴的パターンがある．これらの筋反応は無原則ではなく，全体の筋システムの至るところで一定のパターンとなる．関節機能障害に対する筋反応は，中枢神経系の構造的損傷でみられる痙性筋と類似している（例：片麻痺や脳性麻痺） ・筋システムの組織的反応は，外在性要素と内在性要素の両方による．これらの要素はライフスタイルによる適応の結果であると同時に自然な（神経学的）反射作用の結果である ・マッスルインバランスは，再発と慢性疼痛症候群の恒久化する要因のうちの一つであると考えられている
運動機能障害	・複数関節によるシステムでは，運動は最も抵抗の少ない部位の関節で生じる．これは動きの代償の部位に関連する ・この代償運動は，通常，関節の特定方向に生じる．安定させる構造（筋，靱帯，関節包）は，主要な関節のそれと比較して，柔軟になる	・硬い傾向がある筋は，抑制傾向を有する筋より1/3ほど強い ・硬い筋は，さまざまな運動の間，容易に活性化される ・障害のある動きの特徴的パターンは，マッスルインバランスの存在の手がかりとなる（6つのテスト）
評価	・評価では，すべての機能障害と疼痛症候群への影響を特定する ・組織変性や緊張がそれほどでもないなら，機械的な原因を特定することは，問題を取り除いて痛みのある組織を特定し，疼痛を緩和することよりも重要である	・筋評価は，姿勢分析，歩行分析，筋の長さの評価，および動きの協調性を含む ・運動パターンの評価は個々の筋の強さを評価することより重要である．それは始動パターンのタイミング（順序）と共同筋の活動の程度を評価することである
治療	・長い筋の短縮化，弱化した筋あるいは長い筋への負荷の減少，弱化した筋あるいは伸張されている筋群の支持に注意を払う ・正確に特定の筋を動かすようにトレーニングさせるために，特定の筋を用いる ・姿勢位維持活動と機能的活動における筋の正しい使用を強調する	・すべての末梢構造の機能を正常化させる ・硬い筋と弱い筋のバランスを回復させる ・末梢からの固有受容の流れを増加させ，そして協調・姿勢・平衡を調整するシステムを活動させることによって，中枢神経系の制御とプログラムを改善する ・協調性ある運動パターンの耐久性を改善させる

性腰痛患者の80％に微細脳機能障害の症候が存在するという結果に対し，機能的病態としてシステムの異常適応を伴った中枢神経系の器質的損傷の理論を支持するものであると結論づけた（Janda 1978）．彼は腰痛の生物心理社会的アプローチを最初に支持した一人となった．

明らかにヤンダアプローチは，神経学者としての彼の臨床観察によるものであり，一方シャーマンアプローチ（Sahrmann's approach）は，より生体力学的な面をもつ．マッスルインバランスには臨床的に2つのタイプがあるため，マッスルインバランスを有する患者に対する時，治療者は神経学的病因か生体力学的病因かを評価できなければならない．表 1.2 は，2つのアプローチを比較している．

まとめ

運動システムの機能的病態は，構造の損傷よりも，むしろ構造の機能障害として説明される．従来，治療者は慢性筋骨格系疼痛に対する純粋な整形外科的アプローチとして，解剖学・生体力学に関する知識を駆使した構造的アプローチを行ってきた．対照的に，機能的アプローチは神経筋システムの機能に関連した目にみえないメカニズムを認識する．マッスルインバランスは，筋群における長さや強さのインバランスが異常な関節機能を作り出す機能的病態の例である．いくつかのマッスルインバランスの概念があるが，特に生体力学的観点と神経学的観点には，それぞれ明確な臨床的エビデンスがある．ヤンダは，慢性筋骨格系疼痛を引き起こす神経学的マッスルインバランスの分野において先駆者であった．彼は，痛みの病因と痛みの持続に神経系が重要な役割を果たすと述べている．

第2章

感覚運動システム

　ヤンダは，関節，筋および神経システムは機能的に統合されており，マッスルインバランスに対するアプローチは感覚システムと運動システムの統合が前提であるとした．ヤンダは，これらの2つのシステムは解剖学的には別のものであるが，機能面では一つの単位であるに違いないとし，これを感覚運動システムとした．この感覚運動システムは，身体全体の機能を統制して相互に関連させる全身的なシステムである．感覚情報は，中枢神経系と末梢神経系を通じて運動反応に結びつけられる．例えば，環境からの求心性情報は中枢神経系で処理され，次に運動システムに遠心性情報を伝える．続いて起こる運動は，サイクルを続けるためにさらなる求心性フィードバックを供給することでループを形成する（図2.1）．この相互作用により，感覚運動システムのどのような変化も，システム内のどこかに影響するのである．

　Panjabi（1992a）は，ヤンダの考えに似た脊椎安定性モデルを構築した．Panjabiのモデルは骨格システム，筋システム，中枢神経系の3つのサブシステムからなる．サブシステム内のどのような構成要素における一つの機能不全も以下の3つの状態の一つに通じる可能性がある．

　①別のシステムからの正しい代償あるいは正常な適応．
　②一つ以上のサブシステムによる長期の適応．
　③サブシステムのどれか一つ以上の障害，または病的適応．

　本章では，感覚運動システムをコンピュータにたとえて，システムをつくるソフトウェアとハードウェアについて説明することから始め，感覚受容器による入力，情報処理，筋線維への運動信号である出力について述べる．次に，感覚運動システムにおける神経筋システムの結果である姿勢と関節の安定化メカニズムをみていく．そして，関節病態において感覚運動システムが果たす役割，病態の局所的・全身的影響についてを述べる．

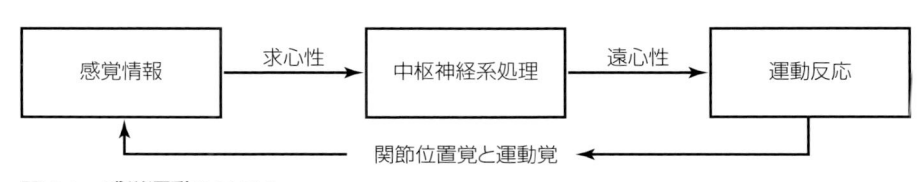

図2.1　感覚運動システム

感覚運動のハードウェアとソフトウェア

運動制御はコンピュータにおけるハードウェアとソフトウェアおよび入力や出力という言葉で説明することができる．さまざまな入力装置（キーボード，マウスなど）からの情報はコンピュータの中央演算処理装置（CPU：central processing unit）へ入力される．その情報はさまざまな種類のソフトウェアで処理される．最終的に，情報は画面やプリンターをとおして出力される．

感覚受容器

中枢神経系への感覚入力は，「求心性情報」として扱われる．Sherrington（1906）は，はじめに位置，姿勢，そして運動の感覚として固有感覚を定義した．その際，特定の求心性受容器は明らかにされなかったが，Sherringtonは，人間の身体は固有受容器からの運動制御用の情報システムを有していることをみぬいていた（Sherrington 1906）．ほぼ1世紀後に，LephartとFu（2000）は「処理のために機械的刺激を中枢神経系への求心路に沿って伝達される神経信号へと変換すると同時に，末梢受容器からの刺激を獲得するもの」として固有感覚を再定義した（Lephart and Fu 2000, pp17-19）．固有感覚の定義には，感覚情報からの処理や反応は含まれていないことに注意しなければならない．多くの治療者や研究者がしばしば固有感覚の計測をする時に，関節位置覚や運動覚の検出をとおすという間違いをしている．これらの2つの計測は，固有感覚自体の直接的な計測というより，固有感覚情報処理の間接計測である．

感覚受容器からの求心性情報は，運動反応（motor response）を作り出すうえでいくつかの役割がある（Holm, Inhahl, and Solomonow 2002）．これらは，①直接的な反射反応の誘発，②プログラムされた随意反応のパラメータの決定，③立位や歩行中のバランスを維持する自動的運動出力のためのフィードバックメカニズム（feedback mechanism）とフィードフォワードメカニズム（feed-forward mechanism）の統合がある．

CohenとCohen（1956）は，関節受容器からの求心性情報が関節の周囲の筋活動を調整するという関節運動反射を報告した．固有感覚の入力は，皮膚にある外受容器からの運動に関する情報と同様に，求心性の筋と関節からの位置覚を含んでいる（Grigg 1994）．コンピュータにたとえると，感覚受容器は中枢神経系に情報入力するためのハードウェアであると考えることができる．感覚入力に関わるハードウェア構造は，機械的受容器（mechanoreceptors），筋受容器（muscular receptors），および外受容器（exteroceptors）を含む特殊な求心性受容器である．

■ 機械的受容器 ■

Wyke（1967）は，関節包内の機械的受容器には4つのタイプがあることを確認した．関節包からの求心性神経は，可動域の限界の時に活性化し，そして関節位置に関する情報を提供する．この異なるタイプが関節の異なる場所で，異なる刺激閾

表2.1　関節の機械的受容器

タイプ	位　　置	特　　性	情　　報
タイプⅠ：ルフィーニ（Ruffini）	関節包の表層	静的と動的，低閾値，遅い適応	特に可動域の限界での伸張
タイプⅡ：パチニ小体（Pacini form）	関節包と関節脂肪体の深層	動的，低閾値，速い適応	圧縮
タイプⅢ：ゴルジ腱器官	関節靱帯	動的，高閾値，遅い適応	自動的緊張（非他動的伸張）
タイプⅣ：自由神経終末	線維被膜，脂肪体	侵害（痛覚），高閾値，非適応	疼痛と炎症（非方向性）

値と刺激適応を示す．各タイプは，関節位置に関する特定の求心性情報を提供する．これらは表2.1にまとめた．

　WykeとPolacek（1975）は，すべての関節の機械的受容器が歩行と姿勢，そして呼吸の維持に関わる筋への強力な促通性，また抑制性の反射作用の影響を示すと述べた．タイプⅠ受容器は，特に姿勢と運動覚に寄与する．WykeとPolacekは，疾病や外傷によって引き起こされた機械的受容器の損傷が，姿勢と関節位置を混乱させるだけでなく，姿勢と運動の異常反射という結果となることを報告した．

■　筋受容器　■

　固有感覚情報を提供する筋受容器には，筋紡錘とゴルジ腱器官（GTOs：Golgi tendon organs）の2つのタイプがある．筋紡錘（錘内線維）は，筋の中に位置しており，筋線維（錘外線維）と平行に走行している．筋紡錘は，長さと錘外線維の変化率を検知し，それにより四肢の位置と運動の意識的な知覚の情報を提供する（Fitzpatrick, Rogers, and McCloskey 1994）．ゴルジ腱器官の受容器（GTOs receptors）は，筋膜の覆いと筋の腱内に位置している．これらの受容器は，筋収縮に敏感に反応する．

■　外受容器　■

　皮膚において接触を感じる特殊な受容器は，外受容器と呼ばれる．皮膚は，関節可動域に沿ってさまざまなポイントで伸張されるため，これらの受容器は動きに関する固有感覚情報を提供する（Grigg 1994）．例えば，膝関節が完全に伸展した時，膝関節の後面の皮膚は緊張して膝関節伸展の信号を出す．温度受容器や痛み受容器のような皮膚のほかの受容器は，それ自体が固有感覚情報ではないが求心性情報を提供する．しかし，これらの受容器は屈筋反射や交差性伸展反射のような運動反応を刺激する信号を発生させる．これらの反射は，危険な刺激から身体の一部を守るために反射的な運動反応を作り出すことから，引き込み反射（withdrawal reflexes）と呼ばれる．これらは熱や痛みのような侵害刺激から身体を保護するための脊髄レベル反射である．

　これら引き込み反射の活動中は，伸筋が弛緩している一方で，屈筋は活動している．屈筋反射では一側のみが活動するが，交差性伸展反射では両側が活動する．交差性伸展反射では，関係する四肢を屈曲させて伸筋を弛緩させ，一方で付随して対

側の四肢を伸展させて屈筋を弛緩させる．この反射の例は，鋲を踏みつけた時の反応で，踏みつけた側の股関節と膝関節が屈曲する一方で，反対側の伸筋は下肢を支持するために活動する．

固有感覚の重要領域

関節受容器は，姿勢反射，関節安定性，運動制御に大きく貢献する（Freeman and Wyke 1966, 1967a）．姿勢維持のための固有感覚入力の3つの重要領域は，足底と仙腸関節と頸椎である．

■ 足 底 ■

足底からの求心性入力は，姿勢認識に影響する（Kavounaodias et al. 2001；Roll, Kavounoudias, and Roll 2002）．足部からの皮膚反射は，姿勢と歩行にとって重要である（Aniss, Gandevia, and Burke 1992；Freeman and Wyke 1966；Haridas, Zehr, and Misiaszek 2005；Horak, Nashner, and Diener 1990；Knikou, Kay, and Schmit 2007；Meyer, Oddsson, and De Luca 2004；Sayenko et al. 2007）．下肢の求心性入力のみでも直立姿勢を維持するための十分な情報を提供し，姿勢動揺の知覚には不可欠である（Fitzpatrick, Rogers, and McCloskey 1994；Fitzpatrick and McCloskey 1994；Tropp and Odenrick 1988）．加えて，靴を履いている時と比較して足関節での動きの識別は裸足のほうがよい（Waddington and Adams 2003b）．足底刺激は，運動覚と姿勢動揺を改善する（Maki et al. 1999；Watanabe and Okubo 1981；Waddington 2003）．皮膚受容器からのフィードバックが変われば，歩行や筋活動パターンも変化する（Freeman and Wyke 1967a；Nurse and Nigg 2001）．視覚入力は，足底感覚情報の喪失がある健常者や（Meyer, Oddsson, and De Luca 2004；McKeon and Hertel 2007），腰椎椎間板切除患者（Bouche et al. 2006）の代償をすることがよく認められる．

また，足部と足関節の位置と肢位は，固有感覚入力に重要な役割を果たすと考えられる．回外足や回内足の人は，中間位の足をもつ人より，姿勢制御能力が低い（Tsai et al. 2006）．Hertel, Gay と Denegar（2002）も，中間位の足の人と比較して凹足（cavus feet）の人では姿勢動揺が増大するとした．この増大は，おそらく回外足による可動性の減少か，または足底接触が少ないために感覚入力の減少があるためと考えられる．

■ 仙腸関節 ■

腰椎の固有感覚は，適切な歩行のために必要である（Fukushima and Hinoki 1984）．仙腸関節は下肢と体幹間の力の伝達を助ける．Vilenskyら（2002）は，直立姿勢を維持するために仙腸関節の機械的受容器からの固有感覚入力が重要であるとした．仙腸関節は固有感覚・歩行・姿勢へ影響を与えるため，しばしば慢性腰痛患者の機能障害の原因とされた．仙腸関節自体は間違いなく可動性が小さいが，固有感覚機能不全がおそらく仙腸関節機能障害の主要な要因と考えられる．

■ 頸 椎 ■

頸椎椎間関節からの求心性神経は，姿勢安定性に寄与し（Abrahams 1977），頸部

表2.2 感覚運動システムの3つの制御レベル

部　位	速　度	制　御	認　識
脊髄レベル	最も速い	不随意	無意識的
皮質下レベル	中間	自動的	潜在意識的
皮質レベル	最も遅い	最も多い	意識的

痛にも関係している（McLain 1994）．幼児では，緊張性頚反射のような頚部の位置に関連する原始反射は典型的パターンとして，直接，体幹の位置に影響を与える．また，慢性頚部機能不全を伴う患者は，しばしばバランス能力の低下を示す（Karlberg, Persson, and Magnusson 1995；Madeleine et al. 2004；McPartland, Brodeur, and Hallgren 1997；Sjostrom et al. 2003；Treleaven, Jull, and Sterling 2003, 2005）．

固有感覚情報は，伝達される情報の種類により特定路に沿って脊髄を上行する．残念なことに，固有感覚入力を分けて計測する方法はない．固有感覚を評価する方法は，関節位置覚や他動運動覚認識時間（TTDPM：time to detect passive movement）など，自覚できる意識を伴うものである．固有感覚を調査する他の間接的方法には，筋電図検査（EMG：electromyography），姿勢安定性，体性感覚誘発電位（SSEPs：somatosensory evoked potentials）を用いて反射潜時を計測するものがある．いくつかの部位の固有感覚はSSEPsで調査され，Tibone, FechterとKao（1997）は，肩の靱帯と腱では類似したSSEPsを生じたが，関節軟骨と上腕骨頭ではSSEPsは生じなかったとした．前十字靱帯のSSEPsは（Ochi et al. 2002），前十字靱帯断裂後に再建をすることによって回復していった（Pitman et al. 1992）．

意識的な固有感覚は外側背側路を上行し，一方で無意識的な固有感覚は，脊髄小脳路に沿って速い速度で伝達される．伝導路にかかわらず，特定の固有感覚情報は処理のために中枢神経系内のさまざまなレベルで終わる．

中央処理

運動制御に関係するソフトウェアは，さまざまなレベルからの情報を有している．コンピュータにたとえると，基礎となるオペレーティングシステムは，人間が運動制御のために生まれながら有する基本的運動パターンの集積である．これらは，原始反射，バランス反応，立ち直り反応を含んでいる．オペレーティングシステム上で動くプログラムは日常生活に必要な運動と技能である．

感覚運動システムは，脊髄レベル，皮質下レベル，皮質レベルの3つのレベルにおいて制御される（表2.2）．この3つのレベルの処理は，速度，制御，認識において異なっている．

■　脊髄レベル　■

脊髄レベルでの制御は，関節受容器からの求心性情報によって直接影響を受ける独立した脊髄反射である．これらの反射はとても速く，不随意で，無意識的であり，主動作筋と拮抗筋の間で調整される．Sherrington（1906）は，この調整を「主動作筋が収縮する時，拮抗筋は自動的に弛緩する」という相反抑制の法則であるとした．

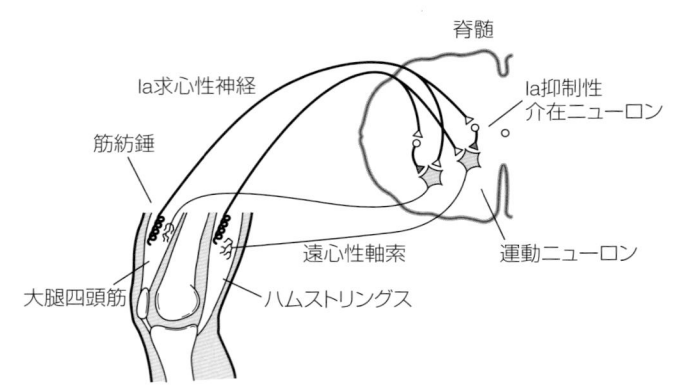

図2.2　伸張反射の神経回路

Reprinted, by permission, from R. M. Enoka, 2008, *Neuromechanics of human movement*, 4th ed. (Champaign, IL: Human Kinetics), 262.

　この法則の例は，膝蓋腱を叩くことで膝が急に動くことでみられるような伸張反射である．図2.2は，膝蓋腱を叩いて筋紡錘の求心路を介した求心性信号が送られることで，どのように大腿四頭筋線維が伸張するかを示している．これらの信号は，脊髄分節内において腱の長さを回復させる（短くする）ために大腿四頭筋を促通すると同時に，膝関節伸展を可能にするために拮抗筋であるハムストリングスを抑制するという処理を行う．この抑制は，脊髄内の抑制性介在ニューロンをとおして起こり，相反抑制と呼ばれる．

　脊髄レベルの筋紡錘反射の向いあうものには，ゴルジ腱反射がある．ゴルジ腱受容器が伸ばされる時，求心性信号は主動作筋を支配する運動ニューロンを抑制し，一方で拮抗筋の運動神経を促通する．そのため，この反射は，また自原抑制反射（autogenic inhibitory reflex）として知られている．つまり，筋が過度に伸張された場合，損傷を避けるために筋を反射的に弛緩させる．

■　皮質下レベル　■

　神経筋制御の次のレベルは皮質下レベルである．脳幹，視床，視床下部，前庭システム，そして小脳を含んだこのレベルは，自動姿勢反応，立ち直り反応，バランス反応や平衡反応をつかさどる．視床は，中枢神経系を介した情報通過の重要な中継地点である．この部位は知覚を支配し，脊髄視床路を通じて温度感覚も支配する．前庭システムは，三半規管の複雑な配列をとおして直立姿勢を維持する重大な役割を果たす．これらの管は3つの平面の方向を有し，頭位の感覚をつかさどる．小脳は，平衡反応とともに協調性もつかさどる．

　この皮質下部位は意識されず自動的な反応にもかかわらず，分離した分節反射ではなく多面的に活動する．固有感覚情報は，脊髄小脳路を通り皮質下部位に通じるか，あるいは背側外側路を通り皮質レベルに直接的に通じている．

■　皮質レベル　■

　神経筋制御の最高水準は皮質レベルである．皮質は，われわれが複雑かつ随意的な運動を始めることと制御することを可能にする．皮質領域は，系統発生的には中

枢神経系の中で最も若い部位であり，またおそらく最も脆弱な構成要素である．また皮質レベルは，より低いレベルの入力を総括処理するのである．皮質レベルの意識的な運動制御は，最も遅いが最も可変的である．これはトレーニングにより意識的な運動制御を向上させる能力を提供しているということでもある．

　皮質の3つの重要な領域は，一次運動野と運動前野，そして補足運動野である．一次運動野は固有感覚情報を受け取り，運動前野は運動を計画して準備し，補足運動野は複雑な運動のために筋群に対してプログラムする．

　フィードバックメカニズムとフィードフォワードメカニズムも，また中央で制御される．これら2つのメカニズムは，運動学習および姿勢・関節安定性を維持する運動制御にとって不可欠である．フィードバックメカニズムとフィードフォワードメカニズムは両方とも求心性情報に依存するが，運動の感覚を感知する調節が異なる．フィードバックメカニズムは感覚感知後，運動を修正する調節方法である．それらは，肩（Guanche et al. 1995），腰椎（Solomonow et al. 1998），膝（Tsuda et al. 2001）などの関節にある機械的受容器と筋の閉反射ループを使用する．足の皮膚受容器は，足関節を制御する運動ニューロンに直接つながる（Aniss, Gandevia, and Burke 1992）．

　開ループフィードフォワードメカニズムは，感覚の感知前に運動を予測する．特に頸部（Falla, Jull, and Hodges 2004）と体幹（Hodges and Richardson 1997a, 1997b）では，四肢運動に先行して姿勢の安定に寄与する．通常，フィードフォワード機能は運動開始以前に20ミリ秒より長いEMG活動を認めるものである（Aruin and Latash 1995；Hodges and Richardson 1997b）．

運動出力

　運動制御出力のためのハードウェアとしては，筋線維に神経分布したα運動ニューロンとγ運動ニューロンがある．α運動ニューロンは随意運動の指令を中継し，γ運動ニューロンは無意識下で筋の長さを調整している．γ運動ニューロンは，錘内筋筋紡錘の求心性神経によって制御され，錘外筋の収縮には関与しない．

　運動単位は，単一の運動ニューロンによって支配される筋線維群である．多くの筋線維を支配する運動単位は，粗大運動や，しばしば近位の姿勢保持筋を支配している．少ない筋線維を支配する運動単位は，微細な運動に関係する．筋収縮を開始する信号は，固有感覚神経終末からの感覚入力により修正される（Holm, Inhahl, and Solomonow 2002）．固有感覚フィードバックは，特定の線維タイプを適切に活動させるために不可欠である（Drury 2000）．一般に筋線維は，収縮時間と代謝に基づき，遅筋（タイプⅠ）線維と速筋（タイプⅡ）線維の2つのタイプに分類される．タイプⅠ遅筋線維は，好気性（有酸素）であり，疲労しにくい．一方，タイプⅡ速筋線維は，嫌気性（無酸素）であり，疲労しやすい．

　筋線維への遠心性信号は，促通性か抑制性である．促通性と抑制性の信号はともに，最終的な促通あるいは抑制という遠心性反応を決定するために合計される．運動終板にα運動ニューロンが信号を送る結果，閾値に達する時，筋は収縮する．運

表 2.3　感覚運動システムの構造と機能的構成要素

構　造		
求心性	中央処理	遠心性
機械的受容器 筋受容器 外受容器	脊髄路 皮質下（脳幹） 皮質	末梢神経（α運動ニューロン，γ運動ニューロン） 筋
機　能		
固有感覚	処理 運動プログラム	安定化（姿勢安定性と関節安定化） 運動

　動単位中の筋線維はすべて，遠心性信号の結果として，収縮するか，または弛緩する．この現象は，全か無の法則として知られている．前述したとおり，シェリントンの相反抑制の法則（Sherrington's law of reciprocal inhibition）で説明されるように，運動単位が促通される時，拮抗筋は弛緩するための抑制信号を受け取る．表 2.3 は，感覚運動システムの構造と機能的構成要素を要約したものである．

姿勢安定性と関節安定化の神経筋的側面

　一般的に用いられている神経筋という用語は，特に骨格システムを制御する筋システムに対する中枢神経系の影響に関しては，感覚システムと運動システムの相互に依存している．筋は機能的運動中，安定と動きの両方に働くことが多い．したがって，神経筋制御は，関節運動の準備と反応，および機能的関節安定化のための安定筋群の無意識的活動と定義することができる（Riemann and Lephart 2002a）．これらの安定化メカニズムは，全身的姿勢安定化，局所的機能的関節安定化のどちらに対しても作用する．

姿勢安定化

　姿勢安定性（通常バランスとして表される）は，安定性の限界（LOS：limits of stability）内において支持基底面（BOS：base of support）内の身体重心（COG：center of gravity）を維持する能力と定義される．この配置は，「逆円錐形」で表すことができる（図 2.3）．身体重心が支持基底面内にある時，身体は安定し，身体重心と支持基底面のアライメントが失われた時，姿勢安定性は減少する．

　姿勢安定性は，末梢神経系と中枢神経系からの情報の入力と処理，そして出力の結果である．特に姿勢安定性に関わる情報には，視覚系情報，前庭系情報，体性感覚系情報がある．視覚系は，周辺環境と，水平線に対する目の関係の情報を提供する．前庭系は，移動する支持基底面からのフィードバックを提供するとともに，頭部と身体の位置情報を提供する．体性感覚系は，固有感覚，温度感覚，疼痛を含む末梢からのすべての入力を包含する．注意と認識も，姿勢安定性に影響を及ぼす可能性がある（Shumway-Cook and Woolacott 2000；Shumway-Cook et al. 1997）．姿勢安定性は体性感覚入力の処理に認知を必要とするため，認知を利用するどのよ

うな付加的な過程も，人が姿勢安定性を維持する能力を変えさせる可能性がある．この情報のすべてが，姿勢安定性を維持するための運動出力命令を作成するため，中枢神経系で評価されて処理される．この全過程はループとなって絶えず，自動的に生じるのである（図2.4）．

この姿勢安定性を維持する運動システムの反応は，自動姿勢反応（APRs：automatic postural responses；Cordo and Nashner 1982；Horak and Nashner 1986）として知られている．これらの反応は皮質下レベル，主に小脳で仲介される．それらは，随意運動開始以前に皮質下レベルで起こり，意識的な努力では修正されない（Cordo and Nashner 1982）．これら自動姿勢反応は足関節制御，股関節制御，ステップ制御という3つの特徴的なバランス戦略に分けられる（Horak and Nashner 1986）．これら3つの制御は，身体重心と支持基底面のアライメントを回復するために漸次活動する．

- **足関節制御（図2.5a）**

 足関節は，姿勢修正において中心的役割を果たす（Tropp and Odenrick 1988）．身体重心のわずかな変化は，足関節で支持基底面上の身体重心の位置を変えることによって修正できる．一般的にこの制御は，軟らかい素材のパッドのような不安定な支持面上に人が立っている時に起こる．この修正は遠位から近位へ向かって起こり，頭部と股関節は同期して動く．また，この反応は逆さ振り子（inverted pendulum）として知られている．

- **股関節制御（図2.5b）**

 身体重心の大きな変化は，股関節での多分節制御で修正される．この修正は近位から遠位へ生じ，頭部と股関節は同時に動かない．この制御は，小さな支持面上に立っている時に用いられる．

- **ステップ制御（図2.5c）**

 足関節制御または股関節制御で身体重心の位置を変えることができない時

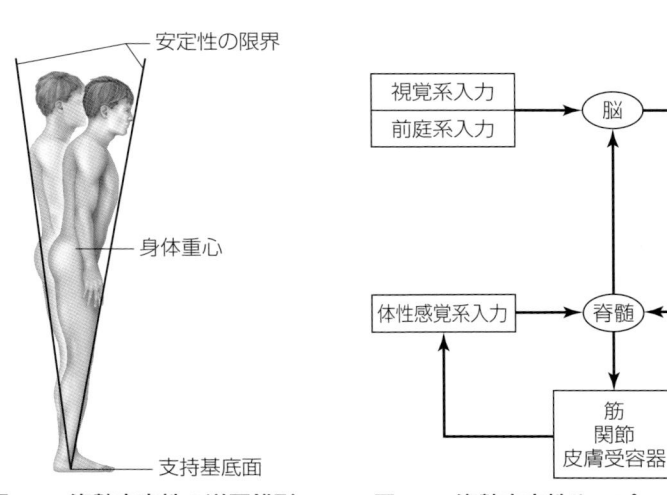

図2.3 姿勢安定性の逆円錐形　　**図2.4 姿勢安定性ループ**

に，一歩踏み出すことにより身体重心の下の支持基底面の位置を変える．

　EMG解析により，HorakとNashner（1986）は，体重移動の動揺に対する足関節での典型的・特異的で方向性のある反応を定量化した．これらの反応は，動揺後に73〜110ミリ秒というとても短い潜時で生じる（Horak and Nashner 1986）．このことは，反応が随意的レベルというより，自動的に起こることを示している．身体は，末梢の腓腹筋，ハムストリングス，腰部の傍脊柱筋の順に，背側筋群の特徴的パターンで前方体重移動に応答する．後方体重移動では，前脛骨筋，大腿四頭筋，そして最終的に腹筋という腹側筋群の反応によりバランスをとる．したがって，体重移動または動揺の方向の反対側の筋群が，姿勢安定性を維持する役割を有するのである．内側体重移動では安定化のため外側の筋が活動し，外側体重移動では内側の筋が活動する．表2.4に，これらの自動的筋活動化パターンを要約する．これら体重移動は，コンピュータ姿勢画像（computerized posturography）を使用して客観的に計測することができ，支持基底面内の身体重心の偏位を姿勢動揺として定量化する．

　Horak，NashnerとDiener（1990）は，前庭障害がある患者は股関節制御をあまり使用せず，一方で体性感覚障害がある患者は，より多くの股関節制御を使用すると報告した．自然な老化現象と同様に外傷（損傷）も正常な自動姿勢反応パターンを変化させる可能性がある．筋骨格系損傷を伴う患者は，異なる姿勢パターンを示す．骨や靱帯の構造に問題はないがマッスルバランスや筋の協調的な運動学に問題のある足関節不安定性をもつ患者（Tropp and Odenrick 1988）や慢性腰痛をもつ患者（Byl and Sinnott 1991）は，姿勢安定性を維持するために股関節制御を（足関節制御よりもむしろ）よく使うことが報告されている．また，高齢者は若年者よりも股関節制御を使用する（Okada et al. 2001）．Woolacott（1986）は，50％に至る高齢者が足関節制御を失ってしまうか，あるいはステップ制御からバランス反応を始めるという逆転を示すと報告した．

　また，四肢を動かす時の姿勢安

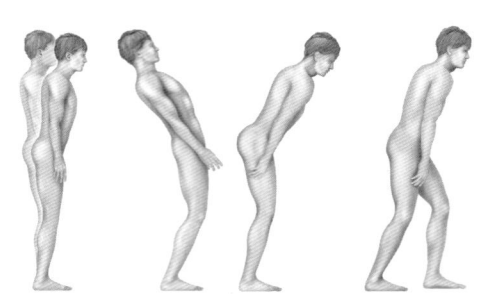

a. 足関節制御　　b. 股関節制御　　c. ステップ制御

図 2.5　バランス戦略

表 2.4　体重移動に対応した筋活動

体重移動	安定化のための筋活動
前　方	腓腹筋，ハムストリングス，腰部傍脊柱筋
後　方	前脛骨筋，大腿四頭筋，腹筋
内　側	腓骨筋，外側ハムストリングス，股関節外転筋
外　側	後脛骨筋，内側ハムストリングス，股関節内転筋

定性を維持するための筋の反射的活性化も報告されている．AruinとLatash（1995）は，腕の運動に伴って身体重心が乱れる時に，安定性を維持するため，腕の運動とは反対方向の浅層の姿勢筋にフィードフォワードメカニズムが働くことをEMG分析で示した．このように，これらの研究者は方向特異的な反応を示している．対照的に，HodgesとRichardson（1997a，1997b）は，運動方向にかかわらず深層の腹横筋機能が姿勢安定筋のフィードフォワードとして四肢運動に対する反応を示すとした．他の体幹筋（腹斜筋，多裂筋，腹直筋など）は四肢の運動の反対方向で活動し，運動方向によって活動を変化させる．

機能的関節安定化

　主動作筋と拮抗筋のバランスは，靱帯による関節安定性を助け，関節面での圧力分布を均等化するために必要である（Baratta et al. 1988）．関節安定性は，静的メカニズムと動的メカニズムの両方から得られるのである．静的安定性は，骨性の適合，靱帯，そして関節包のような受動的構造でもたらされる．動的安定性は，筋収縮によりつくられ，機能的関節安定化と呼ばれる．Cholewicki, PanjabiとKhachatryan（1997）は，健常者の正常な脊柱の周囲では体幹の屈筋と伸筋の同時収縮があることを示した．局所的には，感覚運動システムの神経筋制御は機能的関節安定化に対して責任をもつ．

　機能的関節安定化は，身体全体の個々の関節を安定させるものと同様の自動的メカニズムに依存している．遠位の運動の前に近位の安定が起こるように，安定化はしばしば運動の前に必要とされる．固有感覚情報は，機能的安定性に重要であり，前述したフィードバックメカニズムとフィードフォワードメカニズムにしばしば依存する．固有感覚が低下すると，足関節損傷につながる可能性がある（Payne, Berg et al. 1997）．機能的関節安定化は遅く，慎重で，随意的な行為ではなく，自動的で，速く，無意識的な作用である．

　自動的メカニズムの例として閉ループ反射は，肩の腱板と肩甲上腕関節靱帯（Guanche et al. 1995），および前十字靱帯，大腿四頭筋，ハムストリングスによる膝関節安定性（Solomonow et al. 1987；Tsuda et al. 2001）にみられるように，関節の機能的安定化に深く関係している．膝周囲の筋は，側副靱帯の動揺（Buchanan, Kim, and Lloyd 1996）や電気的刺激（Kim et al. 1995）のどちらにも対応して関節を反射的に安定させることがわかっている．Buchanan, KimとLloyd（1996）は，膝の動揺が，安定筋の特徴的で予測可能な自動的反応を引き起こすとした．これらの反応は，屈筋や伸筋という筋の役割とは別のものである．また，足底部の機械的受容器は，足関節周囲筋との反射的連携を有する（Aniss, Gandevia, and Burke 1992；Nakajima et al. 2006）．踵における皮膚への求心性刺激は，ヒラメ筋の反射収縮を引き起こし，バランス制御を可能とする（Sayenko et al. 2007）．

　機能的関節安定化が自動的メカニズムによって行われる重要な例として，腹横筋は，体幹の運動や安定化作用の際に，腹腔内圧を維持するために収縮する（Cresswell, Grundstrom, and Thorstensson 2002）．Holm, InhahlとSolomonow（2002）

は，椎間板，関節包，靱帯からの腰部の求心性神経刺激が，反射的安定化のために，刺激された部分の1〜2レベル上と下の多裂筋や最長筋を活動させるとした．同様に，Solomonowら（1998）は，腰の棘上靱帯へのストレスが，不安定化を抑えるため，刺激から1〜3高位離れた多裂筋を収縮させることを示した．

　機能的関節安定化は疲労によっても影響を受けると考えられ，疲労は固有感覚において重要な役割を果たす可能性がある．ヤンダは，疲労が筋紡錘からのフィードバックを遅らせるため，固有感覚や姿勢に影響を及ぼすとした．Leeら（2003）は，筋の機械的受容器が，疲労後の減少した固有感覚の原因であるとした．肩（Lee et al. 2003；Myers et al. 1999）や体幹伸筋（Vuillerme, Anziani, and Rougier 2007）では筋疲労が固有感覚に影響するとした研究もある一方で，膝（Bayramoglu, Toprak, and Sozay 2007）と足（Shields, Madhavan, and Cole 2005）では疲労に対する固有感覚への影響はあまりないとした研究者もいる．

　機能的関節安定化には強力な筋力が必要というわけではない．最大随意等尺性収縮（MVIC：maximum voluntary isometric contraction）のたった25％が関節の固定性に必要であり（Hoffer and Andreassen 1981），腰椎では1〜3％ほどのわずかな最大随意等尺性収縮でよく（Cholewicki, Panjabi, and Khachatryan 1997）．そのため絶対筋力は機能的不安定性の病態やリハビリテーションで最も重要な変数ではない．代わりに，動的安定筋の適切なタイミングと自動的収縮が，機能的安定性に対して強さよりも重要である．慢性的不安定性に対する評価と治療の両方で，強さよりも反射的活動に治療者の焦点を向け直す必要があるといえる．

固有感覚の病態

　感覚システムは適切な運動システムの機能の鍵である．Kurtz（1939）は，靱帯の緩みより，むしろ固有感覚障害によって関節不安定性は引き起こされると最初に述べた．Freeman, DeanとHanham（1965）は，正常な強さと構造があっても生じてしまう反復性関節不安定性を「機能的不安定性」として最初に述べた．彼らは，この不安定性が，損傷した足関節の靱帯において関節の機械的受容器に対して与えた損傷による求心路遮断，あるいは中枢神経系への求心性情報の損失によるものであると仮定した．

　Tropp（2002）は，固有感覚障害と神経筋障害による不安定な感覚または反復する捻挫（あるいは両方）のことを「機能的不安定性」と定義した．臨床的に，われわれは慢性的な捻挫，微小な不安定性，または慢性的亜脱臼などの診断の中で機能的不安定性をみる．機能的不安定性は，足関節，肩関節，膝関節，背部，そして頸部の慢性疼痛をもつ患者でよくみられる．

　O'Connorら（1992）は，関節機能を維持するために求心性固有感覚情報が重要であることを証明するために動物モデルを用いた．彼らは，犬の膝関節変性を3群に分けて評価した．求心路の脱神経はあるが靱帯は無傷の群，前十字靱帯不全群，そして脱神経を伴う前十字靱帯不全群である．その結果，脱神経グループには関節炎

に変化がないこと，前十字靱帯不全群の多少の変化，そして前十字靱帯不全で脱神経のグループ（不安定グループ）に重大な関節炎があることを示した．彼らは，脱神経グループの犬が運動制御によりストレスと損傷を最小限にした一方で，不安定グループの犬は，特に求心性入力の損失で，関節に損傷を及ぼすと結論づけた．彼らはこの過程を「変形性関節症の神経性加速」と呼んだ（O'Connor et al. 1992）．Barrett, Cobb と Bentley（1991）は，高齢者の固有感覚の低下は膝の変性の開始や促進の原因である可能性があるとした．

固有感覚の不足は，感覚運動システムの至るところに機能障害を作り出す可能性がある．Wojtys と Huston（1994）は，固有感覚の低下が，反射的に関節を安定させる筋反応を遅らせることを示唆した．間接的な固有感覚計測である SSEPs が，不安定性がない人と比較して，膝の不安定性（Pitman et al. 1992）や肩の不安定性（Tibone, Fechter, and Kao 2002）をもっている患者で異常なレベルを示した．

最終的に，固有感覚の低下は局所と全身の両方の機能障害に結びつく．不十分な，あるいは不適当な求心性情報は，中枢神経系の処理に影響し，それは次に運動出力と関節機能に影響する．したがって，治療者は局所的な症状に焦点をあてるより，むしろ感覚運動機能障害として全身的に考えなければならない．局所的・全身的な影響を示しながら，筋活動とバランス戦略の両方が，関節病態とともに変化しうるのである．

局所的影響

腰痛患者（Gill and Callaghan 1998；Parkhurst and Burnett 1994；Taimela, Kankaanpaa, and Luoto 1999）と慢性頸部痛患者（Heikkila and Astrom 1996；Revel et al. 1994）には固有感覚の低下が認められる．関節滲出液は脊髄反射路を通じて（Iles, Stokes, and Young 1990），膝関節（Morrissey 1989；Stokes and Young 1984）や足関節（Hopkins and Palmieri 2004）のローカルマッスルの反射抑制をよく引き起こす．抑制の程度は，関節損傷の程度と関連している（Hurley 1997）．また筋萎縮も，慢性頸部痛患者の後頭下筋（McPartland, Brodeur, and Hallgren 1997），慢性腰痛患者の多裂筋（Hides et al. 1994），前十字靱帯損傷患者の内側広筋（Edstrom 1970）にみられる．急性疼痛や損傷の後にこの萎縮が持続するため，タイプⅡ筋線維の選択的萎縮は，おそらく疼痛よりもむしろ不安定性から生じる（Edstrom 1970）．疼痛が存在しない時でさえ（Shakespeare et al. 1985），関節損傷が α 運動ニューロンの興奮性を減少させる（Hurley 1997）のは，求心性情報が疼痛抑制よりも，より重要な役割を果たしている可能性を示唆する．

ローカルマッスルの始動パターンの変化は，感覚運動機能障害を示唆し，多くの慢性筋骨格系疾患の病態でみられている．例えば，肩のインピンジメント患者は，下部僧帽筋（Cools et al. 2003），肩甲下筋（Hess et al. 2005），前鋸筋（Wadsworth and Bullock-Saxton 1997）の活動が遅延を示す．Chu ら（2003）は，前十字靱帯が弛緩してしまうと筋の活性化がアンバランスになるとした．彼らは，大腿四頭筋で EMG が増大したがハムストリングスの活動に変化は認められなかったとした．

Voight and Weider（1991）は，AKPを伴う患者において，伸展メカニズムの正常な始動パターンの逆転を示した．疼痛のない人と比較して，AKPを伴う患者では外側広筋の開始が早くなり，内側広筋の開始の遅延があった．機能的足関節不安定性を伴う患者は，関節原性の抑制と腓骨筋の反応時間の遅延（Konradsen and Ravn 1990；McVey et al. 2005；Santilli et al. 2005）を示し，似たような反応として慢性腰痛患者は，姿勢制御能力低下と筋反応の変化を示した（Oddson et al. 1999；Newcomer et al. 2002；Radebold et al. 2000；Taimela et al. 1993；Wilder et al. 1996）．慢性腰痛患者（Hodges and Richardson 1998；Radebold et al. 2001）や鼠径部痛患者（Cowan et al. 2004）は，体幹筋（特に腹横筋）の活動が遅延することを示した報告もある．

全身的影響

関節病態の全身的影響として局所的安定性の喪失を，変化した運動パターンを通じて全体の運動システムが補うということが，現在研究されている．近位の股関節の弱さは，AKPを伴う女性患者にみられる（Ireland et al. 2003）．Bullock-Saxton（1994）は，片側の足関節捻挫を伴う患者に，足関節の振動覚の局所的減少と近位である股関節筋の収縮の有意な変化という局所的・全身的両方の変化を発見した．股関節の弱さは，また機能的足関節不安定性と関連している（Friel et al. 2006）．全身の姿勢安定性の低下は，足関節不安定性（Bullock-Saxton 1995；Cornwall and Murrell 1991；Goldie, Evans, and Bach 1994；Lentell, Katzman, and Walters 1990；Perrin et al. 1997；Ryan 1994；Tropp and Odenrick 1988；Wikstrom et al. 2007），膝関節不安定性（Zatterstrom et al. 1994），膝関節炎（Hassan, Mockett, and Doherty 2001；Wegener, Kisner, and Nichols 1997），慢性頸部痛（Karlberg, Persson, and Magnusson 1995；McPartland, Brodeur, and Hallgren 1995；Sjostrom et al. 2003），そして慢性腰痛（Alexander and Lapier 1998；Byl and Sinnott 1991；Luoto et al. 1998；Mientjes and Frank 1999；Radebold et al. 2001）と関連している．McPartland, BrodeurとHallgren（1997）は，萎縮した筋からの固有感覚情報入力の低下は，脊髄後角における侵害受容器の固有感覚抑制が欠損することにより，慢性疼痛と姿勢安定性低下を引き起こすと結論づけた．

より高度な運動システム機能は，機能的不安定性を補う．Edgertonら（1996）は，筋収縮の（抑制された筋のような）減少は代償する運動ニューロンの集まり（プール）からの補充を増大させ，さらなる損傷に至る可能性があるとした．前十字靱帯不全（Alkjaer et al. 2002；Chmielewski, Hurd, and Snyder-Mackler 2005；Gauffin and Tropp 1992；McNair and Marshall 1994），慢性背部痛（Byl and Sinnott 1991），あるいは足関節不安定性（Beckman and Buchanan 1995；Bullock-Saxton et al. 1994；Brunt et al. 1992；Delahunt, Monaghan, and Caulfield 2006；Monaghan, Delahunt, and Caulfield 2006；Tropp and Odenrick 1988）を伴う患者は，主な病状と離れた部位での筋活動と運動パターンの変化を示した．Delahunt, MonaghanとCaulfield（2006）は，機能的足関節不安定性を伴う患者が歩行中に変性した運動学

データを示すのは，運動プログラムのフィードフォワード制御に変性が起こることによる代償的な変化のためであるとした．

　疼痛または機能障害に対する代償性運動は，正常な運動パターンを本質的に再プログラムして，結果的に運動皮質に根づかせる．前十字靱帯不全のような慢性不安定性を伴う患者の中には，感覚運動システムをとおして身体的・機能的な制限を全身的に上手に補う者もいるが，そのような患者は，「copers」として知られている．前十字靱帯不全群のcopersは，noncopersとは異なる筋活動パターンを示す（Alkjaer et al. 2002；Alkjaer et al. 2003；Chmielewski, Hurd, and Snyder-Mackler 2005）．copersでは機能的活動中にハムストリングスと大腿四頭筋の同時収縮を増大させるが，noncopersでは前方剪断を弱めるために膝伸展モーメントを減らすのである．つまり，全身的に補償したcopersは筋始動パターンを変化させるが，局所を補償したnoncopersは関節周囲の生体力学を変化させるということになる．

　ある慢性筋骨格系疾患の興味深い所見に，片側の損傷であるのに両側の機能障害を示すというものがある（Bullock-Saxton, Janda, and Bullock 1994；Cools et al. 2003；Røe et al. 2000；Wadsworth and Bullock-Saxton 1997；Wojtys and Hutson 1994）．Bullock-Saxton, JandaとBullock（1994）は，慢性足関節捻挫患者は損傷側と非損傷側の両方に，筋活動パターンの変化を示すとした．これは，中枢神経系によって慢性疼痛が仲介されたという視点を支持し，慢性関節痛に取り組む時，治療者は疼痛のない部位も考慮すべきであることを示唆している．

　感覚運動システムが全身に影響を与えるさらなるエビデンスとしてクロストレーニング効果がある．片側の筋力トレーニングは，筋システムで中枢神経系の強い影響を受け，反対側の神経活動や筋力を10〜30%増加させることが示された（Evetovich et al. 2001；Housh and Housh 1993；Moore 1975；Moritani and deVries 1979；Pink 1981；Ray and Mark 1995；Uh et al. 2000）．また，主動作筋の遠心性トレーニングは，拮抗筋の筋力を16〜31%増加させることも示されている（Singh and Karpovich 1967）．

まとめ

　感覚運動システムは，求心性情報と遠心性情報の複雑な統合体である．特殊化された受容器は，複数のレベルで処理される固有感覚情報をもたらす．遠心性出力は，全身的には姿勢安定性をとおして，局所的には機能的関節安定化をとおして，安定性を提供する．固有感覚は明らかに，機能的安定性に重要な役割を果たす．病態における感覚運動システムの役割は確立されている．慢性の病態に対処する治療者は，身体のシステム全体を評価し治療することを忘れないようにすべきである．

第3章

連鎖反応

　慢性筋骨格系疼痛患者において，痛みの部位が実際に痛みの原因となることはめったにない．チェコの内科医である Karel Lewit は，"痛む場所を治療する人はしばしば途方に暮れる" と述べた．Lewit の同僚であるヤンダは，筋骨格系疾患の病態を連鎖反応として概念化し，疼痛症候群の原因は痛む部位から離れている場所にあることが多いとした．

　ヤンダは，骨格システム・筋システム・中枢神経系の相互作用（第1章参照）により，どのような関節・筋の機能障害も局所だけではなく，全身的に他の部位の特性や機能に反映されるとした．また，筋と筋膜はさまざまな関節で共通であり，それゆえに動きと筋骨格系疾患の病態は決して切り離せないとした．ヤンダは，相互に関係する筋群として筋スリング（muscle slings）にしばしば言及した．筋は関節間への荷重を分散させ，末梢部の動きのために中枢部を安定させることにより，どのような動きも個別化することができない．例えば，体幹安定筋は上下肢運動が開始される前に活動する（Hodges and Richardson 1997a, 1997b）．したがって，肩の病態は体幹安定性に関連し，体幹の病態は肩の動きに関連している可能性がある．

　人間の身体は，伸張力と圧縮力の共同作用に基づいた固有の安定組織であるテンセグリティー（tensegrity）による生体力学的特性をもつ．これは身体構造が負荷の変化に伴い，構造を配列し直しながら，固有の安定性を身体に供給していることを意味している．ある部位での張力の増加は，別の部位の張力の変化を伴い，構造変化とともに一定の安定性を与えている．例えば，体幹周囲の緊張を増大させることによって，腰椎の安定性を維持したまま，身体は立位から座位をとることができるのである．

　ヤンダはまた，神経学的連鎖として全体の感覚運動システムの重要性も認めており（第2章参照），感覚運動システムの病態はそのシステム内の別のところに適応性のある変化をもたらすとしている．さらにヤンダは，神経発達学的に関連のある，2つのまったく異なった筋システムである相動性システム（phasic system）と緊張性システム（tonic system）を示した．このことが，結果的にマッスルインバランスに対する概念につながったのである．

　一般的に，連鎖反応は関節・筋・神経性に分類できるが，どのシステムも独立して機能してはいない．連鎖反応のタイプは機能的要求に基づいて発達し，その成果は関節・筋・神経の3つのシステムの相互作用によるのである（表3.1）．主要連鎖

表3.1　3つの連鎖反応システムの相互作用

主要連鎖	第2の連鎖	連鎖タイプ
関節	筋 神経	姿勢 運動
筋	関節 神経	共同筋 筋スリング 筋膜連鎖
神経	関節 筋	原始反射連鎖 感覚運動システム 神経発達学的運動連鎖

内の病態は，第2の連鎖の障害に関連し，またその逆もありうるのである．

　本章では，3種類の連鎖について示す．まず1つ目は関節の連鎖である．これは骨格系を通じて姿勢や動作を維持している．2つ目は筋の連鎖であり，これは筋の共同筋，筋スリング，筋膜連鎖を通じて動きや安定性を与えるものである．3つ目は神経学的連鎖であり，これが防御反射，神経発達学的運動発達，感覚運動システムを通じてどのように動きのコントロールを与えるかを説明する．これら3つの連鎖が統合して，機能的動作の神経-筋骨格系モデルを形づくっている．

関節の連鎖

　関節の連鎖は，運動パターンを通じて，異なる関節の生体力学的相互作用より生じる．また，姿勢（postural）連鎖と運動（kinetic）連鎖の2つのタイプがある．

姿勢連鎖

　姿勢連鎖は，直立姿勢の際の関節間の位置関係のことである．姿勢連鎖は構造的メカニズムと機能的メカニズムを通じて，ポジショニングや動作に影響を及ぼす．構造的メカニズムは，静的な骨格の位置づけが隣接した構造に及ぼす影響を表す一方，機能的メカニズムは，付着する筋群により要となる構造（骨盤や肩甲骨）の位置に動的な影響を及ぼす．構造的連鎖は静的な関節位置に，機能的連鎖は関節周囲の筋活動に，それぞれ影響される．

■　構造的姿勢連鎖　■

　骨格構造の位置づけは，隣接する構造に直接影響を及ぼす．姿勢連鎖が最もよく認められているのは脊柱全体である．頸椎・胸椎・腰椎の姿勢的位置は，筋骨格系疼痛患者でよく評価される．これらの部位の適切な位置づけは，正常かつ安全な動作を促すためのエクササイズ中にも重要視される．

　脊柱はシステムとして相互に連結しているため，ある部位の変化は連鎖反応により，別の部位に影響を及ぼす．不良姿勢は，骨盤位置から頭部位置へ脊柱を通じて生じる連鎖反応である．スイスの神経学者 Alois Brügger は，脊柱での姿勢的連鎖反応を示すため，歯車の仕組みを用いた（図3.1；Brügger 2000）．この図は，「ブ

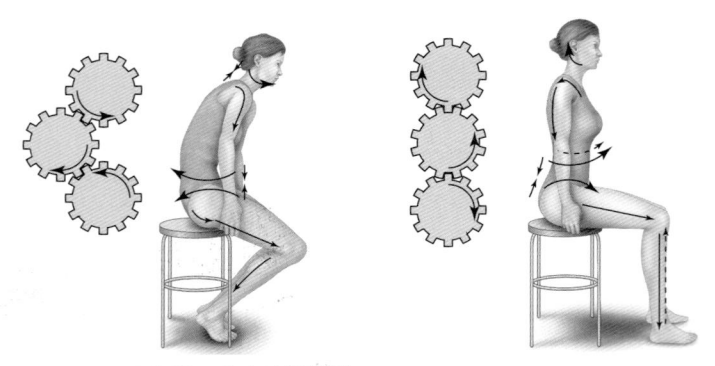

図3.1　不良姿勢の歯車連鎖機構

Adapted from A. Brügger, 2000, *Lehbruch der Funktionellen Störungen des Bewegungssystems* [Textbook of the functional disturbances of the movement system]（Brügger-Verlag GmbH, Zollikon & Benglen), 197.

ルガー座位姿勢（Brügger sitting posture)」として知られるようになった．不良な座位姿勢は，腰椎の正常な前弯を減少させる骨盤後傾（反時計回りの歯車方向）を強める．胸椎ではこの反時計回りの歯車が正常な後弯を逆回転させ，また頸椎では反時計回りの歯車を引き起こす．この最後の歯車は，典型的な不良姿勢である頭部の前方偏位を生じさせている．

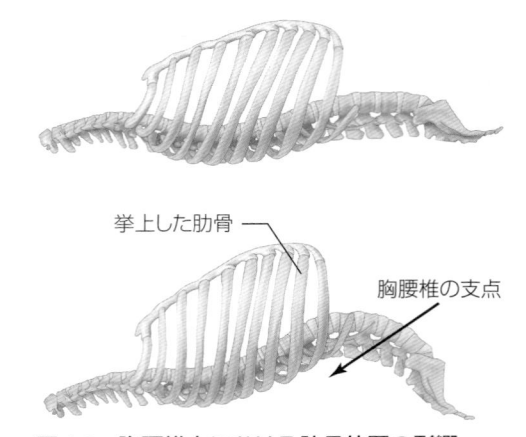

図3.2　胸腰椎上における肋骨位置の影響

Brügger は，歯車の説明図を患者への指導に用いた．彼は患者に，下の歯車を使って骨盤を前傾し，次に中間の歯車で胸を上方へ動かし，最後に一番上の歯車で頭部の位置を整えるために頸部を伸ばして適切な姿勢をとるように促した．

　胸郭もまた，胸腰椎の位置に直接影響を与えるため，姿勢評価として重要な骨格構造である．横隔膜や脊椎深層安定筋が弱化した患者が，呼吸の代償として吸気時に胸郭下部を挙上することはよくみられる（図3.2）．これは，胸腰椎移行部の特定部位の過伸展により分節の不安定性を起こし，機能障害を引き起こす．繰り返し継続して生じる脊椎上の固定部位に関係する肋骨挙上は，肋椎関節での肋骨の後方回旋と，相対的な肋骨上での脊椎の前方回旋を促す．これは，胸椎部の分節的な伸展の欠如と後弯増強により，複雑化する．

　肋間の軟部組織や筋膜は，胸郭の可動性を制限し，戦略的に必要ではあるが異常姿勢を作り出してしまう可能性を有する．理想的な姿勢は，呼吸の健全性の維持のために犠牲となる．脊椎間の動きを示す Brügger の歯車の概念によると，胸郭の可

動性や姿勢の変化は，その他の部位に異常な姿勢的代償を生じさせる．不良姿勢を修正する時には，肋椎関節や肋間の軟部組織・筋膜の可動性を修正しなければならず，そうすることによって患者は理想的な脊柱や肋骨の位置を，呼吸と脊柱の安定性に働く適切な呼吸トレーニングへと統合することができる．

■ 機能的姿勢連鎖 ■

要となる構造の姿勢的位置づけは，病的な機能障害を引き起こす．これは骨盤，肋骨，肩甲骨など，姿勢関連筋群の付着部として働く骨格構造のことである．これらの付着部は，筋の起始もしくは停止となっている．筋の硬さや弱さは姿勢により生じたり，不良姿勢の原因となることがある．これらの構造の位置は姿勢評価の鍵であり，機能障害において重要な役割をしていると考えられる（第5章参照）．

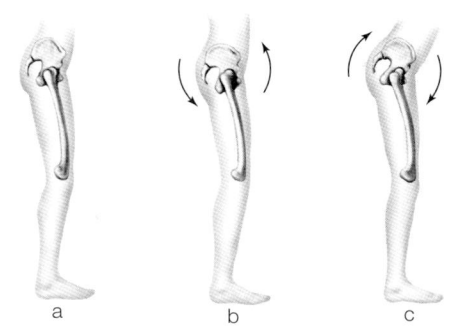

図3.3 筋の長さと張力における骨盤傾斜の影響
a. 中間位
b. 骨盤後傾：ハムストリングスの硬さとなる
c. 骨盤前傾：股関節屈筋群の硬さとなる

Reprinted from R. S. Behnke, 2006, *Kinetic anatomy*, 2nd ed. (Champaign : Human Kinetics), 140.

前述したように，骨盤は隣接する腰仙椎の位置に影響を及ぼす．また，股関節屈筋群やハムストリングスのような骨盤に起始部をもつ筋の長さ-張力曲線への関係にも影響を及ぼす．例えば，骨盤前傾は股関節屈筋群の硬さ，骨盤後傾はハムストリングスの硬さにそれぞれ関連づけられる（図3.3）．

肩甲骨に起始または停止をもつ17の筋は脊柱と同様に，肩甲帯の位置や動きにも作用している．例えば，頸部を起始とする上部僧帽筋の硬さは，肩甲骨が上方・下方回旋のどの位置にあるかで肩関節の運動に影響を及ぼす．これらの機能的姿勢連鎖はまた，運動連鎖によって身体全体の運動パターンに影響を及ぼす可能性がある．

運動連鎖

運動連鎖は，関節運動に焦点をあてた開放性運動連鎖（open kinetic chain）と閉鎖性運動連鎖（closed kinetic chain）として認められてきた．運動連鎖は，歩行分析のような生体力学的評価を通じて簡単に確かめられる．歩行時における下肢の連鎖反応は，強制的に生じたり代償時に作用する動きとしてよく知られている．例えば，足部の回内は脛骨の内旋となり，膝関節外反・股関節内旋を引き起こす．歩行時，神経筋システムがこれらの連結した動きをコントロールしなければならない．病態は，運動連鎖における代償的な機能障害と関連していることが多い．運動連鎖により，足部の回内は体幹安定性のため腰椎の偏位の原因となることがある．したがって，起こりうる生体力学的影響を考慮して，疼痛部位から離れたところもみる

べきである．

　例えば，整形外科医である Ben Kibler（1998a）は，肩の機能と病態の両方を説明するために運動連鎖を用いた．投球動作時の力は，運動連鎖によって下半身から手までのさまざまな関節で作り出される力を通じた和となることを示した（図 3.4）．Kibler は，タイミングまたは力の産出のどんな変化も，連鎖内の別の段階でパフォーマンスの低下や病態を生じさせるとした．これは，運動連鎖は最も弱い連結部と同じレベルの強さになってしまうという原理を示している．

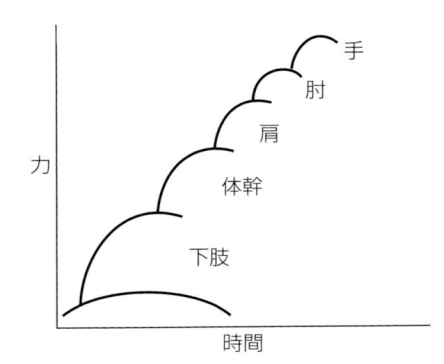

図 3.4　投球動作時における運動連鎖の機能障害

Adapted from W. B. Kibler, 1998, Determining the extent of the functional deficit. In *Functional rehabilitation of sports and musculoskeletal injuries*, edited by W. B. Kibler et al.(Gaithersburg, MD：Aspen Publishers), 16-19.

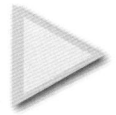

筋連鎖

　筋連鎖は，運動パターンを通じて共に作用し，互いに影響を及ぼす筋の集合体である．共同筋，筋スリング，筋膜連鎖の3つのタイプがある．筋連鎖の各タイプは，関節・神経学的システムの双方に相互依存する．

共同筋

　共同筋は，関節周囲の動きや安定性のため他の筋（主動作筋）とともに作用する．共同筋は，二次的な動作筋，安定筋，中立筋を含むこともある．例えば，肩関節回旋時，回旋筋腱板は活動する．しかしながら，菱形筋・前鋸筋・僧帽筋が回旋筋腱板の起始部を安定させるために，肩甲骨の安定筋として作用しなければならない．したがって，回旋筋腱板の偽弱化は肩甲骨の不安定性によって引き起こされる場合もあり，徒手的に肩甲骨を固定すると，その患者の回旋筋腱板は通常の強さを示すことがある．

　共同筋は，独立した関節運動のために協力して働く．共同筋の連鎖は，フォースカップル（force couple）においても認められる．フォースカップルとは，回転中心の周りで純粋な回転運動をする時に作用する，反対側に位置する釣り合いのとれた2つの対の筋群のことである．例えば，回旋筋腱板と三角筋は肩甲骨外転でフォースカップルをつくる．運動障害の際は，筋連鎖におけるフォースカップルを治療者は評価しなければならない．

筋スリング

　独立した関節運動のために局所的に作用する共同筋と対照的に，筋スリングは多

表3.2 筋スリングとその解剖学的要構造

筋スリング	要構造
菱形筋，前鋸筋	肩甲骨
菱形筋，上腕三頭筋	肩甲骨
僧帽筋，上腕二頭筋	肩甲骨
上腕二頭筋，小胸筋	肩甲骨
上腕二頭筋，大胸筋	上腕骨
広背筋，上腕三頭筋	上腕骨
前鋸筋，外腹斜筋	肋骨
大胸筋，内腹斜筋	肋骨
内腹斜筋，外腹斜筋	白線
内腹斜筋，中殿筋	骨盤
内腹斜筋，縫工筋	骨盤
外腹斜筋，内転筋群	骨盤
ハムストリングス，大殿筋	骨盤
大殿筋，反対側の広背筋	骨盤，胸腰筋膜
大殿筋，大腿四頭筋	大腿骨
ハムストリングス，股関節屈筋	大腿骨
ハムストリングス，前脛骨筋	脛骨
大腿四頭筋，足底筋群	脛骨

関節を通じて動きや安定性を与える全身的なものである．筋スリング（筋ループともいわれる）は，1930年代以降ヨーロッパの解剖学と医学界で認められている．Benninghof（1994），Tittel（2000），Brügger（2000），Myers（2001）は，いかに筋連鎖が互いに連結したり，しばしばループ状になったり，全身の動きの質に影響を与えているのか，ということを記述している．筋スリングは体幹，特に下半身から上半身を通じて，回転力や並進力を促通するものであると考えられる（Vleeming et al. 1995）．筋スリングはまた，歩行のような相反性で対側性の動作に安定性や動きを与えている．一般的に筋スリングは，共通の要構造を介してある筋の停止部が次の筋の起始部となり続いているといったように，相互に連結されている（表3.2）．筋連鎖全体が安定することができる固定点としてこの要構造は作用している．Myers（2001）は，身体全体の筋膜による連結パターンに基づき，これらの筋連鎖を「解剖列車（anatomy trains）」とした．しかしながら，ヨーロッパでは，筋スリングや筋連鎖は「機能的な」連結として説明され理解されている．ヤンダは，筋連鎖には筋膜と機能的な要素の両方があると理解していた．

いくつかの主要な筋スリングが認められている．これらのスリング内の筋群は，一部の筋収縮ではなく機能的動作を生じるために共に働くのである．それゆえ，筋力を単に起始と停止から考えることはできない．興味深いことにBergmarkの分類（Bergmark 1989）では，骨盤と胸郭に起始をもつ筋でこれらのスリングに関わるものは一般にグローバルマッスルになると考えた．

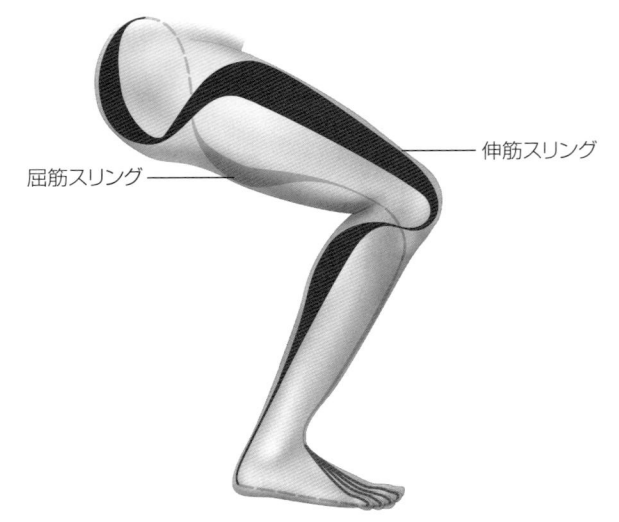

図3.5 下肢の屈筋スリングと伸筋スリング
Based on T. Myers, 2001, *Anatomy trains* (Edinburgh, Scotland: Churchill Livingstone).

四肢の屈筋スリングと伸筋スリング

四肢の筋スリングは，四肢の同時複合運動という形でつくられる．下肢では大殿筋，大腿直筋，腓腹筋からなる伸筋スリングが，それぞれ股関節伸展，膝関節伸展，足関節底屈に作用する（図3.5）．腸腰筋，ハムストリングス，前脛骨筋は，それぞれ股関節屈曲，膝関節屈曲，足関節背屈に作用する．例えば，歩行時の遊脚相では屈筋の連鎖として股関節屈曲，膝関節屈曲，足関節背屈が同時に生じる．

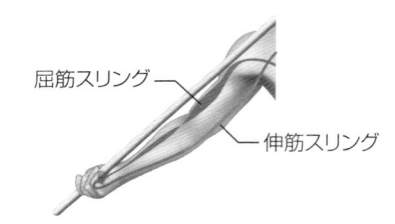

図3.6 上肢の屈筋スリングと伸筋スリング
Based on T. Myers, 2001, *Anatomy trains* (Edinburgh, Scotland: Churchill Livingstone).

立脚相では伸筋の連鎖が股関節伸展，膝関節伸展，足関節底屈を遂行する．歩行周期を通じて，これら2つの連鎖は左右の下肢で交互に相反しながら，促通・抑制の間で変化している．言い換えると，屈筋の連鎖は遊脚肢で作用し，伸筋の連鎖は立脚肢で作用するということになる．両方の筋スリングが同時に活動する時，下肢は安定する．

上肢の屈筋スリングは大胸筋，三角筋前部線維，僧帽筋，上腕二頭筋，手関節屈筋群で構成され，上肢の伸筋スリングは菱形筋，三角筋後部線維，上腕三頭筋，手関節伸筋群で構成される（図3.6）．これらの上肢筋スリングは歩行時，下肢筋スリングの交互運動とともに活性化される．遊脚期，右上肢の屈筋スリングの活動は左下肢の屈筋スリングと連動し，反対側は同様に反対側と組み合わせられる．これら上下肢筋スリングの機能は，交互運動である歩行で説明できる．

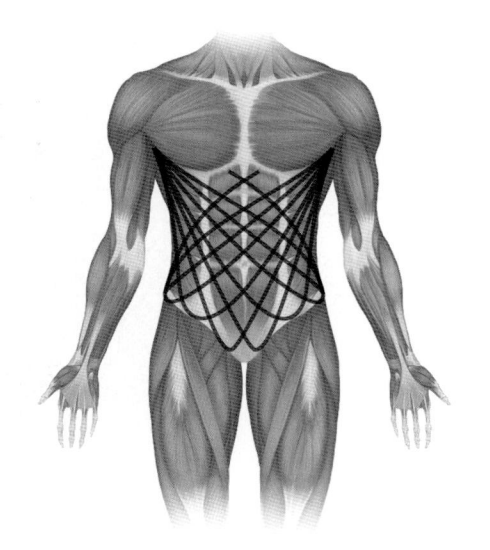

図3.7　前方（腹側）の筋スリング

Adapted, by permission, from NSCA, 2008, Biomechanics of resistance exercise, by E. Harman. In *Essentials of strength training and conditioning*, 3rd ed., edited by T. R. Baechle and R. W. Earle (Champaign, IL: Human Kinetics), 68.

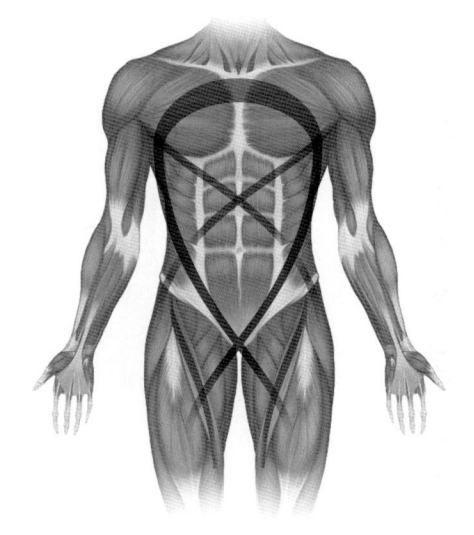

図3.8　らせん状の筋スリング

Adapted, by permission, from NSCA, 2008, Biomechanics of resistance exercise, by E. Harman. In *Essentials of strength training and conditioning*, 3rd ed., edited by T. R. Baechle and R. W. Earle (Champaign, IL: Human Kinetics), 68.

■　体幹筋スリング　■

　体幹筋スリングは，回旋性の体幹の安定化とともに，上下肢の交互の歩行パターンを促通するために必要である．体幹筋スリングとしては，前方スリング，らせん状スリング，後方スリングの3つが認められる．前方スリングは，上腕二頭筋，大胸筋，内腹斜筋，反対側の股関節外転筋群と縫工筋からなる（図3.7）．らせん状スリングは後方から前方へ巻きついており，菱形筋，前鋸筋，外腹斜筋，反対側の内腹斜筋と股関節内転筋群からなる（図3.8）．

　ハムストリングス，大殿筋，胸腰筋膜，反対側の広背筋と上腕三頭筋は後方スリングを構成しており，これは交互歩行時の伸展，体幹安定化，さらに下半身から上半身への力の伝達のためにある（図3.9）．Vleemingら（1995）は，この後方の動的安定筋による連鎖は同側の仙腸関節に固定力を与えることを示唆した．彼らは，同側の大殿筋と反対側の広背筋は胸腰筋膜を通じて機能的に連結されているとした．さらに，大殿筋と広背筋は走行時（Montgomery, Pink, and Perry 1994）と同様に，歩行時や体幹の回旋時に反対側が共同的に活動する（Mooney et al. 2001）．

　後方連鎖は，大殿筋と仙腸関節における機能障害の重要な指標となりうる．ヤンダは1964年，大殿筋が（しばしば仙腸関節由来で）抑制された患者が股関節伸展運動をする際に，反対側の広背筋を活動させるという後方連鎖の代償作用を最初に説明した（Janda 1964）．

　後方連鎖は，仙結節靱帯を経由して同側の大殿筋と脊柱起立筋がハムストリング

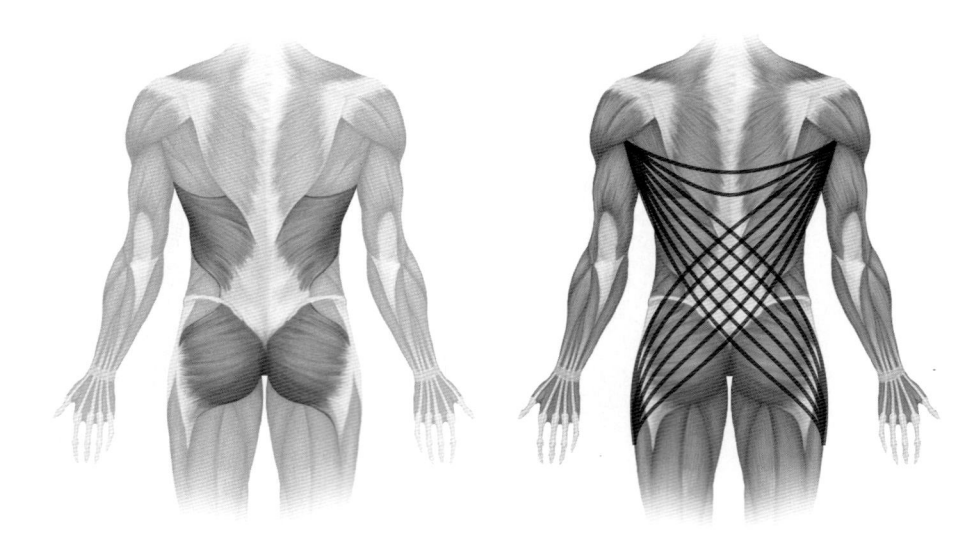

図3.9 広背筋，大殿筋，胸腰筋膜の浅層解剖図（左）と，これらの筋の胸腰筋膜（実線）を通じた連結，および上下肢に対する後方連鎖の影響（右）

Adapted, by permission, from NSCA, 2008, Biomechanics of resistance exercise, by E. Harman. In *Essentials of strength training and conditioning*, 3rd ed., edited by T. R. Baechle and R. W. Earle (Champaign, IL：Human Kinetics), 68.

スと連結しているという発見により，さらに広げられた（図3.10）．この発見により，腰椎を通じて後方連鎖が下肢と体幹を相互連結させていることがわかった（Gracovetsky 1997）．この連鎖は，仙結節靱帯から同側または反対側へつながっている（図3.11）．歩行時，股関節伸展における大殿筋の弱さを脊柱起立筋のリバースアクション（reverse action）でしばしば代償しており，この代償的な連鎖反応は，仙結節靱帯のつながりによって促されている．Hungerford, Gilleard と Hodges（2003）は，仙腸関節に痛みを伴う患者は片脚立位をさせた際，大腿二頭筋の早期の活動と，大殿筋の遅延が生じるとした．これは大腿二頭筋が仙結節靱帯を通じて仙腸関節の安定化を補助していることを示唆している．

　Brüggerは，長い対角線上の筋ループが姿勢保持に使われていると説いた（Brügger 2000）．彼は，正常姿勢にはこの機能的なグループ内の筋群の協調性が必要であり，その筋群内のどの筋も不良姿勢に関係する可能性があると考えた．Brüggerの対角線上の筋ループは，胸郭の挙上，肩関節の外旋，肩甲骨の後退，腹部の保持，骨盤の前傾，下肢の機能的な支持を行うものを含む．これらの筋群は，大胸筋，棘下筋，下部僧帽筋，胸鎖乳突筋，斜角筋，腹横筋，横隔膜，縫工筋，大腿筋膜張筋（TFL：tensor fascia lata），腓骨筋，前脛骨筋，後脛骨筋である．

　しばしば神経筋病変は，同じスリング間でみられる．これらのスリングの機能や通路を理解することによって，治療者は筋骨格系疼痛症候群の診断をよりよくできる可能性がある．例えば，右肩の痛みは左股関節の機能障害に関係しているかもしれないし，その逆もまた起こりうる．これらの機能障害は臨床上，そのスリング内において，痛み，マッスルインバランス，トリガーポイント（trigger point）とし

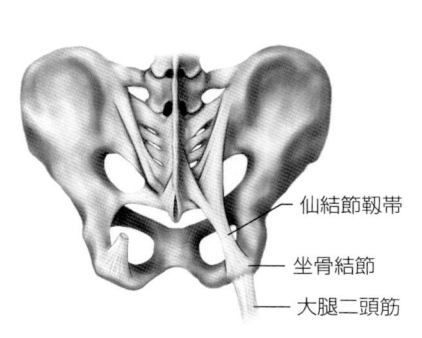

図3.10 後方連鎖における仙結節靭帯の役割

Adapted from R. S. Behnke, *Kinetic anatomy*, 2nd ed.(Champaign, IL：Human Kinetics), 174.

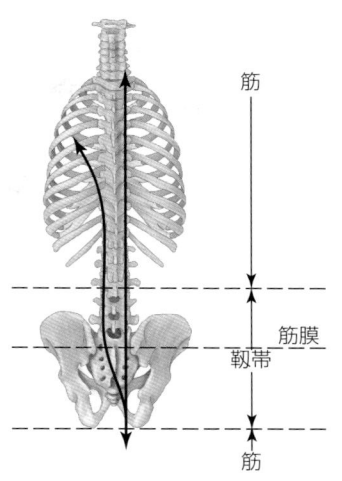

（ラベル：仙結節靭帯、坐骨結節、大腿二頭筋）

図3.11 仙結節靭帯が同側または反対側の後方スリングを促通する

Adapted from S. Gracovetsky, 1997. Linking the spinal engine with the legs：a theory of human gait. In *Movement, stability, and low back pain*, edited by V. A. Mooney et al.(Edinburgh：Churchill Livingstone), 243.

（ラベル：筋、筋膜、靭帯、筋）

て現れる可能性がある．

　慢性筋骨格系疼痛患者は，ほとんどの場合にトリガーポイント，もしくは圧痛点を有する．これらは触診時に痛みを生じたり，しばしば局所的な筋線維の刺激過敏がみられる領域である．Lewit（2007）は，痛みに反応する連鎖は姿勢バランスに関係すると述べた．この連鎖は臨床上，圧痛点もしくはトリガーポイントでみられる．またこの連鎖は身体の片方のみで生じることが多いが，体幹で反対側へと交差する．この交差を生じている領域は，仙腸関節，L5～S1，T12～L1，T4～T5，C7～T1である．これらの領域は脊柱内での移行部でもある．

　HongとSimons（1992）は，特定の要となるトリガーポイントが連鎖の中で，付随する引き金（satellite triggers）をどのように促通するのかを述べた．圧痛点とトリガーポイントを区別することは難しいことが多い．一般的に，トリガーポイントは触診上の関連痛の特徴パターンを示し，圧痛点は典型例では関連痛をもたない．慢性筋骨格系疼痛を評価するためには，治療者はトリガーポイントあるいは圧痛点のどちらの連鎖なのかを判断しなければならない．この連鎖は治療の有効性指標として用いることもできる．もしも治療後に連鎖が改善すれば，その連鎖は痛みの持続に関係していることを示している．トリガーポイントと圧痛点の詳細な評価は第8章で述べる．

筋膜連鎖

　筋膜は統合された関節運動にとって重要なものである．筋膜は筋と骨との間に付着することで張力を働かせ，また筋膜内で筋が収縮することで外力を生じさせている．多くの場合，筋に付着する腱膜，特に胸腰筋膜や体幹の腹筋膜を構成している．筋膜は体幹を通じて四肢の連結を担うだけでなく，多様な筋を一緒に働かせる，きわめて重要な連結として作用している．例えば，胸腰筋膜は下肢（大殿筋）と反対側の上肢（広背筋；Vleeming et al. 1995）を連結させ，正中線を通じて負荷を伝達することで四肢の伸展と体幹の回旋を制御している（Snijders, Vleeming, and Stoeckart 1993）．これらの筋膜層は，筋膜連鎖を構成している部位を通じて筋を連結させる助けをしている．

■ 腹筋膜 ■

　腹筋膜は外腹斜筋，内腹斜筋，腹横筋，大胸筋，前鋸筋に付着している．また，腹筋膜は外腹斜筋，大胸筋，前鋸筋による対角線の筋スリングを形成している．

■ 胸腰筋膜 ■

　胸腰筋膜は外腹斜筋，内腹斜筋，腹横筋，広背筋，大殿筋に付着している．3つの異なる層（前層，中間層，後層）からなる．前方の線維層は腰筋と腰方形筋を包んでいる．中間層は腹横筋に続いて腹斜筋，広背筋に付着している．後層はおそらく最も重要な層である．肩甲帯，腰椎，骨盤，下肢に力を伝達する構造となっている（Vleeming et al. 1995；Barker and Briggs 1999）．興味深いことに，後層はまた大菱形筋の下縁と腰椎や上肢帯を連結する頸板状筋にも付着している（Barker and Briggs 1999）．

　胸腰筋膜は，固有感覚において大切な役目を果たす．Yahia ら（1992）は，胸腰筋膜は機械的受容器を含むことを発見した．この発見は，胸腰筋膜が腰椎の感覚運動制御に貢献していることを示唆している．これらの機械的受容器は，筋活動を修正するための張力に関する情報を伝達している可能性がある．

　筋膜は臨床上，機能障害の可能性を示す情報源とみなされる．慢性的な腰背部痛を呈する患者の胸腰筋膜は，顕微鏡的な病理的変化を示す（Bednar et al. 1995）．いくつかの筋は同じ筋膜を通じて連結しているため，筋膜連鎖はある領域だけでなく，そこから離れた領域にも影響を与え，制限や機能障害を引き起こす可能性がある．筋膜の伸張性低下や筋システムとの強い関係により，筋膜が関節運動の自由を制限したり，さらなる機能障害を促進してしまうことがある（Lewit 2007）．治療者は連鎖反応を評価する際，常に筋膜の影響を考えるべきである．

▶ 神経学的連鎖 ◀

　いうまでもなく，身体は末梢神経系と中枢神経系を通じて神経学的に連結されている．これらの神経学的連鎖は，防御反射運動，感覚運動システム，神経発達学的な運動パターンでみられる．

防御反射運動

　人体の神経筋連鎖において最も重要なことは，機能や保護のために不可欠な反射を備えていることだろう．基本的な2つの防御反射は，交差性伸展反射と屈筋反射である．これらの反射は，感覚受容器によって引き金が引かれている．屈筋反射では，熱すぎるといったような有害刺激により，その刺激から離れるように肢を引かせ，この反射が屈筋群を活動させて伸筋群を抑制させる．交差性伸展反射では，皮膚への不快な刺激により同側の屈筋群と反対側の伸筋群を促通し，身体を支持させる．

　ヤンダは，さらに基本的なライフスキルである移動，捕捉，咀嚼，呼吸の反射的な4つの連鎖反応を加えた（Janda 1986b）．

1. 移　動
　　下肢については，伸展，内転，回旋の組み合わせが，危険を回避するための，歩行パターンのもととなる．
2. 捕　捉
　　上肢については，屈曲，内転，内旋の組み合わせにより食べ物を口へもっていく．
3. 咀　嚼
　　顎の内転（閉口）は，食べ物を咀嚼するために必要である．
4. 呼　吸
　　呼吸のメカニズムは高度に自動化されており，長時間随意的に呼吸することは容易ではない．

　これらの原始的な反応は，すべての人間の運動パターンにおける基本となっている．そして過度な状態あるいは病的状態（ストレス，疲労，構造的損傷）下では，これらの反射は優位となる（Janda 1986b）．

感覚運動連鎖

　感覚運動システムは，第2章で述べたように神経学的に求心性と遠心性のシステムをとおして連結している．運動制御においては，フィードバックメカニズムとフィードフォワードメカニズムが神経-筋の連鎖反応を供給している．これは，局所・全身双方の関節の動的安定化を筋連鎖によって与えているということである．これら感覚運動連鎖は，求心性に入力され，中枢神経系によって制御され，遠心性に運動出力として表される．本来，筋のグループは機能のために神経学的に連結されている．感覚運動連鎖は，反射的安定化連鎖と感覚運動適応連鎖を含んでいる．

反射的安定化連鎖

　反射的安定化連鎖は，機能的・神経学的な連鎖反応の一例である．第2章で示したように，反射的安定化は感覚運動システムを通じて，無意識下で生じている．筋は安定性を得るため局所的または全身的に収縮する．全身的安定性の研究では，

HorakとNashner（1986）が，動揺に対する反応として末梢から中枢へ筋活動が伝わるとする連鎖反応を示した．つまり，これらの反応は自動姿勢反応である（第2章参照）．これらの反応は，反対側の筋活動の連鎖から説明可能であり，偏位する方向が特徴である．前方への重心移動は後部背側の筋群を活動させ，後方への重心移動は前部腹側の筋群を活動させる．Daveyら（2002）は，重力の影響とは関係なく，同側の肩関節外転時，反対側の脊柱起立筋が活動することを示した．これは，四肢の運動中に脊柱筋の安定性を得るための感覚運動作用による影響を示している．

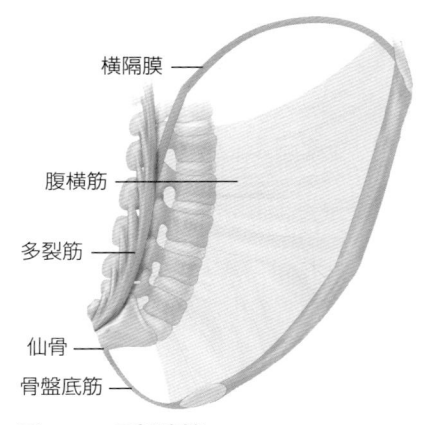

図3.12　骨盤連鎖

　安定化についての最も重要な感覚運動連鎖は骨盤連鎖であり，腹横筋，多裂筋，横隔膜，骨盤底筋で構成されている（図3.12；Lewit 2007）．これらの4つの筋群は，体幹の安定化，力の伝達のために同時収縮する．骨盤連鎖は，身体のその他の部位の安定化の土台となり，おのおのの筋が感覚運動システムを通じて，密接に連結されているのである．この連結により，骨盤領域は感覚運動連鎖内で生じた別の場所の機能障害の徴候を最も早く示すことが多い．骨盤の機能低下は，腰痛（Nadler, Malanga, and DePrince et al. 2000, 2002；Nadler, Malanga, and Bartoli 2002），鼠径部挫傷（Tyler et al. 2001），腸脛靱帯症候群（Fredericson 2000），AKP（Cichanowski et al. 2007），前十字靱帯損傷（Ireland et al. 2003），足関節捻挫（Bullock-Saxton 1994）のような中枢性・末梢性の双方の病変に関連している．

　上肢や下肢の動作開始時，腹横筋はフィードフォワードメカニズムによって，四肢運動の速さや方向に関係なく，反射的に活動する（Hodges and Richardson 1997a, 1997b）．しかしながら，腰痛のある患者の腹横筋作用は遅れ，感覚運動の機能障害を示している（Hodges and Richardson 1996, 1998）．ヤンダは慢性腰痛患者の腹横筋機能が低下していることを最初に示した一人である（Janda 1987）．鼠径部痛のある患者も同様に，腹横筋作用は遅れる（Cowan et al. 2004）．

　骨盤底筋と腹筋群は，おのおのに対して反応して同時収縮パターンを示す（Sapsford et al. 2001）．横隔膜と腹横筋は座位・立位ともに，上肢の運動とともに活動すると研究者たちは示している（Hodges and Gandevia 2000a, 2000b）．この発見は，横隔膜が呼吸にも姿勢機能にも作用していることを示している．呼気では，すべての腹筋群が活動し（Hodges, Gandevia, and Richardson 1997），慢性腰痛に関連する呼吸と感覚運動機能の関係性を示している．

　感覚運動連鎖は固有感覚に依存している．関節の機能障害は，しばしば感覚運動連鎖の動的安定化を障害する．例えば，慢性ムチ打ち症患者の頸椎における感覚運

動機能を評価してみると，上肢の運動課題の際に頸部深部屈筋群の活動が遅れることを研究者たちは示した（Falla 2004；Falla, Jull, and Hodges 2004）．頸部の固有受容器の損傷による不良な固有感覚が，感覚運動の機能障害を引き起こしていると考えられる．

　似たような病態は肩についても示されており，これは関節病態からの結果である．つまり，これらの病態は，肩のインピンジメントを伴う水泳選手の前鋸筋の活動が遅れることや（Wadsworth and Bullock-Saxton 1997），インピンジメントを有する患者の中部・下部僧帽筋の活動が遅れることからもわかる（Cools et al. 2003）．機能的な足関節不安定性を呈した患者は，股関節制御により姿勢の安定化を図り，足関節不安定性のない患者については，足関節制御が有利に働いている（Tropp and Odenrick 1988）．

■　感覚運動適応連鎖　■

　ヤンダは，感覚運動システム内の機能不全に対する連鎖反応を示した（Janda 1984）．彼は，痛みや病態による感覚運動システムのどんな変化も，体系的で予測可能なパターンを呈し，システム内の至るところで代償として認められるとした．筋骨格系において機能障害を示す多くの徴候や症状は，認められていないどこかの機能障害が隠れた原因となっているかもしれない（Janda 1993）．これらの適応連鎖を理解することは，治療者が機能障害の展開を把握・予測し，適切な評価・治療をすることを助ける．ヤンダは水平面（解剖学的）と垂直面（神経学的）の適応という，感覚運動システム上の２つの適応連鎖（または普遍化）を示した．

1　水平面の適応

　水平面の適応は，ある関節または筋の機能障害が他の関節に反応や適応をさせる場合に生じる．それは，脊柱で最もよくみられる．例えば，腰痛はしばしば頸部症候群につながる．Horal（1969）は，腰痛患者の50％が，腰痛が生じてから平均して６年で頸部症候群になると発表した．このようにマッスルインバランスは，予測できるパターンとなりながら水平面の適応をさせる（第４章参照）．水平面の適応は，近位から遠位，または遠位から近位へ起こり，足関節捻挫については遠位から近位への適応とされている．この例として研究者らは，足関節不安定性のある患者（Bullock-Saxton et al. 1994；Beckman and Buchanan 1995；Nicholas, Strizak, and Veras 1976）やAKP患者（Robinson and Nee 2007）の股関節筋活動の弱化や変化を発見した．この発見により，感覚運動連鎖をとおして受傷部位以外の評価をすることの重要性が指摘されている．

2　垂直面の適応

　垂直面の適応は，末梢神経系・中枢神経系間で生じており，感覚運動システムのある部位の適応が運動システム全体の機能を低下させてしまう．この適応は，末梢神経系から中枢神経系，または中枢神経系から末梢神経系へ進む．垂直面の適応は，運動プログラミングの変化として認められ，そして異常運動パターンへと反映される．また垂直面の適応は，さまざまな筋骨格系の状態，特に全身的な運動パターンや姿勢制御の変化によって示される．例えば，Delahunt, MonaghanとCaulfield

（2006）は，機能的に足関節不安定性を伴う患者は，運動プログラムのフィードフォワード制御における代償的変化によって，歩行中も変化している．

神経発達学的な運動パターン

　中枢神経系により身体全体をとおして調整される2つの筋グループ，緊張性システムと相動性システムがある．これらは神経発達学的進化によって，系統発生学的に分けられている．緊張性システムの筋群は系統発生学的に古く，優位である．繰り返される，あるいはリズミカルな活動や，上下肢の屈筋反射も含まれ，主に屈曲の機能である．一方，相動性システムの筋群は，伸展運動において優位である．系統発生学的に若く，主に姿勢安定筋として重力に対して働いている．

　幼児は，運動プログラムのための基礎として，いくつかの先天性反射をもって生まれる．緊張性・相動性システムは，いくつかの型にはまった動作を含み，姿勢やその重力との関係に影響される．これらは，緊張性迷路反射，対称性緊張性頸反射（STNR：symmetrical tonic neck reflex），非対称性緊張性頸反射（ATNR：asymmetrical tonic neck reflex）も含んでいる．これらの反射は，正常の人間発達の中で統合されるが，脳性麻痺や脳卒中のような上位運動ニューロン病変では，その反射が残存したり，再出現したりする．

　幼児の運動の成熟に関する研究は，「発達運動学」として知られている．神経発達学的に緊張性システムと相動性システムは，幼児の運動発達システムが発達するにつれ進行する．胎児の姿勢は，相動性の伸筋活動に対して相反抑制を作り出し，緊張性（屈曲）の筋システムによって維持されている．生後約1カ月で，頸部における緊張性・相動性システムの同時活動は，緊張性システムに対して相動性システムがより働くようになることで，乳児の視覚的方向づけによる頭部挙上を可能にする．4カ月までには矢状面上の運動プログラムにより，乳児は背臥位で安定した骨盤連鎖を用いて股関節と膝関節を共に屈曲できるようになる．5〜7カ月には，腹斜筋の連鎖活動により体幹の回旋がみられる．最終的に四肢の緊張性・相動性連鎖は，直立姿勢が機能的になる3歳ごろまで発達する．

　ヤンダは，これら2つの筋グループ内に別の特性を発見した．運動単位の神経支配と生理学的な線維のタイプにおける関係性は認められるが，生理学的な筋線維タイプ（タイプⅠの遅筋・タイプⅡの速筋）と緊張性・相動性の筋システムの分類の間には強い相関がみられないため，ヤンダはこのことを述べるのにとても慎重だった．この関係性は，しばしば混乱しやすい．つまり，生理学的に緊張性・相動性の筋群は優勢な代謝の線維タイプで分けられる一方で，神経学的には緊張性・相動性の筋群は，神経発達学的な運動パターンにおける分類で示されるのである．したがって，筋を神経発達学的に述べることは，緊張性・相動性の筋システムについて，個々の筋線維タイプにおける緊張性・相動性の特性とは相対することになる．緊張性・相動性の分類システムは，神経学的制御において個人差があるため，厳密ではないのである．

　緊張性・相動性の筋システムは個々には機能せず，むしろ姿勢保持，歩行，協調

表3.3 上肢帯・下肢帯の緊張性連鎖と相動性連鎖

同時活動連鎖	上肢帯	下肢帯
機能的動作	捕捉，把握，リーチ動作	這う，四つ這い，歩行
緊張性連鎖	屈曲 内旋 内転 回内	底屈 内反 屈曲 内旋 内転
相動性連鎖	伸展 外旋 外転 回外	背屈 外反 伸展 外旋 外転

的動作を通じて共に働いている．これはマッスルバランス，つまり最適な姿勢・動作のための緊張性・相動性システムの相互作用という概念で表される．この相互作用は動作時，関節の適合性を維持するための筋力バランスを作り出すように関節を中心化する．VojtaとPeters (1997)，Kolář (2001)，Brügger (2000) などのヨーロッパの治療者たちは，動作と姿勢の同時活動やバランスの理解が重要であるとしている．

　緊張性・相動性システムは，特定の運動連鎖で同時に活動している．おのおのの連鎖は，協調された運動パターンで連結される一連の協同運動によりつくられている．これらの運動連鎖は，原始反射や動作パターンを反映し，より複雑な人間の標準運動プログラムの基礎として提供されているのである．上肢帯（頸部と上肢）の緊張性・相動性同時活動パターンは，捕捉，把握，リーチ動作に使われる．一方，下肢帯（腰部と下肢）のパターンでは，這う，四つ這い，歩行に使われる．上下肢帯は似ているが，緊張性・相動性システムでの運動パターンは異なる（表3.3）．

　これら2つの適切なバランスシステムは，正常歩行や正常姿勢で表れている．上半身・下半身の緊張性・相動性システムの総合は，交互運動を可能にする．特に，身体を通じた反対側上肢帯と下肢帯のシステムの共同運動は，特徴的な上下肢の交互運動パターンを作り出している．例えば，左下肢の遊脚期（下肢屈曲，緊張性運動パターン）では，右上肢も緊張性運動パターン（上肢屈曲）を示す．立脚期（下肢伸展）では，反対側の上肢もまた伸展し，交互に身体を通じて相動性システムが同時活動している（図3.13）．この四肢の関係は，歩く，這う，泳ぐといったさまざまな移動動作で一致している（Wannier et al. 2001）．上肢と下肢は直接，神経学的に連結があるということである．Ferris，HuangとKao (2006) は最近のレビューで，上肢の活動は移動中，下肢の活動に興奮作用をもたらすと研究で示した．

　一つのシステムのインバランスは，反対側のシステムに姿勢上の代償や適応的な変化を引き起こし，マッスルインバランスに至る．これらの先天的な運動連鎖は，治療者がマッスルインバランスを予測し，筋骨格系疼痛に対してより効果的な評価・治療を行うことを可能にする．ただし，マッスルインバランスにおいては特徴

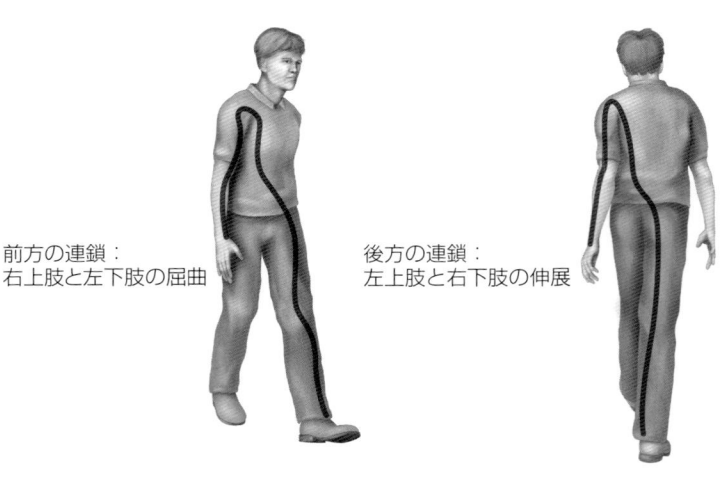

前方の連鎖：
右上肢と左下肢の屈曲

後方の連鎖：
左上肢と右下肢の伸展

図 3.13　交互運動と同時活動のパターン

的に反応する緊張性・相動性連鎖筋群は一致しない．例えば，上肢帯で緊張性動作をしている筋群（大胸筋，肩甲下筋，前腕屈曲筋，回内筋）は硬くなる傾向がある．一方，上肢帯で相動性動作をしている筋群（三角筋，後部の腱板，前腕伸展筋，回外筋）は弱くなる傾向がある．これらは，ヤンダがマッスルインバランスを観察により独自に分類したものである（第4章参照）．

　最も重要な筋の機能は，直接その機能的要求に瞬間的に応えることであり，そのため，筋は屈筋としても伸筋としても活動することが可能なのである．その都度，筋が動作か安定か，もしくは中立的に働くかを決めるために，筋の神経学的制御は鍵となる．変わらないものは，系統発生学的分類や基本的な神経学的機能に基づく屈筋または伸筋としての筋機能の性質である．

まとめ

　運動連鎖への理解は，治療者が機能的病態をすばやく確認し予測するために有益である．連鎖反応の概念は，疼痛部位をみるだけではなく，その痛みの原因に焦点をあてることを臨床的な原則とする．関節，筋，神経の3つの相互に関連する連鎖があり，これは慢性的な神経−筋骨格系疼痛において考慮されるべきである．身体のどんな連鎖の適応も，有益にも有害にもなりうる．治療者は，これらの適応が病的なものなのか機能的なものなのかを判断しなければならない．

第4章 筋骨格系疼痛とマッスルインバランスの病態力学

 これまでの章で述べたように，感覚運動システムの機能的病態は，機能障害を評価するうえで構造的損傷よりも重要である．慢性筋骨格系疼痛は，しばしば結果的に生じた構造上の炎症を伴う機能的病態から生じる．ヤンダは，構造的損傷はめったにそれ自体が痛みの原因になることはなく，むしろ構造的損傷の周囲で炎症過程が原因となって痛みを生じるとした．しばしば，痛みの部位は痛みの原因ではない．残念なことに治療者の中には，痛みの原因（機能）よりも慢性的な痛みの部位（構造）に焦点をあてる場合がある．機能的病態への理解は，治療者に慢性筋骨格系疼痛に対するアプローチを再評価させることになるだろう．

 本章では，筋骨格系疼痛の病態を再検討することから始める．次に，マッスルインバランスの病態力学を緊張性・相動性システムおよび誤った運動パターンから考えていく．そして，筋の硬さ・弱さの起こりうる原因を示し，ヤンダのマッスルインバランスの分類で締めくくる．

▶ 筋骨格系疼痛の病態

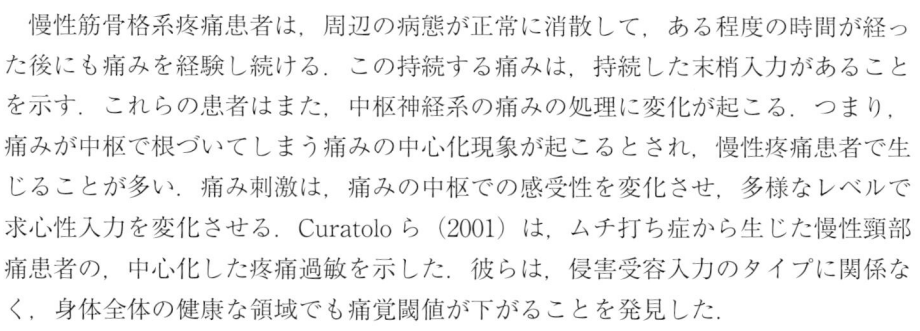

 慢性筋骨格系疼痛患者は，周辺の病態が正常に消散して，ある程度の時間が経った後にも痛みを経験し続ける．この持続する痛みは，持続した末梢入力があることを示す．これらの患者はまた，中枢神経系の痛みの処理に変化が起こる．つまり，痛みが中枢で根づいてしまう痛みの中心化現象が起こるとされ，慢性疼痛患者で生じることが多い．痛み刺激は，痛みの中枢での感受性を変化させ，多様なレベルで求心性入力を変化させる．Curatoloら（2001）は，ムチ打ち症から生じた慢性頸部痛患者の，中心化した疼痛過敏を示した．彼らは，侵害受容入力のタイプに関係なく，身体全体の健康な領域でも痛覚閾値が下がることを発見した．

 シンプルな圧痛計を用い，圧痛に対する患者の反応を圧痛検出閾値（PPDT：pressure pain detection threshold）によって定量化できる．低い閾値は圧痛に対してより過敏であることを意味している．痛みのある部位とない部位双方でのPPDTの変化は，中枢神経系で変化した痛みの経過である．線維筋痛症（FM：fibromyalgia；Gracely et al. 2002）や腰痛（Giesecke et al. 2004；Giesbrecht and Battié 2005）などの慢性筋骨格系疼痛患者は，身体全体に変化した痛みの過程を示す．

 さらに，慢性筋骨格系疼痛に対する中枢神経系の影響のエビデンスは，筋の機能

障害がしばしば症状のある側だけではなく，ない側にもある事実に起因する（Bullock-Saxton, Janda, and Bullock 1994；Cools et al. 2003；Røe et al. 2000；Wadsworth and Bullock-Saxton 1997；Wojtys and Huston 1994）．この発見は，慢性疼痛に対する実験的な痛み研究において，中枢神経系の媒介を論証し確認されている（Ervilha et al. 2005；Falla, Farina, and Graven-Nielsen 2007；Graven-Nielsen, Svensson, and Arendt-Nielsen 1997）．このように，治療者たちは慢性的なマッスルインバランスや筋骨格系疼痛を全身的な感覚運動機能障害として評価・治療すべきなのである．

　ヤンダは，骨・関節・靱帯と比べた場合，筋がほとんどの慢性疼痛の原因であると考えていた．筋痛の直接的な原因としては，筋と結合組織の損傷，筋スパズム（spasm）や筋虚血，さらに圧痛点やトリガーポイントがある．ヤンダは，ほとんどの痛みは筋スパズムに関連しているが，スパズムそのものの結果として痛くなっているのではなく，持続する筋収縮による筋虚血によって痛みが引き起こされているとした．持続的な筋スパズムは疲労につながり，最終的に姿勢や動作の要求に応じることのできる筋力が低下してしまう．

　筋痛の間接的な原因としては，運動パターンに影響を与えるマッスルインバランスにより関節力が変化したことも考えられる．スパズムのない関節の機能障害は通常痛みを伴わない．例えばヤンダ（1986b）は，痛みはないが仙腸関節にゆがみ（アライメント不良）のある対象者は，ない対象者と比較すると股関節伸展時・外転時の大殿筋と中殿筋に著しい抑制が生じることを示した．

　マッスルインバランスは，急性期・慢性期ともにその後の痛みを悪化させる可能性がある．急性期の痛みは，損傷した部位を守り，代償するために，運動パターンを変化させる限局した筋反応を引き起こす（Lund et al. 1991）．時間の経過により，この変化した運動パターンは，中枢神経系に中心化されてしまう．痛みやスパズムによる悪循環という理論にはかなり問題があるが（Lund et al. 1991），中枢神経系や末梢神経系に関係する慢性疼痛と悪循環においては妥当性があると思われる．これらのマッスルインバランスはしばしば図4.1に示したサイクルを始めてしまう．サイクルの構成要素は，次のものである．

- **マッスルインバランス**

　　慢性疼痛は，主動作筋の筋緊張が低下する一方，拮抗筋の筋緊張が増大するといった筋の保護的適応反応に関係している（Graven-Nielsen, Svensson, and Arendt-Nielsen 1997；Lund et al. 1991）．この神経学的に仲介された反応は，硬さや弱さをもつ傾向にある特定の筋群でみられる．神経学的インバランスのパターンは，緊張性・相動性筋システムの神経発達に基づいている（Janda 1978）．主動作筋が過度に使われると拮抗筋を抑制してしまうことから起こるマッスルインバランスは損傷のリスクを拡大する（Baratta et al. 1988）．

- **障害された運動パターンと姿勢変化**

　　損傷部位を守るために屈曲反応が促通されるといった，痛みに対する姿勢反応はよく認められる．代償動作による痛みに対する保護的適応は，関節可動域

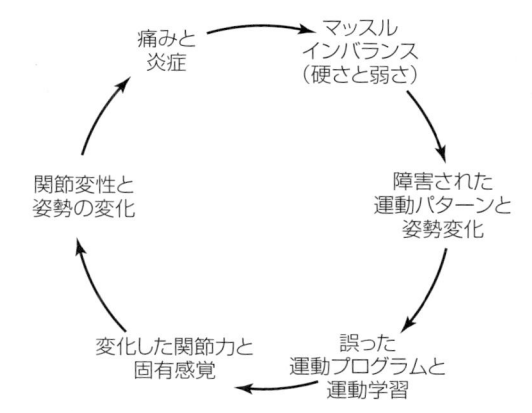

図 4.1　神経学的な見方による慢性筋骨格系疼痛のサイクル

の減少や運動パターンの変化という結果になる（Lund et al. 1991）．拮抗筋の硬さは，二次的にシェリントンの相反抑制の法則に基づいて主動作筋を抑制させる（Sherrington 1906）．このインバランスは，さらに正常運動パターンを変化させる．障害された運動パターンは，原始運動パターンや原始反射を再出現させる可能性がある．

●誤った運動プログラムと運動学習

原始運動パターンや原始反射の再出現は，明らかに正常運動パターンに影響を与えてしまう．繰り返される誤った運動パターンは，運動学習により，やがて通常の運動プログラムと入れ替わってしまう．誤ったプログラムは特定の運動パターンに対して，新しい正常プログラムとして運動皮質に定着し，ひいては誤った運動を強化してしまう．

●変化した関節力と固有感覚

変化した運動パターンは，関節ストレスの正常パターンを変化させる．マッスルインバランスは，関節包や関節面のストレス配分を変えさせ，関節位置を変化させる．求心性の入力は，よく協調され機能的な動作を作り出すための筋活動を修正するために必要不可欠である(Holm, Inhahl, and Solomonow 2002)．

●関節変性

固有感覚が不適切であると，最終的には関節変性に至る可能性がある（Barrett, Cobb, and Bentley 1991；O'Connor et al. 1992）．最近発見された脊髄内のセントラルパターンジェネレーター（central pattern generator）は，歩行時の主動作筋と拮抗筋の収縮バランスによって関節の保護をしている（O'Connor and Vilensky 2003）．ヤンダは，筋力低下だけよりもマッスルインバランスが存在することのほうが，関節にとってより大きなリスクになると考えていた（Janda 1993）．それゆえ，機能的病態は実際に構造的病変を引き起こす可能性を有する．

● 慢性疼痛

　ヒスタミン（histamine）やブラジキニン（bradykinins）のような炎症性の媒介物質は，痛みの原因として知られている．関節痛や炎症は，筋骨格系の求心性受容器を敏感にする（Guilbaud 1991；Schaible and Schmidt 1985；Sessle and Hu 1991）．前述のように，痛みはマッスルインバランスによる適応反応や変化した姿勢・運動パターンを引き起こし，悪循環を促進する．

　痛みは，必ずしも抑制やスパズムによるとはいえず，むしろ変化した固有感覚がより重要な要因となる（Janda 1986a）．マッスルインバランスは痛みを引き起こす可能性があり，また痛みによって生じる可能性もある．変化した筋緊張は，通常，感覚運動システムによる痛みに対する最初の反応である．この緊張の変化はマッスルインバランスを引き起こす．運動システムの変化は，痛みが生じる前に起きて，脊柱の疼痛悪化の原因となりうる（O'Sullivan et al. 1997）．腰痛（特に坐骨神経痛）を伴う患者は，伴わない群と比べた時，腰部の有意な伸展筋力低下を示す（McNeill et al. 1980）．

　ヤンダは，痛みは中枢の運動プログラムに対する最も強い刺激であると考えていた．実験的にも臨床的にも，痛みは機能的課題でのEMGパターンを変化させる（Madeleine et al. 1999）．肩の痛みを伴う投球選手らは，痛みのない群と比べると肩甲下筋の活動が遅れるとされている（Hess et al. 2005）．

　JohanssonとSojka（1991）は，持続性の静的筋収縮は求心性神経線維のタイプⅢ・Ⅳを活性化させて，反対側の筋のみならず同側のγ運動神経も活動させるとした．この活動は身体両側の筋伸張の感受性に影響を与え，筋の硬さ（stiffness）を増大させ，悪循環を作り出す．

　痛み刺激は，筋活動に対して抑制作用をもたらす傾向がある．Matreら（1998）は，実験的な痛みは伸張反射を増大し，過活動を導く可能性があるが，痛み刺激はα運動単位の活動については増大させないとした．痛み自体は筋スパズムを生じさせず，むしろスパズムが局所貧血による痛みを引き起こすことから，筋スパズム末梢悪循環がこの観察から疑われる．

　痛みの適応モデルは，筋による急性疼痛を示す際に使われ（Lund et al. 1991），またしばしばその痛みやスパズムのサイクルを証明するために使われている．痛みの適応モデルでは運動の強さ・角度・速さの減少とともに，EMG上の主動作筋の活動の減少，拮抗筋の活動の増大を予測している．この適応は，直径の小さい筋の求心性神経・介在ニューロン・α運動ニューロンによるものと考えられている．研究者らは実験的な痛みモデルを用いて，より弱い力でゆっくりした動作においての，痛みの適応モデルを支持する所見を示している（Graven-Nielsen, Svensson, and Arendt-Nielsen 1997）．Lundら（1991）は，痛みの原因よりも，痛みに対する正常な保護的な反応を機能障害として定義した．

　ヤンダは，微細脳機能障害が慢性疼痛の発達についての先天的な危険因子であるとし（Janda 1978），慢性腰痛における生物・心理・社会的要因の影響を最初に記述

した一人となった．微細脳機能障害は，舞踏アテトーゼ運動（choreoathetosis）や微痙性といった特徴をもつ発達障害であり，筋緊張亢進や腱反射亢進，またわずかな麻痺の徴候を通じて認識され，通常はすべて非対称的となる（Janda 1978）．微細脳機能障害は，適切な動作を行うための能力を低下させ，能率の悪い過剰筋活動を引き起こしてしまう．ヤンダは，成人で早期に発症した慢性腰痛を有する500人の患者のうち，80％が微細脳機能障害の徴候を有することを発見した（Janda 1984）．

マッスルインバランスの病態力学

　ヤンダは，筋システムは中枢神経系と末梢神経系の双方から影響を受けるため，機能的交差点（十字路）にあると考えた．筋は，重力・繰り返される動作・直立姿勢といった同時に存在するさまざまな要素に反応できなくてはならない．筋は神経学的反射と生体力学的要求の両方から影響を受けている．それゆえ，筋は感覚運動システムの機能への「のぞき窓」であると考えられる．マッスルインバランスによって生じる不良姿勢もまた，感覚運動機能に対する手がかりを与える．

　脳性麻痺や脳血管障害のような上位運動ニューロン損傷患者を治療している間に，ヤンダはマッスルインバランスの神経学的徴候を深く理解した．脳性麻痺では，重力による絶え間ない求心性入力に対する中枢神経系の抑制が欠如しており，それは日常生活動作（ADL：activities of daily living）によって増大される．1964年，ヤンダは仙腸関節の機能障害を伴う患者の殿筋の弱化を報告した（Janda 1964）．彼は後に，慢性筋骨格系疼痛（特に慢性腰痛）患者は，中枢神経系障害患者と筋の硬さ（tightness）や弱さが同じパターンを呈することを発見し，マッスルインバランスと中枢神経系の関連性を示した．

緊張性システムと相動性システム

　第3章で示したように，緊張性システムは生まれたばかりの乳児の身体の胎児姿勢を維持するために最初に働く．相動性システムは，幼児が視覚的な方向づけをするための頭部挙上を獲得した時にすぐに作用する．正常運動パターンの発達は，緊張性・相動性システムの反射的な同時収縮を利用している．これらの反射〔バビンスキー反射（Babinski reflex），ATNRなど〕は，正常な子どもの発達過程で消失するが，脳性麻痺や脳卒中のような上位運動ニューロン損傷患者では，これらの消失するはずの反射パターンが再び現れたり優位になったりする．特に，系統学的に緊張性の筋群は筋緊張や痙性の亢進を示し，一方，相動性の筋群は筋緊張や痙性の低下を示す．慢性筋骨格系疼痛患者においては，このマッスルインバランスパターンはより下位レベルで生じており，緊張性・相動性筋群それぞれにおいて硬さや弱さとして現れている．この発見は，慢性筋骨格系疼痛は中枢神経系によって介在され身体全体の感覚運動システムに反映されるとするヤンダの見解を支持するものである．それはさらに，これらの神経発達学的連鎖による典型的な筋反応を予測することを可能とする．

表 4.1　筋の緊張性システムと相動性システム

緊張性システム	相動性システム
系統学的に古い	系統学的に若い
一般的に屈筋または姿勢筋	一般的に伸筋
硬い・高緊張・短縮・拘縮の傾向	弱い・低緊張・伸張の傾向
動作時，活動しやすい 特に疲労・新しい動き・複雑な運動パターン時	ほとんどの運動パターンにおいて活動しにくい （遅延活動）
萎縮しにくい	萎縮しやすい
強い	弱い
単関節筋に多い	二関節筋に多い

　ヤンダはマッスルインバランスを，硬く短縮しやすい筋群と抑制の傾向にある筋群の障害された関係性として概念化した（Janda 1964）．より明確にいうと，主に機能的に静的，緊張的，姿勢的な筋は硬くなる傾向にあり，さまざまな動きで容易に活動しやすく，ダイナミックで相動的な筋は弱くなる傾向にある（Janda 1978）．これら2つのシステムの基本的な違いは，マッスルインバランスに対するヤンダの機能的アプローチの基礎となっている（表 4.1）．

　緊張性筋群ではタイプⅠ筋線維が多く，相動性筋群ではタイプⅡ筋線維が多いとする研究者もいるが（Johnson et al. 1973），ヤンダは，組織学的に緊張性と相動性の筋群を区別することは不可能であると慎重に指摘した（Janda 1978）．彼は，筋線維タイプは常に機能に影響を及ぼしているとは限らず，むしろ筋機能は機能的要求と感覚運動システムに基づいた役割を果たすとした．筋線維はまた，機能的要求に反応して組織学的に変化する可能性がある．Uhligら（1995）はムチ打ち症患者の頸部筋に対して生体組織検査を行い，リウマチ関節炎患者にみられるようなタイプⅡ筋線維に有意に変化していることを発見した．

　ヤンダ（1983）は，筋は両脚での立位に基づく筋を姿勢筋もしくは抗重力筋として考えるべきではないとした．彼は，片脚立ちバランスを維持する際に硬くなる傾向をみせる筋群に注目し，片脚立ちに関連した筋機能を考えることを好んだ．ヤンダの筋分類では，表 4.2 のように硬くなりやすい筋群と弱くなりやすい筋群に分類された．

　ヤンダは，この分類は厳密なものではなく，緊張性もしくは相動性のみの筋は存在せず，いくつかの筋は両方の特徴を兼ね備えている可能性があるとした．いずれにせよ，筋は機能障害により硬く，もしくは弱くなる傾向をもっている．例えば，斜角筋群は系統発生学的に相動性筋群として分類されるが，多くの場合，不良姿勢や労働から生じた過負荷により硬くなりやすい．硬くなりやすい筋群は，時折弱化を認めることがあり，その一方で弱くなりやすい筋群は，時折硬さを認めることもある．簡単にいえば，これらの所見は感覚運動システムによる機能的病態よりもむしろ，特定の場所に限局した構造的損傷があることを示している．

　チェコ人の理学療法士 Pavel Kolář は，神経発達学的な観点からヤンダ独自の緊張性・相動性筋群のリストを発展させた（Kolář 2001）．彼は，以下の筋を相動性の

表 4.2　ヤンダの筋分類：硬くなりやすい筋群と弱くなりやすい筋群

硬くなりやすい緊張性システムの筋群	弱くなりやすい相動性システムの筋群
上　肢　帯	
後頭下筋 胸筋（大胸筋，小胸筋） 上部僧帽筋 肩甲挙筋 胸鎖乳突筋 斜角筋* 広背筋 上肢屈筋・回内筋 咀嚼筋	中部・下部僧帽筋 菱形筋 前鋸筋 頸部深部屈筋群（頸長筋，頭長筋） 斜角筋* 上肢伸筋・回外筋 顎二腹筋
下　肢　帯	
腰方形筋 胸腰椎部脊柱起立筋 梨状筋 腸腰筋 大腿直筋 大腿筋膜張筋，腸脛靱帯 ハムストリングス 短内転筋 下腿三頭筋（特にヒラメ筋） 後脛骨筋	腹直筋 腹横筋 大殿筋 中殿筋，小殿筋 内側広筋，外側広筋 前脛骨筋 腓骨筋

*斜角筋は硬くも弱くもなりうる

筋群，緊張性の筋群とした．
　相動性筋群：前頭直筋，棘上筋，棘下筋，小円筋，三角筋
　緊張性筋群：烏口腕筋，腕橈骨筋，肩甲下筋，大円筋

　Kolářもまた，広背筋は緊張性もしくは相動性のどちらにもなりうるとした．ヤンダとは対照的に，Kolářは梨状筋や下腿三頭筋を相動性の筋群として分類しており，上腕二頭筋，上腕三頭筋，股関節内転筋群は緊張性・相動性双方の特徴を示すとした．特に，上腕三頭筋の長頭と上腕二頭筋の短頭は緊張性である一方，上腕三頭筋の内側頭・外側頭と上腕二頭筋の長頭は相動性であると示し，短内転筋は緊張性である一方，長内転筋は相動性であるとした．

不良な運動パターン

　本章で述べたように，Lundら（1991）の痛み適応モデルは，痛みの反応として，拮抗筋（屈筋）の促通と主動作筋（伸筋）の抑制があるというヤンダの理論を支持している．痛みの反応に引き続いて起こるマッスルインバランスは，運動パターンの変化につながる．つまり，変化した筋の収縮パターンは，典型的に早期の共同筋促通と主動作筋や安定筋の活動遅延から始まる．筋の硬さは特定の筋の過活動を導き，抑制あるいは再プログラミングのためであろうが，活動すべき筋が活動しなくなる（Janda 1987）．ヤンダ（1978）は，痛みにより変化した末梢入力は最終的に運動プログラムにおいて中心化される不良運動パターンの原因となり，筋活動に変化

を引き起こすとした.

　ヤンダは，これらの特徴的なマッスルインバランスパターンを8歳程度の子どもたちでも認めた（Janda 1989b）．筋の硬さは8〜16歳で増大し，その後その状態が持続する．ヤンダは，身長と筋の硬さとの相関を不良な身体状態とともに発見した（Janda 1989b）．彼は，さらに子どものインバランスは大人でみられる下肢とは逆に上肢で始まることを示した．彼は，これらのマッスルインバランスパターンは先天的な感覚運動システムの機能であるため，体系的であり予測できるものであるとした．引き続き，感覚運動システム内の適応変化（垂直面もしくは水平面）はシステム全体に影響し，多くの場合，近位から遠位へと進行していくとした．この筋反応は各関節で特徴があることから，関節機能障害とマッスルインバランスの間に強い関係性があることを示している（Janda 1986a）.

　ヤンダはマッスルインバランスにおける神経学的な概念の父として知られているが，彼は，マッスルインバランスはまた生体力学的な結果としても引き起こされていると理解していた（Janda 1978）．生活様式も同様に，マッスルインバランスに影響を及ぼす．ヤンダは，今日の社会におけるマッスルインバランスは，ストレス・疲労・多様性のある運動の欠乏と日常の身体活動の低下によって構成されているとした（Jull and Janda 1987）．このさまざまな欠乏が，反復性の運動機能障害を引き起こす．ヤンダは，最も繰り返される運動が姿勢システムを強化し，相動性システムを低下させ，マッスルインバランスへと導くと示した.

筋の硬さ・弱さの原因

　筋緊張（筋張力）とは，筋が伸長された時に抵抗する力である（Basmajian 1985）．筋緊張はまた，筋の活動電位や興奮性と関連している可能性がある．したがって，筋緊張の評価は粘弾性と収縮性の2つの構成要素をもつ（Mense and Simons 2001; Taylor, Brooks, and Ryan 1997）．粘弾性の構成要素は構造的な伸張性に関与しているのに対し，収縮性の構成要素は神経学的入力に関与している．これらの構成要素それぞれが，筋の硬さ・弱さの原因となる（表4.3）．

表4.3　筋の硬さ・弱さにおける収縮性・非収縮性の構成要素

	筋の硬さ	筋の弱さ
収縮性・神経学的構成要素	辺縁系の活動 トリガーポイント 筋スパズム	相反抑制 関節原性の筋弱化 求心路遮断 偽弱化 トリガーポイントによる筋力低下 疲労
粘弾性・適応性の構成要素	適応的短縮	伸長性筋弱化 硬さによる筋弱化

筋の硬さ

　ヤンダは，筋の硬さはマッスルインバランスにおける重要な要素であるとした．一般的に，硬くなりやすい筋群は抑制傾向のある筋群よりも 1/3 ほど強い（Janda 1987）．筋の硬さは怪我を導く状況に至ることが多い．また，筋の硬さは反射的にその筋の拮抗筋を抑制し，マッスルインバランスを作り出す．このマッスルインバランスは，不均衡な力のため関節の機能障害を導く．関節の機能障害は，不良な運動パターンや代償を引き起こし，早期の疲労を導く．最終的に，活動している筋の過度なストレスと不安定性が損傷を引き起こす．

　ヤンダは，筋の硬さにおいては，筋の長さ，被刺激性の閾値，変化した収縮率という3つの重要な要素があるとした（Janda 1993）．硬い筋群は多くの場合，通常の筋群よりも短く，変化した長さ-張力曲線関係を示す．筋の硬さは，活動閾値あるいは被刺激性の閾値を低下させ，筋が動きによって容易に活性化されることを示している（Janda 1993）．運動は，最も抵抗の少ない軌跡をとることが多いため，硬く促通された筋群はしばしば運動パターンにおいて最初に活性化する．硬い筋群は通常は，その筋の強さを維持するが，極端なケースでは弱化する可能性がある．

　構造上，筋緊張亢進（increased muscle tension）は脳性麻痺やパーキンソン病（Parkinson's disease）でみられるような痙性や固縮を引き起こす中枢神経系の損傷によって生じる．硬い筋群はまた，筋緊張亢進（hypertonic）や促通された状態（facilitated）とも表記される．機能上，筋緊張亢進は神経学的もしくは適応した状態から生じる．これら2つの状態は，筋緊張を構成している収縮性（神経学的要素）と粘弾性（適応性要素）からなっている．

■ 筋緊張亢進の神経学的要素 ■

　筋緊張を亢進させる収縮要素の因子としては，辺縁系の活動，トリガーポイント，筋スパズムがあげられる．

- ●辺縁系の活動（Umphred 2001）

　　ストレス・疲労・痛み・感情は，辺縁系を通じて筋の硬さを増大させる．辺縁系の活動により活性化された筋スパズムは，通常痛みを伴わないが圧痛を有する．筋スパズムは，肩・頸部・腰部また緊張性頭痛でよくみられる．

- ●トリガーポイント（Simons et al. 1999）

　　トリガーポイントは，動作中は痛みを伴わないが，触診時には痛みを伴う緊張の高い局所部位のことである．本来，トリガーポイントは特定の場所に限局されており，筋内部の感応性の高い緊張した帯である．

- ●筋スパズム（Mense and Simons 2001）

　　筋スパズムは，局所貧血や作り変えられた運動パターン，また変化した緊張による関節位置異常を引き起こしてしまう．スパズム自体はEMG活動の増大と関連しないため，痛みを引き起こさないが（Mense and Simons 2001），関節の機能障害もしくは脊髄レベルでの介在ニューロン機能障害により疼痛過敏となる典型的な反応である（Janda 1991）．筋スパズムは防御のため相反抑制の反

射弓を導き，その結果，運動システムの機能障害となる．これらの筋群もまた，触診時に敏感である．

■ 筋緊張亢進の適応性要素 ■

筋緊張亢進は，適応的な短縮によっても生じる（Kendall et al. 1993；Sahrmann 2001）．長時間，筋が短縮位を強いられると，筋の長さの短縮や二次的な姿勢的適応を引き起こす．適応的な短縮は，多くの場合は使いすぎと考えられる．これらの短縮した筋群は，通常，安静時に痛みはないが，触れると圧痛があり，被刺激性の閾値が低く，筋が活性化されやすい状態になっている．長い期間を経て，活動性線維は非収縮性組織に置き換えられてしまうので，筋力は低下する．治療者にとって，適切な治療を適用するために筋緊張亢進の原因を確認することは，とても重要である．

筋弱化の原因

筋緊張は，脊髄損傷や脳卒中のような中枢神経系における構造的損傷の結果として低下しうる．緊張の欠如は，弛緩性や弱さにつながる．弱い筋（weak muscles）はまた，低緊張（hypotonic）や抑制（inhibited）とも表記される．機能的に，筋は神経反射または適応性による変化の結果として弱くなることがあり，それは運動パターンにおいて活性化の遅延を示す．

■ 筋緊張低下の神経学的要素 ■

多くの収縮性要素は筋緊張低下を引き起こす可能性がある．

- ●相反抑制（Sherrington 1907）
  筋は，拮抗筋が活動した際に反射的に抑制される．弱化は，しばしば拮抗筋の緊張亢進に伴う反射が介在した二次的な抑制である．

- ●関節原性の筋弱化（Stokes and Young 1984；DeAndrade, Grant, and Dison. 1965）
  筋は関節の腫脹や機能障害により，前角細胞経由で抑制される．この弱化はまた，タイプⅡ線維の選択的萎縮を引き起こす（Edstrom 1970）．

- ●求心路遮断（Freeman, Dean, and Hanham 1965）
  求心路遮断とは，神経・筋受容器からの求心性情報が低下していることをいう．関節の機械的受容器の損傷（靱帯損傷でみられるような）は，関節反射の低下を二次的に伴い，損傷部位から遠い多くの筋群に影響を与えながら変化した運動プログラムを引き起こす（Bullock-Saxton 1994）．この求心性情報の欠如は，最終的に遠心路遮断やα運動ニューロンへの遠心性信号の欠如を導き，その結果，筋力の低下を引き起こす．

- ●偽麻痺（Janda 1986a）
  偽麻痺は，神経反射を原因とする弱化の臨床的症状である．偽麻痺は，検査・触診上の低緊張，徒手筋力テスト（MMT：manual muscle testing）にて4/5レベル，早期の共同筋活動やEMGレベルの低下を伴う開始遅延を含む筋活動パターン変化という3つの臨床的徴候をもつ．ファシリテーションテクニック（facilitatory technique）は，しばしば筋力や筋活動を回復させる．通

常，促通性の入力は，偽麻痺の筋を抑制することも可能である（Janda 1986a）．
- **トリガーポイントによる筋力低下**（Simons, Travell, and Simons 1999）
  筋線維の高感応性帯は刺激閾値を低下させ，過活動，早期の疲労，最終的には筋力低下となる．トリガーポイントを伴う筋群は，通常の筋群よりも早く疲労し（Mense and Simons 2001），始動する運動単位の減少や同期の低下を生じさせる（Janda 1993）．
- **疲　労**
  筋疲労は，代謝性もしくは神経学的な要因により引き起こされる．多くの場合，運動中の筋群は痛みを感じる前に疲労してしまう．そのため，患者は痛みを経験する前に代償動作や誤った運動パターンを強めてしまう．

■ **筋緊張低下の適応性要素** ■

筋緊張低下を引き起こす非収縮性の要素には，伸長性筋弱化と硬さによる筋弱化がある．

- **伸長性筋弱化**（Kendall, McCreary, and Provance 1993；Sahrmann 2002a, 2002b）
  伸長性筋弱化とは，筋が通常の関節可動域は越えないが生理学上の中間位を越えて引き伸ばされた状態をいう（Janda 1993）．持続的に伸長された筋は，筋紡錘の抑制と，筋節の増加を引き起こす．伸長された筋はまた，長さ-張力曲線を変化させる．伸長性筋弱化はまた，「肢位の弱さ」としても知られており，しばしば使いすぎや姿勢的変化を伴っている．
- **硬さによる筋弱化**（Janda 1993）
  これは，筋の硬さが最も厳しい形態のことである．臨床的にはしばしば見落とされる．使いすぎた筋は時が経てば短くなり，その筋の長さ-張力曲線も変化し，活性化されやすく，ひいては弱化する．また，筋肥大につながる非収縮性組織の増大や弾性低下もみられる．最終的に使いすぎた筋は，その筋をさらに弱める筋線維の局所貧血や変性に導く．

抑制され，弱った筋が筋力エクササイズの目的で抵抗運動を行うと，その活動性は増大するというより，むしろ低下する傾向にある（Janda 1987）．神経学的弱さと構造的な弱さを区別することは重要なことである．多くの場合，硬い拮抗筋が伸ばされると，弱く抑制された筋は自動的に力が増大する．

ヤンダのマッスルインバランスの分類

神経学的障害や慢性筋骨格系疼痛患者の観察をとおして，ヤンダは，関節の機能障害に対する典型的な筋反応は上位運動ニューロン損傷でみられる筋パターンに類似しており，マッスルインバランスが中枢神経系によって制御されているということを発見した（Janda 1987）．また，ヤンダは筋の硬さや痙性は優位なものであると考えていた．しばしば，マッスルインバランスによる弱さは硬い拮抗筋の相反抑制の結果で生じる．硬さや弱さの程度に個人差はあるが，パターンはめったに違わな

PART I　マッスルインバランスの科学的基礎

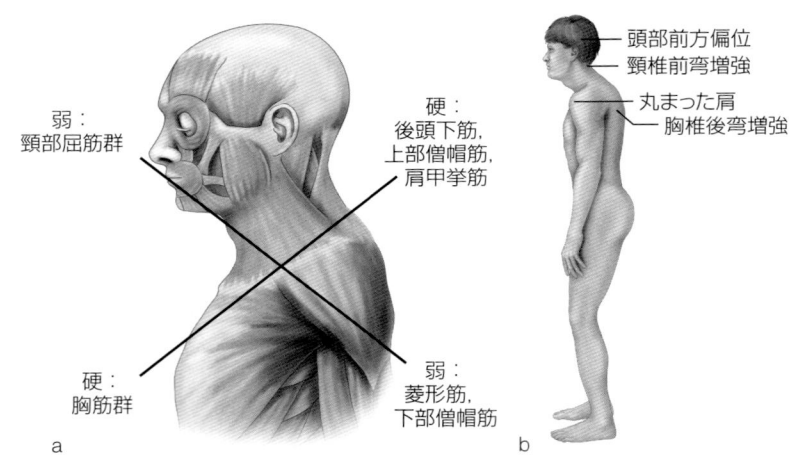

図4.2　上位交差症候群（a）と上位交差症候群での姿勢（b）

　いのである．これらのパターンは，姿勢変化や関節の機能障害・変性を引き起こしてしまう．
　ヤンダは，明確な慢性疼痛症候群を伴った3つの定型パターン（上位交差症候群，下位交差症候群，層状症候群）をみいだした．これらの症候群は，身体の背側と腹側の間で交差する筋の弱化および硬化の特異的な筋パターンによって特徴づけられている．

上位交差症候群

　上位交差症候群はまた，「近位交差症候群」もしくは「肩甲帯交差症候群」ともいわれている（図4.2a；Janda 1988）．上位交差症候群では，背側の上部僧帽筋と肩甲挙筋の硬さが大胸筋・小胸筋の硬さとともに図4.2aのごとく交差して表われる．腹側にある頸部深部屈筋群の弱さは，中部・下部僧帽筋の弱さとともに交差している．このインバランスパターンは，特に環椎後頭関節，C4～C5，頸胸椎移行部，肩甲上腕関節，T4～T5で機能障害を引き起こす．ヤンダは，脊柱内のストレスの高い部位は隣の椎骨との間で形が変わる移行部領域と一致するとした．上位交差症候群では，頭部前方偏位，頸椎前弯と胸椎後弯の増強，肩の挙上と前方突出，肩甲骨の回旋や外転，翼状肩甲という特異的な姿勢変化がみられる（図4.2b）．これらの姿勢変化は肩甲骨の外転・回旋，翼状肩甲を引き起こす前鋸筋の弱さにより肩甲上腕関節の安定性を低下させ，関節窩がより垂直に位置することになる．この安定性欠如により，上腕骨を求心位に維持するために，肩甲挙筋や上部僧帽筋の活動を増加させてしまうのである（Janda 1988）．

下位交差症候群

　下位交差症候群はまた，「遠位交差症候群」もしくは「骨盤帯交差症候群」ともいわれている（図4.3a；Janda 1987）．下位交差症候群では，背側の胸腰椎伸筋群の

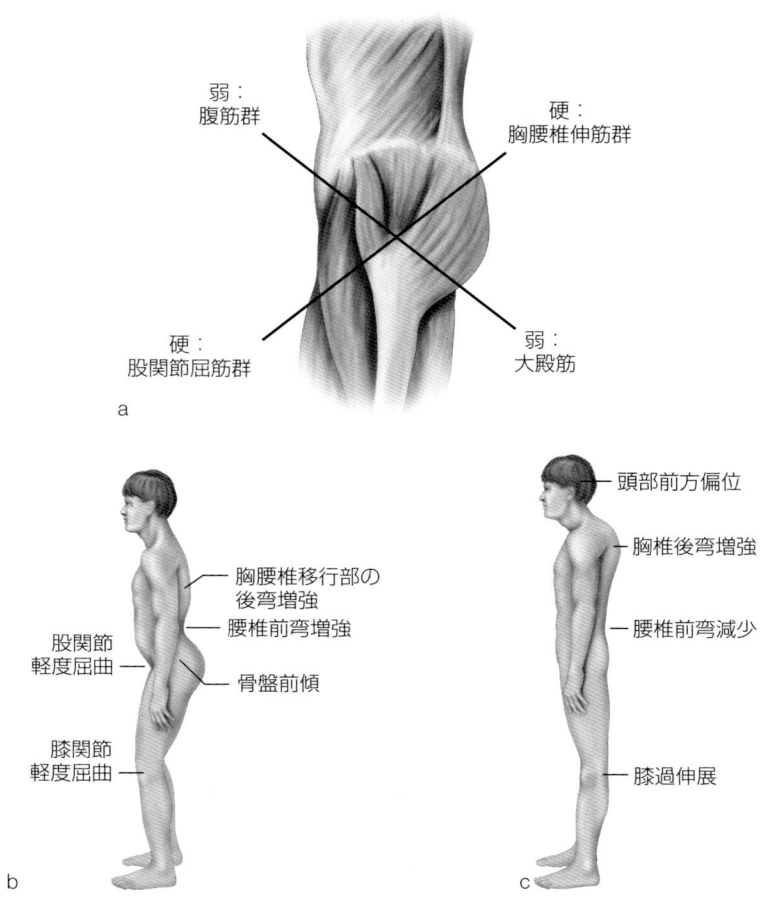

図4.3 下位交差症候群(a)と下位交差症候群における2つの姿勢タイプ：タイプA姿勢(b)，タイプB姿勢(c)

硬さが腸腰筋・大腿直筋の硬さとともに交差している．腹側にある深層腹筋群の弱さは，大殿筋・中殿筋の弱さとともに交差している．このインバランスパターンは，特にL4～L5，L5～S1，仙腸関節，股関節で機能障害を作り出してしまう．下位交差症候群では骨盤前傾，腰椎前弯の増強，腰椎外側偏位，下肢の外旋，膝関節の過伸展という特異的な姿勢変化がみられる．前弯が深くて短い場合は骨盤帯筋群のインバランスが有力であり，前弯が弱く胸椎まで広がっているのであれば体幹筋群のインバランスが優性である（Janda 1987）．

　ヤンダは，下位交差症候群においてAとBの2つの下位タイプを認めた（**図4.3b，c**）．下位交差症候群タイプAの患者は，運動時に股関節屈曲・伸展動作を使い，立位姿勢は股関節・膝関節の軽度屈曲を伴った骨盤前傾を示す．これらの人は腰椎に限局した過剰前弯と腰椎上部・胸腰椎移行部の過剰後弯で代償する．

　ヤンダは，下位交差症候群タイプBの患者は腰部と腹部の運動をよく使うとしている．腰椎の前弯が浅く胸腰椎移行部まで広がっており，胸椎での代償的な後弯，

PART I　マッスルインバランスの科学的基礎

弱い筋群　　　　　　　　　硬い筋群

頸部の起立筋
上部僧帽筋
肩甲挙筋

肩甲帯の
下部安定筋群

胸腰椎部の起立筋

腰仙骨部の
起立筋・大殿筋

ハムストリングス

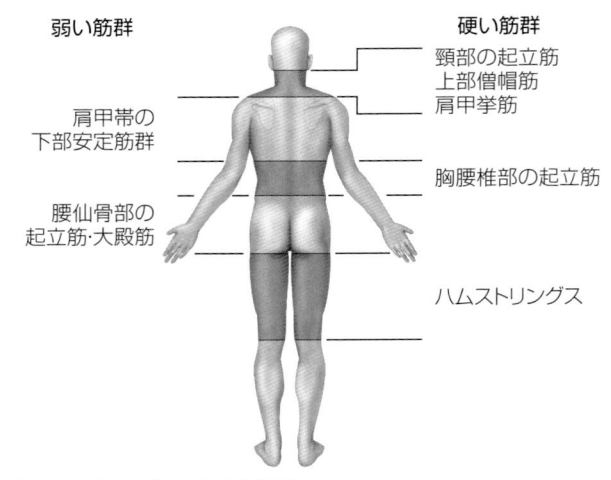

図 4.4　ヤンダの層状症候群

Based on G. Jull and V. Janda, 1987,Muscles and motor control in low back pain. In *Physical therapy for the low back*, edited by L. T. Twomney and J. R. Taylor（Oxford, United Kingdom：Churchill Livingstone）．

頭部前方偏位がある．身体重心は後方偏位して肩関節は身体の軸よりも後方になり，膝は反張している．

脊椎の分節的安定化に寄与する深層筋は浅層筋の代償活動により抑制されている（Cholewicki, Panjabi, and Khachatryan 1997）．硬いハムストリングスが骨盤前傾や抑制された大殿筋を代償している可能性がある．下位交差症候群はまた，動的運動パターンにも影響を及ぼす．股関節が立脚後期で伸展する能力がなければ骨盤前傾や腰椎伸展という代償運動は増大する．この代償は，骨盤傾斜と前弯を増強して平衡を保とうとすることで胸椎の後弯と頸椎の前弯が増強するという連鎖反応を引き起こす（第3章参照）．

成人のマッスルインバランスは遠位である骨盤から始まり，近位である肩や頸部へ広がる．子どもでは進行が反対でマッスルインバランスは近位から始まり，遠位へ移動する．

層状症候群

ヤンダの層状症候群（あるいは「層形成症候群」とされる）は上位交差症候群と下位交差症候群が複合したものである（図4.4）．患者は時間経過とともに運動調整障害が目立つようになり，長年の機能障害のために，上位交差症候群か下位交差症候群のどちらかをもつ人よりも予後が悪い．層状症候群は高齢者や腰椎椎間板ヘルニアの手術により改善が認められない患者でしばしばみられる．

まとめ

　慢性筋骨格系疼痛は，治療者にとって特異的な診断をすることが難しい多くの病態によって生じる．ヤンダはマッスルインバランスと感覚運動システムに仲介された慢性疼痛の関係を理解していた．ヤンダは，それぞれ硬くあるいは弱くなりやすい緊張性と相動性の筋群の概要を示した．さらに筋緊張の変化の原因となる収縮要素と非収縮要素両方からのさまざまな原因を指摘した．慢性疼痛は治療が困難であるが，治療者は適切な治療ができるように，ヤンダの上位交差症候群と下位交差症候群あるいは層状症候群を見極めなければならない．姿勢分析や動きの評価を含む特別な評価は，これらマッスルインバランスの診断を可能にする．具体的な治療計画は症状を有する局所，あるいは全身の変化に焦点をあてて開始する必要がある．

PART II

マッスルインバランスの機能評価

　マッスルインバランス（muscle imbalance）の機能評価には，患者の病歴，現症，整形外科的手順を含む．そして最も重要なのは視診と触診による評価である．テストは情報の小さなかけらを集め，そして組み立てることを必要とする．とるに足らないようにみえる些細なことでも，患者の訴えの中に病理機序や病因の筋書きが語られている可能性がある．機能評価にはPART I で検討した事柄の深くて実用的な理解や技術の多様性だけでなく，機能解剖や運動学の認識と正しい理解が必要である．

　PART II の 4 つの章は，治療者が診断と治療の臨床的枠組みをつくるために必要な，異常運動パターンの慎重な評価と体系的な統合を目的とした視診と触診の技術に重点をおく．整形外科的評価の中の微妙な視診や触診の統合が必要とされる技術はとっつきにくいかもしれないが，それでも日々臨床での注意深い練習によって実行可能となる．研究機関における姿勢と歩行の評価の大きな技術的進歩は，運動器系の客観的評価からすぐれた知見を提供してきた．その中にはこれまでの経験的観察を実証または反証したものもある．しかし，臨床でのトレーニングによって視診と触診による評価は，患者の適応，代償または代償不全に関して，価値のある即時のフィードバックを治療者に与える．端的にいえば筋システムの機能評価は，患者の感覚運動システム全体ののぞき窓となる．

第5章

姿勢，バランス，歩行分析

　立位姿勢の分析から，治療者は筋システムに関する多くの情報を得られる．つまり，立位姿勢から観察されたことを確認または否定するために，筋の長さテストまたは筋力テスト，特殊な運動パターンの評価など，どのような臨床テストを行えばよいかの手がかりになる．筋の適切なバランス，タイミング，活性化は，スムーズで効率のよい運動パターンには必須である．運動連鎖のどの部分においても，筋の活性化や協調性の障害またはインバランスは，異常パターンや効率の悪いエネルギー消費として現れる．片脚立ちや歩行の熟練した観察は，筋骨格系の痛みを引き起こし持続させるような，運動連鎖における筋の安定性の欠如，分節の境界への過負荷の可能性について重要な情報を与える．

　本章は，立位における静的姿勢，バランスや歩行における動的姿勢の評価について述べる．治療者は慢性疼痛を評価する際に，身体全体と感覚運動システムについて常に考えなければならない．治療者は，患者に触れる前に感覚運動システムの全体的な状態について役立つ情報を集めることができる．経験とともに，この評価は数分で終えることができるようになる．姿勢分析それ自体は診断にはならないが，それに続く評価と確認のための臨床上の指針となる．

▶ 立位姿勢における筋の分析 ◀

　いかなる時間の流れの中においても，姿勢は身体すべての関節のアライメント（alignment）からできたものである（Kendall, McCreary, and Provance 1993）．異常なアライメントは骨，関節，靱帯，筋への過剰なストレスまたはゆがみの原因になる．それを考えれば，姿勢はマッスルインバランスの点からも説明することができる．生体力学的な観点から，立位姿勢において対立する筋群の間のインバランスはアライメントを変化させ，また障害のある領域の上下の部分の位置にも及ぶ悪影響を起こす．機能的に，神経・筋・関節のシステムは分離することができない単位であり，ヤンダはこれを感覚運動システムと名づけた（第2章参照）．筋システムは中枢神経系と骨関節系の機能的な交差点に位置するという点で，静的立位は中枢神経系の全般的な状態ののぞき窓のようなものである．筋システムは関節系と中枢神経系に強い影響を及ぼし，またその逆も起こる．それゆえ，感覚運動システムのどこかに機能的病態があると，システムの他の場所に機能的な変性として反映され

る.運動,安定性を制御し関節を保護するという筋の主な機能は,中枢神経系によりつかさどられる.

傷害,慢性的な使いすぎ,疾患や座位生活の習慣の結果としての筋システムや運動システムの機能障害は筋機能の顕著な変化をもたらす.そのうえ,関節の機能障害が生じると筋機能は通常,抑制,スパズム(spasm)といった特徴的なパターンを示し,引き続いて異常な運動パフォーマンスや姿勢制御を伴う(Janda 1978, 1994, 1986a, 1987;Janda, Frank, and Liebenson 2007;Brumagne et al. 2000;Byl and Sinnot 1991;Gill and Callaghan 1998;Tuzun et al. 1999;Heikkila and Astrom 1996).筋はトリガーポイント(trigger point),インバランス,運動パターンの変化に反応する.マッスルインバランスは,しばしば安静時の筋緊張を変化させるため,姿勢変化を引き起こす.筋の詳細な分析は運動システムの状態と患者の症状の関連を明確に理解するために必要である.また一方,治療者は慢性疼痛を評価する時に,身体全体と感覚運動システムを常に考えなければならない.前述したとおり,機能的病態には局所的なものと全身的なものの両方があり,多くの連鎖反応によって影響される.

筋を分析する際,治療者は対称性,外形,筋緊張に注意する.これは,静的姿勢で観察される筋群に過活動,過緊張,肥大として反応する傾向,そして萎縮,弱化,抑制として反応する傾向があるためである.形態,大きさ,筋緊張の入念かつ緻密な分析は,活動量や異常運動パターンの影響についてヒントを与える.体系的な姿勢や筋の分析については以下に述べる.第6章と第7章では運動パターンと筋の長さの確認テストについて述べる.表5.1は体系的姿勢分析のための手順の要点である.

後面からの視診

理想的には,立位姿勢の分析は最小限の衣服のみの患者に対して明るい場所で行う.患者を後面,前面,側面と3つの面から観察する.姿勢観察による分析を,主訴とする場所がどこであろうとも常に骨盤から始めるのは,多くの慢性筋骨格系疼痛は非対称姿勢において最もよく認められるためである.

骨盤の位置

まずは姿勢アライメントの全体的印象を捉え,そして脊柱のカーブ,異常または過剰な脊柱の弯曲,脊柱側弯症や脚長差といった整形外科的な異常の可能性がある構造的・生体力学的な変性を記録する.腰椎,仙腸関節,下肢の機能障害は骨盤の影響であることが多いため,骨盤の位置に注意する.臨床的・放射線学的な研究(Levine and Whittle 1996;Dayet et al. 1984)では,骨盤の傾きの変化は腰椎前弯の角度を大きく変えるという点で,腰椎前弯と骨盤の傾きの間に有意な相関関係があることを示した.また骨盤の傾きは,頭部および他部位の向きに影響する傾向もある.

骨盤の位置は,矢状面,前額面,横断面でのアライメントから観察する.腸骨稜は高さと回旋において対称性を触知する.骨盤に起こる最も一般的な異常のタイプは,矢状面での前後傾斜,前額面での側方傾斜,横断面での回旋である(図5.1).

表 5.1 体系的姿勢分析のための手順

キーポイント	観 察	起こりうる原因	一般的臨床所見	確認テスト
後 面				
1. 骨 盤	・側方傾斜	・脚長差 ・腰椎，仙腸関節の疾患 ・腰方形筋と広背筋の短縮	・腸骨稜の高さの違い	・トーマステスト変法（modified Thomas test） ・片脚立ちテスト ・筋の長さテスト
	・側方偏位	・腰椎の疾患 ・股関節内転筋群の短縮，もしくは股関節外転筋群の弱化	・体幹に対する骨盤の側方偏位	
	・回旋	・腰椎，仙腸関節の疾患 ・大腿筋膜張筋の短縮	・対側の上前腸骨棘の前方移動 ・骨盤の回旋に沿って股関節内旋	
	・前傾	・大殿筋，中殿筋の抑制または弱化 ・股関節屈筋の過緊張または短縮	・腰椎前弯増強	
	・後傾	・硬いハムストリングス	・平坦な腰椎，腰椎前弯の減少	
2. 殿 部	・殿部のたるみ	・片側の仙腸関節の機能障害	・大殿筋の抑制 ・片側のハムストリングスの肥大	・股関節伸展 ・触診 ・殿筋群の筋力テスト
3. ハムストリングス	・ハムストリングス筋腹下部 2/3 肥大	・片側の大殿筋の抑制 ・下位交差症候群	・ハムストリングスの過緊張，硬直，短縮	・触診 ・股関節伸展 ・ハムストリングスの長さテスト
4. 内転筋群	・近位鼠径部のＳ字型（内転筋切痕） ・恥骨筋短縮によるよりふくらんだＳ字型 ・腹斜筋群の過緊張	・腰椎の機能障害 ・脚長差疑い ・外転筋の弱化 ・腹壁の弱化	・外転筋の弱化 ・腹筋群の弱化 ・内転筋群のトリガーポイント ・恥骨結合上の腹直筋付着部	・触診 ・股関節内転筋の長さテスト ・股関節外転 ・殿筋群の筋力テスト
5. 下腿三頭筋	・広く，短いアキレス腱 ・ヒラメ筋の筋腹の隆起	・腰痛 ・不適合な靴の使用 ・不良姿勢は利き足の腓腹筋とヒラメ筋の肥大の原因になる	・硬い腓腹筋またはヒラメ筋 ・腰痛 ・足底筋膜炎 ・足部回内の増加	・触診 ・下腿の筋の長さテスト
6. 踵の形	・丸い踵（正常） ・正方形の踵（重心が後方偏位） ・尖った踵（重心が前方偏位）	・背屈筋の弱化 ・姿勢適応	・大殿筋の過緊張 ・骨盤によるハムストリングスの短縮 ・頭痛	・頸部筋群と後頭下筋群の触診 ・足部機能テスト
7. 脊柱伸筋群	・非対称 ・胸腰椎の傍脊柱筋群 ・水平な溝	・腰痛 ・分節の過可動性 ・筋膜の短縮 ・下位交差症候群	・腹筋群の弱化，協調運動障害 ・下部脊柱の不安定性 ・股関節屈筋の短縮	・ショーバーテスト（Schober's test） ・他動運動テスト ・腹部機能の観察 ・呼吸パターン

表 5.1 体系的姿勢分析のための手順（つづき）

キーポイント	観 察	起こりうる原因	一般的臨床所見	確認テスト
8. 肩甲骨部	・内側から外側へ翼状 ・ゴシックショルダー（gothic shoulder：肩と頸部のラインが真っすぐになる）	・上位交差症候群 ・硬い胸筋群 ・C2の機能障害	・肩甲骨動的安定性の弱化 ・硬い胸筋群，上部僧帽筋，肩甲挙筋	・腕立て伏せ ・肩外転 ・頭部屈曲 ・胸筋群，上部僧帽筋，肩甲挙筋の長さテスト ・中部僧帽筋，下部僧帽筋，前鋸筋，頸部深部屈筋群の筋力テスト
前　面				
9. 腹 壁	・呼吸パターン	・上部呼吸が下部呼吸に対して優位	・硬さ ・トリガーポイント ・腹筋の弱化 ・側方の溝 ・腰痛 ・内転筋のスパズム	・体幹起き上がり（curl-up）テスト ・呼吸
	・下肢帯に対する上肢帯の過緊張	・横隔膜の弱化と非効率		
	・腹直筋の溝の増大	・呼吸補助筋の過緊張 ・腹壁の弱化または非協調		
	・偽性ヘルニア	・不安定性，腹横筋の弱化		
10. 大 腿	・内側から外側の肥大 ・中間広筋の肥大が目立つまたは隆起	・スポーツに関連 ・硬い大腿直筋 ・過剰な膝伸展力 ・L4の障害 ・膝蓋骨の外側偏位	・膝関節過伸展の傾向，弱化の可能性 ・膝蓋骨の外側偏位 ・腸脛靱帯の上外側のトリガーポイント	・運動パターンテスト（股関節伸展・外転） ・筋の長さテスト（ハムストリングス） ・触診 ・片脚立ちテスト
	・膝蓋骨偏位	・足部機能障害 ・固有感覚の障害	・バランス障害	
11. 下 腿	・小さい前脛骨筋 ・平坦なL5	・L5の機能障害	・腰痛 ・歩行障害	・筋のテスト ・触診
12. 上 肢	・三角筋の形 ・上腕の内旋 ・矢状面での上腕の位置 ・上腕骨頭の位置	・上位交差症候群 ・ショイエルマン病（Scheuermann's disease）との鑑別	・外旋筋の弱化 ・動的肩甲骨安定性の不足 ・広背筋，胸筋群の硬さ，短縮	・広背筋と胸筋群の長さテスト ・中部僧帽筋，下部僧帽筋，肩外旋筋群の筋力テスト
13. 胸筋群	・肥大 ・乳頭が上方，外方へ向く	・上位交差症候群	・圧痛点 ・トリガーポイント ・上腕の内旋 ・肩甲骨の外転 ・肋骨の可動域制限	・触診 ・胸筋の長さテスト
14. 頭 部	・頭部前方 ・胸鎖乳突筋の前方の溝 ・顎と頸部の角度が90°以上	・上位交差症候群 ・斜角筋と深部頸部屈筋群の弱化 ・舌骨上筋の過緊張	・疼痛 ・トリガーポイント ・顎関節の機能障害	・頭部屈曲 ・頸椎テスト ・可動性 ・触診

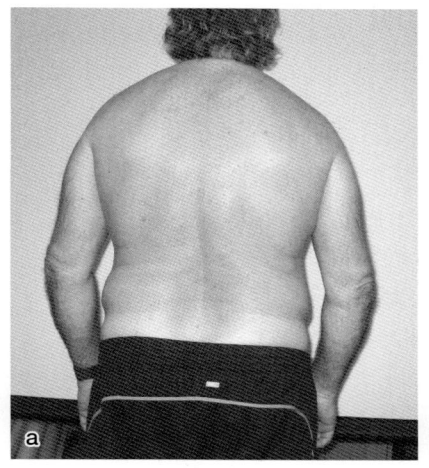

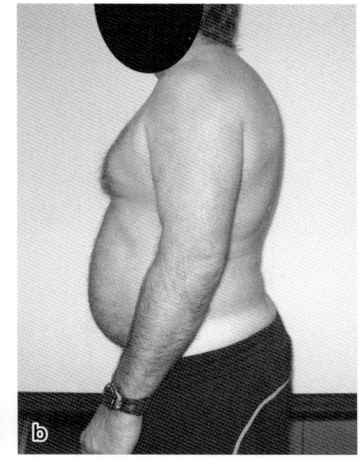

図 5.1 骨盤の位置
 a. 側方偏位と回旋
 b. 前傾

骨盤には観察すべき5つのポイントがある．
① 腰椎前弯の増強に関連して起こる骨盤前傾の増強は，骨盤交差症候群の原因になる（Janda 1987；Janda, Frank, and Liebenson 2007）．関係する要因は単関節筋または二関節筋の股関節屈筋群・腰椎伸筋群の短縮や硬さ，腹筋群・殿筋群の弱化である．
② 後傾は通常，腰椎の平坦化に結びつき，そしてハムストリングスの硬さと密接に関連している（図5.2；Kendall, McCreary, and Prvance 1993）．
③ 前額面での骨盤の側方傾斜は，一側の腸骨稜が対側より高いことで鑑別できる．腰方形筋や広背筋の硬さが側方傾斜を引き起こすことがある．放射線学的所見や下肢長の測定で，構造上の脚長差を除外することができる．それらとは関係なく起こる骨盤の側方傾斜は，通常マッスルインバランスに引き続いて起こる一側下肢の機能的短縮と関連している．下肢の短縮の原因となる筋には，単関節筋である股関節内転筋，腸腰筋，腰方形筋がある．短縮した片側の広背筋もまた体幹からの骨盤の挙上を介して下肢の機能的短縮を生み出す．一方で，短縮した梨状筋は下肢の機能的伸張をもたらす（Janda 1995）．

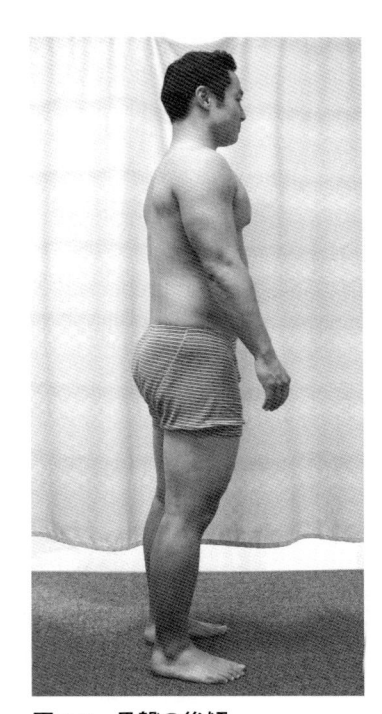

図 5.2 骨盤の後傾

④骨盤側方偏位は体幹に対して骨盤が側方に移動している場合にみられる．骨盤側方偏位は腰椎の病態や一側性の股関節内転筋の短縮，股関節外転筋の弱化や抑制に関連して引き起こされる．

⑤横断面での骨盤回旋は上前腸骨棘が対側の上前腸骨棘より前方にある場合にみられる．これは骨盤が回旋している方向の股関節内旋と非常に関連している．要因は，骨盤回旋している方向の大腿筋膜張筋-腸脛靱帯の短縮である（Sahrmann 2001）．

■ 殿 部 ■

大殿筋の観察は，殿部の上部をみる．大きさ，対称性，外形に注目する．理想的な殿部は丸く，殿筋線は水平であり左右対照的である．殿筋群（大殿筋，中殿筋，小殿筋）は腹臥位で低緊張になりがちであり，慢性腰痛患者では早期に抑制される．図5.3は非対称の殿筋群を示す．

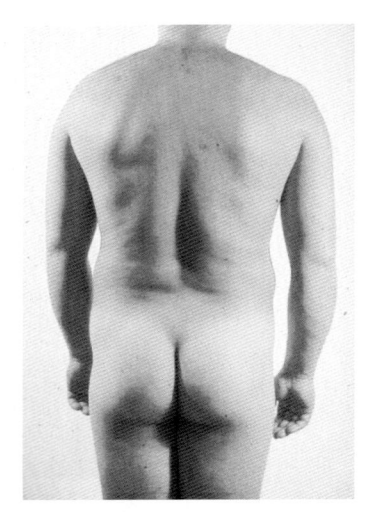

図5.3　殿筋群の非対称

殿部の上部で殿筋群の平坦なものや垂れた殿部は，大殿筋の弱化か，または同側の仙腸関節の機能障害による関節原性の大殿筋の抑制があることを示唆する（Janda 1978；Janda, Frank, and Liebenson 2007；Hungerford, Gilleard, and Hodges 2003）．筋の変化は同側の大殿筋の抑制・弱化を含む仙腸関節の機能障害に密接に関連している．同側の腸骨筋，梨状筋，腹直筋における疼痛性スパズム，そして対側の中殿筋の抑制・弱化にも関連している（Janda 1978）．

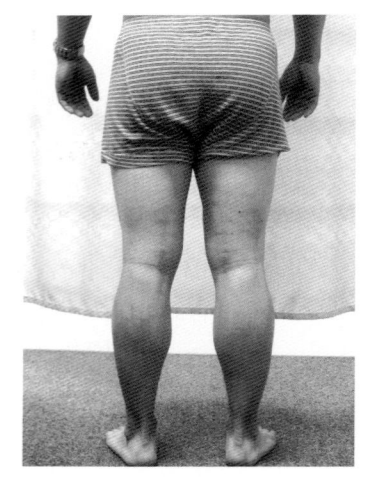

図5.4　大腿後面遠位2/3でのハムストリングスの筋腹．右大腿上部に内転筋切痕（膨隆）がみられる

■ ハムストリングス ■

治療者はハムストリングスの対称性と外形を大腿後面の筋腹の遠位2/3において観察する（図5.4）．ハムストリングスの優位や肥大は，通常，同側の大殿筋の萎縮または抑制と胸腰椎部の傍脊柱筋の肥大に関連する．ハムストリングスは股関節を伸展するために大殿筋と共同運動的な機能を果たす．大殿筋が抑制されると，歩行時にハムストリングスが股関節伸展を代償する．それゆえ，殿筋の萎縮の多くは同側のハムストリングスの肥大と関連している．

■ 内転筋群 ■

治療者は大腿筋の内側近位1/3の形と外形を観察する．通常，大腿のこの部分はとても浅いS字型カーブをかたどる．大腿の上部内側の大きな筋腹や深いS字型カーブは，単関節筋の内転筋，すなわち恥骨筋の短縮や過緊張を示す．これは内転

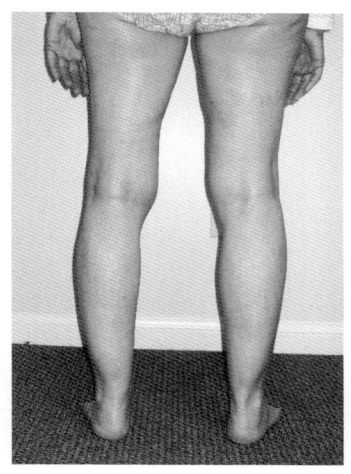

図 5.5 腓腹筋とヒラメ筋．下腿三頭筋全体が短縮している場合，アキレス腱は短く太くみえる（左側）

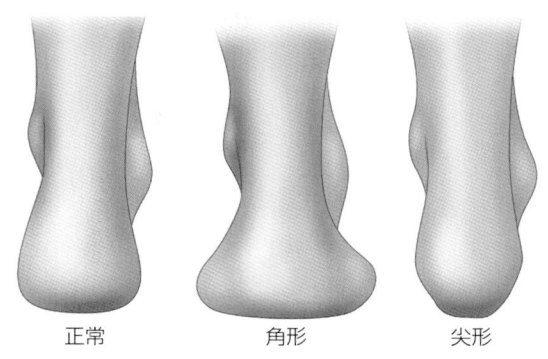

図 5.6 踵の形状
正常　　角形　　尖形

筋切痕としても知られており，図 5.4 の右大腿上部にみられる．この部位は，疼痛を伴う股関節機能障害の患者において多くの場合，触診時に過敏である．股関節内転筋の硬さは，脚長差，骨盤の側方偏位，股関節機能障害とも関連している．股関節外転筋の弱化・抑制は，股関節機能障害と，硬いまたは過敏な内転筋において一般的な所見である．

■　下腿三頭筋　■

治療者は筋の近位・遠位において腓腹筋とヒラメ筋の両方の大きさと形をそれぞれ観察する（図 5.5）．下腿三頭筋全体が短縮している場合，アキレス腱が短く太くみえる．底屈筋の短縮と硬さによる背屈角度の不足は，歩行周期の十分な踵接地を妨げ，前進のために腰部における代償的前弯を引き起こす（Janda 1994；Janda, Frank, and Liebenson 2007）．ヒラメ筋の短縮・肥大があれば，正常では瓶の首を逆さにしたような形を示すのに対して，下腿はより円柱状の形を示す．ヒラメ筋の硬さは，腰痛の隠れた原因となりうる（Travell and Simons 1992）．また，足関節・足部の機能障害の既往または現症を示すことがある（Janda 1994；Janda, Frank, and Liebenson 2007）．

■　踵の形　■

踵は体重が正常に踵と前足部にのっている時は丸い形である（図 5.6）．正方形や四角形をしているのは，患者の重心が後方にあることを示している．これは歩行時の踵に対して過負荷かもしれない．踵接地での衝撃吸収不足は上方への運動連鎖をとおして膝関節・股関節・脊柱の機能障害の原因となる（Perry 1992；Powers 2003）．一方，尖った踵は重心が前方にあることを示すので，歩行周期で前足部に過負荷をかけることがある．

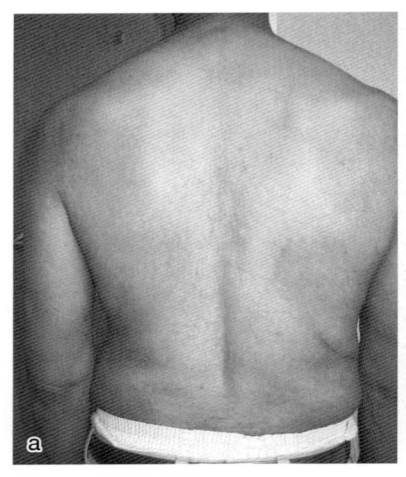

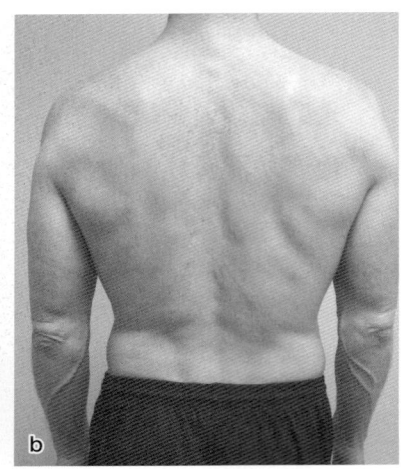

図 5.7　脊柱伸筋群
　a．腰椎伸筋群の非対称
　b．水平の溝

足部の状態

　足部は荷重と推進力の双方に役割があり，そのどちらにも高度な安定性を必要とする．そのうえ，足部は不整地や衝撃吸収に適応するのに十分な柔軟性がなければならない．足部にある多くの骨，関節は安定性と柔軟性の双方の機能を果たすためのアーチを形成している．足部の不十分な筋支持は，足部のさまざまな関節に過剰なストレスをもたらし，それは運動連鎖により中枢部の関節へと上昇する．下位の運動連鎖におけるマッスルインバランスは，足部の精密なバランスを変える可能性がある．そして時間経過によって腱にストレスをかけ，ハンマー足指，鉤爪足指，外反母趾，母趾球滑液包腫脹，足指の屈曲拘縮などの変形の原因になる．足趾が異常に長い，または扁平足，ハイアーチ（high arches）の人は足趾が変形する傾向がある．

脊柱伸筋群

　胸腰椎部における脊柱起立筋の大きさの対称性については，左右両側を比較する．理想的な姿勢において，脊柱両側に明らかな左右差はない．胸腰椎部の伸筋群の肥大は，腰部における深部脊柱安定筋群の弱化，大殿筋の弱化，または股関節屈筋群の短縮からくる代償として，脊柱起立筋の過活動を示す（図 5.7）．弱化し抑制された大殿筋が存在すると，歩行のプッシュオフ（push-off：蹴り出し）期で同側の胸腰椎伸筋が下肢上での体幹の伸展を補助する．これは胸腰椎の分節に対し不安定性を反復して引き起こす．
　水平の溝が認められることがある．この溝は分節的な過運動性（hypermobility）を示し，腰椎の最も動きのみられるところに位置することが多い．

肩甲骨部

　肩甲骨の位置および肩甲骨内側縁と脊柱の間の距離から，この部分における筋組

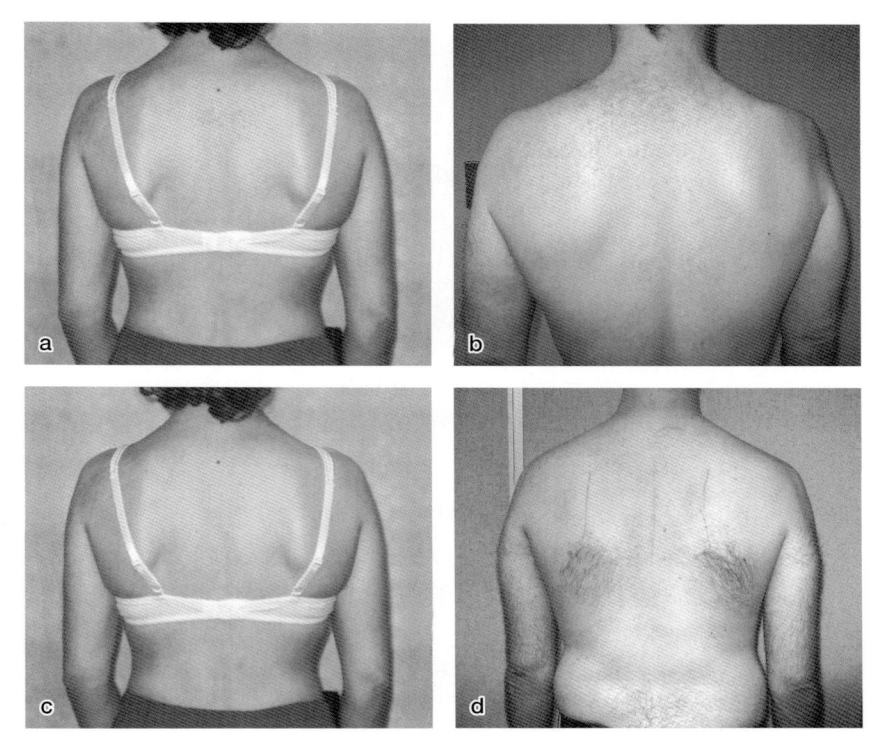

図 5.8　肩甲骨部
　　a．翼状肩甲を伴った肩甲骨間の平坦
　　b．棘下筋の萎縮（右側）
　　c．翼状肩甲
　　d．肩甲骨外転〔左の肩甲骨が脊柱から3インチ（7.6 cm）以上外転している〕

織の質について重要な情報が得られる．正常では，肩甲骨はT2とT7の間，脊柱から約3インチ（7.6 cm）の位置にある（Sahrmann 2001）．肩甲骨は胸郭に翼状肩甲を認めることなく位置する．正常な位置からの偏位により，肩甲帯の筋活動の質と量に関する重要な徴候が得られる．肩甲骨間の平坦や陥凹は，菱形筋または中部僧帽筋の抑制および弱化を示す（図 5.8a）．同様に肩甲骨の棘下筋窩または棘上筋窩の平坦化は，後方回旋筋腱板（rotator cuff）の抑制と弱化を示す（図 5.8b）．

　脊柱側に目立った翼状肩甲がある場合（図 5.8c），前鋸筋の弱化または下部僧帽筋の障害の可能性がある．肩甲骨の位置が脊柱から3インチ（7.6 cm）以上外転している場合（図 5.8d），肩甲骨の動的安定筋（菱形筋，中部僧帽筋）の弱化，または大胸筋・小胸筋・上部僧帽筋の過活動によるインバランスが考えられる．加えて肩甲挙筋または菱形筋の過活動・優位が肩甲骨の下方回旋を起こし，しばしば上肢挙上時に肩峰下の組織のインピンジメントを引き起こす原因になる．これらの偏位のすべてはヤンダによって述べられている上位交差症候群（第4章）の原因となる．

■　頸部と肩のライン　■

　上部僧帽筋・肩甲挙筋の硬さや短縮は，頸部と肩のラインで観察できる．このラインが真っすぐな場合，上部僧帽筋の硬さを示している．またゴシックショルダー

PART II　マッスルインバランスの機能評価

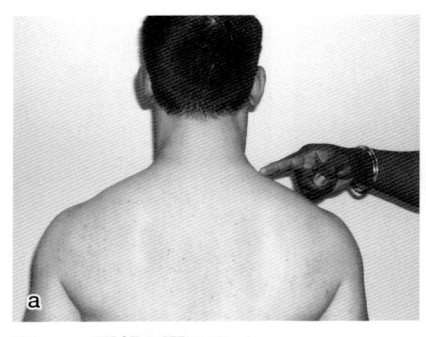

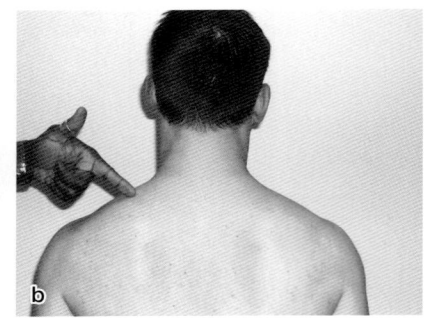

図5.9　頸部と肩のライン
　a. 右側のゴシックショルダー（ラインの傾斜の増加に注意）
　b. 左側の肩甲挙筋の段差

（gothic shoulder）も，上部僧帽筋が硬い時に観察される（図5.9a）．ゴシックショルダーはゴシックスタイルの教会の窓から名づけられた．肩甲挙筋が硬いと，肩甲骨の上角部分，すなわち肩甲挙筋の停止部が余分に膨らんでいるような肩甲挙筋の段差がみられる（図5.9b）．ヤンダの上位交差症候群にあるように，過活動で優位な上部僧帽筋は肩甲骨挙上や丸まった肩，頭部前方姿勢，上位頸椎の伸展と関連している．

前面からの視診

後方からの姿勢評価後，患者に向きを変えてもらい，治療者は前方からみて評価する．再び骨盤領域から視診を始める．

■ 骨盤傾斜 ■

両方の上前腸骨棘の高さを視診する．ここでの所見には後方からみた骨盤の位置を確認する．

■ 腹　壁 ■

脊柱の安定化における腹筋群の役割は十分に確証されている（Richardson et al. 2002；Richardson, Hodges, and Hides 2004；Hodges and Richardson 1996, 1998；McGill 2002）．腹部が垂れ下がっている，または突出していることは，腹筋群の全体的な弱化を示し，通常または突如双方の動きにおいて背部の安定化・保護をすることが不足している．加えて，上部と下部の腹壁を比較すべきである．下部と比較して上部の腹壁の緊張が高いうえに，肋骨が挙上している場合は，誤った呼吸パターンを示す（図5.10a；Lewit 1991；Kolář 2007）．腹斜筋の過剰な優位性と腹直筋の弱化は，腹直筋の外側にはっきりとした溝として観察される（図5.10b）．この所見は通常，腹筋群による前後方向の不安定性を示す．ヤンダは腹横筋の弱化を示す腹部における外側の膨らみを偽性ヘルニア（pseudohernia）という言葉を用いて説明した（図5.10b）．

■ 大腿前面筋群 ■

大腿四頭筋と大腿筋膜張筋は，腸骨前面に付着しているため，腰・骨盤の姿勢に

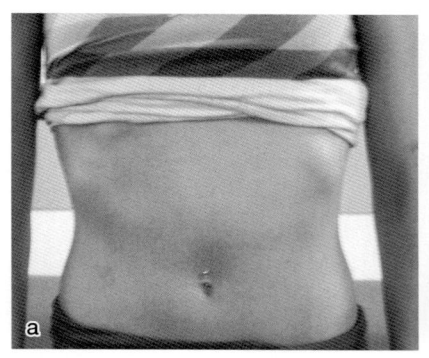

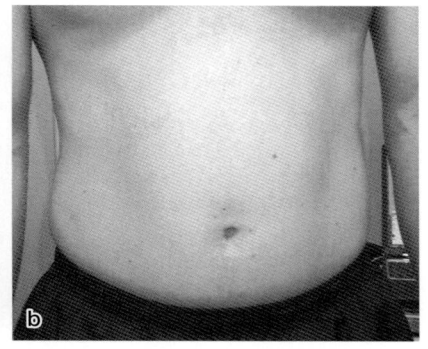

図5.10　腹壁
　a. 胸郭挙上位
　b. 腹部外側の溝（体幹の左側）と偽性ヘルニア（体幹の右側）

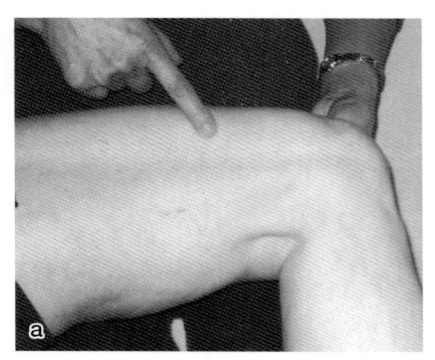

図5.11　大腿筋膜張筋の短縮に関連する外側の溝

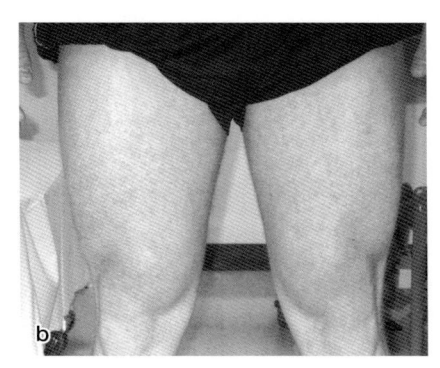

図5.12　内側広筋の肥大

影響する．これらの筋群の短縮・過緊張はヤンダの下位交差症候群における骨盤前傾や回旋位の原因となる（第4章参照）．通常，大腿前面近位部の大腿筋膜張筋の膨隆は男性では明確でなく，女性では丸い．しかし，大腿外側の溝として認められるような大腿筋膜張筋は，通常短縮しており，その共同筋すなわち中殿筋に対して優位である（図5.11）．短縮した大腿筋膜張筋は弱化した中殿筋や股関節外旋筋とともに膝蓋骨の上外側偏位を起こす(Janda 1987；Janda, Frank, and Liebenson 2007)．反対側の膝関節と比較し，短縮した大腿直筋は膝蓋骨の上方偏位の原因になる．

　内側広筋の肥大（図5.12）は，サッカー選手や自転車競技の選手のような膝関節の反復性の過伸展力が求められるスポーツの患者にみられる．反張膝には，内側広筋の肥厚が付随して起こる．大腿四頭筋内側の萎縮は，一般に膝関節の関節原性抑制（arthrogenic inhibition）にみられるように，筋全体の弱化を示す．

　膝関節からの固有感覚が変性または減少していると，膝蓋骨の上下方向の動きが認められることがある．これは大腿直筋の代償的な過活動によるもので，一般的に不良な固有感覚と神経筋制御の結果である．膝関節の病態はこのような固有受容の

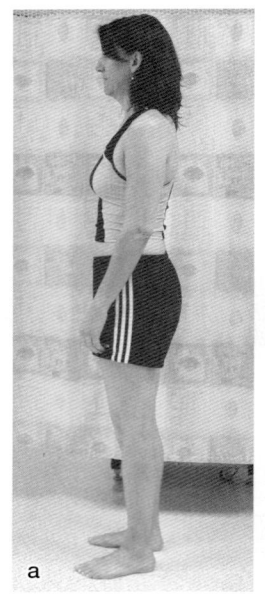

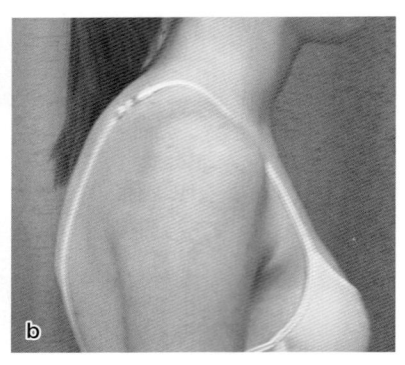

図 5.13　上腕の位置
　a. 頭部と肩の理想的なアライメント
　b. 前方偏位を伴った上腕の内旋

変化が原因であることが多い（Janda 1987；Janda, Frank, and Liebenson 2007）．

■　上腕の位置　■

　理想的な肩のアライメントでは肩峰の前面に上腕骨頭の1/3以上が出ることがなく（図5.13a），そして肘窩が前方を向き中間位，肘頭が後方に向いている．加えて上腕骨の近位端と遠位端は同じ垂直線上になければならない．標準からの偏位は，肩関節複合体における筋のインバランスを示す．最もよくある偏位は，上腕の内旋であり，肩関節内旋筋が優位であることを示す（図5.13b）．すなわち，

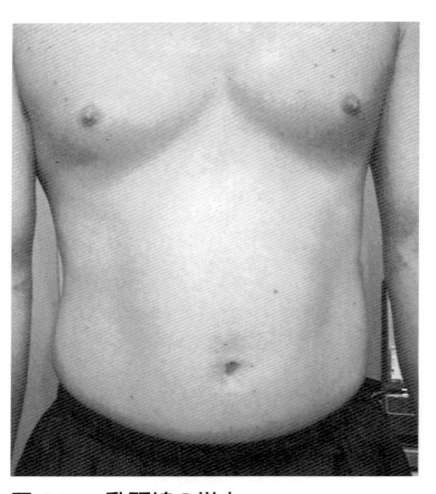

図 5.14　乳頭線の挙上

外旋筋よりも胸筋や広背筋が優位ということである．上腕の内旋はショイエルマン病（Scheuermann's disease）や微細脳機能障害における固定した胸椎後弯にもみられることがある（Janda 1978, 1994；Janda, Frank, and Liebenson 2007）．

■　胸筋群　■

　大胸筋・小胸筋の硬さは，上位交差症候群でよくみられるような，典型的な丸く前方突出した肩の位置を招く．鎖骨下の膨隆した筋腹や腋窩前面の丸く縁どられた

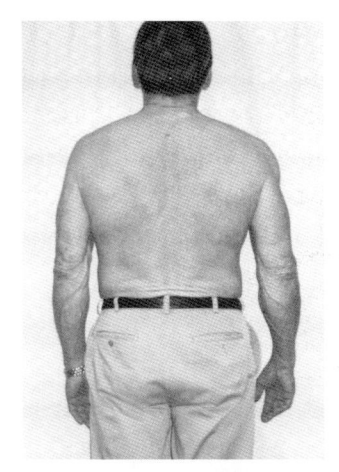

図 5.15　左の上腕骨内旋を伴った平坦な三角筋

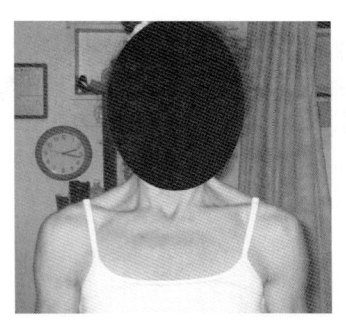

図 5.16　胸鎖乳突筋と斜角筋の過活動

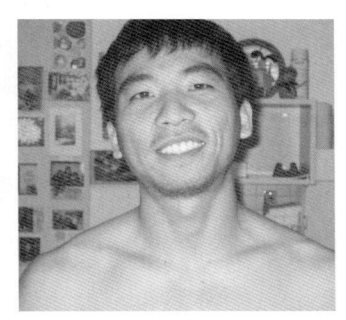

図 5.17　目の位置が平行でない．頭部の代償と顔面の側弯

肥厚は大胸筋の硬さを示す．乳頭線は男性でみてとれる．片側の乳頭の挙上は，同側の大胸筋の硬さを示す（図 5.14）．

■　三角筋　■

　理想的には，三角筋は丸みがあり左右対称である．平坦な三角筋は筋の弱化・萎縮を表し（図 5.15），C3〜C4 の機能障害と関連する可能性がある．また肩の機能障害の早期のサインともなる．

■　胸鎖乳突筋と斜角筋　■

　理想的な姿勢の患者においては，胸鎖乳突筋は末梢の付着部が胸骨部でわずかに認められるのみである．内側縁に沿った溝以外のところでのこの筋の隆起は，頭部深部屈筋群の弱化を伴う胸鎖乳突筋の過活動と硬さを示す（図 5.16）．胸鎖乳突筋と斜角筋は，横隔膜の弱化または胸郭の安定性の不全に対して呼吸補助筋として働くことから，これらの筋の過活動は呼吸パターンの障害の結果として生じることがある．それに対して，胸鎖乳突筋の前方にできる溝は斜角筋の弱化を示し，年配者によくみられる．

■　顔面と頭部のアライメント　■

　目の位置は，前額面での頭部の正しい位置のために最も重要な因子である（Zepa et al. 2003）．頭部の位置に関して目や顔面の他の部位の位置は，慢性筋骨格系疼痛に対する診断の重要な指標となる．一般的に目は耳，鼻，口と平行でなければならない．患者の中には，片側の目の解剖学的位置が対側より少し高くなっているケースがある（図 5.17）．子どもは発達段階において，目を水平線に対して平行にするために頭部の位置を定めることによって代償する．これは通常，わずかに片側に回旋させて代償することにより頭部の自然な位置を変化させる．

　ヤンダは目・鼻・口がそれぞれ平行でないような顔面の非対称性，顔面の側弯は，身体全体に影響する重要なアライメントの問題を示すと述べている（図 5.17）．彼

は4つのポイント，額の中央，鼻柱，口の中央，顎の中央が真っすぐ並んでいるかどうかを確認した．顔面に側弯がある場合，身体全体が非対称性である可能性を示す．これはさまざまな微細脳機能障害をみたヤンダの経験的な観察に基づくものでもあった．ヤンダは，慢性疼痛症候群において身体全体が非対称な人は，部分的に非対称な身体の患者と比べて予後不良であるとことに注目した．Zepaら（2003）は，顔面の非対称は体幹の非対称による影響ではなく，むしろ顔面の側弯が身体の非対称性の原因となると結論づけた．

側面からの観察

最後の姿勢観察は，側面からの観察である．この肢位では，治療者は最初に頭部と脊柱の全体的なアライメントを過度の脊柱前弯・後弯に注意しながら観察する．

顎と頸部の角度

喉のラインは，顎と喉の間の角度によって形成される．理想的な姿勢において，この角度は約90°である．このラインが真っすぐになり，90°以上の角度をなすと（図5.18），通常，舌骨上筋の緊張の増加を示す．これは顎関節（TMJ：temporomandibular joint）機能障害の基礎的原因となることがある（Janda 1994）．

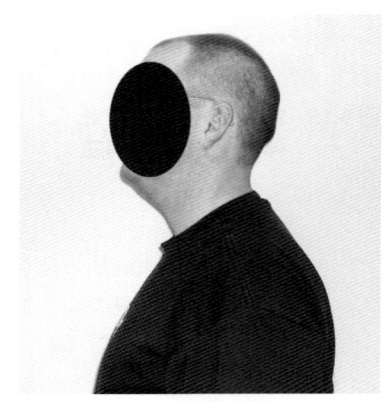

図5.18　顎と頸部の角度の増加

頭部の位置

頭部前方姿勢の肢位は，頸椎の上位・下位の側面における偏位の角度の増加と関連がある．そして，頸部深部屈筋群の弱化，胸鎖乳突筋・後頭下筋・斜角筋の硬さや優位性と関連している．これは，上位交差症候群の典型的な徴候である．肩を越えて前方に位置する頭部の不良な肢位は，後頭下，C3〜C4，T3〜T4の関節に過剰なストレスをかける．頸部深部屈筋群の耐久性低下は，健常者（Grimmers and Trott 1998）と頭痛経験者（Watson and Trott 1993）の双方において頭部前方姿勢と関連している．

バランスの評価

ヤンダは，人は両足で静的に立つことはめったにないと指摘した．歩行周期の大部分は片脚立ちの姿勢となり，骨盤の側方安定を必要とする．筋による骨盤側方支持は，中殿筋，小殿筋，大腿筋膜張筋によって行われる．第2章で述べたように，姿勢安定性の低下は頸部痛や背部痛などいくつかの慢性筋骨格系疼痛の症状と関連している．加えて，片脚立ちバランスは，慢性背部痛の患者群を痛みのない患者群から見分けることができ（Luoto et al. 1998），転倒リスクの判別に用いることがで

きるとしている（McGuire et al. 2000；Tropp, Ekstrand, and Gillquist 1984）．

これらの筋の簡易な臨床的テストは片脚立位で行う．患者には開眼したまま対側の股関節45°，膝関節90°まで屈曲してもらう（図5.19）．

片脚立ちテストは，質的・量的双方を分析できる．ヤンダはまた，バランス評価を次のように述べた．

● **静的バランス，質的評価**

まず治療者は，患者が片脚立ちになりそれを維持する時の動きの質，つまり片脚立ちに先だって起こる側方偏位の量や肩・骨盤の傾きに注意する．通常，片脚立ちに先だって起こる偏位は1インチ（2.5 cm）未満であり，患者は代償運動をすることなく約15秒間片脚立ちを維持できなければならない．過度の骨盤の偏位，一側の肢位で15秒維持の不能，対側の肩関節の挙上，骨盤の挙上は，機能障害の可能性を示す．骨盤の偏位がみられる場合，骨盤の側方安定性の弱化または抑制の疑いがある．これらの偏位とは，骨盤の側方偏位，対側の骨盤の下降〔トレンデレンブルグ徴候（Trendelenburg sign）〕，大腿骨の内旋を含む．弱化または抑制された中殿筋・小殿筋，そして股関節深部外旋筋群により二次的に大腿筋膜張筋と股関節内旋筋群が優位となる．治療者はまた，固有感覚低下を示すような膝関節・前脛骨筋・つま先の過活動をチェックする．

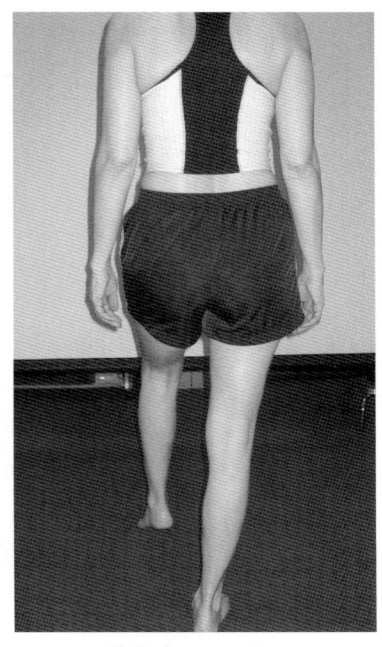

図5.19　片脚立ちテスト

● **静的バランス，定量的評価**

まず質的テストとして患者は開眼したまま片脚立ちし，対側の足を股関節45°，膝関節90°屈曲して持ち上げる．次に前方を真っすぐ注視し，閉眼してから，その後30秒間片脚立ちでバランスをとる．テストは片脚につき5回ずつ繰り返し，おのおののベストタイムを記録する．テストは患者が開眼したり，腕を伸ばしたり，体重のかかっていない足が支持する足の上に触ったり，支持側の足が動いたり，ホップしたり，足が床についたりしたら中止する．以下に記載するものは，年齢による片脚立ちの標準的データである（Bohannon et al. 1984）．

年　齢	閉　眼
20〜49歳	24〜49秒
50〜59歳	21秒
60〜69歳	10秒
70〜79歳	4秒

●動的バランステスト（ヤンダの動揺テスト）

ヤンダは静止立位の患者の仙骨部を，患者が予期しない時に軽く動かして偏位させることにより，より動的なバランス評価も行った．患者は動揺を予期していないので，構えることができない．このテストから，動的バランスのための感覚運動システムの調節において重要な情報が得られる．ヤンダは前方への偏位の深さや平衡を保つまでの時間，そして反応の全体的・主観的な質についてみることにより，患者が動揺に反応するために用いる動作に注目した．

歩行の評価

歩行力学は，さまざまな医学書で十分に議論されてきた（Perry 1992；Professional Staff Association of Rancho Los Amigos Medical Center 1989；Powers 2003；Inman 1966；Inman et al. 1981）．歩行パターンは，最も自動的な運動である．歩行のための基本的な反射は，脊髄レベルで調節される．しかし，より複雑な反射は，皮質下または皮質レベルで制御される．歩行パターンは高度に個別化され中枢神経系に深くきざみこまれている．そのため，それを改善するにはかなりの努力を必要とする．歩行は安定姿勢を維持しながら身体を前方へと進めるために用いられる一連の四肢の動きの反復を必要とする．歩行周期とは一脚に起こる現象の一コマとして考える．通常，踵の初期接地から始まり，次に脚は立脚中期から立脚後期，そして最後に遊脚期へと移る．歩行周期の60％は立脚期，40％が遊脚期である．

歩行各周期と関連する課題

歩行周期には3つの明確な相がある．体重負荷（weight acceptance），片脚支持（single-limb support），遊脚進行（limb advancement）である．

●体重負荷

遊脚期が終わったばかりの一側下肢に急な体重移動を必要とするため，この相は歩行周期の中で最も負担の大きな仕事である．体重負荷には，さらに下位の相が2つあり，① 初期接地は足部，主として踵が床に触れたポイント，② 荷重応答期（loading response）は初期接地から対側の足尖離地までにわたる時間のことである．体重負荷の3つの目的は，衝撃吸収，荷重の安定性，前進の準備である．

●片脚支持

この相では片脚で体重を支え，さらに固定された足を越えて身体が移動する間に身体全体を安定させなければならない．片脚支持には下位の相が2つあり，① 立脚中期（歩行周期の10〜30％）は対側の足尖離地から同側の踵離地までの片脚立ち，② 立脚後期（歩行周期の30〜50％）は踵離地から対側の初期接地までの片脚立ちである．

●遊脚進行

この相は，立脚期への準備とともに前進を完了させる時期である．遊脚進行

表5.2 歩行周期の相による重要な事象

体重負荷 (初期接地から荷重応答期)	片脚支持 (立脚中期から立脚後期)	遊脚進行	
		遊脚前期と遊脚初期	遊脚中期と遊脚後期
・踵接地 ・膝関節屈曲と足関節底屈 ・ヒールロッカー（heel rocker）	・足関節背屈 ・踵挙上 ・膝関節伸展 ・股関節過伸展（後脚肢位） ・十分な骨盤固定 ・アンクルロッカー（ankle rocker） ・フォアフットロッカー（forefoot rocker）	・足関節背屈 ・十分な膝関節屈曲 （40〜60°） ・十分な膝関節屈曲	・足関節背屈 ・膝関節伸展 ・十分な股関節屈曲 （20〜30°） ・十分な膝関節屈曲 （15〜25°）

には主な下位の相が4つあり，遊脚前期，遊脚初期，遊脚中期，遊脚後期である．表5.2に歩行周期の重要な事象を要約してある．

マッスルインバランスにおける異常歩行

適切なバランス，タイミング，筋の活性化は，スムーズで効率的な歩行パターンに必須である．運動連鎖のいかなる部分においても，インバランスや筋の協調性・活性化の障害は，異常パターンや効率の悪いエネルギー消費という結果をもたらす．熟練した歩行分析は，痛みの問題を引き起こす，または慢性化させる，運動連鎖における重要な部分の過負荷の可能性について治療者に重要な情報を与える．

米国でポリオ（polio）が流行していたころ，いくつかの特有な歩行パターンが確認された．これらのパターンは特有な筋の弱化と一致した．

筋の弱化	歩行パターン
中殿筋	トレンデレンブルグ徴候
大殿筋	動揺（lurch）
大腿四頭筋	膝関節過伸展
前脛骨筋	鶏歩（foot slap）

意外なことに，これらの筋群はヤンダが弱化しやすい筋群として分類したものである．下位交差症候群の患者においてこれらのタイプの病的歩行が，症状は軽いながらも認められることは珍しくない．

ヤンダは3つの特有な歩行タイプについて述べている．それぞれのパターンは身体を前進させるのに用いられるメカニズムに関連している．

●近位歩行パターン（proximal gait pattern）
　過度に股関節・膝関節を屈曲しながら前進してから，股関節伸展により正中線を越える．股関節のより大きな過負荷は，この歩行タイプが原因となる．重心は比較的変化が少なく足関節へのストレスは小さい．

●遠位歩行パターン（distal gait pattern）
　最小限の股関節，膝関節の動きで主に過剰な足関節底屈にて前進する．膝関

節は伸展位のままである．この歩行パターンは弾む感じで，重心は各ステップで上昇し，身体は前方に落ちる．足関節と足部の過負荷は，この歩行タイプが原因となる．

- ●混合歩行パターン（combined gait pattern）

 ヤンダは，一部の患者における近位歩行パターンと遠位歩行パターンの組み合わせに気づいた．これらの患者は，最小限の股関節屈曲（近位歩行パターンにみられるパターン）に加えて，股関節内旋，膝関節屈曲，足部外反の傾向がある．下肢の動きはチャールストンダンスパターン（Charleston dance pattern）に似ている．

歩行の評価と観察

歩行評価は，感覚運動システムの動的機能の全体像をもたらす．治療者は前後両側から身体全体を観察するために，患者には1回につき通常20フィート（6.1 m）またはそれ以上を何回か歩くよう指示する．矢状面・前額面・横断面の骨盤と体幹に特に注目する．

矢状面

適切な体幹の安定性を伴う理想的な歩行パターンでは，骨盤と肩は矢状面において前方に動く．しかし，体幹の安定性が不十分になると，両肩は骨盤のあとに遅れて動き，それが胸腰椎や頸部の関節への過負荷の原因になる．

歩行の立脚後期においては，見かけ上の明らかな股関節過伸展か後脚肢位を認めなければならない．しかし，マッスルインバランスや関節の硬さにより股関節伸展が不十分であれば，動きの軸が股関節から腰椎の分節に移動する可能性がある．その結果，腰椎伸展が増加し，一歩ごとにこの分節に過負荷がかかる．もし患者に骨盤前傾がみられれば，腰椎の分節における過負荷が増加する．

治療者は上肢の動きについても観察すべきである．患者は対側の股関節の動きと連動して上肢を交互に屈曲するはずである（例えば，左の遊脚期は左上肢の屈曲と一致）．もし上肢の運動が認められない場合，体幹は回旋して代償し，脊柱構造において余分なストレスをかける．

前額面と横断面

前額面と横断面での片脚立位における適切な骨盤側方支持は，効率のよいエネルギー消費のために必要である．骨盤と体幹の側方安定性が適切だと重心は比較的に動かない．骨盤の側方を支持する重要な筋は，殿筋群と腹筋群である．殿筋群の機能，特に中殿筋は内転モーメントに対抗し，歩行周期の立脚初期で大腿の内旋を制御するために必要である．歩行での過度な股関節内転は，中殿筋弱化の結果である（Reischl et al. 1999）．骨盤と体幹の側方安定性と制御が不十分であると，立脚側下肢の方向へ骨盤が過度に動き，対側骨盤の下降か骨盤の過度な回旋が起こる．要するに，もし骨盤の動きが肉眼で認められたら，それはたいてい過剰である．

大殿筋が単に抑制されているのか本当に弱化しているのかをみつけるために，ヤンダは後ろ歩きについても評価した．もし大殿筋が弱化していたら，股関節伸展が

欠如し，腰椎前弯や骨盤前傾の増強によって代償する．大殿筋が抑制されているだけなら，後ろ歩きは正常である．

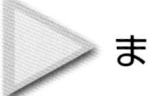

まとめ

　感覚運動システムは，神経系・筋骨格系と機能的に相互依存である．中枢神経系と骨関節系の両方から影響されるため，筋システムは機能的交差点に位置する．これらのシステムのどの部分の機能障害でも，システム内の他の場所における機能の変化，つまりマッスルバランス，緊張，収縮，協調性，活性化の変化という形で反応する．姿勢・バランス・歩行の綿密な分析は，感覚運動システムの状態と患者の症状との関連性を明らかにするために必須である．

第6章 運動パターンの評価

　従来の徒手筋力テスト（MMT：manual muscle testing）は，検査を行う筋の動きの特性に対して抵抗を与えることにより行われてきた．つまり，筋力は起始と停止の構造的な方向に沿って検査されている．しかし，機能的な運動は一つひとつの筋が独立して働くのではなく，主動作筋，共同筋，または安定筋として各筋が活動し協調することにより生み出される．さらに，機能的な筋力には最大筋力が必要なわけではなく，むしろ筋の始動やそのタイミングのほうが重要である．したがって，MMTは機能的な運動において，すべての筋の活動に対して十分で信頼できる評価とはならない．

　MMTは重要な評価手段ではあるが，筋力の強弱という定量化の情報をもたらすにすぎない．MMTで強いと評価された筋でも，実際の協調運動パターンの遂行時には抑制されているかもしれない．一方，MMTで弱化と評価された筋は単に抑制されているだけかもしれない．ヤンダはこれを偽麻痺（pseudoparesis）と説明している（Janda 1989）．彼は偽麻痺の3つの特徴をあげている．それは，低緊張である場合とMMTで5ではなく4と判断される場合，EMGにて始動の遅れか欠如がある場合である．

　ヤンダは機能的病態を評価する場合，痛みは非常に主観的なものであるため，運動パターン分析のほうが痛みを検討するうえでより信頼性があるとしている．運動パターンは，治療者による接触や促通が運動パターンに影響を与えないように，姿勢評価の直後に検査する．運動パターンの観察をする時，治療者は運動の強さに焦点をあてるだけでなく，運動の順序や運動に参加するすべての共同筋の活動に焦点をあてることがより重要である．このような視点から，運動の開始は運動の終期や完了よりも重要となる．運動パターンの質と制御の特徴は，脊柱や他の関節構造体に持続的で有害なストレスを与え影響を及ぼしている可能性があるため，その解釈は必須である．運動と始動のパターンには運動制御の多様性による個人差があるとはいえ，典型的パターンと異常パターンが観察できる．本章ではヤンダの6つの基本的運動パターンとそのテストについて焦点をあてる．これらのテストは，治療者に患者の行った動きの傾向について価値ある情報を与えてくれるものである．ヤンダの基本的運動パターンテストを補完する追加の運動テストや選択的MMTについても検討する．

ヤンダの基本的運動パターン

　ヤンダは，個々の患者の運動の質や制御について総合的情報を与える6つの運動パターンをみいだした．これらの運動は，股関節伸展，股関節外転，体幹起き上がり（curl-up），頸部屈曲，腕立て伏せ（push-up），そして肩関節外転の運動パターンテストをもとにしたものである．ヤンダはこれらの運動を評価する場合に従うべき重要なガイドラインを示している．

- 治療者が患者の身体のすべての部分を確認できるよう，患者は着衣を最小限とする．
- 患者の通常の運動パターンを観察するために，治療者は最少の口答指示にする．
- 治療者は促通するような触れ方を患者にしない．
- 患者はそれぞれの運動をゆっくりと3回行う．

　それぞれのテストには，正常なパターンとして典型的で機能的な運動反応があり，この機能的な運動反応から逸脱した異常な運動パターンが臨床的な指標として認められる．そのうえ，ヤンダはこれらの運動の始動順序についても臨床徴候として重要であると考えており，それらの運動テスト中に観察された代償的なパターンは診断にとってより価値があるということについても注目している．運動の開始は運動制御において最も重要である（Janda 1984；Janda, Frank, and Liebenson 2007）．治療者は左右両側を比較して観察する．それらのテスト中の筋または肢の震えは陽性所見と考察され，弱化や疲労を示唆する．患者の中には同時に6つの検査をすべてする必要がない場合があり，治療者は姿勢分析や病歴からどのテストが適応であるかを判断すべきである．表6.1に運動テストのための重要な指標を示す．

股関節伸展運動パターンテスト

　健常歩行周期の立脚後期において，股関節は後脚肢位（trailing limb posture）へと10°伸展し，見かけ上は過伸展となる．骨盤の5°の後傾も，この見かけ上の10°の過伸展に貢献している．この後脚肢位の機能的な意義は，安定した下肢により身体を前進させることを可能にすることである（Perry 1992；Professional Staff Association of Rancho Los Amigos Medical Center 1989）．硬いまたは短い股関節屈筋は，股関節可動域を減少させ，必要な前方推進力を得るために回旋軸を股関節から中枢側すなわち腰椎に移動させることを強いる可能性がある．

　股関節伸展の運動テストは，患者がよく使う運動のパターンを判断するための臨床的な分析であり，ハムストリングス，大殿筋，脊柱起立筋，そして肩関節周囲筋の始動順序と筋活動の程度を観察する．このテストを行う際，患者は両上肢を体側に置き，足部はベッドから垂らし，下肢の回旋中間位での腹臥位とする（図6.1a）．患者の頭は可能なかぎり中間位とする．患者に，天井のほうに向かってゆっくりと下肢を挙上するよう指示する．正常なパターンでは，大殿筋は反対側の脊柱起立筋

表6.1 ヤンダの運動テストの重要な指標

運動テスト	重要な指標
股関節伸展	・大殿筋の筋収縮の減少 ・ハムストリングスの筋収縮の増加 ・脊柱に水平な溝またはしわが認められる ・骨盤の前傾 ・傍脊柱筋の筋量非対称性の増加 ・立脚後期の後脚肢位（trailing limb posture）の減少
股関節外転	・骨盤の側方偏位か回旋 ・非対称な腸骨稜の高さ ・内転筋群のへこみ（adductor notch）が認められる ・内転または内反位 ・大腿外側および腸脛靱帯の溝の増加 ・片脚立ちテストの陽性所見 ・歩行中の荷重反応でトレンデレンブルグ徴候または骨盤傾斜の増加
体幹起き上がり	・腹部の緊張減少 ・腹壁側方に溝が認められる ・呼吸機能低下 ・偽性ヘルニア
頸部屈曲	・胸鎖乳突筋の筋腹から停止部にかけての膨隆 ・頭部前方姿勢 ・顎と頸部の角度が90°以上 ・呼吸障害
腕立て伏せ	・肩前方突出を伴った頭部前方姿勢 ・肩関節内旋の増加 ・乳頭が外側・上方に向く（男性） ・肩甲骨の翼状と傾斜
肩関節外転	・肩前方突出を伴った頭部前方姿勢 ・ゴシックショルダー（gothic shoulder） ・肩甲挙筋のくぼみ（levator notch） ・翼状肩甲，肩甲骨傾斜

と同様に運動早期から活動する．ヤンダは，腹臥位での股関節伸展時の正常なパターンではハムストリングスに続き大殿筋，次に反対側の脊柱起立筋，そして同側の脊柱起立筋が働くとしている．

異常な運動パターンの最も一般的な徴候は，ハムストリングスと脊柱起立筋の過活動と大殿筋の収縮の遅延もしくは欠如である．最も悪いパターンは，活動が遅延または欠如した大殿筋に代わって胸腰部伸筋群や肩の筋群までも活動を起こすことである．臨床的にこのパターンでは，下肢伸展中に腰椎の過剰な前弯を伴った骨盤の前傾が観察される（図6.1b）．腰椎への機械的・圧縮的負荷が結果として起こる．このテスト中に膝関節の伸展を維持できず屈曲してしまう場合，大殿筋よりハムストリングスが優位にある可能性を示す（図6.1c）．このテストが陽性である場合，姿勢分析において大殿筋の萎縮とともに，ハムストリングスと胸腰部伸筋群の肥大が認められることが多い．

この異常な運動パターンは上肢帯（upper quarter）に影響することもあり，頸部

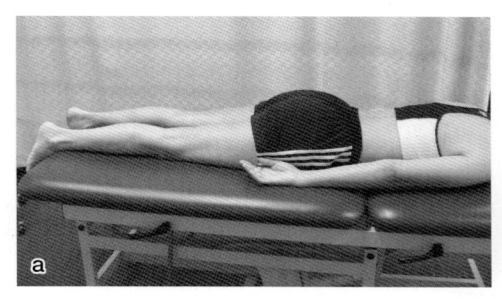

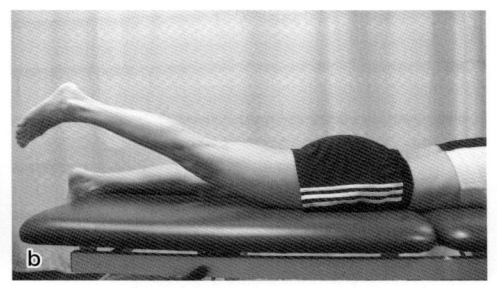

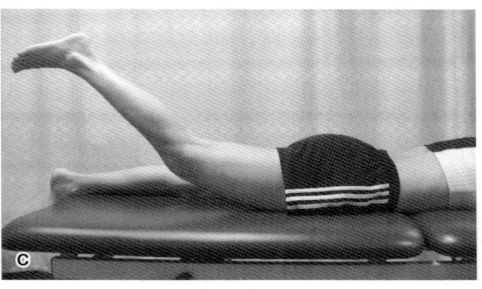

図6.1 腹臥位股関節伸展テスト
 a. 開始肢位
 b. 股関節伸展時の腰椎伸展と骨盤前傾
 c. 股関節伸展時の膝関節屈曲

 の痛みの潜在的な原因となりうる．治療者は股関節伸展中に，反対側の上腕に至る広背筋停止部の活動も観察すべきである．この部位の活動は，脊柱の安定性の低下を，胸腰筋膜を介して広背筋のリバースアクション（reverse action）により代償していることを示している．股関節伸展テスト中の上部僧帽筋の活動増加は予後不良の徴候である．

 健常者を対象とした研究（Bullock-Saxton, Janda, and Bullock 1994；Vogt and Banzer 1997；Pierce and Lee 1990；Hungerford, Gilleard, and Hodges 2003）によると，股関節伸展のために使われる筋の活性化パターンと主動作筋にはさまざまなバリエーションがある．PierceとLee（1990）は，健常者に異なるパターンが存在することを発見した．しかし，彼らは股関節伸展テストを，ヤンダが行った股関節中間位ではなく30°屈曲位で行った．それでもやはり，大殿筋の活動遅延や弱い筋活動が代償的に腰椎に過剰なストレスを引き起こし，胸腰部脊柱起立筋群の過活動を同時に伴うという点でほぼ一致している．LewisとSahrmann（2005）は，股関節の前方に痛みをもつ患者は大殿筋の始動が遅れることを示した．他の研究では（Hungerford, Gilleard, and Hodges 2003；Vogt and Banzer 1997；Hodges and Richardson 1996, 1998；McGill 2002；Radebold et al. 2001；Lee 1980）四肢の運動中に骨盤をコントロールして体幹を安定化させるために，股関節伸展の運動開始前期におけるフィードフォワードメカニズム（feed-forward mechanism；すなわち，腹筋群と腰部脊柱起立筋群の運動に先だって起こる安定化のための役割）が重要であると示している．

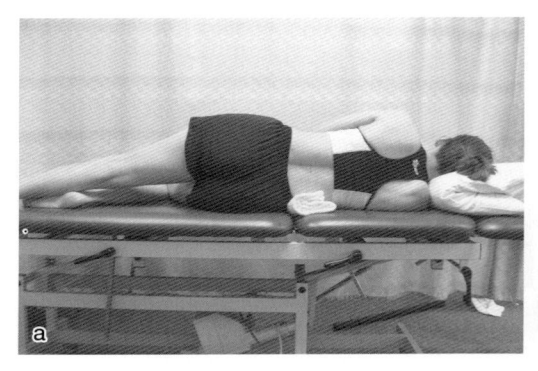

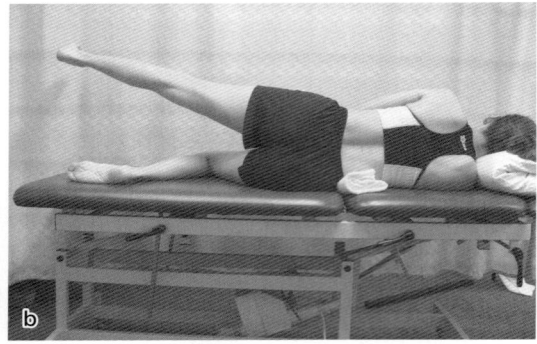

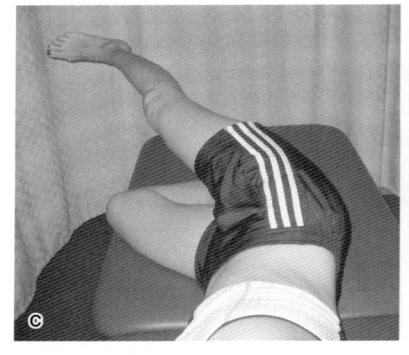

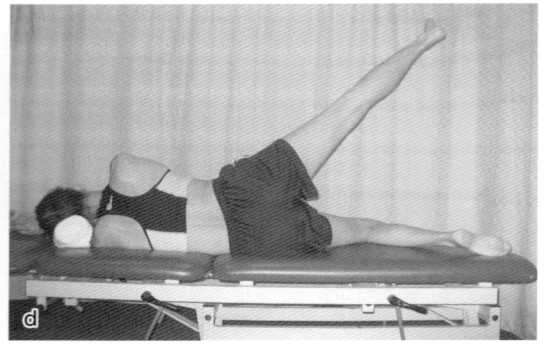

図 6.2　股関節外転テスト
　　a. 開始
　　b. 終了
　　c. 張力機構
　　d. 骨盤挙上（hip hike）

股関節外転運動パターンテスト

　歩行周期の荷重応答期には，大殿筋の下部線維，ハムストリングス，大内転筋が股関節の屈曲トルクに抗するように遠心性に働く．したがって，股関節は最小限の体幹屈曲のみで安定化される．それに加えて，大腿筋膜張筋，中殿筋後部，小殿筋，そして大殿筋の上部線維が前額面での骨盤安定化のために遠心性に収縮する．その結果，歩行周期の立脚中期に股関節外転筋群が強い内反トルク（内転筋）に抗して骨盤を安定させ，骨盤の側方偏位または股関節の下制を防ぐ．

　股関節外転テストは，外側の筋による骨盤の安定機構の質について直接的な情報と，歩行時の前額面での骨盤の安定について間接的な情報を与える．このテストは下側の下肢を屈曲位にした側臥位で行う．上側の下肢は，体幹に沿った中間位とする（図 6.2a）．股関節外転の主動作筋は中殿筋，小殿筋，大腿筋膜張筋であり，腰方形筋や腹筋群は下肢の運動中に体幹を安定させる．患者に下肢を天井のほうへ挙上するよう指示する（図 6.2b）．股関節外転の正常パターンでは，股関節の屈曲も内旋・外旋もなく体幹の安定を伴って約 20°外転する．言い換えれば骨盤の挙上も体幹の回旋もなく外転する．

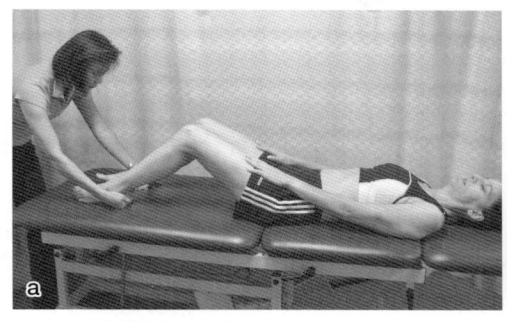

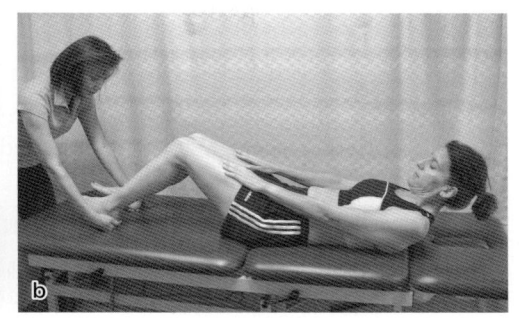

図 6.3　体幹起き上がりテスト
   a. 開始
   b. 終了

    典型的な異常パターンの最初の徴候は，硬い大腿筋膜張筋により股関節外転の張力機構が助長されることである．体幹面での股関節外転の代わりに，股関節屈筋と外転筋の双方の作用をもつ大腿筋膜張筋が過度に働き，股関節が屈曲する（図6.2c）．
    最も悪い運動パターンは，股関節が 20°外転する前に腰方形筋の収縮によって股関節外転が開始されることで，結果的に骨盤の側方傾斜と挙上が起こる（図 6.2d）．このケースでは腰方形筋の役割が骨盤安定筋から主動作筋へと変化する．股関節外転で観察される変化は，歩行時の股関節や腰仙部の分節に過剰なストレスを起こす原因になりうる．股関節外転テストでの陽性所見は，姿勢分析での同側の腸脛靱帯短縮や殿筋群の萎縮，片脚立ちテストの異常に関連している．

体幹起き上がり運動パターンテスト

    体幹起き上がり運動中，腹部の筋群は収縮し，筋の長さが短くなるため脊柱は屈曲する．つまり，上部体幹は屈曲し，腰部は平らになり，骨盤は後傾する．起き上がり運動は，治療台から肩甲骨が離れた時に完了するが，この際に踵は治療台に接地していなければならない．起き上がり姿勢が完了した後，脊柱は屈曲を開始して，座位姿勢になるために股関節屈筋群が優位となる（kendall, McCreary, and Provance 1993）．
    体幹起き上がりテストは，腸腰筋と腹筋群との相互作用を評価するテストである．患者は背臥位で，治療者は患者独自の起き上がり方を分析する．適切な腹部の収縮があれば上部体幹の屈曲または後弯が観察される．しかし，運動が主に股関節屈筋群で遂行されれば上部体幹の弯曲は少なくなり，それによる骨盤の前傾がみられる．
    体幹起き上がりテストは，患者の踵の下に手を置き，踵にかかる圧迫を早く感知することができるようにして行うこともできる（図 6.3）．もし，起き上がりが完了する前に圧迫の減少を感知したら，このテストは陽性で，腹部の筋群より股関節屈筋群が優位であることを示す（Jull and Janda 1987；Janda, Frank, and Liebenson 2007）．このテストでは，ハムストリングスを等尺性に収縮させながら起き上がりを

すれば「Janda crunch」または「Janda sit-up」であると過去に誤った解釈をされ，それが混乱の原因になってきた．ヤンダは膝関節屈曲への抵抗を与えるというより，むしろ患者の踵の下に手を入れて，踵の挙上を感知するためと述べた．したがって，誤った解釈のような「Janda crunch」または「Janda sit-up」といった運動方法はない．

Kendallは，上部腹筋群と下部腹筋群はそれぞれ付着部と走行が違うことから，区別して2つの別々のテストを用いることを主張した．起き上がりに主に関与する筋は内腹斜筋，腹直筋で，上部腹筋群と称する．下部腹筋群は外腹斜筋と下部腹直筋で構成されていて，それらの筋群は両下肢下制テストで評価される（Kendall, McCreary, and Provance 1993）．

LehmanとMcGill（2001）は，腹部の筋膜は腹直筋を含み，腹壁の三層の腱膜は外側でつながっているため上部と下部の腹筋群には機能的に意味のある差はないと主張した．局所の違いは存在しながらも，腹筋群のすべての構成要素は共に，また単独でも働き，結果的に脊柱は安定する．彼らは，腹筋群の各機能的区分に試みるそれぞれの運動テストが必要であると述べている（McGill 2002）．

頸部屈曲運動パターンテスト

主要な頭頸部の深部屈筋群は頭長筋，頸長筋，前頭直筋である．頸椎と頭部の屈曲は，胸鎖乳突筋と前斜角筋も補助する（Kendall, McCreary, and Provance 1993）．正常な運動パターンでは，テスト中は，必然的に頭頸部の屈曲が伴う．頸部屈曲テストは頸部深部屈筋群と共同筋，すなわち胸鎖乳突筋と前斜角筋の相互作用を評価する（図6.4a）．表面筋電図（surface EMG）によって記録された胸鎖乳突筋（Jull 2000）と直接記録された頸部深部屈筋群の活動は（Falla, Rainoldi, Merletti, and Jull 2003；Falla, Jull, Dall'Alba, Rainoldi, and Merletti 2003），特発性の頸部痛をもつ患者とムチ打ち症後の頸部痛をもつ患者において共同運動の障害があることを証明した．分節の制御と支持のために必要とされる頸部深部屈筋群の強さと耐久力の機能障害は，浅層の胸鎖乳突筋と前斜角筋の活動の増加によって代償される（Janda 1994；Jull 2000；Jull, Kristjansson, and Dall'Alba 2004）．この所見は，再発を繰り返す頭痛を経験している患者にとっては特にあてはまる（Falla et al. 2003a, 2003b；

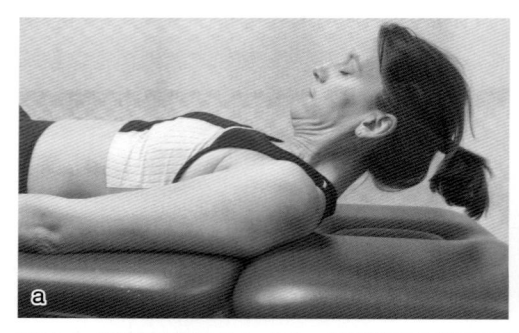

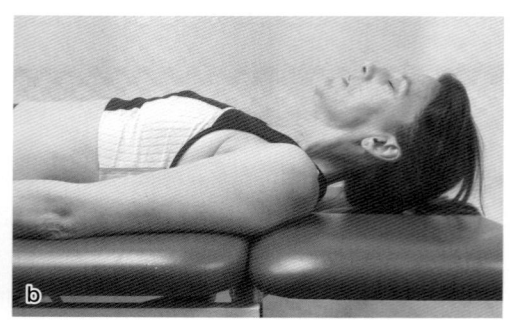

図6.4　頸部屈曲テスト（a）．下顎先端が前方に突き出ると，テストは陽性となる（b）．

Falla, Jull, and Hodges 2004；Falla, Jull, and Hodges 2006；Jull, Barett, Magee, and Ho 1999；Cibulka 2006).

　このテストでは運動の開始時に下顎先端または下顎突起が前方に出ることで陽性となる（図6.4b）．下顎先端または下顎突起が突き出ることは，胸鎖乳突筋と前斜角筋が弱化した頸部深部屈筋群より優位となっていることを示唆する．頭部前方姿勢は，頸部深部屈筋群の弱化または抑制を示している．安静時に患者の胸鎖乳突筋中部の肥大がみられる場合も，これら屈筋群の弱化の可能性がある．

　もしこのパターンがあいまいなら，治療者は第1指か第2指を患者の前頭部に置き，運動に対してわずかな抵抗をかける．これは頸椎分節の前方への移動をみるためであり，これにより治療者は頸部深部屈筋群による安定化が不十分であることが確認できる．

腕立て伏せ運動パターンテスト

　腕立て伏せテストでは，動的な場面での肩甲骨の安定性を評価する．このテストの望ましいパターンは，体幹が上昇する際，肩甲骨は外転・上方回旋し，肩甲骨挙上は伴わない．前鋸筋と僧帽筋のフォースカップル（force couple）は肩甲骨に安定性を与える共同筋群とともに，正常な肩甲骨の運動に必須である（Cools et al. 2003).　前鋸筋の弱化は，患者が翼状肩甲を示す時，または過度の肩甲骨内転があった時，さらには肩甲骨外転方向に完全な関節可動域運動が行えない時に明らかになる．上部僧帽筋と肩甲挙筋が優位な場合，過度な肩関節の挙上があるか，肩関節をすくめるように動く．最も上昇した肢位から身体を下制する際，筋群に遠心性の負荷がかかるので，過度の肩甲骨の回旋，挙上，傾き，翼状，内転，もしくは外転などがより容易に観察できる．機能障害のある肩甲骨の動きのタイプは，腕立て伏せ運動パターンに関与する連鎖共同筋群の優劣に左右される．

　腕立て伏せテストは，腕立て伏せ運動を行う準備として，患者が膝関節を伸展した腹臥位になり開始する（図6.5a, b）．治療者は，肩甲骨と体幹の動きの質を観察し，理想的な腕立て伏せの動きから逸脱している運動パターンをみつける（図6.5c, d）．このテストは，直立姿勢を維持するために上肢筋群と体幹筋群に十分な強さと耐久力が要求されるので，たいへん難易度の高いテストである．患者が膝関節伸展位にてテストを行えない場合，膝関節を屈曲してテストを実施してもよい（図6.5e）．姿勢分析にて翼状肩甲，ゴシックショルダー，肩甲挙筋のくぼみ，そして胸筋群の肥大などが観察された場合，ヤンダが述べた上位交差症候群に関連するマッスルインバランスを確認するために，治療者は腕立て伏せテストを評価に含むべきである．

肩関節外転運動パターンテスト

　肩関節外転テストは肩甲帯の筋群，すなわち三角筋，回旋筋腱板，上部僧帽筋，そして肩甲挙筋の協調性を評価するものである．肩関節外転運動は前額面で肩甲骨の外転・上方回旋と挙上の共同運動として構成される．

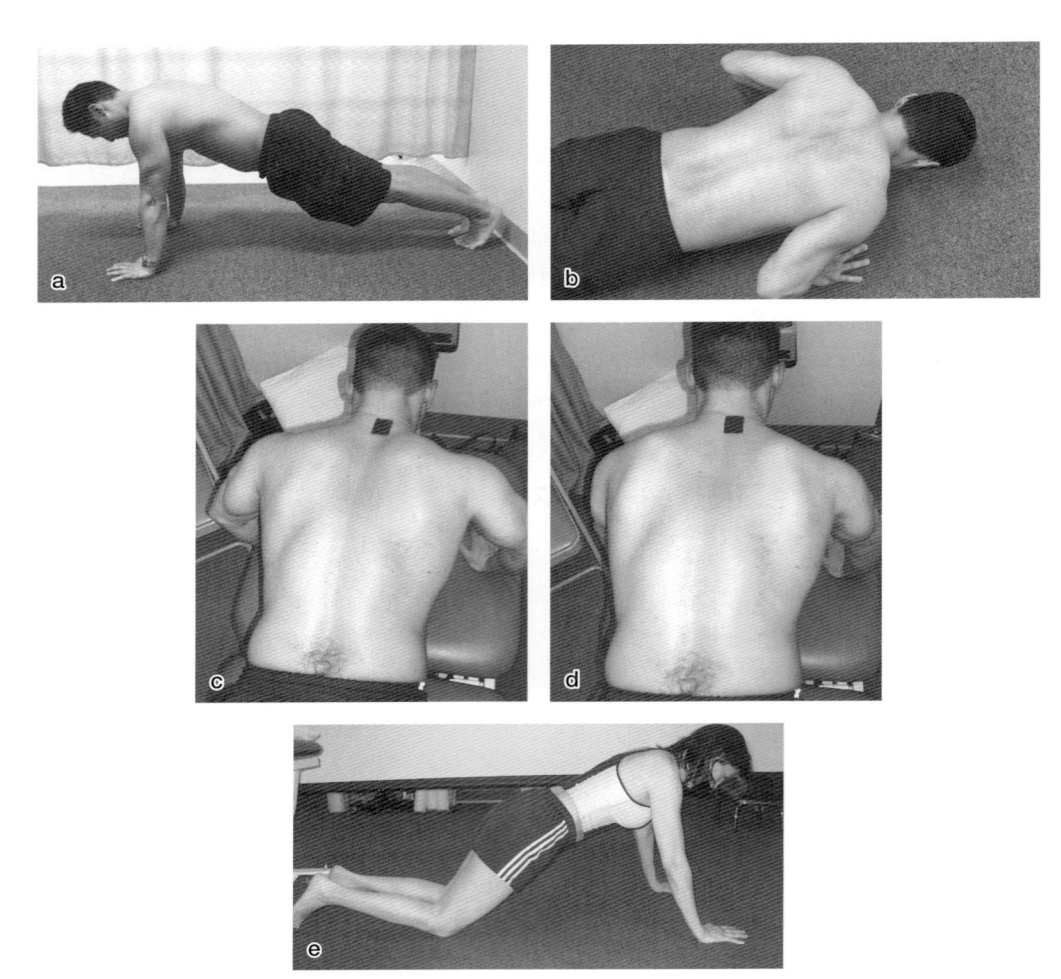

PART II　マッスルインバランスの機能評価

図 6.5　腕立て伏せテスト
　　a. 開始肢位，b. 終了肢位，c. 偏位，d. 偏位，e. 膝をつきながら実施

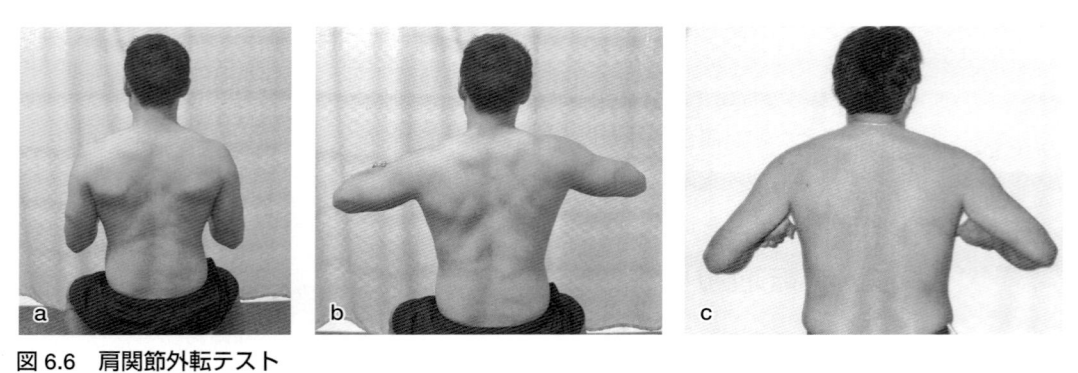

図 6.6　肩関節外転テスト
　　a. 開始肢位，b. 異常な運動パターン，c. 肩関節外転 60°前の右肩関節の過剰な挙上，肩甲挙筋の優位を示す右頸椎の回旋に注意

肩関節外転テストでは，患者は座位とし，過度な回旋を制御するため上肢は体側，肘関節は屈曲位とする（図 6.6a）．肩関節外転は肩甲上腕関節の外転，肩甲骨の上方回旋，肩甲骨の挙上の3つの大きな運動から構成される．反対側の上部僧帽筋の活動は固定のため正常である．この運動パターンの重要な点は，肩甲骨が連動して動く肩関節60°外転位である．肩関節60°外転前の明らかな肩甲帯の挙上は，肩関節外転に関わる筋群間のフォースカップルに機能障害や協調運動障害がある場合に起こる（図 6.6b, c）．反復または持続した肩甲帯と上腕の動きは，脊柱の構造に過負荷を与える可能性がある．

肩関節外転中の過度な肩甲骨挙上の原因として考えられるのは，上部僧帽筋と肩甲挙筋の過剰な活動である．凍結肩症候群（frozen shoulder syndrome）の患者にみられるような肩甲骨挙上による肩関節外転の開始は病的と考えられる．最も悪いパターンは，肩関節外転開始時に反対側へ体幹が側屈することである．この運動パターンは回旋筋腱板または三角筋の重度な弱化，そして反対側の腰方形筋の短縮または過活動を示している．上部僧帽筋の筋肥大，および三角筋と回旋筋腱板後方の萎縮は，陽性所見に関連する．加えて，一般に姿勢分析中に観察されたゴシックショルダーや肩甲挙筋のくぼみにも関連する．

ヤンダのテストを補足する追加の運動テスト

ヤンダの基本的な運動テストを補足する臨床的な運動テストは，ほかにもいくつかある．これらは，頸部深部屈筋群，腹横筋，腹壁，呼吸筋に対する補助的なテストである．

頭頸部屈曲テスト

頭頸部屈曲（CCF：craniocervical flexion）テストは頸部深部屈筋群の強さと耐久力を評価するテストである（Jull 2000）．患者は腰部をリラックスさせるために，膝関節を屈曲し足を平らについた背臥位（hook-lying position）をとる．頭部は中間位で伸展させず，下顎先端も前方突出させてはいけない．もし，患者が頭部を中間位に保てないのであれば，頸椎を楽にするために小さなタオルを支えとして後頭下に入れる（図 6.7）．加圧式のバイオフィードバック用圧力カフを頸椎の下に支持するように置く．加圧式クッションで頭部中間位を越えるほど頸椎を前方に押さないようにする．理想的な肢位をとれた後，クッションを20 mmHgまで膨らませる．患者が20 mmHgにセットした表示盤をみることができるように，圧力カフの表示盤を患者のほうに向ける．次にカフ圧が22 mmHgになることを目指し静かにうなずくように，通常の呼吸のまま10秒間表示盤を安定させるように指示する．うまくできれば，次は20 mmHgまでリラックスし，安静にした後，下顎先端をうなずかせる運動で24 mmHgを目指し，そして10秒間固定するよう指示する．この手順は26 mmHg，28 mmHg，そして30 mmHgと繰り返す．どの回も患者は10秒間，目指す圧力を維持する．理想的なパフォーマンスは，28 mmHgまたは30 mmHgで患

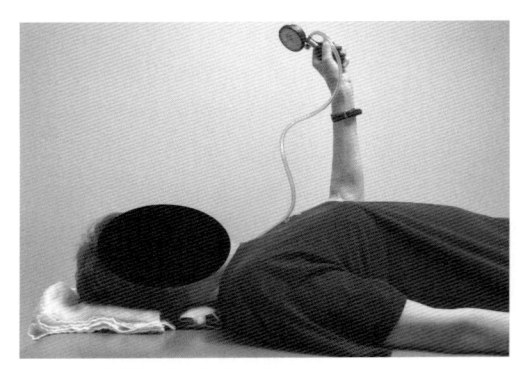

図 6.7　頭頸部屈曲テスト

者が圧力を10秒間固定することである．目標の圧力に達しない場合や10秒間固定できなかった場合は異常となる．その他の異常の指針は浅層の胸鎖乳突筋の過剰な活動である．特発性頸部痛（insidious-onset cervical pain）患者とムチ打ち症患者の双方が，対照群と比較して，それぞれのテストの段階において痛みの急性期・慢性期に関係なく胸鎖乳突筋のEMGの有意な増加を示した（Jull, Kristjansson, and Dall'Alba 2004）．

Falla, Jull と Hodges（2004）は，このテストの不良な徴候と頸部深部屈筋群の機能障害との関連を示した．頭頸部屈曲テストは，浅層の筋群の活動が頸部深部屈筋群の機能障害を代償しているような場合に，従来の頸部屈曲テストに比べ，頸部深部屈筋群の評価と再教育のためにたいへん有効な方法である（O'Leary et al. 2007）．

腹横筋テスト

急性・慢性ともに腰痛の症例では，腹横筋や多裂筋の活動が遅延または欠如することが明らかにされている（Richardson, Jull, Hodges, and Hides 1999；Hodges and Richardson 1996, 1998）．オーストラリアのクイーンズランド州のグループは腹壁を引っ込めるまたはへこませることが腹横筋を活性化させるとし，この筋の運動再教育を目的とした評価や治療方法を開発してきた．腹横筋の単独の活性化は，腰痛の既往のない人でも熟練と練習を必要とする．治療者は腹壁を平らにする場合の浅層の腹筋群の収縮を注意深く観察せねばならない．

腹横筋テストはどんな肢位でも行うことができるが，患者に腹部の動きを意識させるためには，腹臥位で行うことが有効となる場合が多い（図6.8a）．治療者は腹横筋の自動的収縮を，上前腸骨棘の中ほどで触診にて観察する．患者には，脊柱や骨盤を動かさず下腹部と臍を内部へ脊柱に向かってゆっくりと引っ込めるように指示する．患者が何度か練習をしてからテストを行う．

テストは圧力カフを用いて臍の線が圧力カフの中央，圧力カフの端が上前腸骨棘の位置にくるように腹部の下に置く（図6.8b）．圧力カフを70 mmHgに加圧し，患者に練習の時に行ったように下腹部をゆっくりと引っ込めるよう指示する．理想は，患者が腹横筋を収縮させることで圧力を4～6 mmHg減らし，この減圧を10秒間維持できることである．このテストは10回繰り返す．不適当な腹横筋の収縮では圧力の減少が4 mmHg以下という結果になる．それに対して浅層の腹筋群が過度に収縮する場合は圧力の減少が10 mmHg以上という結果を生じる．治療者は胸腰部の過緊張，腰部伸展，骨盤の前傾，息を止めていないかなども観察しなければならない．

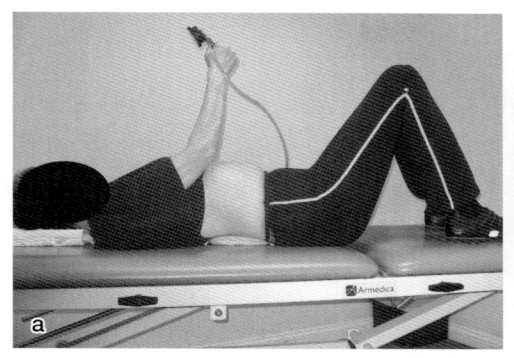

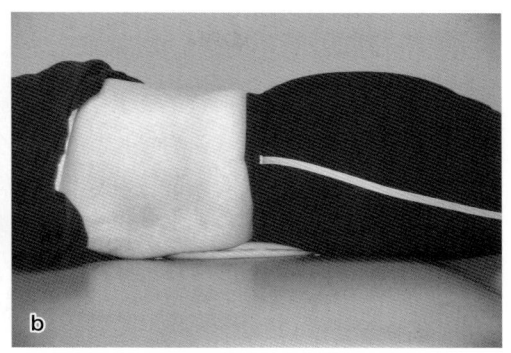

図 6.8　背臥位での腹横筋テスト（a）と腹臥位での圧力カフの位置（b）

腹部ブレーシング

　腹横筋の活動は，損傷後に障害されるといわれている（Richardson et al. 1999）．そして，腹部の引っ込めは腹横筋の活動を増加させるとオーストラリアのクイーンズランド州のグループが主張している．引っ込めは運動の再教育に用いられるかもしれないが，McGillらの主張によると，引っ込めによって脊柱の安定性を獲得したり増強したりはできない（McGill 2002；Grenier and McGill 2007）．

　脊柱の安定化は，腹部ブレーシング（abdominal bracing）により獲得することができる．腹部ブレーシングは腹壁を引っ込めたり押し出したりすることではない．どちらかといえば，腹壁の穏やかな等尺性収縮を維持する，もしくは腹壁全体の形態的な変化を伴わずに腹壁を硬くすることを必要とする（Juker et al. 1998；McGill 2002）．腹横筋・内腹斜筋・外腹斜筋の共同活性化は，さまざまな不安定肢位において脊柱の安定性を確実にすることが実証されてきた（Lehman and McGill 2001；McGill 2002；Grenier and McGill 2007）．最大収縮のような同時収縮はまったく必要なく，McGill（2002）は，腹壁の最大同時収縮の10%かそれ以下で日常生活動作（ADL：activities of daily living）には十分であると述べている．しかしながら，もし関節が外傷などで安定性を失ったならば，より強い同時収縮が必要かもしれない．

　治療者は患者に一つの関節を安定化させること，例えば肘関節の伸筋と屈筋を同時に収縮させることによる腹部ブレーシングの方法を指導する．つまり患者に，自分の筋を肘関節などの比較的わかりやすい部位で触知させ，安静時と同時収縮時を比べるように指示する．患者がわかりやすい四肢の関節で安定化させることができるようになったら，体幹で行う．患者がどのように腹部ブレーシングを行うか，観察することが重要である．理想的な運動が行われている場合は，腹部の形態的変化を伴わない．治療者はバルサルバ法（Valsalva maneuver）のような過剰に腹壁を引っ込める運動や押し出す運動を見逃してはならない．続いて，簡単な上肢や下肢の運動とともに腹部ブレーシングができるようにトレーニングの難易度を段階的に上げていき，最終的にはエクササイズのプログラムやADLでも腹部ブレーシングができるようにする．

呼吸パターン

呼吸は自律神経系により調節・制御される．呼吸数と呼吸量は，物理的・化学的・感情的な要素に影響される．正常な機能の状況下では，呼吸数と呼吸量は，必要性や危機が去ると安静時の基本的状態に戻る．異常な呼吸は傷害や痛みの代償のために，またはストレスや標高差，感染，疾患に対して血液 pH の維持を代償するために皮質下で発生する．異常な呼吸パターンは誘因が解決された後にも皮質下レベルで持続し，異常な運動プログラムを根づかせる．これは慢性の過換気によくみられ，異常パターンはしばしば永続的になる（Gardener 1996）．

運動システムにどのような障害がある場合でも，異常な呼吸パターンを正常化することはリハビリテーションプログラムの成功のためにも欠かせない．トレーニングを通じて，正常な皮質下において制御された運動プログラムを回復させることが治療となる．言い換えれば，呼吸の正常化のためには，肢位を変えたり負荷をかけたりすることによって，さまざまな異なる状況で望ましい呼吸運動ができるようにトレーニングを行うことが必要となる．このような随意的なトレーニングで改善されない場合，第 9 章で説明する，Vojta と Peters（2007），そして Kolář（2007）によって提唱された反射を利用した治療法が生理学的な呼吸を含めた姿勢反応の活性化のために必要である．Lewit（1980）は，もし呼吸パターンが異常な場合，他のどんな運動も正常化することはできないと強調している．したがって，日常的な臨床での評価において，特に慢性筋骨格系疼痛症候群や，これまでの治療で効果的反応があまりない患者には，呼吸パターンの評価を含まなければならない．

呼吸に反応する主な筋群は，横隔膜，肋間筋，斜角筋，腹横筋，骨盤底筋群，脊椎の深部内在筋群である（Hruska 1997）．それぞれの筋群は呼吸と脊椎安定化の両方の役割を担っている．Kendall，McCreary と Provance（1993）によると，20 もの主動作筋，補助筋が呼吸に関連しており，それらのほとんどが姿勢に関する機能をもっている．

患者の中には，背臥位での安静時には比較的正常な呼吸パターンにみえても，座位でのコンピュータ操作や直立位のような機能的な姿勢をとると，補助筋や胸部による呼吸に変化する例もある．そのため呼吸パターンは患者のさまざまな肢位，特に ADL の中での痛みのある姿勢で評価されなければならない．治療者にとって簡単なテストとしては，患者が静かに呼吸している時に患者の両肩にそっと手を置き，呼吸補助筋による肩の上方への動きを評価する（図 6.9）．以下は，呼吸の評価で観察する事項である．

・呼吸の開始は胸部ではなく，腹部領域でなければならない．
・胸郭の運動は座位か立位で評価するとよい．
・最も一般的な異常呼吸パターンは，横隔膜の活動

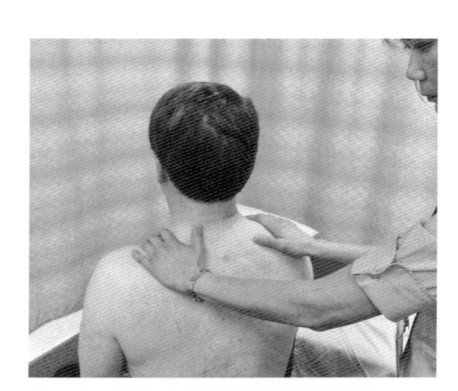

図 6.9　座位での呼吸補助筋の評価

の抑制または機能低下の代償を上部僧帽筋や斜角筋で行うことによる上方または頭側への動き，または上部肋骨の挙上である．

一次的な不全呼吸は以下である．
・吸気中の胸郭全体の上方移動や挙上．
・胸部の動きが腹部の動きよりも優位．
・下部肋骨の外側への動きが少ない，または欠如．
・逆呼吸または吸気での腹部のへこみと呼気での腹部の膨隆．
・通常の呼吸中に腹部ブレーシングの維持ができない．

以下のような二次的な不全呼吸が認められることがある．
・腹部や胸郭の動きが少ない，または欠如した浅い呼吸．
・非対称な胸郭や腹部の動き．
・下腹部から中胸部，上胸部への動きの順序の変化．
・視診や触診が可能な顔・頸部・顎の過剰な緊張．
・頻回な溜息やあくび．

選択的徒手筋力テスト

MMT は数多くのテキストによって広く掲載されてきた．本章では運動パターンテストでしばしば弱化がみられる重要な筋の MMT に焦点をあてる．筋力を定量化することのみならず，筋収縮の質と強度に注目することは重要である．そのため，治療者は筋を触診しながら検査を行うべきである．大殿筋と中殿筋は，特に姿勢保持と歩行中における骨盤の安定性に関与している．この筋群は下位交差症候群では一般に弱化または抑制される．上位交差症候群では中部僧帽筋・下部僧帽筋が弱化または抑制され，多くは肩と頸部の疼痛性機能障害という結果におちいる．これらの筋の活動の低下は肩関節インピンジメント症候群の対象者において証明されている（Cools et al. 2003）．

大殿筋

大殿筋の筋力は，ハムストリングスが股関節伸展の補助として働かないよう膝関節屈曲 90°にした腹臥位でテストする（図 6.10）．治療者は患者の腰椎が中間位（屈曲でも伸展でもない）であることを確認し，大腿を伸展位にする．この肢位がとれたら，患者に自分の力で下肢挙上を維持するように指示し，治療者は大腿下部の支持をゆっくりと外す．同時に治療

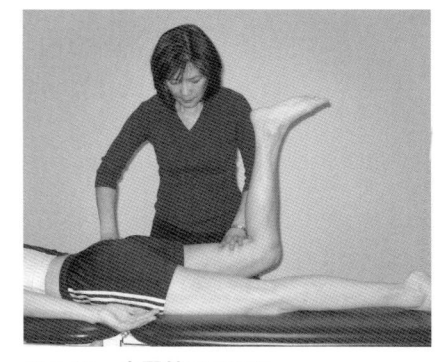

図 6.10　大殿筋の MMT

者は，もう一方の手を大殿筋の筋腹に置いて筋収縮を触知し，腰椎と骨盤における代償運動を観察する．患者が重力に抗して保持できれば，治療者は大腿末梢部にゆっくりと下方への抵抗をかける．筋は患者がどれくらいの抵抗に抗して保持できるかによって段階づけられる．

中殿筋

中殿筋の筋力は側臥位でテストする（図6.11）．患者の下側の下肢（非検査肢）は股関節・膝関節屈曲位，そして上側の下肢（検査肢）の骨盤はわずかに前方に回旋させ大殿筋の後部線維を抗重力位に位置させる（Kendall, McCreary, and Provance 1993）．次に治療者は下肢を外転させ，中殿筋後部線維に抗するためにわずかに股関節外旋を加える．患者には下肢を保持するように指示する．患者が肢位を保持できれば，治療者は足関節の近くで内転方向とわずかに屈曲方向の抵抗を加える．中殿筋の弱化は，患者が肢位を保持できない場合，筋が有痛性の痙攣を起こす傾向がある場合，または大腿筋膜張筋や小殿筋が代償しようとして骨盤の後方回旋が起こる場合に明らかになる．

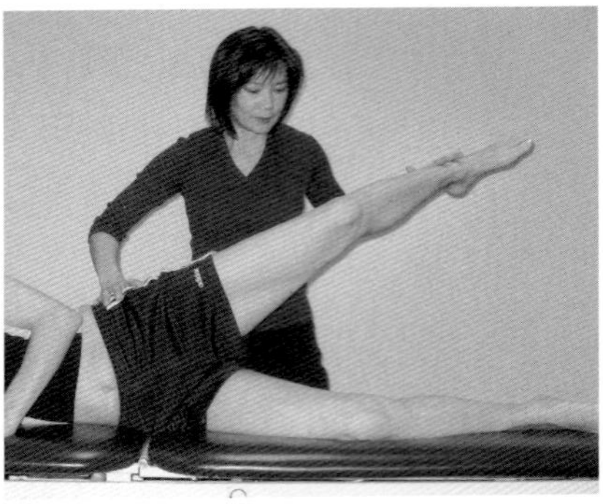

図6.11　中殿筋のMMT

中部僧帽筋・下部僧帽筋

中部僧帽筋・下部僧帽筋のテストは，肩の姿勢異常，または上背部（upper-back）痛，頸部痛，上肢痛のある患者に特に有用である．これらの筋群は上位交差症候群の患者においてよく弱化あるいは抑制されている．中部僧帽筋・下部僧帽筋は患者を腹臥位にしてテストする．患者の肩関節を90°または130°外転位とし，それぞれわずかに外旋させる（図6.12a, b）．注意点は，肩関節外旋位で肩甲骨の上方回旋・側方回旋を確実にすることである．患者は，肩甲帯の挙上を伴わない内転位と上方回旋位の肢位を保持できなければならない．抵抗は前腕の遠位で，下の方向（治療台のほうに向かって）にかける．中部僧帽筋・下部僧帽筋の弱化は，患者が肢位を保持できない場合に明らかになる．弱化はまた，胸筋の優位による肩甲骨の外転と前方位，または上部僧帽筋の優位による肩甲骨挙上の結果として生じる．他の一般的な異常パターンは菱形筋の過活動による肩関節の内旋（medial rotation）と肩甲骨の下制または外旋の増大である．中部僧帽筋・下部僧帽筋は胸部の脊柱伸筋群を補強するので，それらの筋群が弱化した場合に中部胸椎における後弯の傾向が助長される．

ヤンダは下部僧帽筋の他のテスト方法を提案している（図6.12c）．患者はテスト側の上肢を下部僧帽筋の走行に沿った線上で頭の上に置き，腹臥位をとる．治療者は肩甲骨内側縁で下部僧帽筋の上に手を置く．患者に治療者の抵抗に抗して内転・

第 6 章　運動パターンの評価

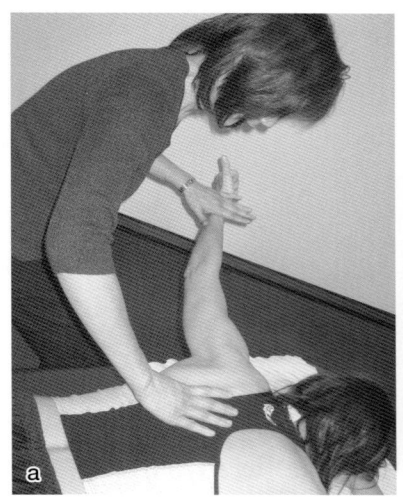

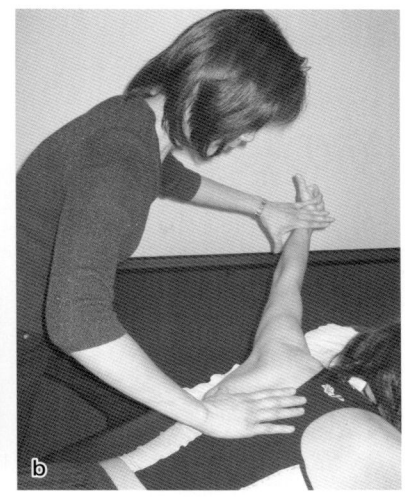

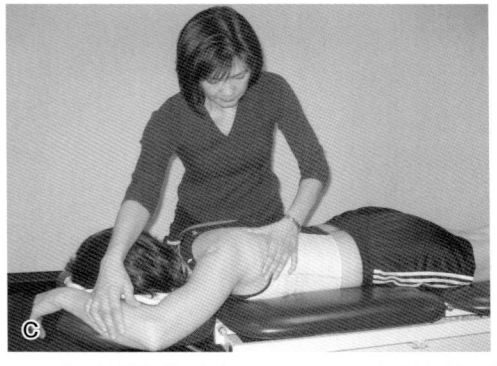

図 6.12　中部僧帽筋（a）および下部僧帽筋（b）の MMT と下部僧帽筋に対するヤンダのテスト（c）

下制するように指示する．治療者は，頸椎や腰椎の伸展による代償運動または胸腰椎の傍脊柱筋や広背筋の過活動がない状態での下部僧帽筋の質的・量的評価を行う．

まとめ

　機能的病態においては，運動の質のほうが筋力テストの結果よりも重要である．治療者は共同筋の協調性を評価するために，運動パターンと関連した筋活動の質，順序，程度に焦点をあてる．異常な運動パターンは脊柱や他の関節構造に有害なストレスを与える可能性があるため，良好な運動パターンの質と制御は必須である．

第7章

筋の長さテスト

　第4章で記述されているように，ヤンダは硬くなりやすい筋のグループを分類した（**表4.2参照**）．筋の硬さは関節可動域（ROM：range of motion）を減少させ，（多くの場合，望まれていない）活動性を促通させたり，拮抗筋の抑制を引き起こしたりする．治療者は筋の硬さを定量化し，最も効果的な治療を行うために，考えられる原因をみつけだすことができなくてはならない．一般に筋の長さの評価は，運動パターンの評価の後に行われ，姿勢や運動パターンの評価中に得られた臨床的な観察結果を確かめるために使われる．

　MenseとSimonsによると，筋緊張（tone）もしくは筋張力（tension）は生理学的に2つの因子によって決まる．それは，筋に関連する軟部組織の基礎的な粘弾性性質と筋の収縮器官の活動性の程度である（Mense and Simons 2001, p99；**図7.1**）．筋の基礎的な粘弾性性質は，筋の硬さ（tightness, stiffness），伸張性（長さ）の低下と関係しており，一方，収縮性器官は顎関節筋のスパズムによる開口障害，もしくは痙性斜頸でみられるような収縮性活動の増加と関係している．粘弾性変化に関しては，筋は収縮性の筋線維の短縮，もしくは筋内の結合組織や隣接する筋膜の退縮に続いて短縮するか硬化する（伸張性が減少する）可能性がある．他方，収縮性の筋緊張はトリガーポイントにみられる緊張した帯のような一定の筋線維，または筋の大部分の筋線維に影響を及ぼすことがある（第8章参照）．

　臨床的に，安静時の筋緊張は収縮性と粘弾性の両方の性質の組み合わせである．硬い筋は安静時に筋緊張が高く，被刺激性の閾値が低い．これらの筋は動作の中でより容易に使われることを意味している．高い筋緊張の存在や低い被刺激性の閾値は，拮抗筋の抑制の一因となる．このパターンの永続化はマッスルインバランスの

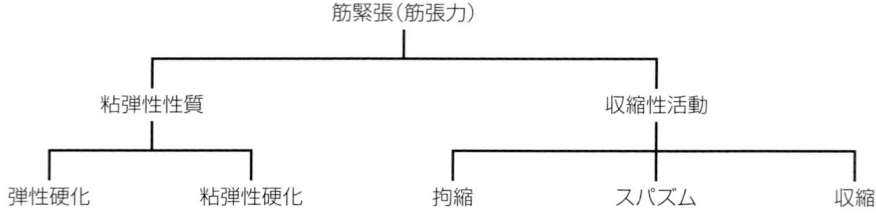

```
                    筋緊張（筋張力）
                   /              \
              粘弾性性質          収縮性活動
              /      \           /    |     \
          弾性硬化  粘弾性硬化  拘縮  スパズム  収縮
```

図7.1　筋緊張に影響を与える因子

Adapted, by permission, from S. Mense and D.G. Simons, 2001, *Muscle pain: Understanding its nature, diagnosis, and treatment. Pain associated with increased muscle tension* (Baltimore: Lippincott, Williams & Wilkins), 100.

永続化の一因となり，多くの場合で疼痛や機能障害を引き起こす．硬い筋のストレッチや硬い筋の安静時の筋緊張を抑制することは，同時に，抑制された拮抗筋の筋力を改善させる可能性がある．この改善はおそらくシェリントンの相反抑制の法則（Sherrington's law of reciprocal inhibition）による（Sherrington 1906）．

通常やや硬めの筋は，筋力テスト上，正常より強い．しかしながら著しく硬い筋の場合は，筋力がいくらか低下を示す．ヤンダはこの弱化を，長期にわたる硬さを示す「硬さによる筋弱化」として述べている（Janda 1986a）．この種類の硬さの治療は筋の強化ではない．筋の強化をするにつれてさらなる短縮，ひいてはさらなる弱化をもたらすからである．代わりに治療は粘弾性性質，すなわち非収縮性だが伸縮可能な結合組織に対してストレッチを行うことに向けられる．

筋の長さテストは再発した疼痛や慢性疼痛に最も有用である．筋緊張の亢進や筋の長さの低下は，単なる弱化筋の強化プログラムが成功しないことを説明できる．本章では重要な上肢帯・下肢帯の筋テストの詳細な方法を紹介し，関節の過可動性の解説を行う．

筋の長さの評価法

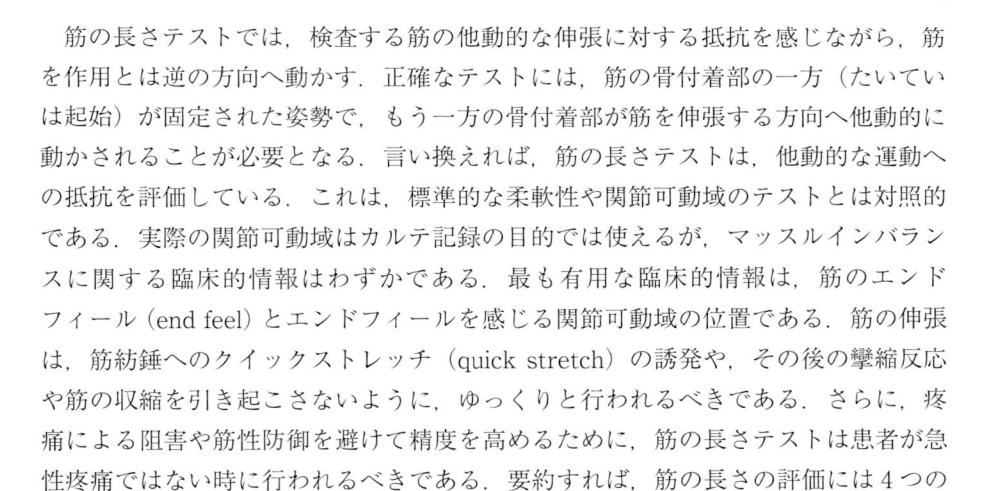

筋の長さテストでは，検査する筋の他動的な伸張に対する抵抗を感じながら，筋を作用とは逆の方向へ動かす．正確なテストには，筋の骨付着部の一方（たいていは起始）が固定された姿勢で，もう一方の骨付着部が筋を伸張する方向へ他動的に動かされることが必要となる．言い換えれば，筋の長さテストは，他動的な運動への抵抗を評価している．これは，標準的な柔軟性や関節可動域のテストとは対照的である．実際の関節可動域はカルテ記録の目的では使えるが，マッスルインバランスに関する臨床的情報はわずかである．最も有用な臨床的情報は，筋のエンドフィール（end feel）とエンドフィールを感じる関節可動域の位置である．筋の伸張は，筋紡錘へのクイックストレッチ（quick stretch）の誘発や，その後の攣縮反応や筋の収縮を引き起こさないように，ゆっくりと行われるべきである．さらに，疼痛による阻害や筋性防御を避けて精度を高めるために，筋の長さテストは患者が急性疼痛ではない時に行われるべきである．要約すれば，筋の長さの評価には4つの段階がある．

① 起始から停止まで筋の最大伸張を確保する．
② 筋の一方の端（たいていは起始）を確実に固定する．
③ ゆっくりと筋を伸ばす．
④ エンドフィールを評価する．

以下に，鍵となる筋テストの方法を示す．治療者は，記載されたすべての筋に対して筋の長さテストを行う必要はない．代わりに，姿勢や運動パターンの分析から硬いと思われる筋を評価するべきである．いったん硬い筋が特定されると，治療者はマッスルインバランスのパターンを証明でき（もし存在する場合），硬さの原因を探し始めることができる．**表7.1**に柔軟性テストに対する筋の長さの正常な結果を

表 7.1 筋の長さテストの正常な結果

筋	正常範囲またはエンドフィール
腸腰筋	股関節伸展 0°，圧迫して 10°
大腿直筋	膝関節屈曲 90°，圧迫して 125°
大腿筋膜張筋，腸脛靱帯	股関節外転 0°（中間位），圧迫して 15°〜20°
内転筋群	股関節外転 0°（中間位），トーマステスト変法肢位で圧迫して 20°〜25° 背臥位で股関節外転 45°
ハムストリングス	反対側の下肢伸展位で股関節屈曲 80° 反対側の下肢屈曲位で股関節屈曲 90°
下腿三頭筋	足関節背屈 0°
腰方形筋	胸腰部のカーブがスムーズで緩やか
梨状筋	漸進的な柔らかいエンドフィール
上部僧帽筋	漸進的な柔らかいエンドフィール
肩甲挙筋	漸進的な柔らかいエンドフィール
胸鎖乳突筋	漸進的な柔らかいエンドフィール
大胸筋	胸骨部（下方線維）：肩関節 150°外転位で，上肢が治療台と水平位にあり，圧迫で 15°〜20°水平下方 胸骨部（中間線維）：肩関節 90°外転位で，上肢が治療台と水平位にあり，圧迫で 30°水平下方 鎖骨部：肩関節 60°外転位で，上肢が治療台を越えてだらりと垂れ下がる
傍脊柱筋群	ショーバーテスト：偏位が 2.4 インチ（6 cm）以上

示す．

下肢帯の筋群

下肢帯の筋群には下肢・骨盤・腰背部の筋群を含む．硬くなりやすい筋は片脚立位の維持に関係している（Janda 1987）．股関節屈筋群の硬さや胸腰部伸筋群の硬さは，ヤンダが述べた下位交差症候群の特徴的な徴候である．

股関節屈筋に対するトーマステスト変法

トーマステスト変法（modified Thomas test；図 7.2）では，治療者は硬くなりやすい 4 つの異なる筋の評価が可能である．すなわち，単関節筋の股関節屈筋では腸骨筋と大腰筋，二関節筋の股関節屈筋では大腿直筋と大腿筋膜張筋および腸脛靱帯である．股関節屈筋群の硬さは，歩行時，股関節の見かけ上の過伸展を制限し，骨盤の前傾を引き起こす可能性がある．大殿筋の弱化は多くの場合，股関節屈筋群の促通によるものである．

■ 患者の肢位 ■

患者は尾骨と坐骨結節が治療台に接触し，片足が床に接地した状態で治療台の端に座る．次に反対側の股関節，膝関節を胸のほうへ屈曲し，両手でその姿勢を保持する（図 7.2a）．

第7章 筋の長さテスト

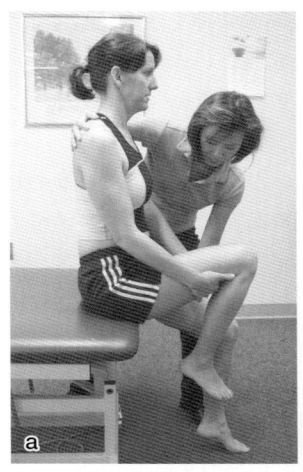

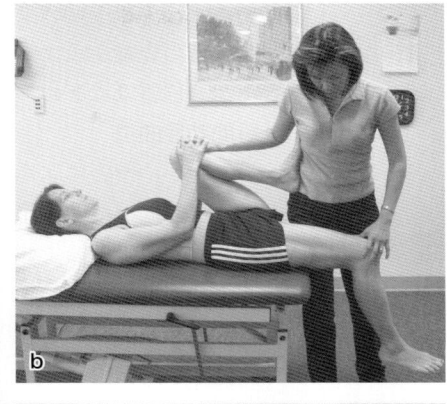

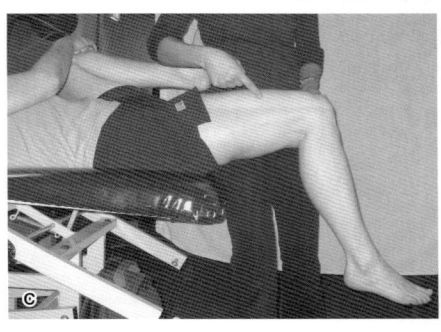

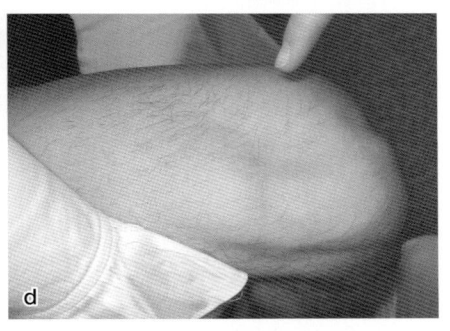

図7.2 トーマステスト変法
a. 開始肢位
b. 正常な股関節屈筋群の長さ
c. 短縮した股関節屈筋群
d. 大腿直筋の短縮を示す膝蓋骨溝のへこみ
e. 腸脛靱帯の短縮を示す腸脛靱帯の溝のへこみ

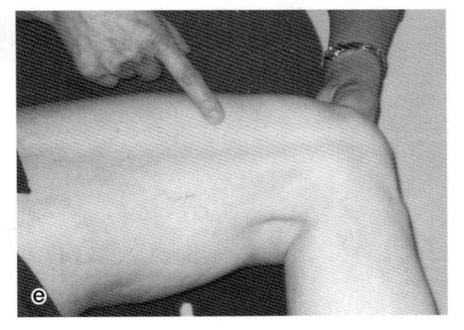

■ 治療者の肢位 ■

治療者は非テスト側の下肢のそばに立ち，患者に向かう．一方の手を中部胸椎に，もう一方の手を膝に置き，患者を支えながら他動的に患者を治療台に横たわらせ，背臥位にする．患者の両膝関節および腰椎が屈曲位であることと，股関節屈筋群の起始を固定するために骨盤が後傾位であることを確認する必要がある．

■ テスト ■

治療者は，抵抗が感じられるか骨盤の動きが認められるところまでテスト側の下肢を他動的に下げる．最終の安静肢位で，患者の大腿が中間位で治療台と平行か，もしくは外転位かを観察する．単関節筋の長さが正常な場合，腰椎と仙骨は治療台に平らな状態で維持され，大腿後面も治療台に触れており（股関節伸展0°），わずかな圧迫で，大腿は10〜15°伸展位に達するはずである（図7.2b, c）．上膝蓋骨溝

のへこみ（図7.2d）は大腿直筋の短縮を示し，一方で外側の腸脛靱帯の溝のへこみは腸脛靱帯の短縮を示す（図7.2e）．

大腿部の位置は以下のとおりに評価すべきである．

- **股関節屈曲位**

  大腿が治療台に届かないか，もしくは触れない場合，単関節の股関節屈筋と二関節筋の股関節屈筋を鑑別するために，治療者は二関節筋の股関節屈筋が緩むように膝関節を伸ばす．股関節屈曲の角度が減少し，大腿が治療台に近づくように動く場合，二関節筋の股関節屈筋が主に短縮している．股関節の屈曲角度に変化がない場合，単関節筋の股関節屈筋が主に短縮している．

- **大腿部が外転位**

  治療者は患者の股関節を他動的に15〜25°の外転と15〜20°の内転へ動かすことができるはずである．治療者が患者の大腿を中間位にもっていき，股関節屈曲が増加すれば，大腿筋膜張筋および腸脛靱帯の短縮が確認される．膝蓋骨の外側への偏位もまた大腿筋膜張筋が硬い時に観察される可能性がある．

- **膝関節屈曲80°以下**

  理想的には，股関節伸展0°で大腿直筋は膝関節屈曲約80°まで伸ばすことが可能である．膝関節屈曲80°以下の場合，大腿直筋の短縮が示される．大腿直筋が短縮していると，上膝蓋骨溝のへこみも観察される可能性がある．

ハムストリングスの筋の長さテスト

大殿筋とハムストリングスは股関節伸展の共同筋である．しかしながら，大殿筋が弱化すると，ハムストリングスは多くの場合，大殿筋を補うために主要な股関節伸筋として働く．そして，このマッスルインバランスの変化は最終的に誤った運動パターンや筋収縮パターンを導く．ハムストリングスの長さは，股関節伸展の変化を示す患者か，もしくは姿勢評価でハムストリングスの遠位2/3の筋量の増加を示す患者において評価されるべきである．

■ 患者の肢位 ■

標準的な肢位は背臥位で反対側の下肢を伸展位とする．変法として，背筋群をリラックスさせるために，もしくは股関節屈筋群の短縮した患者に適応させるために，反対側の下肢を屈曲位にして行うことができる．

■ 治療者の肢位 ■

治療者はテスト側の下肢の横に立ち，患者に向かう．下肢の回旋をコントロールするために，患者の踵部を肘窩に挟み，下肢伸展挙上中に膝関節を伸展位に維持するため脛骨にわずかな圧迫を加える．もう一方の手はテスト側の上前腸骨棘上に置く．これは骨盤の動きを触知するために行われる（図7.3）．

■ テスト ■

治療者は骨盤が上方へ動くまでテスト側の下肢を他動的に上げていく．骨盤の上方への動きは，ハムストリングスの長さの限界を示す．ハムストリングスの正常な長さは，Kendall, McCrearyとProvance（1993）が示したとおり，反対側の下肢

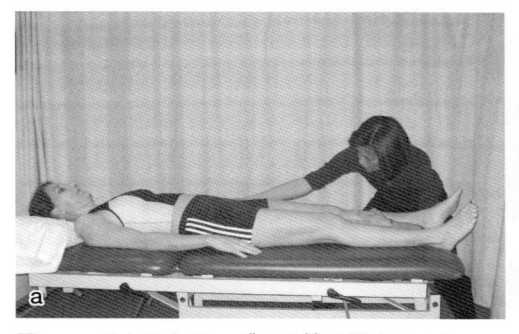

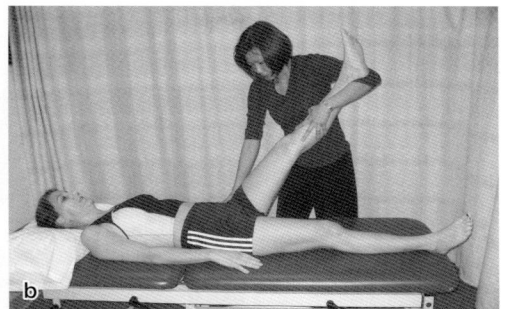

図7.3　ハムストリングスの筋の長さテスト
　a. 開始肢位
　b. 終了肢位

が伸展位で股関節屈曲80°，反対側の下肢が屈曲位で股関節屈曲90°である．股関節屈曲70°以下の場合はハムストリングスの伸張性の著しい低下を示し，大腿四頭筋もしくは大殿筋の反射的抑制を引き起こす可能性がある．

内転筋の筋の長さテスト

　内転筋群は他の骨盤帯や体幹のすべての筋群とともに股関節を安定させる．内転筋群が硬いか，もしくは過緊張であると，拮抗筋（中殿筋と深部の股関節の内在外旋筋群）の相反抑制が起こるかもしれない．内転筋の長さは姿勢評価で内転筋のへこみが認められた時や，患者が過度の大腿内旋の有無にかかわらず過度の股関節内転位で立っている際にテストされるべきである．片脚立ちバランスや歩行分析は，不十分な骨盤の側方安定性を明らかにする可能性がある．

■　患者の肢位　■

　患者は両下肢を伸展させた背臥位となる．テスト側と反対の下肢は骨盤の安定性を助けるために股関節外転15°とする．

■　治療者の肢位　■

　治療者はテスト側の下肢の横に立ち，患者に向かう．下肢の回旋をコントロールするために，患者の踵部を肘窩に挟み，下肢伸展挙上中に膝関節を伸展位に維持するため脛骨にわずかな圧迫を加える．もう一方の手はテスト側の上前腸骨棘上に置く．これは骨盤の動きを触知するために行われる．

■　テスト　■

　治療者は骨盤の側方への動きが確認されるまで患者の下肢を他動的に外転方向へ滑らせる．正常な内転筋群の長さは，Kendall, McCrearyとProvance（1993）によって述べられたとおり，骨盤の側方への動きがなく45°まで股関節が外転することである（図7.4a）．内転筋群の短縮が確認されたら，他動的に膝関節を15°屈曲させることで，単関節筋の股関節内転筋群と二関節筋の股関節内転筋群を鑑別することができる．つまり，膝関節を15°屈曲させることで，二関節筋の股関節内転筋群（長内転筋，薄筋，内側ハムストリングス）を緩ませることになる．膝関節を屈曲位

103

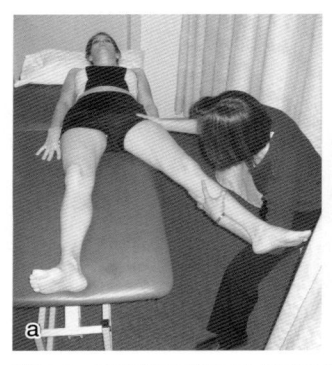

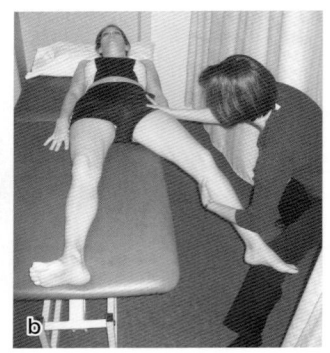

図7.4　内転筋の筋の長さテスト
　　a. 終了肢位
　　b. 単関節筋の内転筋群と二関節筋の内転筋群の鑑別

にした際の股関節外転可動域の増加は，短縮が二関節筋の股関節内転筋群にあることを示す．股関節外転可動域が変化しない場合，単関節筋の股関節内転筋群が短縮していることが予想される（図7.4b）．

下腿三頭筋の筋の長さテスト

　下腿三頭筋の硬さは，しばしば隠れた腰痛の原因となる（Janda 1987；Janda, Frank, and Liebenson 2007）．下腿三頭筋が硬いと，身体の重心が前方へシフトし，多くの場合，静止立位や歩行中の直立姿勢を維持するために，胸腰椎部の傍脊柱筋群に代償的な過活動を引き起こす．この過活動は腰椎の分節へ異常な圧縮ストレスを与え，慢性腰痛のサイクルを永続化させる．

■　患者の肢位　■
　患者は背臥位となり，テスト側の足部を治療台上で安静にする．

■　治療者の肢位　■
　治療者は，治療台の端で座位か立位となり，患者に向かう．治療者の手は第3〜5指の中手指節関節を屈曲位としたフックポジション（hook position）にする（図7.5a）．手を患者の下腿後面からアキレス腱に沿って滑らせ，踵骨で止める．ここで，指でつくったフックと母指球の部分の間で踵骨を固定する．

■　テスト　■
　治療者は下腿三頭筋によるすべての緩みがとれるか，もしくはさらなる動きが認められないところまで踵骨を尾側に引く．次に，患者の前足部外側縁に反対の手の母指を置く．母指の位置は第5中足骨頭とする（図7.5b）．踵骨の引き離しを維持している間，治療者は可能なかぎり距骨下関節の中間位を保ち，他動的に背屈方向へ前足部に圧を加える（図7.5c）．

　下腿三頭筋の正常な長さは，足関節背屈0°である．筋の短縮が認められる場合，治療者は二関節筋である腓腹筋または単関節筋であるヒラメ筋のどちらが短縮の原因となっているか鑑別することができる．この鑑別を行うために，治療者は踵骨の引き離しと前足部への圧を維持したまま，患者の膝関節を屈曲させる．足関節背屈

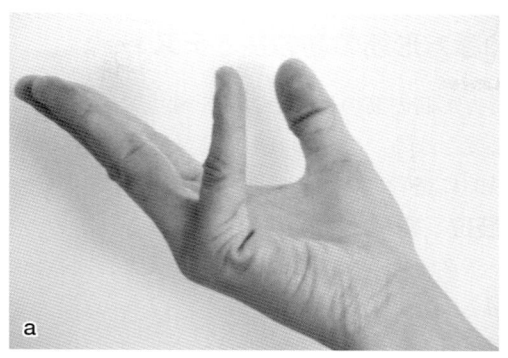

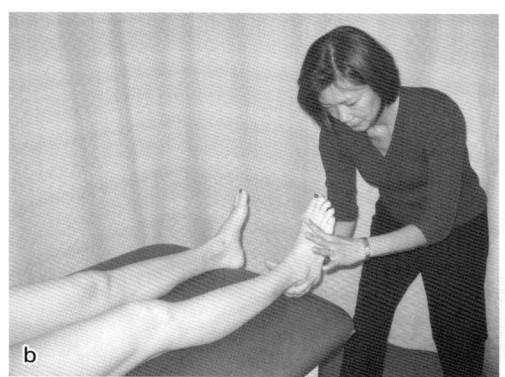

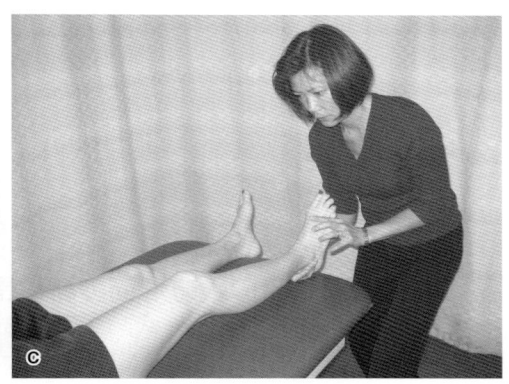

図7.5　フックポジション（a）と下腿三頭筋の筋の長さテスト（b，c）

可動域が増加する場合，膝関節で筋が緩んでおり，そのため短縮は腓腹筋によって引き起こされていることがわかる．また，膝関節を屈曲させた際に足関節の可動域が変化しない場合は，ヒラメ筋が硬い筋である．

腰方形筋の筋の長さテスト

　股関節外転は，主に股関節外転筋群（すなわち中殿筋と小殿筋）と大腿筋膜張筋によって行われ，共同的活動や安定化が腰方形筋や腹筋群，深部の内在体幹伸筋群によって行われる．中殿筋や小殿筋が弱化もしくは抑制されると，大腿筋膜張筋か腰方形筋が主動作筋になることで補う．股関節外転の運動テストは，これらの筋の関与の全体像を治療者にもたらす．第6章に記載のとおり，最もよくない股関節外転の運動パターンは，腰方形筋から運動が開始する場合であり，骨盤の挙上を引き起こす．骨盤の挙上は過度の側屈により腰椎の分節への圧縮ストレスを引き起こす．したがって，硬い腰方形筋は腰痛の隠れた原因となることがある（Janda 1987；Janda, Frank, and Liebenson 2007）．

　腰方形筋は多数の脊椎の分節に広がるため，テストをすることが難しい筋である．筋の長さテストは患者を腹臥位とし，他動的に行われるべきであるが，このテストは2人の治療者を必要とするため，臨床上では実用的でないかもしれない．側臥位や立位でのテストのほうがより実用的かもしれない．

腹臥位での腰方形筋の筋の長さテスト

他動的な腰方形筋の筋の長さテストを確実に行うためには患者を腹臥位とし，治療者は2人必要となる．患者の骨盤は1人の治療者によって固定され，もう1人の治療者が他動的に患者の体幹を側屈させる．

■ 患者の肢位 ■

患者はキャスター付き丸いす上で体幹を支えた腹臥位となる．腰椎は比較的中間位とする（図7.6a）．

■ 治療者の肢位 ■

患者の骨盤は1人の治療者によって固定される．もう1人の治療者は患者の頭部の前に立ち，患者に向かう．

■ テスト ■

患者の骨盤が1人の治療者によって固定されている間，もう1人の治療者は，患者の体幹を骨盤の動きが確認されるまで他動的に一側へ側屈させる（図7.6b, c）．その結果，胸腰椎のカーブの滑らかさ，もしくは真っすぐさが観察される．

側臥位での腰方形筋の筋の長さテスト

側臥位によるテストは，下側の上肢を伸ばして体幹が側屈する間，骨盤で固定されて安定した土台をもたらすことから，ヤンダによって推奨された．このテストは，患者の肩に比較的痛みがなく，肩甲帯の筋組織に体幹を持ち上げるための十分な力や安定性が備わっている場合に限り可能となる．

■ 患者の肢位 ■

患者を立位とし，治療者は肩甲骨の下角に印を付ける．それから，患者はテスト側を下にした側臥位となり，下側の腕を頭部の下で屈曲させて，上側の腕は安定性

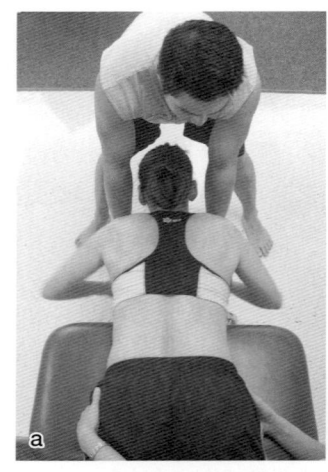

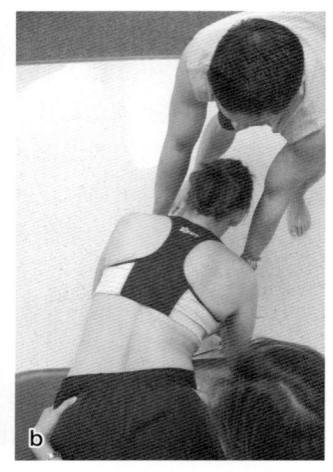

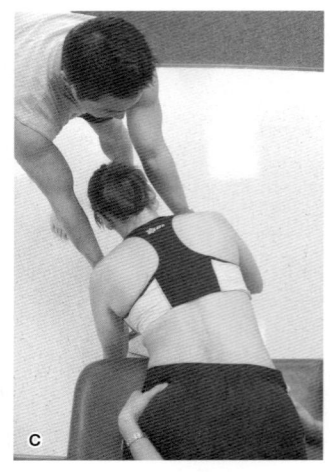

図7.6 腰方形筋の筋の長さテストの開始肢位（a）と終了肢位（b），反対側の終了肢位（C）．
体幹の左側屈時の脊柱のカーブの滑らかさの低下に注目する

のために治療台上に置く（図7.7）．治療者は，患者の脊柱が屈曲や回旋に対して中間位であることを確認する．

■ **治療者の肢位** ■

治療者は患者の後方に立ち，患者の腸骨稜の下に一方の手を置く．これにより，治療者はテスト中の骨盤の動きを観察できる．

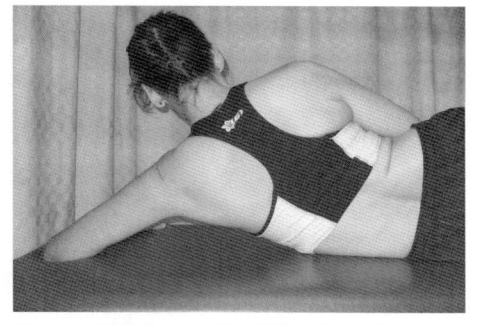

図7.7　側臥位での腰方形筋の筋の長さテスト

■ **テスト** ■

患者は上部体幹を側方に上げるために下側の腕を伸ばす．運動は治療者が骨盤の動きを確認したら終了とする．その際，治療台と肩甲骨下角の印との距離を測定する．肩甲骨下角は治療台から2インチ（または3〜5 cm）上がるはずである．脊柱のカーブの質や滑らかさにも注目する．腰方形筋が短縮していたら，腰椎は真っすぐのままである．

立位での腰方形筋の体幹側屈テスト

腰方形筋の最も簡単で臨床的なスクリーニングテスト（screening test）は，自動的な体幹側屈時の脊柱のカーブを観察することである．腰椎と対比して胸椎では，より分節的な関節の遊びがあるという事実があるため，胸腰椎のカーブは大部分が腰椎より上の分節で起こり，比較的滑らかであるはずである（図 7.8a）．主な側屈が起こる急なカーブの支点にも同様に注目する．

■ **患者の肢位** ■

患者は上肢を体側でリラックスさせた直立位となる．

■ **治療者の肢位** ■

治療者は患者の後方に立つ．

■ **テスト** ■

患者は左右それぞれの方向に側屈し，一方，治療者は脊柱のカーブの滑らかさを観察する．腰方形筋が短縮していると，患者が反対側に側屈する際に腰椎は真っすぐにみえ，カーブの支点がL4〜L5より上にみられる（図 7.8b）．

傍脊柱筋群の筋の長さテスト

傍脊柱筋群は腹筋群，骨盤底筋群，殿筋群による深部の脊柱安定性が不十分であると，よく過活動を起こす．過活動はヤンダの下位交差症候群のように，股関節屈筋群が硬い時にも確認される．患者が静止立位か腹臥位の際に，過度な傍脊柱筋の筋量が観察されると，傍脊柱筋群が過活動で優位であることの手がかりとなる．他の手がかりは，背臥位で腰椎を平らにできないことである．確認テストでは，腹臥位での股関節伸展で腰椎伸展の増加や骨盤の前傾が観察される．

傍脊柱筋群は腰方形筋のように多数の分節に広がるため評価が難しい．傍脊柱筋

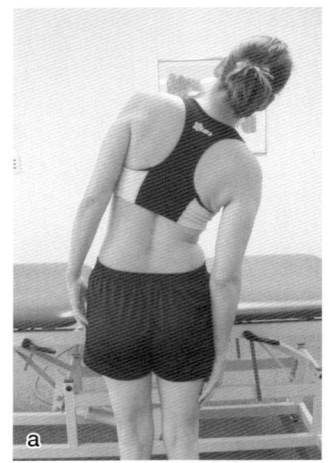

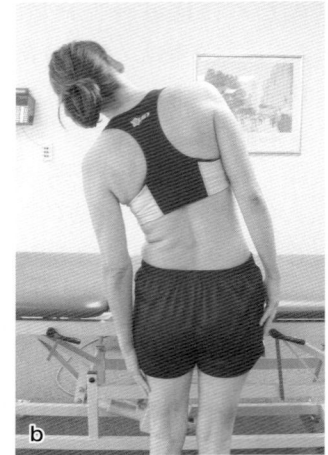

図 7.8　腰方形筋のテスト
a. 滑らかな脊柱のカーブ
b. L4〜L5 より上のカーブの支点（側屈した際, どこに支点がくるかを記録する）

群のスクリーニングテストはショーバーテスト変法であり，後述する．

■ 患者の肢位 ■

患者は股関節・膝関節 90°屈曲位の座位となり，骨盤はわずかに後傾位とする．治療者は上後腸骨棘の高さで仙骨に印を付け，仙骨の印から4インチ（10 cm）離れた脊柱上にもう一つの印を付ける．

■ 治療者の肢位 ■

治療者は患者の後方で立位，またはしゃがんだ姿勢となり，患者が前屈する際に，骨盤の動きを観察するために患者の腸骨稜に手を置く．

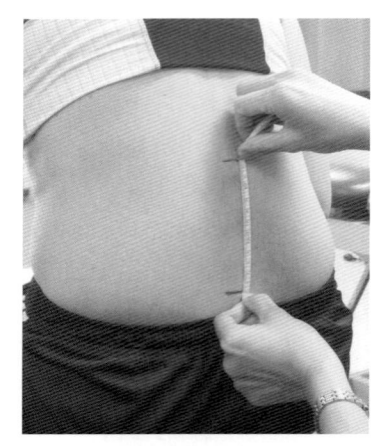

図 7.9　運動の終点での体幹屈曲の偏位

■ テスト ■

患者は骨盤の動きが確認されるまで前屈する．この時，運動の終点で治療者は2つの印の間の距離を計測する（図 7.9）．2.4インチ（6 cm）以上の偏位は腰部の傍脊柱筋群の正常な長さを示す．しかしながら，より信頼性のあるテストでは，客観的な腰椎屈曲の可動性の計測をするために傾斜計を使用する．

梨状筋の筋の長さテスト

梨状筋は仙骨と大転子に付着しているため，過緊張になりやすい．骨盤帯や股関節の理想的なアライメントからそれる姿勢の変化は，しばしば被刺激性の閾値低下により，梨状筋に筋緊張の変化を引き起こす．梨状筋は，その共同筋，すなわち大

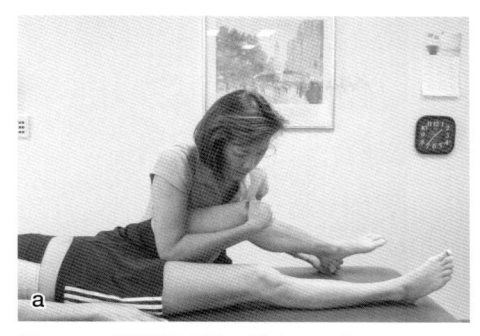

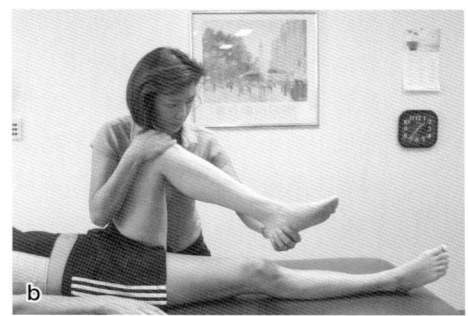

図 7.10　梨状筋の筋の長さテスト
   a. 股関節 60°屈曲位
   b. 股関節 90°屈曲位

殿筋，大腿方形筋，内閉鎖筋，外閉鎖筋，双子筋と同様に股関節の外旋筋である．さらに，梨状筋は股関節の外転や伸展に関与することがある．殿筋群が弱化もしくは抑制され，それゆえに運動パターンが理想的なパターンから逸脱する時に，その役割はより顕著になる．

■　患者の肢位　■
患者は背臥位となり，両下肢は伸展位とする．

■　治療者の肢位　■
治療者はテスト側の下肢の横に立ち，テスト側の下肢を股関節屈曲 60°以下とする．

■　テスト　■
治療者は大腿の長軸に沿って股関節に圧迫を加えて，骨盤を安定させる．股関節への圧迫力を維持しながら股関節を内転・内旋させる（**図 7.10a**）．正常なエンドフィールは，関節可動域の最終域に向かって漸進的な柔らかい抵抗である．筋が硬い場合，エンドフィールは硬いか，もしくは突然なものである可能性があり，そして患者は殿部の領域に深い痛みを感じる可能性がある．

ヤンダは，梨状筋は股関節屈曲 60°以上では，その姿勢における筋の走行から股関節内旋筋として働くと述べている．したがって，ヤンダは股関節屈曲 90°で梨状筋のテストを行うことを勧めている．先ほど述べた手順に従って行われるが，股関節 90°屈曲位とし，それから股関節を外旋させる（**図 7.10b**）．

梨状筋の触診

梨状筋の触診は筋の長さテストに加えて，筋緊張や筋の被刺激性の程度に関するさらなる情報を得るために行われる．

■　患者の肢位　■
患者は腹臥位となり，頭部は一側へ向けて楽にし，股関節の内旋・外旋中間位を確実にするために足部を治療台から出す．

■　治療者の肢位　■
治療者はテストする下肢側に立つ．梨状筋の位置をみつけ，触診をするために 4

つの目印を使用する．それらは坐骨結節，上前腸骨棘，大転子，上後腸骨棘である（図7.11）．梨状筋は上前腸骨棘と坐骨結節を結ぶ線と上後腸骨棘と大転子を結ぶ線の交点でみつけられる．

■ テスト ■

治療者は平らにした手を殿筋の中へ緩やかに沈めていき，尾側へ押す．それから，梨状筋を触診す

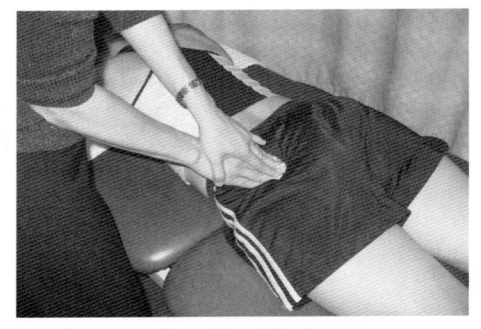

図 7.11　梨状筋の位置と触診

るためにもう一方の手を平らにした手の上に置く．梨状筋に過敏性のない患者は，筋に圧力を感じる．一方で，硬い梨状筋はきわめて敏感で，触診すると圧痛がある．坐骨神経が圧迫されて過敏な梨状筋の場合，患者は坐骨神経痛の徴候の再現に気づく可能性がある．

上肢帯の筋群

上肢帯の筋群には頸椎・肩・上肢の筋群を含む．硬くなりやすい筋は，防御性の屈筋反射に関与する．上部僧帽筋・胸筋・後頭下筋群の硬さは，ヤンダが述べた上位交差症候群の特徴的な徴候である．

小胸筋の筋の長さテスト

小胸筋は烏口突起と第3～5肋骨の上縁に付着するため，肩甲骨を前傾させ，努力性吸気を補助する（Kendall, McCreary, and Provance 1993）．小胸筋の硬さは肩甲骨の誤った位置を助長し，フォースカップルや肩甲帯のマッスルバランスを次々に変えていく．小胸筋が短縮している患者では，上腕骨の過剰な前方移動や突出が姿勢分析で観察される．

■ 患者の肢位 ■

患者は膝関節屈曲位の背臥位となり，上肢は体側で安静にする．治療者は肩峰の後縁に印を付ける．この印と治療台との間の距離を計測する．

■ 治療者の肢位 ■

治療者は患者の頭側から印をみる．

■ テスト ■

肩峰と治療台との間の正常な距離は1インチ（または2 cm）である（Sahrmann 2002）．肩峰の前面の水平面上の高さを比べることもできる（図7.12）．左右の肩峰は同じ高さにあるはずであり，高いほうの肩峰は小胸筋の硬さの可能性を示している．

大胸筋の筋の長さテスト

短縮した大胸筋は，上腕骨を内旋位や内転位にし，同様に脊柱から離れるように肩甲骨を外転させる．これは過度な肩関節の内旋や肩甲骨の前方突出として姿勢分析で観察されるかもしれない．またその場合，肩関節複合体の生体力学的なアライメントの変化に加えて大胸筋が短縮している，もしくは過緊張であると，拮抗筋を抑制する．すなわち，相反抑制によって肩関節外旋筋群，肩甲骨内転筋群を抑制する．

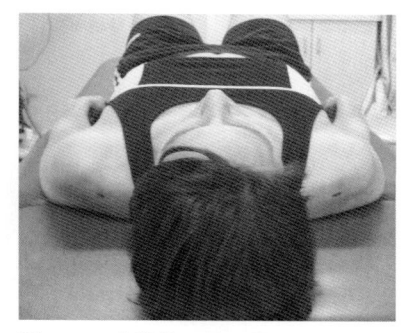

図7.12 小胸筋の筋の長さテスト

■ 患者の肢位 ■

患者は，治療台の端にテスト側の肩甲上腕関節が位置するように背臥位となる．テスト側の肩甲骨を治療台上で支持するようにする．

■ 治療者の肢位 ■

治療者はテストする肩のそばに立ち，患者に向かう．テスト中に胸郭を固定するために患者の胸骨上に前腕を置く．

■ テスト ■

大胸筋は各線維ごとに別々にテストする．肩関節外転の角度を変えることで特定の線維を対象とすることができる．

●胸骨下方線維

治療者は患者の肩関節を150°外転させ，わずかに外旋させる．胸骨下方線維の正常な長さは，上肢が水平位で静止することであり，わずかな圧迫でエンドフィールの抵抗が出現する（図7.13a）．治療者は圧痛所見をとるために，腋窩の内側にある胸骨線維も触診すべきである．筋の短縮もしくは過緊張は，上肢が水平位に届かないことか，もしくは筋の圧縮として触知される．

●胸骨中間線維

治療者は患者の肩関節を90°外転させ，第2肋間で筋線維を触診する．胸骨中間線維の正常な長さは，患者の上肢が水平位より下で静止することである（図7.13b）．治療者がわずかな圧迫を加えると，漸増的なエンドフィールの抵抗がある．触診による圧痛はない．

●鎖骨線維

治療者は患者の肩関節を身体の近くで伸展位とし，静止するまで下げる．鎖骨線維の正常な長さは，患者の上肢が水平位より下で静止することである（図7.13c）．治療者は鎖骨のすぐ下方にある線維を触診するのと同時に，肩甲上腕関節をとおしてやさしく前後方向や尾側への圧迫を加える．この圧迫に対する抵抗は漸増的であるべきで，鎖骨線維には触診による圧痛を生じさせないようにする．

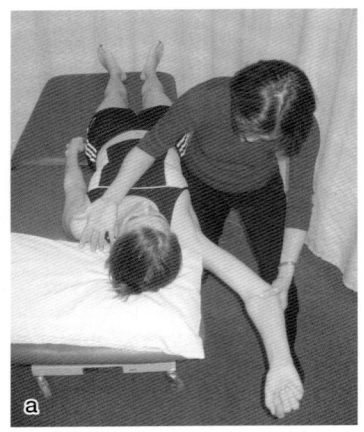

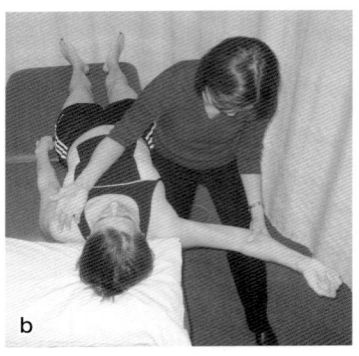

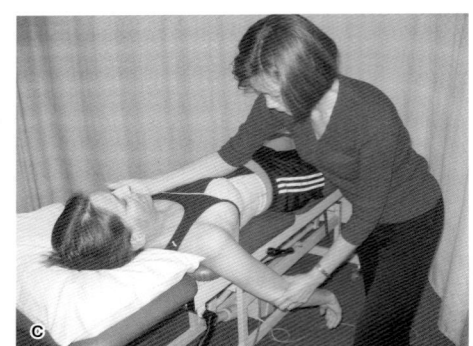

図 7.13　大胸筋の筋の長さテスト
　　a．胸骨下方線維
　　b．胸骨中間線維
　　c．鎖骨線維

広背筋の筋の長さテスト

　広背筋は大きく平らな筋で，下位6胸椎，下位4肋骨，仙骨や腰椎からの胸腰筋膜，腸骨稜外唇に広がっており，上腕骨の結節間溝に付着する．広背筋には多くの付着部があるため，上腕骨の内旋・内転・伸展のほかに腰椎の伸展や骨盤の前傾を可能とする．短縮した広背筋は過度の肩関節内旋として観察され，肩関節屈曲の関節可動域減少の一因となる．

■　患者の肢位　■
　患者の傍脊柱筋群をリラックスさせるために，股関節・膝関節屈曲位の背臥位とする．

■　治療者の肢位　■
　治療者はテスト側の上肢のそばに立つ．

■　テスト　■
　治療者は治療台の頭側に向かって患者の上肢を他動的に持ち上げる．広背筋の正常な長さは，腰椎が平坦な状態で，上肢が治療台に対して水平位で静止することで

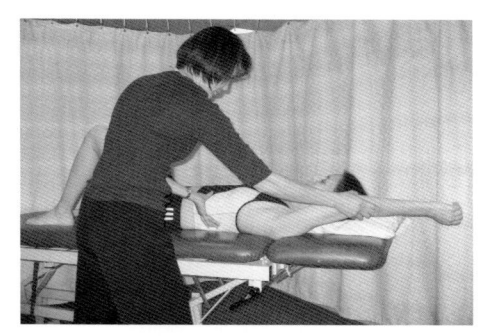

図7.14　広背筋の硬さ

ある．この筋に硬さがある場合，上肢が治療台水平面より上ですでに運動が制限されるか，もしくは腰椎の伸展が認められる（図7.14）．

上部僧帽筋の筋の長さテスト

　僧帽筋の上部・中部・下部の間のフォースカップルは肩甲骨の動的安定化をもたらし，肩関節挙上に必要な肩甲骨の上方回旋を助ける．過度な肩甲骨の挙上や不適切な上方回旋は，硬い上部僧帽筋や弱化した中部僧帽筋・下部僧帽筋によってよく起こる．また，上部僧帽筋は上項線，項靱帯，棘突起に付着しているため，このフォースカップルのインバランスは肩甲帯複合体だけでなく頸椎にも影響を与える．

　上部僧帽筋の硬さもしくは過緊張は多くの場合，姿勢分析でみられるゴシックショルダーと関係がある．上部僧帽筋の硬さの他の指標は，肩関節外転60°前に過度な肩甲帯の挙上が起こることである．

■　患者の肢位　■

　患者の傍脊柱筋群をリラックスさせるために，股関節・膝関節屈曲位の背臥位とする．

■　治療者の肢位　■

　治療者は治療台の頭側で立位か座位をとり，患者に向かう．次に患者の頭部を完全に屈曲させ，テスト側から反対側に側屈させ，最後にテスト側に回旋させる．その際，患者の頭部を治療者のテスト側と反対の手や前腕で支える，もしくは治療者の腹部でやさしく支える．

■　テスト　■

　治療者は，前述したように患者の頭部を安定した位置に維持しながら，肩峰と鎖骨に尾側への圧を加え，テスト側の肩甲帯を押し下げる（図7.15）．上部僧帽筋の長さはエンドフィールの抵抗がないことで質的に評価される．正常なエンドフィールは突然というよりは漸増的なも

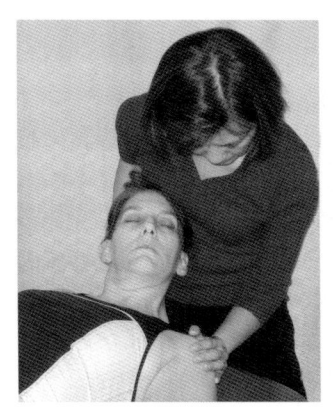

図7.15　上部僧帽筋の筋の長さテスト

のである．上部僧帽筋は鎖骨の中央部で筋腹を触診できるので，左右の比較をする．治療者は同側の頸部回旋を加えることで，上部僧帽筋の上部線維に選択的に張力を増やすことができる．

肩甲挙筋の筋の長さテスト

　肩甲挙筋とその共同筋である上部僧帽筋は，強い挙上筋である．さらに，肩甲挙筋は肩甲骨の下方回旋に働く．この作用は最大挙上時の肩の理想的な運動を妨げる時がある．肩甲挙筋の硬さは，姿勢分析で肩甲挙筋のへこみが認められた場合や，肩関節外転60°前に起こる過度の肩甲帯挙上と関係がある．

■　患者の肢位　■
　患者の傍脊柱筋群をリラックスさせるために，股関節・膝関節屈曲位の背臥位とする．

■　治療者の肢位　■
　治療者は治療台の頭側で立位か座位をとり，患者に向かう．次に上部僧帽筋の筋の長さテストと同じ方法で患者の頭部の位置を合わせる．ただし，このテストでは頭部はテスト側に回旋させる（図7.16）．

■　テスト　■
　治療者は抵抗の質に注意し，左右の抵抗を比較する．圧痛点を探すために，肩甲骨の上角の部位で肩甲挙筋を触診する．

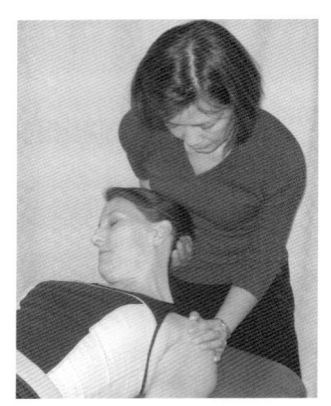

図7.16　肩甲挙筋の筋の長さテスト

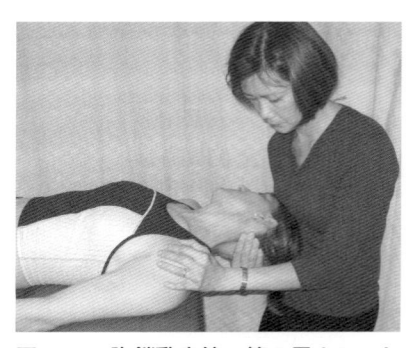

胸鎖乳突筋の筋の長さテスト

　頭部屈曲は，主として頸長筋，頭長筋，頭直筋で行われる．これらの筋は胸鎖乳突筋と前斜角筋という補助筋によって助けられている．ヤンダによって述べられたように，主動作筋の頸部深部屈筋群が弱化した場合，補助筋が運動を遂行し，結果として頭部屈曲運動テストにおいて頸椎の過伸展を起こす．硬い胸鎖乳突筋は多くの場合，遠位の付着部から筋腹の中央における筋の膨隆と同様に，頭部前方姿勢と関係がある．

■　患者の肢位　■
　患者は治療台から頭部を出した背臥位となる．

■　治療者の肢位　■
　治療者は治療台の頭側に立ち，患者の頭部を支える．なお，この姿勢によって椎骨動脈にストレスを与える可能性があり，椎骨動脈の脆弱性を検査するため，椎骨脳底動脈循環不全（VBI：vertebro-

図7.17　胸鎖乳突筋の筋の長さテスト

第7章 筋の長さテスト

basilar artery insufficiency）テストをはじめに行う．

■ **テスト** ■

VBIテストが陰性と判断されたら，はじめに治療者は患者の頭部をテスト側と反対側に回旋させ，それから徐々に頭部を伸展させてエンドフィールを評価する．その間，ずっと頭部は支えたままである（図7.17）．

▶ 過可動 ◀

体質性の過可動は，結合組織，筋，靱帯の全体的な弛緩を特徴とする，漠然とした非進行性の臨床的な症候群である．過可動は全身的に認められるが，すべての部位が同じ程度に影響されるわけではない．男性よりも女性に頻繁にみられ，一般的

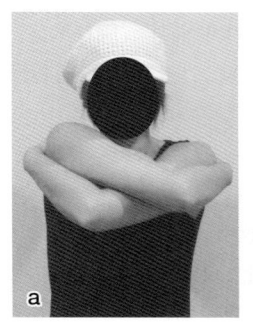

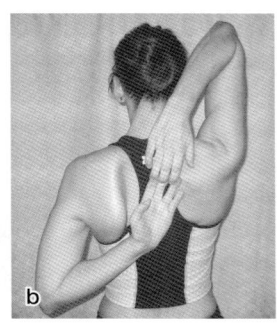

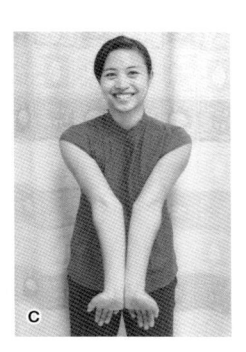

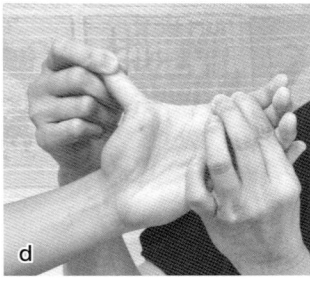

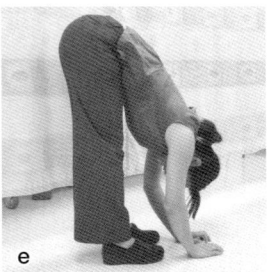

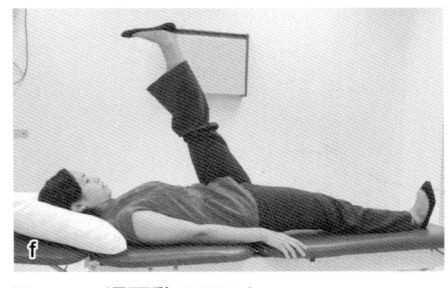

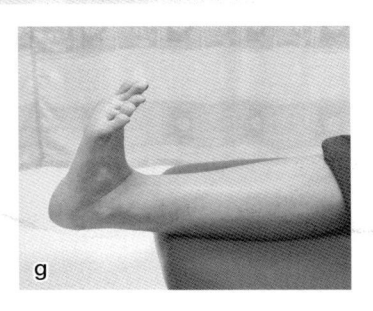

図7.18 過可動のテスト
- a．高い位置での上肢の交差
- b．背中で手を合わせる
- c．肘関節伸展
- d．母指過伸展
- e．体幹前屈
- f．下肢伸展挙上
- g．足関節背屈

115

に上半身に生じる．過可動でよく認められる徴候は，全身のさまざまな関節における過度の関節可動域である．他の徴候には触診時の低い筋緊張や，積極的な筋力強化を行っても明らかな筋肥大が認められないことを含む．全身的に過可動のある患者は，不安定な関節を安定させるための代償機構として，特に体重を支える関節に筋緊張の増加による筋の硬さが現れることが多い．筋が硬い場合，必要であれば軽いストレッチを行うとよい．体質性の過可動のある筋は，筋緊張が低く，一般に弱い傾向がある．それゆえに，それらの筋は過使用されやすく，トリガーポイントが発生しやすい．よって，これらのトリガーポイントに対する抑制やリリース（release）が不可欠である．

過可動の評価は，触診と関節可動域による筋緊張の推定である．クリニックで患者の過可動の状態についての情報を得るためには関節可動域テストでたいていは十分である．最も有用な上半身のテストは，高い位置での上肢の交差（図 7.18a），背中で手を合わせる（図 7.18b），肘関節伸展（図 7.18c），母指過伸展（図 7.18d）である．下半身では，最も有用なテストは体幹前屈（図 7.18e），ハムストリングスの筋の長さを調べるための下肢伸展挙上（図 7.18f），足関節背屈（図 7.18g）である．

まとめ

マッスルインバランスは，抑制されやすいまたは弱化しやすい筋と，硬くなりやすいまたは短縮しやすい筋の関係の変化である．インバランスは個々の筋の単一の反応ではなく，一連の非常に多くの横紋筋が関わる全身的な反応である．ヤンダは，硬さもしくは弱化の発生は不規則には起こらず，典型的なパターンで起こると提言した．筋の長さテスト，エンドフィールの評価，筋の触診は筋骨格系疼痛症候群の機能的評価に不可欠である．

第8章

軟部組織の評価

　機能評価の最終段階は，触診をとおしての軟部組織の評価である．軟部組織の評価の前に，筋の長さや筋力の特殊なテストと合わせて姿勢やバランス，運動パターンの視診を行い，情報を集める．軟部組織の評価は，触診が痛みと促通の両方をもたらし機能的病態に関して不正確な情報を与えるかもしれないため，評価の最後に実施される．軟部組織の評価は軟部組織の検査だけでなく，トリガーポイントや圧痛点の検査も含まれる．

　これまでの章に記載したように，筋の機能障害では筋自体が筋緊張の亢進（hypertonic）または低下（hypotonic）のような筋緊張異常を呈する．「グローバルマッスルの機能障害（global muscle dysfunction）」や「グローバルマッスルトーン（global muscle tone）」という用語は，一つの筋または複数のまとまった筋群の緊張の異常な変化に関して臨床的なシナリオを説明するのに用いられる．グローバルマッスルの機能障害と異なり，トリガーポイントは局所的・限局的なタイプの機能障害である．トリガーポイントは限局的な過緊張の部分であり，運動時痛ではなく触診した際に痛みが出る．それは筋の中に部分的に存在する，過敏なぴんと張ったバンドである（Travell and Simons 1992；Simons, Travell, and Simons 1999；Mense and Simons 2001）．これらトリガーポイントを有する筋の長さや全体的な筋緊張は，多少の部分のみが侵されているような場合は必ずしも異常ではない．これらの過緊張なぴんと張ったバンドは，刺激に対する閾値を下げて収縮を早くする傾向があるが，随意運動においては非効率的である．このタイプの限局的な筋の機能障害は，一般的に筋膜性疼痛症候群（MPS：myofascial pain syndrome）に関連している．

　脳は筋をとおしてすべての身体運動をコントロールする．したがって，筋緊張の変化は脊髄神経，関節，椎間板，筋，靱帯の損傷による典型的な神経学的反射反応の結果として起こる（Mense and Simons 2001；Simons 1996）．これらの反応は防御のために相反神経抑制の反射弓を導き，その結果として運動システムの機能を障害する（Janda 1986, 1991）．これらの反射反応は，急性の椎間板ヘルニアにおける深部の多裂筋の抑制と，それに伴う浅層の脊柱起立筋の筋性防御にみられる．他の防御的反射反応の典型的な例は前十字靱帯損傷にみられる．前十字靱帯損傷をはじめとする膝の障害による大腿四頭筋の抑制は，同時にハムストリングスの過緊張または過活動を起こす．シェリントンの相反抑制の法則に記載されているように，あ

る筋が活性化された場合，その拮抗筋は反射的に抑制される（第2章参照）．トリガーポイントはヤンダが「筋協調不全の部位」と述べているように，中殿筋のような全体的に低緊張な筋にみられる（Janda 1986；Jull and Janda 1987）．このタイプの筋協調不全は，おそらく筋緊張の神経制御の変性のためであろう．

TravellとSimonsは，限局的な筋の機能障害，トリガーポイント，そして多様な局所的疼痛症候群に認められる筋膜性の痛みのパターンについての見解を全般的・包括的に示している（Travell and Simons 1992；Simons, Travell, and Simons 1999）．限局性の筋の機能障害においてみられるトリガーポイントは筋膜性疼痛症候群に関連している．これらの筋膜性トリガーポイントは人体のそれぞれの骨格筋に特徴的なパターンで生じる（Travell and Simons 1992；Simons, Travell, and Simons 1999）．神経根の炎症の場合にみられる皮節パターン（dermatomal pattern）のような筋膜性の関連痛は重要な診断基準になりうる．

本書の第3章では圧痛点とトリガーポイントについて，トリガーポイント連鎖（Hong and Simons 1992；表3.3参照）とLewitの侵害受容連鎖（Lewit 2007）を説明している．特定の筋の主要トリガーポイントは，その主要トリガーポイントを有する筋と機能的に関連する他の筋群にサテライトトリガーポイント（satellite trigger point）を誘発する．主要トリガーポイントが鎮静すると，サテライトトリガーポイントも同時に鎮静することが多い．

治療者は圧痛点とトリガーポイントを疾患として捉えるのではなく，症状または表示計として考えたほうがよい場合がある．例えば，線維筋痛症（FM：fibromyalgia）に関連する圧痛点とトリガーポイントは事実上，神経筋病理学的な主症状である．治療者は多くの場合，治療前後にこれら痛みのポイントを評価することにより，治療効果を判断することができる．治療後にポイントが減少すれば，その治療は全体的に影響を及ぼす効果があったと考えられる．トリガーポイントの直接的な治療法にはスプレーアンドストレッチ（spray and stretch），温熱療法，電気刺激〔経皮的電気神経刺激療法（TENS：transcutaneous electrical nerve stimulation therapy），干渉波療法〕，自動関節可動域運動が含まれる．虚血性圧迫法とともに，これらを組み合わせて治療を行うことがトリガーポイントの鎮痛に有効である（Hou et al. 2002）．

本章では，筋膜性疼痛症候群に一般的にみられるトリガーポイントについて，および線維筋痛症に一般的にみられる圧痛点との違いについて述べることから始める．トリガーポイントと圧痛点についての病因論と病態生理学を，最新の有効なエビデンスに基づき要約する．加えて，運動システムの構成要素の関連性や相互作用，そしてどのようにしてこの運動システムのバランスの障害やマッスルインバランスが，しばしばトリガーポイント連鎖となって現れるのかということについての理解をさらに進めるために，運動発達学的な概念を紹介する．本章の最後には，ヤンダの上位交差症候群と下位交差症候群で説明したような過緊張または硬くなる傾向の鍵となる緊張筋に対する，軟部組織の触診による評価について述べる．

トリガーポイントの特徴

　活動性トリガーポイントはしばしば患者の主訴となる痛みとなって現れることは明らかである．たとえ小さな程度であっても潜在性トリガーポイントは活動性トリガーポイントと同様な特徴を呈する．加えて，潜在性トリガーポイントは患者の主訴や症状を再現しない．しかしながら両方とも明らかに運動機能障害の原因になりうる．トリガーポイントは急性，持続的，または反復した外傷による筋への過負荷からくる機械的なストレスにより，しばしば活性化される．活動性トリガーポイントは，痛みの主訴がある患者によくみられる．活動性トリガーポイントに対する深部の徒手的な触診は患者の痛みを再現する．一方，筋に存在する潜在性トリガーポイントは症状の積極的な原因にはならない．患者は多くの場合，安静時またはADLの中では潜在性トリガーポイントからくる自発的症状を自覚しない．しかし，潜在性トリガーポイントの痛みは深部の触診により誘発され，よく感じる，またははっきりとした痛みとして自覚することがある．急性のトリガーポイントは，組織を刺激する持続的な要因が止まると同時に潜在性トリガーポイントに戻ることがある（Travell and Simons 1992；Simons, Travell, and Simons 1999；Simons 1996；Mense and Simons 2001）．痛みの症状は消失するかもしれないが，筋のストレスが誘発されると潜在性トリガーポイントは再び活性化する可能性がある．このことは何年にもわたる同じような痛みの再発について説明できる．筋膜性トリガーポイントと関連のある症状として，痛み，弱化，感覚障害，協調性の欠如，耐久力の低下が含まれる．活動性トリガーポイントは，一般に頸部や肩，骨盤帯などの姿勢筋群（postural muscles）や咀嚼筋群にみられる．また一般的に，上部僧帽筋，肩甲挙筋，胸鎖乳突筋，斜角筋，腰方形筋も影響を受ける．ちなみに同様の筋群にヤンダは短縮または過緊張の傾向を認めており，緊張筋（tonic muscles）と記載している．

　患者の訴える痛みの種類は，痛みの原因を理解するのに役立つ．筋膜性トリガーポイントのある患者は，自分の痛みをよくうずくような痛み（aching pain）と訴え，一般にその痛みは局在性に乏しい．しかし，局在性の痛みはトリガーポイントの硬結または結節の上での深部触診で誘発できる．筋膜性疼痛のある患者は，痛みの発生源から解剖学的に離れた身体部位における関連痛または痛みの認知を訴える．関連痛の重症度・持続性・領域は，そのトリガーポイントの被刺激性または感受性による．筋膜性疼痛は必ずとはいえないが，よくトリガーポイントと同じ皮節（dermatome），筋節（myotome）または骨節（sclerotome）に生じる（Travell and Simons 1992；Simons, Travell, and Simons 1999）．活動性トリガーポイントは膝折れを訴えるような患者にみられるように運動協調性を妨げる．この膝折れは内側広筋にあるトリガーポイントが大腿四頭筋の強い抑制を起こすことが原因となって起こる．このように，トリガーポイントは離れたところの筋に影響を与えうる．加えてトリガーポイントは罹患筋の硬さ（stiffness）や弱化の原因になる．筋膜性の硬さは動かずにいた後や同じ姿勢を持続しての休息の後に起こると報告されている．

トリガーポイントと圧痛点

　効果的な治療のために，圧痛点はトリガーポイントとは区別されなくてはいけない．線維筋痛症に関連する圧痛点は広範囲で非特異的である．圧痛点の病因はまだよく知られておらず，これらの患者においてはどの軟部組織が痛いのかがはっきりしない．それゆえ，圧痛点に対する局所的な治療は効果がない．これに対し，筋膜性疼痛に関連するトリガーポイントへの特異的治療は，筋膜性疼痛が筋機能障害に起因することから，劇的に効果がある場合が多い（Schneider 1995）．圧痛点は線維筋痛症によくみられ，症状は広範で非特異的な軟部組織の痛みであり，筋や軟部組織に対するどんなタイプのしっかりとした触診に対しても閾値が低い特徴がある．圧痛点の生体組織検査による研究では，訴えのある領域における筋膜組織の明らかな異常や組織変化はないとされており，その結論は，線維筋痛症の患者は中枢神経系による痛みの処理過程に機能障害があり末梢の軟部組織には機能障害がないという最新の理論へと導かれている．線維筋痛症は全身性疾患であり，大脳辺縁系また神経内分泌系の機能障害が原因ではないかという仮説が立てられている．精神療法や抗うつ剤，そして適度な運動療法体系を含む学際的な治療アプローチが必要であることが多い（Salter 2002；Hendriksson 2002；Schneider 1995；Simons 1996；Simons, Travell, and Simons 1999）．

　これに対し筋膜性疼痛症候群は，トリガーポイントにより特徴づけられるような局所的・典型的な関連痛パターンを呈する状態である．筋膜性トリガーポイントは骨格筋のぴんと張ったバンドの中に認められ，触診上，特徴的な硬結として触れられる．トリガーポイントは外傷後や過使用，筋スパズムの長期化で生じると考えられる．それらは生体組織検査による研究において特異的な生化学的・組織学的異常性を呈し，隣接した組織が放電休止の間，安静時放電活動波を示す（Mense and Simons 2001；Hong and Simons 1992, 1998；Simons 1996；Simons, Travell, and Simons 1999）．筋膜性トリガーポイントを筋の協調性不全としたヤンダの説明（Janda 1991）は，罹患筋は正常な筋緊張にある筋線維に囲まれた部分的な過緊張筋線維であるという点で妥当性が高いと思われる．したがって，筋膜性トリガーポイントはトリガーポイント除圧（昔から知られる指圧），特異的なストレッチ，等尺性収縮後リラクセーション（PIR：post isometric relaxation）のような徒手的な治療法によく反応する（Simons, Travell, and Simons 1999；Janda 1987；Janda, Frank, and Liebenson 2007）．表8.1にトリガーポイントと圧痛点の違いを要約する．

　筋膜性トリガーポイントと圧痛点は皮膚，皮下，筋内というレベルでは同程度の圧痛である．しかし，筋膜性トリガーポイントは骨格筋の筋腹に認められる限局的な領域と特異的な関連痛の領域においては異常な痛みである（Hong 1999；Simons, Travell, and Simons 1999）．一方，線維筋痛症の患者にみられる異常な痛みは特異的なパターンをとらず広範に及ぶ．トリガーポイントが内在している筋は筋自体の中の触知できる硬結またはぴんと張ったバンドのために緊張を感じるのに対し，広

表 8.1　圧痛点とトリガーポイントの特徴

	圧痛点	トリガーポイント
EMG	訴えのある部位の筋膜組織に異常性はない	隣接した組織が放電休止の間，安静時放電活動
組織の質感	質感の変化はない 組織はただ軽い触診での圧痛または痛覚過敏の所見を示すにすぎない	筋組織のぴんと張ったバンドの中に小さな硬結が明確に触知される
部　位	広範囲の圧痛や全体的な痛覚過敏	さまざまな骨格筋に認められるが，特に繰り返しの過使用の傾向のある筋（微細損傷），明らかな外傷（広範囲損傷）でみられる

範な圧痛を伴った患者の筋は柔らかく，より緩んだように感じる（Travell and Simons 1992；Simons, Travell, and Simons 1999）．

トリガーポイントに対する発達運動学的アプローチ

　第3章に述べたように，発達運動学は運動システムの構成要素の相互作用や関連性についての理解をより深めるのに役立つ．人間は生まれた時には機能的にも形態学的にも未熟である．生後，機能と形態はともに発達し，粗大運動機能が完全に成熟する4歳には完成される．新生児の股関節の形成，足底アーチ，脊柱のカーブは正常発達過程の中で変化する．幼児期における運動発達は自動的であり，子どもの視覚的空間認識，感情的な欲求に影響される．運動発達は遺伝子学的に決定されており，運動機能は意識下レベルで自動的に発達する．骨格の形態学的発達は関節の位置や姿勢とともに，発達の結果として起こる運動に必要な筋群の安定化機能に大きく依存する．各関節は運動パターンの一部として適切に決定された動きをもつ．解剖学的構造は生体力学的に最適な関節運動を決定する．関節がとる各位置は，常に関節を安定化させる特定の筋の部分により動的に制御されている．関節の位置や安定性は中枢神経系の制御により，系統発生的により古い緊張性筋群（屈筋群）と系統発生的により新しい相動性筋群（伸筋群）の間の協調的な筋活動を通じて決められる．運動プログラムによってコード化されている筋の機能は，中枢神経系の成熟とともに発達する．中枢神経系の障害，未熟，痛み，外傷，生活習慣パターン，繰り返される過使用による緊張性筋群と相動性筋群の間の平衡の異常は，緊張性筋群，すなわち硬く過緊張になりがちな筋を優位にするという傾向がある．

　緊張性筋群が優位になると，横隔膜や骨盤底筋の姿勢機能の抑制とともに相動性筋群の抑制がいつも同時に起こる（Jull and Janda 1987；Lewit 1999, 2007；Kolář 2001, 2007）．緊張性・相動性筋群の平衡の障害またはマッスルインバランスは，しばしばトリガーポイントの形成による有痛性の障害を引き起こす．一般的には緊張性筋群によく認められるが，これらの筋群には機能的・解剖学的に関連性があるために，トリガーポイントは緊張性筋群と相動性筋群のどちらにも存在しうる．トリガーポイントの広がりは，主に機能障害の慢性化による．

　Lewit（1999, 2007）は，全身のトリガーポイントに関連する侵害受容連鎖について述べている．侵害受容連鎖は時間の経過や有痛性機能障害の慢性化によって進

表 8.2　トリガーポイントまたは侵害受容連鎖

トリガーポイントの場所	関連したトリガーポイント連鎖
頸　部	胸鎖乳突筋，斜角筋，後頭下深部伸筋群，板状筋，上部僧帽筋，肩甲挙筋
胸　部	大胸筋，小胸筋，横隔膜，肩甲下筋，前鋸筋，腸肋筋
腰（腹）部	腹筋群（腹直筋，腹斜筋），最長筋，腰方形筋，腸腰筋
骨盤帯	骨盤底筋，横隔膜，短内転筋群，ハムストリングス，殿筋群（大殿筋，中殿筋），梨状筋，大腿直筋，腸骨筋，大腿筋膜張筋
下　肢	長い足趾の伸筋群，前脛骨筋，短い足趾の屈筋群と伸筋群
肩甲帯	肩甲下筋，棘下筋，棘上筋，三角筋，大円筋，上腕三頭筋長頭
前腕と手部	回内筋，回外筋（上腕二頭筋），長短の手指の伸筋群と屈筋群

Adapted, by permission, from K. Lewit, 2007, Managing common syndromes and finding the key link. In *Rehabilitation of the spine*, edited by C. Liebenson（Philadelphia, PA：Lippincott, Williams, and Wilkins），784.

行する．Lewit は慢性疼痛患者においてトリガーポイントが身体の一側（片側）の筋群に認められる場合が多いことに気づいた．彼は，筋の機能障害が片側に広がることは姿勢バランスに関係があると仮定した．例えば，立位にて右腕で対象物を押す際には，動的に右の肩甲帯と右の骨盤帯の安定性が必要とされる．この際，頭部も右の肩甲帯筋群により安定化される．この連鎖は主に一側性であり，慢性の疼痛状態の特徴である．多くの場合，その対側では反応性と活動性の減少を示す．触診上，トリガーポイントは表 8.2 に示すように主に一側性に認められる．

　　Kolář（2001, 2007）は，すべての筋の機能はその特有の機能や動きだけでなく，より重要なことはその安定性によって決定されると述べている．不十分な安定性はしばしば筋の機能障害の原因になる．末梢の動きのために中枢部の安定性が必要であることは理解しやすい．例をあげれば，手関節掌屈の質は肩関節の安定性によって決まり，そして体幹の腹部安定性に依存する．したがって逆に考えると，腹部の筋群の状態は手関節掌屈の質に影響しうる．

　　筋緊張の局所的変化は，フォースカップルのインバランスによって関節の機能に影響し，逆もまた同様である．特にトリガーポイントの内在のような筋の局所的不調の連鎖反応は，偶然でも無作為的でもない．トリガーポイントは孤立した現象ではなく，第 3 章で述べたように相互に結合した連鎖をもっている．主要トリガーポイントが緩めば，トリガーポイントの相互に連結した連鎖も緩む．トリガーポイントが関節を特定の位置で硬くしたり，動きを制限したりすると，その関節パターンも変化する．トリガーポイントが関節を特定の位置に安定化させる筋の一部に認められると，それに一致する筋の領域，また機能的に関連する筋群に影響する．例えば，上肢の肢位を保持するために，大胸筋の特定の線維が収縮する（図 8.1）．この間，大胸筋の付着部は，腹筋群，肩甲骨内転筋群，前鋸筋，さらに股関節の筋群のように機能的に関連する筋群の活性化により安定化される．したがって大胸筋にトリガーポイントが内在すると，大胸筋に機能的に関連する筋群に関連性のサテライトトリガーポイントがみられることは珍しくはない．

第 8 章　軟部組織の評価

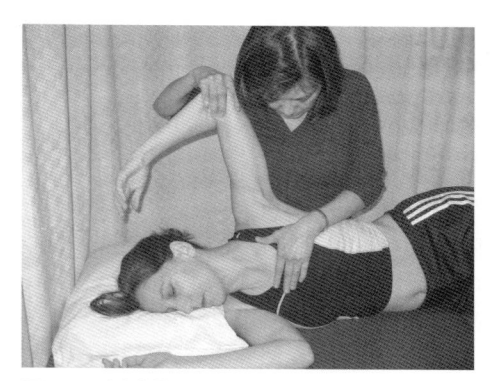

図 8.1　側臥位での大胸筋の触診

表 8.3　頭部前方姿勢におけるトリガーポイントと関節機能障害

部位	トリガーポイントと関節機能障害
頸　部	胸鎖乳突筋や後頭下深部伸筋群の過緊張や短縮が後頭下関節部の傾斜や運動制限を起こす トリガーポイントは上部僧帽筋と肩甲挙筋に起こり，頸部と胸部の接合部に運動制限を引き起こす
胸　部	トリガーポイントは大胸筋，横隔膜，背部脊柱起立筋に起こり，胸椎と胸郭の運動を制限する．胸郭の吸気位は横隔膜よりも呼吸補助筋が優位になることにより，しばしば胸郭と胸椎の硬化がみられる
腰　部	最も顕著な腹直筋のトリガーポイントは痛みが著しく，筋の付着部である下部肋骨弓，剣状突起，恥骨結合，脊柱起立筋や大殿筋にみられる．トリガーポイントはしばしば骨盤底，大腰筋，腰方形筋，内転筋群にみられる．運動制限は腰椎や股関節によくみられる．
下　肢	トリガーポイントは腓骨頭部での運動制限を伴った大腿二頭筋に起こる．また，足根中足関節の運動制限を伴った短い底屈筋（ヒラメ筋）に起こる

Adapted, by permission, from K. Lewit, 2007, Managing common syndromes and finding the key link. In *Rehabilitation of the spine*, edited by C. Liebenson（Philadelphia, PA：Lippincott, Williams, and Wilkins), 784.

　加えて，関節可動域制限とトリガーポイントの間の密接な相互作用は機能障害を増幅または慢性化させる．例えば，頭部前方姿勢における後頭下関節部の動きの制限は，しばしば後頭下伸筋群や胸鎖乳突筋の過緊張または短縮に関連する．頭部は体幹，下肢と順々に平衡をとったうえで，肩甲帯の筋群により安定化される．このように，神経筋システムのどの部分の障害も局所的になることはなく，運動連鎖の一部またはすべての機能や動きに影響する．表 8.3 は頭部前方姿勢における全身にわたるトリガーポイントの影響例を示す．

トリガーポイント連鎖と圧痛点連鎖の評価

　触診の第一の法則は，できるかぎり筋をリラックスさせることである．解剖学と筋の機械的作用の知識が筋の位置関係の把握のためには重要である．治療者が筋を探すのを助けるために，最初に患者が自動収縮を行う．治療者は触診を始める前に，患者が十分にリラックスしていることを確認する必要がある．

触診技術

　Travell と Simons（1992），Simons, Travell と Simons（1999）は，トリガーポイントの形態的評価のために重要な，指腹触診（flat palpation），スナップ触診（snapping palpation），挟み触診（pincer palpation）という3つの触診技術について述べている．とはいえこれらの方法は教育上の目的により分類されたものであり，治療者はいったん体得すると重複して使うことがしばしばある．触診を始める前に必要とするすべての筋はできるだけリラックスさせる．

■ 指腹触診 ■

　指腹触診においては，治療者は指腹を使い，下層の硬いまたは骨性の組織の上で圧をかけながら筋線維の方向を横断する（図8.2）．この動きは下層の組織にある変性をみつけるのに役立つ．この方法ではトリガーポイントを捉えて硬結を評価できる．そのうえ硬結への直接的圧迫は，しばしば患者に痛みの反応を引き起こし，さらに定型的な関連パターンを誘発する．指腹触診は横隔膜または腸腰筋のように接近しにくい筋や広い筋，扁平な筋に適応がある．

■ スナップ触診 ■

　指腹触診でぴんと張ったバンドをみつけたら，治療者は指をしっかりと硬くして使い，そのバンドを横断するように素早く弾くようにする（図8.3）．スナップ触診では，表層への接触を持続する場合以外は，スナップ操作はギターの弦を弾くような動きである．トリガーポイントが刺激されると局所的な攣縮が誘発される．スナップ触診は脊柱起立筋や腹直筋などのように表層の長い筋に対して非常に有効である．

■ 挟み触診 ■

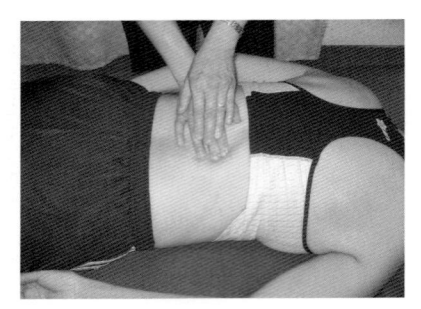

　母指と第2または第3指でCの字をつくり，つまみ肢位（pinch position）とする（図8.4）．母指と第2または第3指の間で組織を転がすようにしてトリガーポイントを探し，対象の組織をつまむ．治療者は局所的なぴんと張ったバンドや局所的な攣縮を評価する．

図 8.2　指腹触診

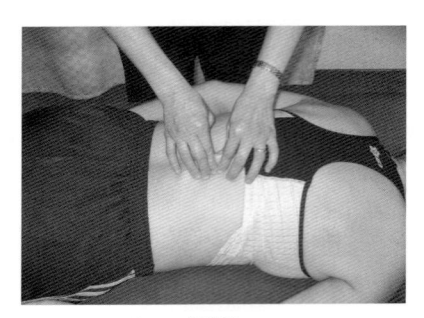

図 8.3　スナップ触診

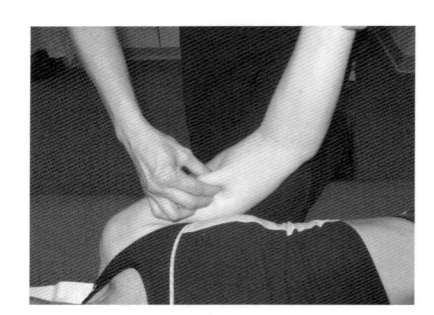

図 8.4　挟み触診

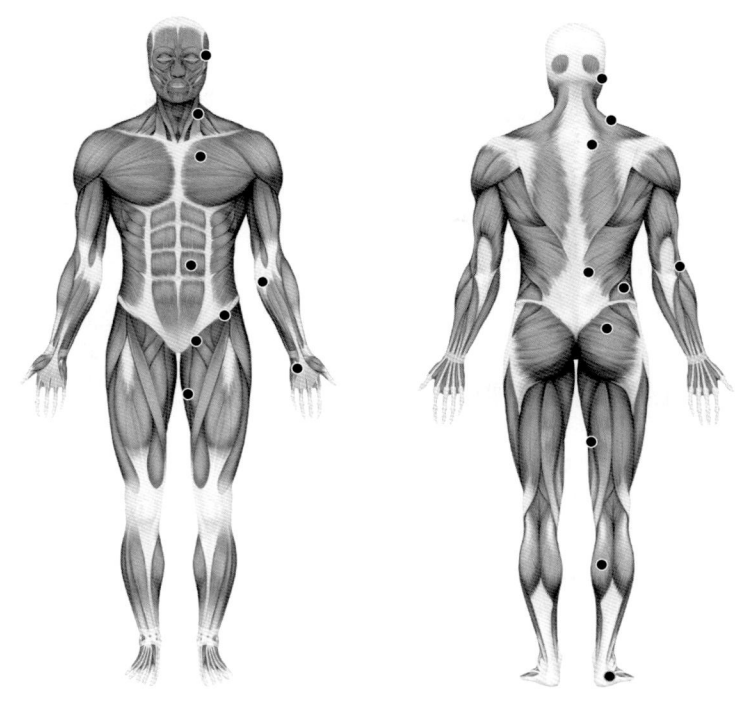

図 8.5　トリガーポイントと圧痛点の触診図

Adapted from NSCA, 2008, Biomechanics of resistance exercise, by E. Harman. In *Essentials of strength training and conditioning*, 3rd ed., edited by T. R. Baechle and R. W. Earle（Champaign, IL；Human Kinetics）, 68

触診の手順

　治療者は最初に，筋の深部の触診でどのような感覚が起こる可能性があるかについて患者に説明する．次に，圧迫による評価について，圧迫と感じるか痛みと感じるか，また左右を比べてどうかを問う．圧迫の感覚を示す 0～10 のスケールの段階についても説明する．治療者は指腹触診テクニックのように指腹を用いて，筋に安定した穏やかな圧迫を加え，軟部組織の緊張や触感を評価する．患者に左右の圧迫の比較をさせながら，治療者はこの手順を対側にも行う．治療者はトリガーポイント連鎖の触診の際，両側ともに同じ圧で行うように注意しなければならない．治療者は次に，図 8.5 で示すように連鎖における他の筋についてのテストを進め，トリガーポイントがどのように関連しているかを記載する．この図はトリガーポイント連鎖の記載に役立つ．治療者は典型的なパターンや連鎖が身体のどの部分で反対側に交差しているかもみる．

　痛覚計はトリガーポイントまたは圧痛点の痛みの定量化に用いることができる（図 8.6）．痛覚計を用いて痛みのある部位で徐々に圧を上げることによって，痛みの客観的測定になる．表示された数字を記録できるので経過を追跡できる．

　ヤンダが述べた上位交差症候群と下位交差症候群における硬く過緊張の傾向にあ

る主要な筋群の触診については後に補足する．主要筋群には腰方形筋，胸腰筋膜，大腰筋，梨状筋，大内転筋，ハムストリングス，腓腹筋内側，ヒラメ筋内側，足底筋，後頭下筋群，胸鎖乳突筋，上部僧帽筋，肩甲挙筋，大胸筋，手関節伸筋群外側が含まれる．

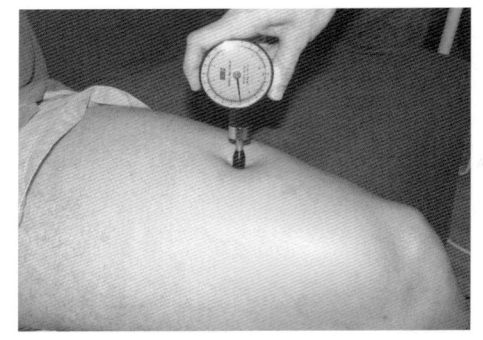

図 8.6 トリガーポイントまたは圧痛点の痛みの定量化のための痛覚計の使用

主要な緊張筋群の触診

ここでは主要な緊張筋群におけるトリガーポイントの触診の手順について述べる．

● 腰方形筋 ●

第12肋骨の後面をみつけ，脊柱起立筋外側縁に達するまで指を肋骨に沿って動かす．腰方形筋は肋骨後面下弓と後腸骨稜の間で脊柱起立筋外側に位置する深部筋である．手指を腰方形筋にゆっくりと沈み込ませ軟部組織の状態を評価する．患者の反応には注意する．

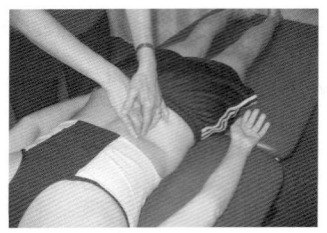

腰方形筋の触診

● 後腸骨稜（胸腰筋膜） ●

胸腰筋膜が付着する腸骨の後稜を探す．胸腰筋膜は広背筋や体幹筋群などの多くの筋群の付着部となる．後腸骨稜に沿って圧痛を触診する．

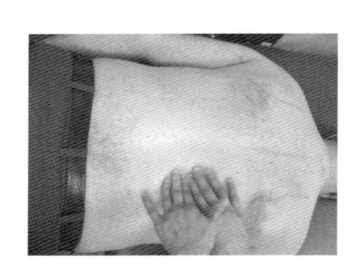

胸腰筋膜の触診

第 8 章　軟部組織の評価

● **大腰筋** ●

患者は股関節と膝関節を軽く曲げて背臥位をとる．上前腸骨棘と臍を確認し，この2点を結ぶ線をイメージする．大腰筋はこの2点を結んだ線の中間で腹直筋の外側に存在する．軽い股関節の自動屈曲はこの筋をみつけるのに役立つ．大腰筋をみつけたら徐々に手指を筋の中に沈め，その状態を評価する．患者の反応には注意する．

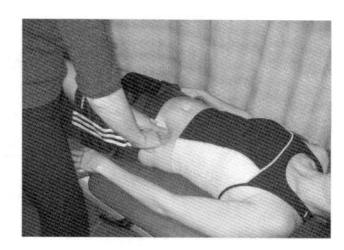

大腰筋の触診

● **梨状筋** ●

患者は腹臥位をとる．大転子，坐骨，上前腸骨棘，上後腸骨棘を確認する．一対の架空の線を引く．一本は上前腸骨棘と坐骨結節の間を結んだ線，もう一本は上後腸骨棘と大転子の間を結んだ線をイメージする．梨状筋はこの2本の線の交点にある．指腹触診の手の形で静かに殿筋に入り，尾側方向に殿筋を押す．他方の手は梨状筋を触診するために，指腹触診をした手の上に置く．梨状筋に痛みのない患者では筋の上からの圧迫として感じる．これと対照的に梨状筋に硬さやトリガーポイントがある患者では，触診を過敏に痛みとして感じる．坐骨神経の絞扼に関連した過敏な梨状筋をもつ患者は坐骨神経痛症状の再現を感じることがある．

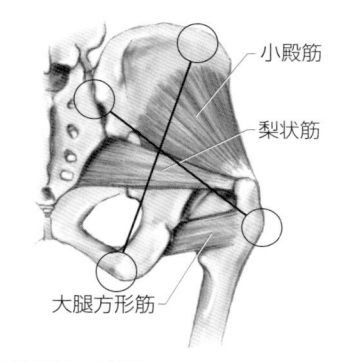

小殿筋
梨状筋
大腿方形筋

梨状筋の位置

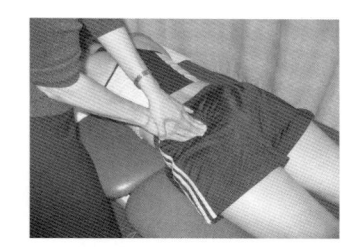

梨状筋の触診

● **大内転筋** ●

大内転筋は長内転筋と薄筋の間にある．この筋の触診は大腿内側の中間または中枢側で行う．

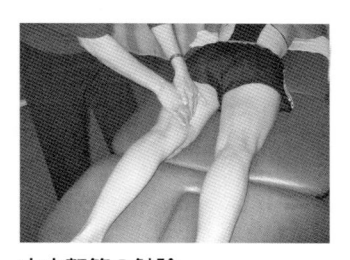

大内転筋の触診

127

● ハムストリングス ●

ハムストリングスは大腿の後部にある．内側ハムストリングスは，半腱様筋および半膜様筋と呼ばれ脛骨内顆の末梢部に付く．外側ハムストリングスは，大腿二頭筋長頭および大腿二頭筋短頭と呼ばれ，ともに膝関節の外側で交わり大腿二頭筋となり，腓骨小頭の中枢側に入り込む．ハムストリングスの触診は筋腹の中間部で行う．

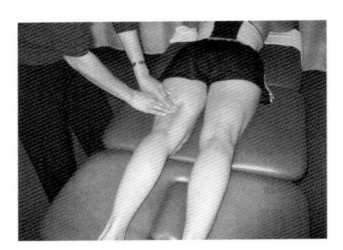

ハムストリングスの触診

● 腓腹筋内側とヒラメ筋内側 ●

腓腹筋の触診は下腿の内側において筋腹の中枢側で行う．ヒラメ筋の触診は下腿の末梢側で行う．

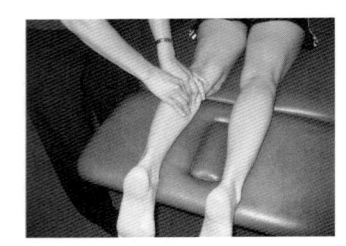

腓腹筋内側の触診

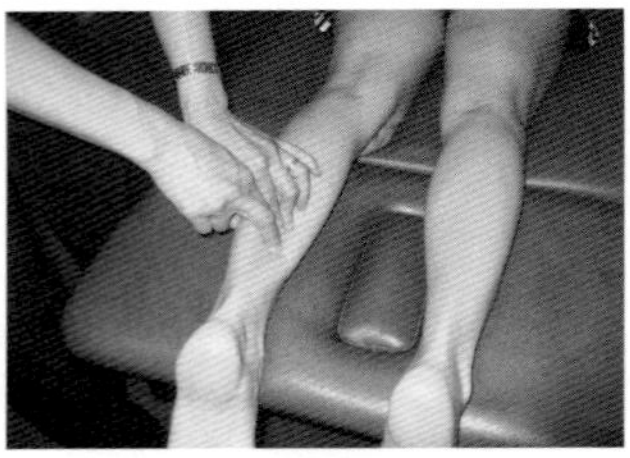

ヒラメ筋内側の触診

● 足底筋 ●

足底筋の触診は第1中足骨間隙の足底面から始める．中足骨から踵骨へと足底筋膜全体の圧痛を評価する．

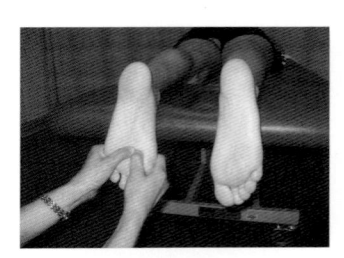

第1中足骨間隙の触診

● 後頭下とC2領域の筋群 ●

後頭下で最も突出した骨性の構造がC2の棘突起である．患者の頭部を軽く伸展させ，C2の両側面を触診する．

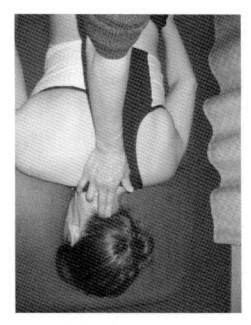

後頭下の触診

● 胸鎖乳突筋 ●

患者の頭部を同側に側屈および対側に回旋することで胸鎖乳突筋を確認する．この筋を確認したら圧痛を触診する．

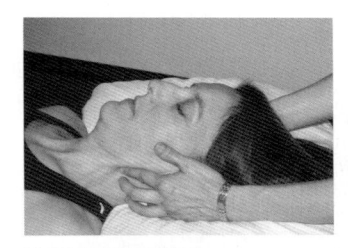

胸鎖乳突筋の触診

● 上部僧帽筋 ●

上部僧帽筋は頸椎棘突起から外側1/3の鎖骨下縁にわたる．この筋を確認するには，患者の頭部を同側に側屈および対側に回旋し，そして肩関節を挙上する．この筋を確認したら，患者の頭部を完全にリラックスさせ，治療者は襟足と肩の中間点を触診する．上部僧帽筋の触診は，立位や側臥位でも行うことができる．

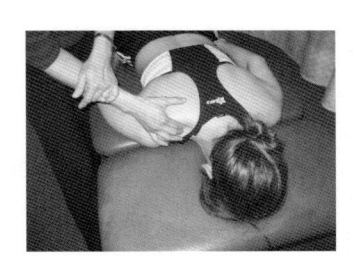

上部僧帽筋の触診

● 肩甲挙筋 ●

肩甲挙筋は頸椎横突起から肩甲骨上角にわたる．この筋を確認するには，患者の頭部を軽く伸展および同側に側屈回旋し，肩甲骨上角が最も高い位置にくるまで肩関節を挙上する．この筋を確認したら，患者を完全にリラックスさせ，治療者は肩甲骨上角に向かってこの筋を触診する．肩甲挙筋の触診は，立位や側臥位でも行うことができる．

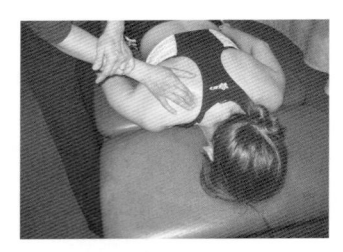

肩甲挙筋の触診

● 大胸筋 ●

大胸筋の筋の長さテストについては第7章で述べたが，大胸筋は触診（3カ所）と筋の長さテストを同時に行うか，または触診と筋の長さテストを別々に行う．大胸筋の胸骨部下部線維は腋窩の前壁で，胸骨部中部線維は第2胸肋間隙で触診する．大胸筋の鎖骨部線維は鎖骨下方で触診する．

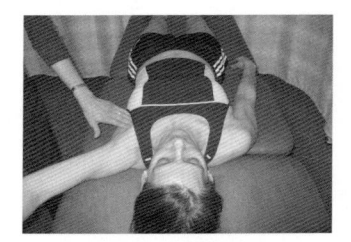

大胸筋の触診：胸骨部下部線維

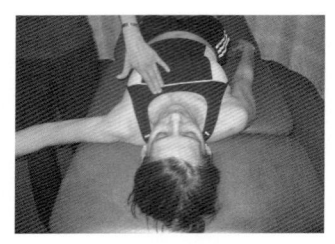

大胸筋の触診：胸骨部中部線維

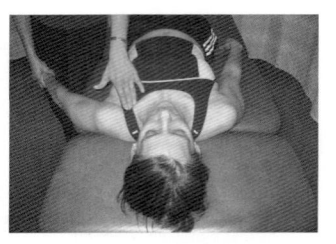

大胸筋の触診：鎖骨部線維

● 手関節伸筋群外側 ●

まず上腕骨外果を確認する．手関節伸筋群はこの直下の筋組織を触診する．

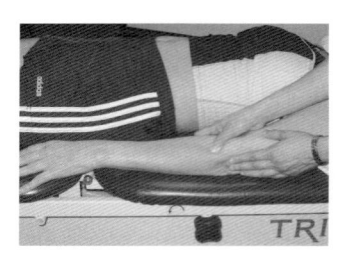

手関節伸筋群外側の触診

瘢　痕

　軟部組織の評価には常に瘢痕の評価が含まれなければならない．瘢痕は皮膚から骨の上にある筋膜まですべての軟部組織を貫通している．損傷の正常な治癒過程においては，瘢痕組織は軟部組織の周辺に完全に適応し機能も正常になるものである．しかし，不適切または異常な治癒が起こると，瘢痕の周りの軟部組織は制限され正常な機能が障害される．この所見は「活動性瘢痕（active scar）」と呼ばれる．活動性瘢痕とそれに関連する筋膜機能障害は，しばしば瘢痕の場所から離れたところにトリガーポイントと関節機能障害の連鎖をつくる．患者は普通，瘢痕の治療を求めるのではなく腰痛の症状，頸部の痛み，頭痛や呼吸困難などを訴える．したがって，治療者は患者にもし症状があれば，その症状と瘢痕の関連性を判断しなければならない．活動性瘢痕の触診が患者の症状を再現すれば，瘢痕と患者の訴えまたは症状の間に主要な連鎖がある．

　瘢痕の評価の中で，治療者は瘢痕が非常に血管に富む場合や紅斑がみられる場合，または軽い触診の後に紅斑が残る場合に注意するとともに，外観や温度にも注意しなければならない．瘢痕部の熱感は炎症が進行中であることを示しているかもしれない．活動性の瘢痕は，しばしば皮膚の問題の増悪を示す．言い換えれば，瘢痕部の皮膚は安易に伸張したり動かしたりすることができない．皮膚がより肥厚していることが多い．瘢痕の動きに対する抵抗の評価は，すべての方向について制限に達するところまで行う．皮膚運動の制限は Lewit（2007）により，組織の弾力性の質が変化し，抵抗の症状が最初に触知されたところと説明されている．組織の柔軟性または弾力性の欠如は，治療者にとって治療や再評価の部位の確認に役立つ．瘢痕は触診や伸張または圧迫に対する過敏性についても評価される．痛みは瘢痕の端部でよく認められる．

筋　膜

　ヤンダは，人体において筋骨格系全体を一つの単位として連結する筋膜の重要性に注目した．筋膜は，非常に強くわずかな弾性をもつコラーゲンからつくられている．コラーゲンは線維芽細胞により形成され，張力がかかる方向の線に沿って並んでいる．この結合組織は筋や他の身体器官だけでなく，筋群の区画または層も連結する．

　筋膜は臨床上，特に慢性の筋膜性疼痛症候群のように，機能障害の原因になる可能性があると考えられてきた（Travell and Simons 1992；Simons, Travell, and Simons 1999）．筋膜性疼痛症候群や線維筋痛症はトリガーポイントまたは圧痛点により，それぞれ特徴づけられる．軟部組織モビライゼーション（mobilization），筋膜リリース，スプレーアンドストレッチ，そしてグラストンテクニック（Graston technique）のような器具を用いた軟部組織モビライゼーションなどの特異的治療法

がこのような症状に有効である．軟部組織の治療については第9章でより詳しく述べる．痛みの主な原因が筋膜構造である可能性がある場合，治療者は感覚運動システム内のどこかほかにある機能障害の原因を探らなければならない．

まとめ

　筋の機能障害は，筋緊張の亢進（過緊張）または低下（低緊張）として現れる．トリガーポイントと圧痛点は筋緊張の変化を呈している筋群にしばしばみられる．トリガーポイント連鎖と圧痛点連鎖は緊張筋と相動筋の双方にみられ，長期化する慢性筋骨格系疼痛症候群に重要な役割を果たす．トリガーポイントは多くの場合，機能障害の原因ではなくむしろ症状であることを治療者は覚えておかなければならない．軟部組織の機能障害について治療者には，関節病態，感覚運動機能障害，または瘢痕や筋膜の可動性制限のような他の軟部組織の機能障害に関連する機能的原因を探すことを推奨する．

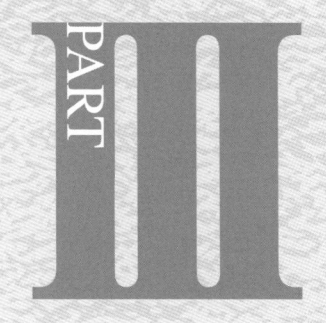

PART III
マッスルインバランスに対する治療

　筋骨格系のリハビリテーションは，中枢神経系と運動システムに密接に関連する．つまり，情報の質を改善すれば中枢神経系による運動実行の質を改善できるという論理的仮説から成り立っている．運動システムは中枢神経系の機能ののぞき窓として働き，その運動実行の質を整えたり，あるいは制限したりする．リハビリテーションプロセスにおいて，診断学的病態は臨床的に意味をなさないこともある．多くの場合，診断学的病態をみいだすよりも，障害となり治療を必要とする機能的病態をみいだすほうが臨床的に重要である．患者の臨床像は構造的病態よりも機能的な変化に関連することがよくある（Lewit 1997）．
　中枢神経系の機能を改善することは，究極のリハビリテーションゴールともいえる．感覚器からの求心性情報を十分に処理・統合し，生体力学的能力を活かした運動システムを最大表出し，効率的な脳機能獲得を成し遂げることができる．その結果，生理化学的な恒常性や柔軟性などを得ることができるようになる．
　Panjabi（1994）は制御（control），他動（passive），および自動（active）の3つのサブシステムについて述べた．これらは互いに固有受容器との関係によりつながっており，影響し合う．一つのシステムまたは軸の変化は，他の軸の位置を変容させていくことにつながる．ヤンダは，どのような患者の評価においてもサブシステム機能の個別性をまず識別しなければならないことを強調している．筋，靱帯，腱，筋膜は個々の単位よりかは，むしろ一つの機能的単位として形づくられており，求心性に働く筋と関節の不一致は人為的なものである（Gillquist 1996）．内臓や骨格とともに，機能的単位としては内外の環境への反応の中で中枢神経系により制御される収集・表出データに適した枠組みを形づくる．ヤンダは中枢神経系と運動システムが一つのユニット，感覚運動システムとして機能すると確信していた．彼は3つの段階に系統だてた治療を提案した．

　1．末梢構造の正常化
　　中枢神経系を取り巻くすべての末梢構造は，中枢神経系により受け取られる求心性情報の質を改善するために治療されなければならない．

2．マッスルバランスの回復
　筋の相動性（phasic）システムと緊張性（tonic）システムのバランスは，協調性改善のためには必要条件として改善しなければならない．
 3．求心性システムの促通と感覚運動トレーニング（SMT）
　このトレーニングは協調運動を改善するため，生体構造や効率的な運動実行における理想的な機械的負荷をもたらすことができる．

　感覚運動トレーニングは付加的とされながら，原始的歩行反射を常に活性化させるための重要なポイントである．協調性と関節安定性は，中脳レベルで蓄積し粗大な運動システムの発達の基礎となっている複合的反射共同運動を誘発することで改善される．しかし，これらは複雑・専門的であり，このアプローチを習得し実行するためには指導のもとでのトレーニングを要する．かつ，ボイタアプローチ（Vojta approach）は本書の範囲外とする．
　PART Ⅲ ではマッスルインバランス（muscle imbalance）治療のさまざまな構成要素について説明する．第 9 章では末梢構造の正常化の方法について述べ，第 10 章では促通・抑制テクニックを用いたマッスルインバランスの改善についてさまざまなテクニックを紹介する．最後に，第 11 章ではヤンダの求心性システムの促通方法と感覚運動トレーニングプログラムについて述べる．

第9章

末梢構造の正常化

　本章では，まず末梢構造がどのようにして治療できるかを簡潔に説明し，症状のある末梢構造を直接治療するテクニック，さらに著明な末梢変化をもたらす中枢神経系の影響を利用したテクニックにも注目する．この2種類のテクニックに注目した理由は，中枢神経系と末梢構造との深い結びつきにより，特定の包括的な中枢神経系テクニックが末梢構造の状態を迅速に改善するうえで必要不可欠であるという事実からである．このような包括的なテクニックを利用することで，従来よく行われている治療の数々を用いる手間を減らすことができる．

　末梢構造に対する治療アプローチは組織のタイプ，機能障害の性質，機能障害がどの程度の全身的作用をもっているかによって分類できる．ヤンダは中枢神経系と髄膜の外側にあるすべての組織・臓器を末梢構造と定義した．そしてヤンダは，リハビリテーション過程の初期段階として，末梢構造の正常化や治療が中枢神経系への求心性入力の質を高めるために不可欠であると考えた．固有受容器からの正確な情報は，運動を制御するためや関節を保護するために必要である（Freeman, Dean, and Hanham 1965；Freeman and Wyke 1967a）．それゆえに，求心性入力の質を高めることを優先する．この入力を回復することは，運動制御を改善するための潜在的な能力をより高める．しかし，神経系における固有受容器の影響は，高位中枢の強い影響と比較すれば，相対的に弱いものである．この経路では，中枢神経系の統合された過程が優先され，不必要な外的刺激などによって絶えず制圧されることを避ける．そしてこの状況は，入力情報が保護防衛機能に使われ，変性してしまう可能性がある（Lederman 1997）．

　機械的受容器と反射活動の特性について現在の科学で理解できる範囲で考えた時，中枢神経系の介在を利用した徒手的反射テクニックは運動システムの治療に効果がないという意見もある（Lederman 1997）．しかし，日々の臨床背景においてこれに対抗するエビデンスを目にすることがある．徒手的反射テクニックが行われることによって，これらの運動が変化するのは，現時点の科学では説明できないかもしれない．そのような中でも徒手的反射テクニックは，適切な状態で行われれば，リハビリテーションのより活動的な段階で，有効な付加的治療として利用することが可能である．

　末梢組織を正常化するテクニックは2つのタイプに分類される．中枢性のテクニックは間接的に末梢構造に影響するが，局所的なテクニックは直接的に末梢構造

へと影響する．治療者は中枢神経系を治療することなしで末梢構造を正確に治療することはできないし，その逆もまたしかりである．つまり治療と再評価の双方において，この関係をどのように効果的に利用するかは治療者しだいである．

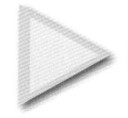

中枢神経系による間接的なテクニック

異常組織に対しての治療は，必ずしも末梢構造の直接的な徒手療法である必要はなく，強力で体系的・包括的な末梢効果をもつテクニックや中枢神経系の介在を利用して間接的なテクニックによる治療も可能である．そのようなアプローチのいくつかの例として，ボイタアプローチ，原始反射リリース法（PRRT：primal reflex release technique），フェルデンクライス法（Feldenkrais method）がある．ヤンダアプローチにおいて，これらのテクニックは付加的な役割があるので簡単に触れておくが，詳細は成書で確認してもらいたい．

ボイタアプローチ

ボイタアプローチは中枢神経系の発達や成熟に関連し，遺伝子に符号化され生まれつきもっているとされる運動機能に基づいている．特定の肢位や反射の刺激域が，中枢神経系への求心性入力を統合するために利用される．この入力は，粗大な運動機能の発達に関連する部分的な運動パターンを引き出すことができる．そして能率的な筋活性にとって必要な運動の支点をつくり，身体の機能性を改善することで，運動の活性化や関節の安定化の質を高める．当初は，チェコの小児神経科医 Václav Vojta によって脳性麻痺や他の運動発達遅延をもった子どもを治療するために使われたが，ボイタアプローチは成人に対しても適応されるようになった．その先駆者の一人は，チェコの理学療法士 Pavel Kolář であり，動的神経筋安定化（dynamic neuromuscular stabilization；Kolář 2001, 2007）と呼ばれる彼自身のテクニックを発達させた．反射的な運動パターンを活性化するために，患者に特定の神経発達肢位をとらせる．特定の刺激域は，腹這いや寝返りのような粗大運動パターンに関連する運動パターンを引き起こすために利用される（図 9.1a, b）．これらの肢位やパターンは，特に長期にわたる機能障害の症例で運動システムを再構築するために役立つ．損傷後や長期にわたり代償運動を行っている患者にとって，理想的な共同運動を随意的に行うことは難しい．そのため，患者の随意的な入力による作為的な代償ではなく，中枢神経系に遺伝的に符号化され生まれつきもっているとされる効率的で基本的な皮質下の運動プログラムを刺激によって誘発し利用することにより，純粋な運動パターンを引き出すことを試みる必要がある．その反射刺激が統合されることで，運動の質や意識が改善され随意的な運動が可能となる．ボイタアプローチは，局所的なテクニックや感覚運動トレーニングでは簡単に改善できない運動制御の不十分な患者に対して，必要不可欠なリハビリテーションアプローチであるとヤンダはみている．

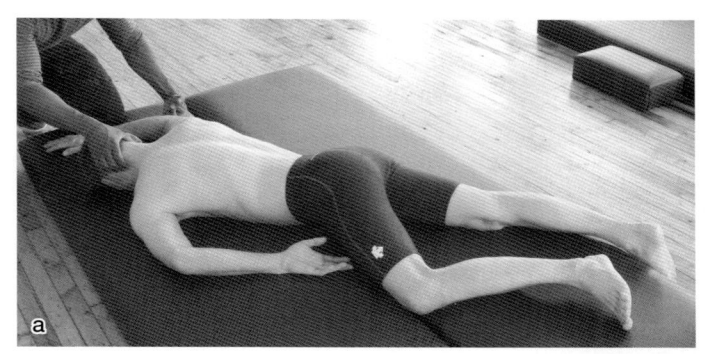

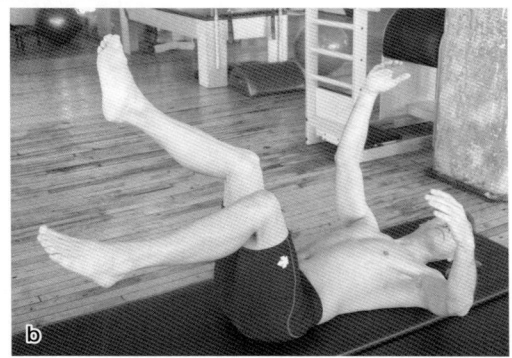

図 9.1　神経発達肢位
a．腹這い
b．寝返り

原始反射リリース法（PRRT）

　PRRTは，侵害受容や痛みに付随して起こる驚き反射，引き込み反射，関節保護反射などによる望ましくない影響を減らすための徒手療法である（Iams 2005）．これらの反射は人間が生活するうえで重要な役割を果たしている一方で，過度な活性化により，筋緊張の変化や関節可動域（ROM：range of motion）制限のような望ましくない生理的変化という形で過活動性が残存する．トリガーポイント（trigger point）連鎖や圧痛点連鎖は，刺激に対する自律過剰反応や感情的な過剰反応を増悪してしまう．すなわち，そのような影響が治療されないまま残存すると，患者にとって苦となり，結果として回復を妨げることになる．米国の理学療法士John Iamsによって提唱されたPRRTはリハビリテーション医療にとってのパラダイムシフト（paradigm shift）の一つであり，急速な生理的変化を与える可能性があるため，画期的な臨床的手段となりうる．PRRTを単独または補足的な治療で使ったとしても，劇的に圧痛点や二次的な症状が減少し，治療者は驚かされることがある．例えば，外傷による肩の著しい痛みや運動制限がある場合を例とする．この原因が防御反応によるものならば，一回のPRRT治療で80～90％，機能が改善することがある．この結果は，患者の生理学的症状を急速に改善する中枢神経系の重要な役割を正しく判断しなかったり見落としがちだったりする従来の治療アプローチとは大きく異なる．従来のアプローチにおいて局所的なテクニックは，それらの局所的な効果に対してしか評価されておらず，中枢系による間接的な介入の試みはなされて

いない，あるいはほとんどなされていない．神経学や整形外科学に分類できないものは，見過ごされるか，まったく利用されないことが多い．

フェルデンクライス法

　1940年代にMoshé Feldenkraisによって提唱されたフェルデンクライス法は，運動遂行（運動をとおした意識）や感覚を統合するうえで，言葉の指示によって運動制御を変えるものであるため，治療者が言葉により患者の運動を引き出す必要がある．この操作は無意識的な運動知覚と意識的な運動知覚を改善する．続いて患者に能率の悪い運動を理解させたり，好ましい選択を模索させたりする．これを運動プログラムに急速に組み込むことによって望ましくない運動制御を除去する．Feldenkraisは，彼の1967年の著書『Improving the Ability to Perform』で理論的な基礎や基本的な運動を発表した．1972年，英語版で『Awareness Through Movement』が出版された．そこで彼は，思考と行動の間で遅延が生じる時の意識と，動作変化に関わる意識がどのようなものかを記述している（Feldenkrais 1972）．

局所への直接的テクニック

　病的な組織への直接的テクニックは，強力な局所的効果のみならず全身的な効果もある．テクニックの選択は，患者評価，専門的な知識，患者への適合，患者の目標によって決まる．局所への直接的テクニックは，例をあげると，軟部組織テクニック，神経張力テクニック，関節モビライゼーション（mobilization），ボーエンテクニック（Bowen technique），リンパテクニック，装具療法などがある．局所的な障害により制限を受けた部位にではなく，対象部位から離れたところから治療を行うストレイン・カウンターストレイン（strain and counterstrain；Jones 1964）のような非直接的な局所テクニックもいくつかある．

軟部組織テクニック

　軟部組織テクニック（soft-tissue technique）は，瘢痕・癒着・拘縮の治療をする際にとても効果的である．軟部組織（皮膚・筋膜・筋を含む）のいかなる障害も，局所的・全身的の双方で，運動や機能に影響する．瘢痕は軟部組織を制限し，関節運動制限・痛み・姿勢変化という症状を引き起こすかもしれない．筋線維芽細胞の活動性によって生じた架橋結合〔cross-linking：化学的な結合（chemical bonding）〕，細胞の配列損傷，癒着や収縮は，外科的手術後の瘢痕の可動性に制限を与える可能性がある．癒着は，互いに滑走可能であるべき表面の間で起こる，結合組織の特異な沈着である．癒着は多くの場合，一部の以前の損傷，感染，筋層の間や腱と鞘の間の炎症から起こる．拘縮は結合組織の短縮によるもので，筋や靱帯に起こる架橋結合や癒着を原因とし，関節可動域へ直接的に影響する．もし，異なった筋膜の層が自由に動くことができないなら，その下にある関節の運動を偏らせ，筋機能に影響を与える可能性がある．

トリガーポイントは筋組織内での癒着に先立って起こると考えられる．それらは慢性の過用や損傷を経験している筋で観察され，硬く，痛く，触知できるほどの傷害になることがある．これらの硬化した構造は死体解剖（Schade 1919）で観察され，その所見は，筋緊張の変化だけが原因でなく組織の構造的な変化や拘縮が組織の硬さ（consistency）に影響していることを指し示す．結節性の症状に関係づけた関連痛の数年間の観察により，それらのトリガーポイントと同一の性質が明白になった（Reynolds 1983）．SimonsとTravel (1999)，MenseとSimons (2001) は，トリガーポイントや運動システム内での急性・慢性の疼痛発生を広範囲に研究しており，それらは感覚運動機能に多因子的に影響を及ぼすことがあると述べている．

　瘢痕は癒着や拘縮を生じさせ，筋のトリガーポイント構成の原因となることから，軟部組織の評価・治療の重要性を説明する例としてよく利用される．潜伏性瘢痕は一般に，より古くて，動きやすく，痛みを伴わない．活動性瘢痕は中枢神経系への求心性感覚に広大な影響をもち，局所的・全身的の双方で不都合な運動機能を引き起こす可能性があるので治療が必要である．Lewit（1997）やヤンダは，末梢構造の求心性情報を正常化する際，常に瘢痕治療を優先して行う．軟部組織の制限の評価はいくつかの側面を含んでいる．

- ●外　見

　もし瘢痕に非常に血流が多い，あるいは紅斑が出現するか軽い触診によって簡単に紅斑が引き起こされるなら（そしてその後も残るなら），それは瘢痕が活性であり徒手的に治療する必要のサインである．

- ●温　度

　瘢痕部位の熱感は，正常（治療段階にある瘢痕）か，異常（慢性炎症状態の瘢痕）のどちらかにおける進行性の生理的な活性を示すサインである．

- ●感受性

　すべての瘢痕の層を検査するべきである．もし瘢痕の一部や瘢痕全体が，伸張や圧迫を含めた触診によって痛みを伴うなら，前述した生理的な活性のサインである可能性がある．適切に治癒した瘢痕は痛みを伴わないはずである．

- ●発汗過多

　瘢痕路に沿って増加した発汗量は，皮膚の摩擦抵抗の度合いを評価し，瘢痕路のそばあるいは皮膚の関係している範囲と関係していない範囲とを比較することによって検査することができる．皮膚の摩擦抵抗は，発汗の増加が認められる部位での抵抗感の増加の感覚である．治療者は，指を一定に軽く走らせることによって，瘢痕化した皮膚を軽くなでるように触れるが，症状が疑われる部位では適度なスピードで注意しながらなでる．同時にあるいは連続して，瘢痕化していない皮膚のエリアもなでて，瘢痕で感じた抵抗感と比較する．痛覚過敏（皮膚）区域（Lewit 1999）では，しばしば自律性の活性化による皮膚の摩擦抵抗の増加を呈する．それらの区域は，他の表層・深層の損傷に分節的に関係した皮膚の過敏領域であり，跳ね返り（springing）や弾性の減少を示す．

● 弾性の質

　弾性の評価におけるスプリングテクニック（springing technique）や触診した組織の弾性・柔軟性の比較は両側で行われる．これは，治療あるいは再評価のためにその部位を確認するのに役立つ．

● 軟部組織構造

　組織の感触は，その硬さ（consistency）にさまざまな種類があるため，触診で評価する．治療者は均一性，不規則，浮腫によって組織を評価し，正常な皮膚と比較する．

● 運動性制限

　筋膜の異なった層の境界や，瘢痕の横断している組織，瘢痕自体の運動性を評価する．生理学的な境界は，他動運動で最初に抵抗が出るポイントであるとLewit（1991）は述べている．さらに組織の跳ね返り感がどこに存在するか，あるいは欠如するかを評価する．組織の跳ね返り感の欠如あるいは組織の弾性の特質の欠如の評価は，視診下で組織が正常であるか病的であるかを判断するうえで重要な臨床的価値をもつ．

● 抑　制

　瘢痕の近くや下層にある筋は，抑制されることがある．筋力低下の有無をみるために徒手的にその筋を評価し，瘢痕治療後に再評価する．

　軟部組織モビライゼーション，器具を用いた軟部組織モビライゼーション，横断マッサージ，筋膜リリース（release）のような特殊なテクニックは，正常な軟部組織運動を回復させるために役立つ．第一目標は，異常な侵害受容反応や運動制限を除くことである．筋膜治療には異なる多くのテクニックが利用できる．例えば，等尺性収縮後リラクセーション（PIR：post isometric relaxation）のように，ゆっくりと障害を取り除かせるような軽めのテクニックは，緊張亢進筋の等尺性収縮を行った後に随意的なリラクセーションを同筋に獲得する（Lewit 1999）．このテクニックは，5段階の筋膜スラスト（fascial thrusts；Iams 2005）を用いて組織の弾性跳ね返り特性や可動性が正常化されるまで行うなど，力の度合いを増加していくことで適応させることができる（図9.2a～e）．加えて，呼吸あるいは視覚の共同運動はPIRの効果を高めることができる．例えば，咀嚼筋のリラクセーションは弛緩期に口からの吸気を伴うことで高めることができる（図9.3）．同様に，背臥位で股関節屈筋群ストレッチの収縮時に尾側をみることや，股関節屈筋群ストレッチの弛緩時に頭側をみることは，筋緊張の正常化やトリガーポイントの消散を促通することができる．

　徒手的なテクニックに加えて，レーザーや超音波のような他の物理療法を行うことは，進行性の瘢痕組織を抑制する効果が期待できる．テクニックに何を用いようとも，組織が左右で比較されることによって正常な回復をみる．多くの場合，治療過程と並行して自律性の反応は消えていくことが多く，機能障害の度合いに応じて，何回かの治療が必要なことがある．瘢痕の影響は，違う組織に及ぶことで他の

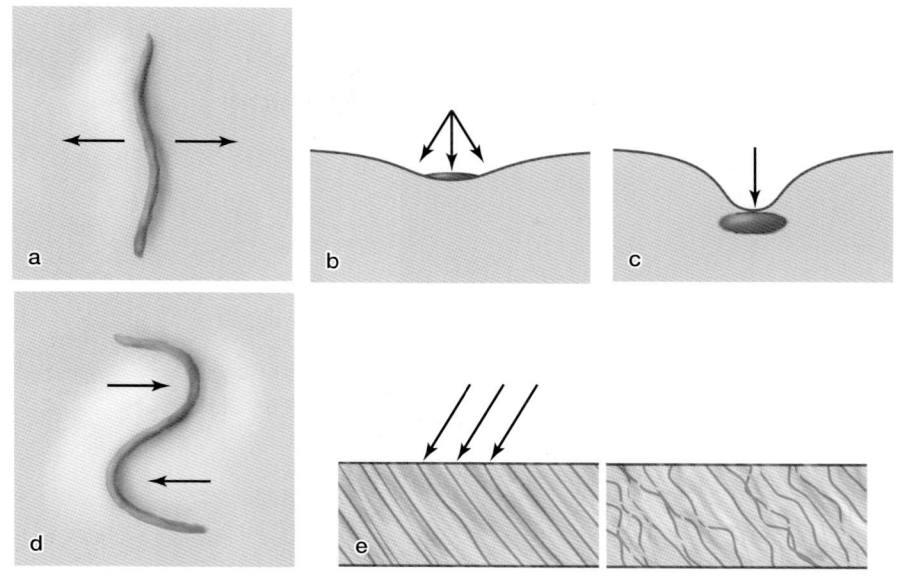

図 9.2
a．瘢痕ディストラクション（distraction）
b．深部瘢痕の他方向への動的リリース
c．深部瘢痕の持続的・静的リリース
d．瘢痕のＳ形モビライゼーション
e．筋膜障害への結合組織圧迫モビライゼーション

機能にも影響を与えるため，身体の各部に及ぶことがある．

神経張力テクニックと神経力学

Butler（1991），Elvey（1986）と Shacklock（2005）は，adverse neural tension（ANT）の役割を，関節可動域制限や感覚機能・運動機能の低下における生理学的・身体的な因子であるとしている．ANT あるいは変化した神経力学は，存在する症状がさらに悪化する原因となり，客観的にも主観的にも患者の改善の妨げとなることがある．

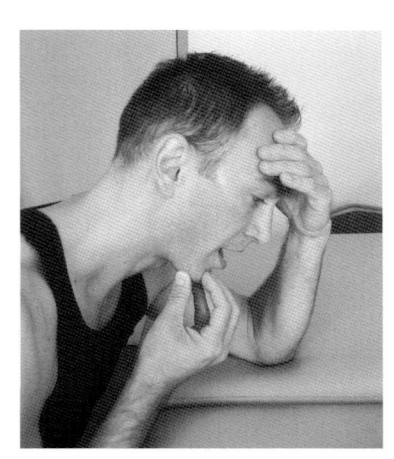

図 9.3　呼吸共同運動を伴う咀嚼筋のリラクセーション

中枢神経系は，筋骨格系で覆われる動的な連続体であり，どの動作にもついてまわる．それゆえに連続した，または多くの関節運動を用いた基礎検査システムを通じて軟部組織に負荷をかけることによって ANT の評価を行い，中枢神経系を評価する．これらの中には，他動的な頸部屈曲テスト，下肢伸展挙上（SLR：straight-leg raise）テスト，背中を丸くした姿勢で行うスランプテスト（slump test），上肢神経力学的テスト（ULNT：upper-limb neurodynamic test）といった，4つのバリエー

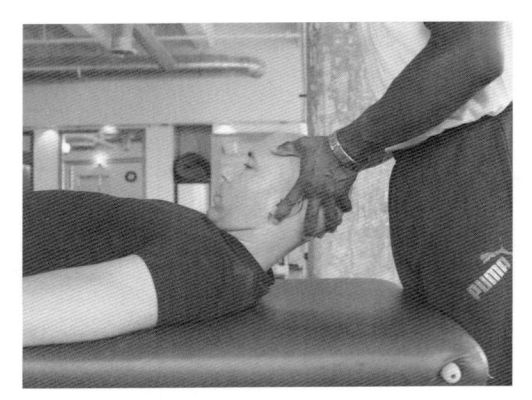

図 9.4　他動的な頸部屈曲テスト

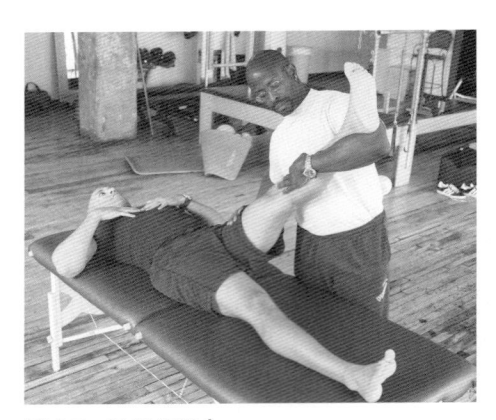

図 9.5　SLR テスト

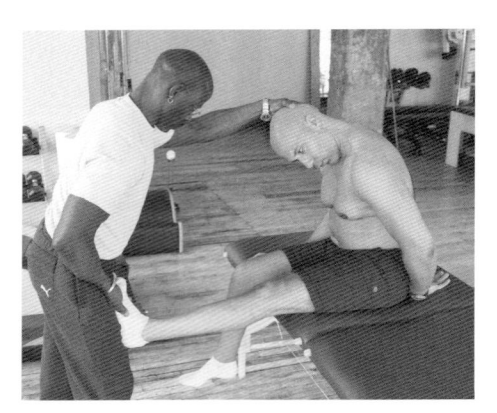

図 9.6　スランプテスト

ションがある（図 9.4～9.7）．もし，徴候がこれらのテストによって再現・増加・減少されるなら，さらに詳細な評価や ANT 治療を行うべきである．

　侵害受容あるいは痛みの原因は，神経系（中身）によるものと，神経系を保護する周囲の組織（入れ物）によるもののどちらかであり，神経系はこれに適応しなければならない．神経張力テクニックは臨床的に有効な介入であり，治療者は問題を解決するために推奨されるテクニックを用いて取り組まなければならない．本章では触れないが，スライディング（sliding）やフロッシング（flossing）あるいはテンショニング（tensioning）のような治療テクニックの詳細は，Butler（1991）や Shacklock（2005）による著書で紹介されている．

関節可動性テクニック

　関節モビライゼーションや関節マニピュレーション（manipulation）のような関節可動性テクニックは，有用な局所治療テクニックである．マニピュレーションを通じた生理的な関節可動域の増加，後角への侵害受容入力の減少，鎮痛作用があることは論文で立証されている（Herzog et al. 1999；Herzog 2000；Conway et al.

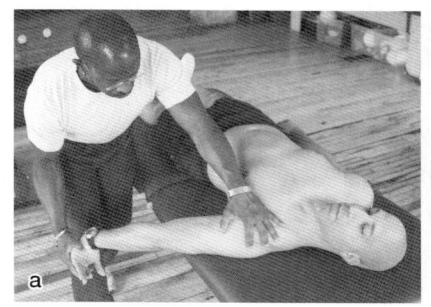

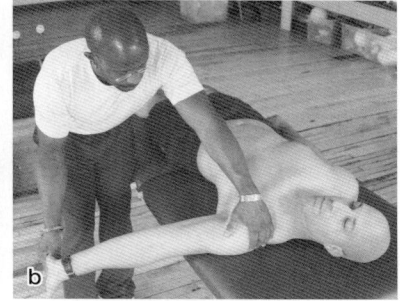

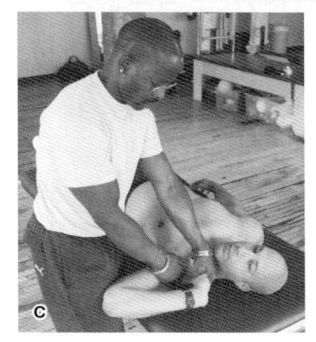

図 9.7　上肢神経力学的テスト
　　　a. 橈骨神経，b. 正中神経，c. 尺骨神経

1993；Zusman 1986；Wright 1995）．段階的な関節モビライゼーションは関節マニピュレーションとよく似ているが，比較すると効果は一回の治療で速効的に現れるのではなく徐々に現れる．つまり関節モビライゼーションは関節マニピュレーションに比べ，一つのセッションでより多くの回数を行って繰り返される傾向があるため，蓄積効果を引き起こすと想定される．

　これらのテクニックは強度によってグレード1～5に段階づけ，慎重に考察・評価を行う必要がある．それらのテクニックは，正常可動域を得るための運動制限の評価ができるとともに，そのまま治療にもこのテクニックを使って関節可動域を改善することができる．治療者は運動制限に対し，評価によって一番適した力の選択をすることが求められる．関節マニピュレーションの使用に対する禁忌は，明確に詳述されている（Barker et al. 2000；Grieve 1991；Gifford and Tehan 2003）．外力によって障害のある部位を直接治療することは，それらの制限が防御的なものであるかもしれないため，必ずしも正確あるいは理想的な治療とは限らない．治療がうまくいかない場合，局所的な問題による障害が起こっていない可能性もある．

　Lewit（1986，1987）は，筋膜のトリガーポイントと関節機能障害との間に強い関係があることを示した．彼は，症状のある局所のみならず包括的な評価を行い，その評価に基づいて治療の優先順位を決定すべきと強調した．そして治療後の再評価によって最も効果的な治療をみいだすことができるとしている．例えば，患者の腰痛や変化した骨盤の可動性は，可動性の制限を受けた腓骨頭や，ハムストリングスのトリガーポイントの存在と関係をもっているかもしれない．詳細なテストや病歴により，脚がよろめいたり，つまずいたり，肢の機能障害がより高い集積が認め

られ，腓骨頭のリリースを優先することで，ハムストリングスのトリガーポイントの根絶や，腰痛の軽減，骨盤の可動性の改善がみられるかもしれない．

しかし，新しく獲得した可動域をとおして安定性や力が得られるかどうかを確かめずに，これらのテクニックを通じて関節可動域を回復するだけということは，適切な治療ではないことを忘れてはならない．言い換えれば自発的に制御された組織に対しては，新たに確立した関節可動域をとおして運動を安定させる能力があるかどうかを評価する必要がある．

リンパテクニック

リンパの流れは，通常の生理学的な機能回復にとって重要な因子であると考えられている．ヒトの身体の60％以上は水からできている．水分の1/3は細胞外に，2/3は細胞内にある（Lederman 1997）．局所的な圧痕水腫は，よく足部の捻挫や外科的手術に続く傷害に付随して起こる（pittingは組織の一時的な変形，すなわちくぼみであり，浮腫状の組織に圧を加えた後にみることができる）．非圧痕性浮腫は，より全身系の病態と関係づけられ，経口の薬物療法のような複雑な治療を必要とする．

筋はリンパ液を移動させる際に重要な役割を担う（図9.8）．アクティブマッスルポンプ（active muscle pump），あるいは外的な機械による律動的な加圧や減圧のような徒手テクニックは，間質性のリンパシステムと血漿との間の細胞外流体の流体動力学的な移動を助ける（Ganong 1981）．間欠的な加圧や減圧は，より深い血管構造物にまで作用するため，十分な圧迫を用いて行わなければならない．

関節内外での流体輸送は関節運動に依存する．関連する関節の痛みを悪化させない中等度の随意運動は，悪化している炎症性の原因に焦点をあてているということを考慮に入れると，関節浮腫を減少させるために有用である．局所的な間質の浮腫は，関係した筋腹あるいは腱と腱の境界にわたって，または腱・骨接合部に，（筋機能不全とともに）観察できる．いったん筋連鎖が治療されたなら，多くの場合で急速に改善し，正常な求心性入力と機能は回復される．

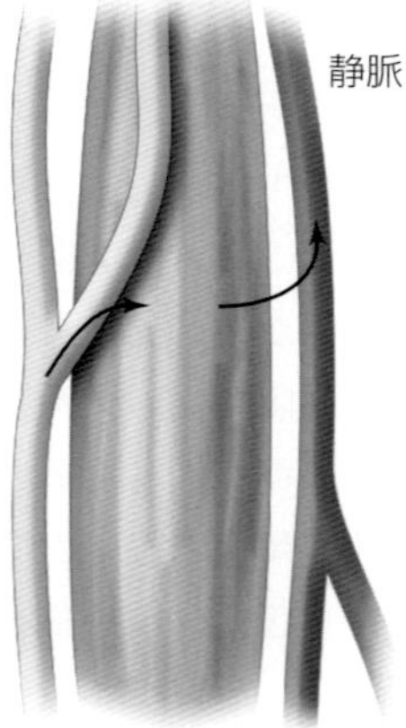

電気刺激やイオントフォレーシス（iontophoresis），超音波といった物理療法の使用は，浮腫形成の抑制または分散を補助する役割を担い，急性期・慢性期のどちらの時期でも，とどまっているリンパ液の移動やドレナージ（drainage）に作用すると報告されており（Starkey 1999），有意な結果は筋活動を伴うことで得られると考えられている（Walloe and Wesche 1988；Mann, Morrissey, and Cywinski 2007）．

図9.8 動脈から静脈へリンパ液を運ぶ時の筋の役割

装具療法

装具は神経入力を変え，姿勢や筋機能に影響するという研究がある．Guskiewicz と Perrin（1996）は，急性足部捻挫患者に合わせて特別につくった装具の装着後，患者は姿勢動揺の著しい減少を示したと報告した．装具は関節固有感覚を高める．それにより，患者の動揺を検知する能力が増加し，姿勢動揺を制御する．同様に，Rothbart（2005）は，患者の足に動的制御インソール（図 9.9）を利用することによる，姿勢静力学的な変化や慢性筋骨格系疼痛の改善に言及した．姿勢に対する極小のウェッジ（microwedges）の包括的な影響は，カナダ，フランス，イタリアの姿勢学の治療法学派において価値が認められている．

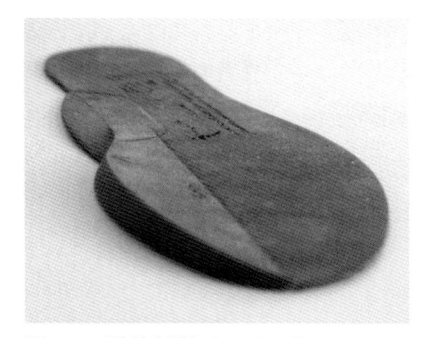

図 9.9 動的制御インソール

装具は有用な治療の補助となりうる．それらの導入や使用は熟練した専門家によってチェックすべきである．装具の効果は，足関節より上の身体を制御することにもなることをよく考えなければならない．たとえ，装具の使用が生体力学的な理由では的を射ていて，論理的なようでも，足部の動きを制限することによって，深刻な神経学的結果をもたらす可能性がある．一時的に良好な反応が認められ，注意深く測定した鋳型で装具をつくったとしても，長期的に患者が症状の悪化を経験したり，矯正することにより新たな望ましくない症状が出現したりといった状況があることは臨床でよく経験することである．

病的な足部形態は，低い縦アーチ足と高い縦アーチ足の両方で観察されることがある．足の構造は病態についての可能性を示唆するかもしれないが，必ずしもどれもが病因となったりはしない．目標は足部の安定性を改善し，歩行や日常生活動作（ADL：activities of daily living）に関係した他の一般的な移動を助けるための，理想的な協調性，バランス，力，パワーの出力を含む機能を完全回復させることである．もし，これらの条件が足部タイプに関わりなく満たされるなら，足部は生体力学的に効率よく安定しているということになる．なお，靴を履くということは内在筋の発達を減少させ，他動的に安定した構造に依存することになり，内在筋の安定した活性と機能は，靴を履いている足と履いていない足とで異なっていると示唆するエビデンスがある（Robbins and Hanna 1987）．

まとめ

患者の総合的検査後，末梢構造は病的な組織状態のさまざまなタイプを対象に適切なテクニックを適用することで正常化される．目標は可能なかぎりそれらを正常化することであり，そして治癒や再活性化に働きかける環境を準備することはもち

ろん，中枢神経系への有益な求心性入力の質を高めることである．より効果的なテクニックは，中枢神経系を直接狙い，そして感覚運動システムから強い包括的な反応を得ることができる．これらのテクニックは生理的な過程へ急速に影響を与え，患者の徴候や機能の状態を改善させる．より局所的なテクニックでは，集中的に異常組織に対して注意を向け，治療していく．中枢神経系と末梢構造を個別にみるのではなく一つの単位として考えることは，治療と治療に対する反応を通じて行われるべきである．この考え方は重要な問題の原点に立つことができ，患者に対してより効果的なリハビリテーションを行うのに役立つ．

第10章 マッスルバランスの改善

　本章では筋の弱化や抑制，硬さや（腱・筋）短縮を引き起こすさまざまな要因と，ヤンダによって推奨される即効性のある治療について再検討する．加えて新たな考えや介入を考慮し，効果的あるいは役立つ治療と考えられる治療方法についても検討する．最後に治療の目標をまとめる．

　マッスルインバランスは求心性入力により局所反応と全身反応の両方で観察される．主動作筋と拮抗筋の局所的な機能障害と考えてインバランスだけを治療の対象とすると，持続的な効果は難しいと考える．それは局所的・全身的なインバランスは中枢神経系の2つの補完的なシステム，つまり緊張性システムと相動性システムの機能不全を示している．マッスルインバランスについては第4章で詳細に示した．

　異常な求心性入力が原因で筋緊張の異常が起こると，さまざまな反応を引き起こす．悪循環が持続し広がると，最も連結の脆弱な部分，つまり分節部や運動連鎖部で急性的な機能不全が起こり，状況の変化に適応できなくなる．結果として，連結の脆弱な部分で急性損傷や炎症性反応が起こり，最終的に代償反応や適応反応が起こる．適応反応は階層的に進み，ひいては中枢神経系に影響を与える．また異常反応は水平方向にも広がり，その影響は隣接した関節や組織，または反対側に波及する可能性もある．

　ヤンダら（2007）は，さまざまな要因が筋緊張を変化させると提唱している．最初は神経筋反応であり，後にさらなる構造的変化が収縮性・非収縮性の組織内に発生する可能性がある．神経系（上位・下位運動ニューロンを含む）そのものの外傷とは無関係に起こった場合，筋緊張の変化は筋の収縮性と非収縮性の両方の要素を含んでいる．つまり，筋緊張の変化は神経性反射の要素と粘弾性の要素のそれぞれで起こる．

●神経性反射要因

　　神経性反射により筋緊張が変性する要因は多くある．組織の多くは中枢神経系の陽性あるいは陰性刺激への反射的反応に影響を受ける可能性がある．このような反射は精神的・肉体的の両方のストレス因子として撤退，防衛，逃避，凝固反応と関連する．自律神経反応（例えば，蠕動運動，血圧，保水，心拍数，括約筋緊張などの変化）と体性神経反応（例えば，筋緊張，侵害受容，安静時姿勢，表在感覚などの変化）はこのような反応中に現れ，こういった症状の包括的な正常化は，受傷後や治療後における恒常性の重要な指標となる．

●粘弾性組織や結合組織の変化

時間経過とともに悪化する筋や結合組織の短縮は，持続刺激あるいは間欠的刺激に対しての長期的な反応である．例えば，胸筋や股関節屈筋の短縮は関節可動域制限あるいは動作の代償に付随して起こる共通の臨床症状である．

Lewit（1999）は，病理学的所見の中で軟部組織の弾力性が喪失・変性することを報告している．例として，椎間板起因の腰痛病変により皮膚分節にある足趾の趾間結合組織の弾力性が低下する．

筋骨格系の機能障害を分析すると，動きそのものの制限が必ずしも疼痛症状と結びつくわけではない．関節可動域あるいは関節（包内）の遊びに制限があっても，筋緊張の変化を伴わないかぎり疼痛は出現しない．ヤンダによると，筋疲労は機能障害において大きな影響を与える因子である．筋・筋膜・神経系はいくつかの分節に広がっており，これにより関連痛や機能障害の蔓延化を引き起こす．初期の治療は筋緊張を正常化させることであり，その結果として，過緊張の筋群における触診時の緊張が低下する．ヤンダらは，いくつかの原因因子があり，それが抑制や弱化あるいは過緊張や硬化といった筋緊張の変化を誘発すると述べている．

▶ 筋弱化の要因

慢性筋骨格系疼痛に伴う筋弱化は，筋力が真に弱化している場合や抑制されている状態である偽性不全麻痺と区別されなければならない．つまり，筋力は弱いが単に一時的に発揮を妨げられているだけのものがある（Janda 1986a）．筋弱化を引き起こす因子は，さまざまな病態に付随するか，あるいは単独で影響を与えるが，注意して分析することが適切な治療を実施するために必要である．さまざまな筋弱化の因子に対処する特殊な治療テクニックを次に述べる．

硬さによる筋弱化

過用あるいは外傷によって筋は硬くなる．筋の長さ-強さ曲線がシフトし，一時的に筋力が強化しているように感じるかもしれないが，継続的な過用により非収縮性組織の量が増加し，それにより弾性が低下し，筋線維の変性につながる虚血が起こり，最終的に筋弱化を引き起こす．硬さによる筋弱化は筋短縮の最も重症な状態と考えられる．

●治　療

収縮性・非収縮性の組織に対し，対象筋を適切なテクニックを用いてストレッチする．ストレッチは通常2～3週間の間，毎日実施しなければならない．ストレッチにより筋を抑制していないか，経過していくにつれて筋力が強化しているかを確認するために，対象筋を筋力評価しなければならない．

関節原性の筋弱化

関節原性の筋弱化は，関節機能障害・腫脹に引き続いて起こる，前角細胞を媒介とした筋の活動の抑制である．例えば，膝の半月板障害は関節機能障害・水腫を引き起こし，結果として広筋群の障害へつながる．

- ● 治　療

  直接的な関節モビライゼーションや関節マニピュレーションを行うことで，関節機能の正常化に役立つ．四肢あるいは対象の関節を挟んだ分節を軽くなでるブラッシングのような手法で外受容器の促通や活性化を行う．段階的な進行により対象筋の強化が可能となる．

トリガーポイントによる筋力低下

トリガーポイントは，さまざまなストレス因子や刺激の反応として進行することがある（Mense and Simons 2001）．過敏性の高い線維束では筋の刺激閾値が局所的に低下しており，非効率的な活性化，過用，早期疲労や筋弱化の原因となる．

- ● 治　療

  PIR，スプレーアンドストレッチ（spray and stretch），ストレイン・カウンターストレインといったさまざまな手技を使うことで，トリガーポイントを選択的に不活性化することができる．経過していくにつれて対象筋の強化が可能となる．

伸長性筋弱化

持続的な，繰り返される筋の伸長は，筋紡錘の活動を抑制してサルコメア（sarcomere）単位の増加を引き起こす．さらに，習慣的な姿勢は筋を長時間ストレッチした状態と同様の状態にする．また，姿勢位置による弱化に言及すると，拮抗筋の硬さによる抑制が筋弱化の原因である．

- ● 治　療

  リラクセーションや短時間のストレッチ，拮抗筋や共同筋の活性化を初期に実施する．次に，筋紡錘の促通や伸長された筋の増強を段階的に行う．多くの場合は，関節角度の狭い範囲から筋力トレーニングを実施する．

相反抑制

相反抑制では，特定の動きに対して拮抗筋の緊張が増加し，結果として主動作筋の出力（発揮）を抑制する．この力のインバランスは関節内運動を変化させ，痛みを誘発し，理想的な機能を発揮できなくする．典型的な例として，前腕の回内筋や屈筋群の緊張が亢進し，伸筋の筋力が維持できずバランスを保った動きができなくなることにより引き起こされる上腕骨外側上顆炎がある．

- ● 治　療

  筋緊張や筋力は，拮抗筋群に対する直接的なリラクセーションや他の抑制手

技を介して正常化する．主動作筋の抑制状態により筋力が完全に回復していない場合には，種々のファシリテーションテクニックも適用する．この中には，ブラッシング，ドロップアンドキャッチ（drop and catch），起始・停止部の促通，ドライニードリング（dry needling）などがある．

筋弱化に対する治療テクニック

筋紡錘は筋緊張や刺激に対する反応性を調節する重要な役割を担っているため，筋弱化の治療は偽性不全麻痺筋の筋紡錘の反応を刺激し，活性化させることが目的である．それぞれの要因によりエクササイズで強化される最初の効果は異なる．筋力増強効果は課題内容，スピード，関節角度だけでなく，テクニックや学習効果（Jones et al. 1989），そして，刺激に対しての中枢神経系の反応（Manion et al. 1999）により特異的である．ファシリテーションテクニックとは強化運動ではなく，筋の収縮活動や負荷に対する協調的な反応を刺激し準備することである．このような準備は強化運動を行う前に施行されるべきである．偽性不全麻痺筋への抵抗運動は，負荷に対する筋の反応効率を低下させるので禁忌である．このような運動単位の抑制は直接的な過負荷によるものと，共同筋の代償運動によるものがある（Janda 1986a in Grieve；Janda 1987）．

ファシリテーションテクニックは4つの基本的な固有受容器，筋紡錘，ゴルジ腱器官，機械的受容器，外受容器に焦点をあてている．表10.1に弱化した筋への一般的な治療テクニックを要約する．

表10.1 弱化した筋への一般的な治療テクニック

手技	硬さによる筋弱化	関節原性の筋弱化	トリガーポイントによる筋力低下	伸長性筋弱化	相反抑制
ストレッチとエクササイズ	■				
皮膚へのブラッシング，ストローキング（stroking）とエクササイズ		■			
トリガーポイント不活性化とエクササイズ			■		
筋紡錘への促通	■	■	■	■	■
バイブレーション（vibration）	■	■	■	■	■
オシレーション（oscillation）					
ブラッシング，タッピング（tapping）	■	■	■	■	■
ドロップアンドキャッチ		■	■	■	■
起始・停止部の促通	■	■	■	■	■
キネシオ（kinesio）テーピング，筋膜テーピング	■	■	■	■	■
等尺性収縮エクササイズ	■	■	■	■	■

Brüggerのエクササイズ，刺鍼術，PNFは促通・抑制の両方に作用するため表から除外した

バイブレーション

局所的あるいは全身的にバイブレーション（vibration）を使用することは筋収縮力に顕著な効果があると報告されている（Bosco et al. 1999；Luo, McNamara, and Moran 2005）。筋紡錘は50～200 Hzの小さな振幅の振動に対して敏感に反応し，随意収縮における出力を増加させる。対象筋を伸張位に保持した状態で実施することが効果を高める。

バイブレーションプレート上で，等尺性収縮エクササイズや動きを制限した動的エクササイズが行える（図10.1）。そうすることで強度やパワーといった筋のパフォーマンス指標を改善させることができる（Bosco et al. 1999）。臨床的に使用される周波数は30～200 Hzである。HagbarthとEklund（1966）が提唱した緊張性振動反射（TVR：tonic vibration reflex）は，全身の骨格筋内でみられる振動によって誘発される反射性収縮である。抑制状態にある拮抗筋に対してバイブレーションを局所的に適用することで，主動作筋群の緊張を正常化することが可能となる。効果は30分持続し，その間に機能的な動きをトレーニングすることで，筋の刺激入力に対して正常な生理学的作用以上の促通効果をもたらす。

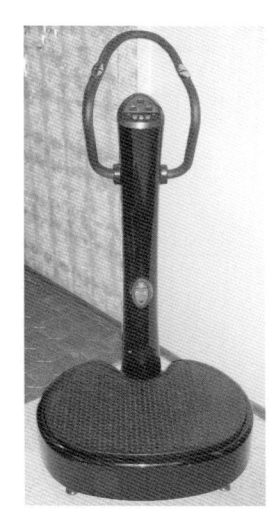

図10.1　バイブレーションプレート

オシレーション

オシレーション（oscillation）は，非常に短い振幅で急速に動きを交互に入れ替えることを示す。筋活動や協調性の促通に対して一連のエクササイズをするうえで，振幅，強度，頻度，方法を変えて行うことができる。筋活動を促通するためにいろいろなオシレーションの道具が使用されている。例えば，Flexbarを用いたオシレーションは片側上肢全体の筋を活性化させることができる（図10.2）。

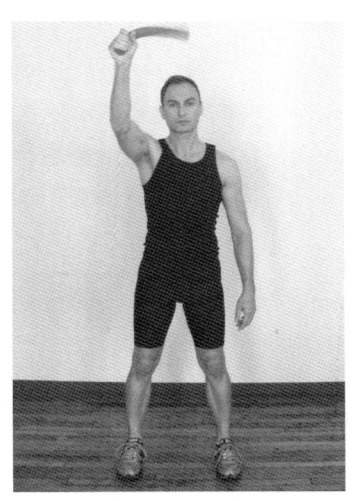

図10.2　上肢のFlexbarオシレーション

ブラッシングとタッピング

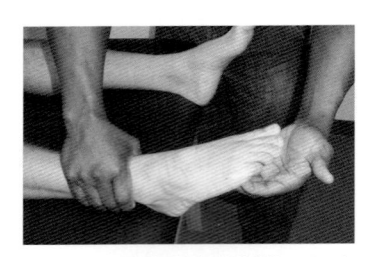

ブラッシングはRoodが提唱した，前角細胞やガンマループ（gamma loop）を通じて筋紡錘を促通するテクニックである（Carr and Shepherd 1980）．徒手あるいは電動で局所または広範囲に対してのブラッシングを行うことで，筋や分節部の知覚を改善させるだけでなく筋活動も改善させる可能性がある．例えば，足底部のブラッシングをすることで足底部の固有受容器を刺激し，求心性入力（情報）を増加させることができる（図10.3）．筋腹全体のタッピング（tapping）は促通を誘発するものであり，筋線維を急激にストレッチし，伸張反射を促すことで筋収縮を増加させることができる．

図10.3 固有受容器刺激のための足底ブラッシング

ドロップアンドキャッチ

ドロップアンドキャッチは，基本的に伸張反射によって筋紡錘や筋収縮を促通するクイックストレッチテクニックである．関係するすべての分節は治療者によって良好に制御される必要があり，損傷のリスクを最小限にするために短い振幅で行われなければならない．ドロップアンドキャッチは分節の異常運動パターンや抑制状態の筋・筋群に対して役立つテクニックである．まず，抑制状態の筋群を他動的に短縮に置き，静止した状態で支える．治療者は，突然支持を外すと患者に説明する．患者は分節が現状の姿勢から動かないように素早く収縮を起こし，その状態を維持しなければならない．これを5,6回繰り返す．このドロップアンドキャッチテクニックは関係する筋や皮膚表面にラビング（rubbing），タッピング，バイブレーティング（vibrating）といった手技を実施する直前に数秒間行う．股関節・膝関節・肘関節といった大関節や周囲の大きな筋群に実施するのが適している（図10.4）．

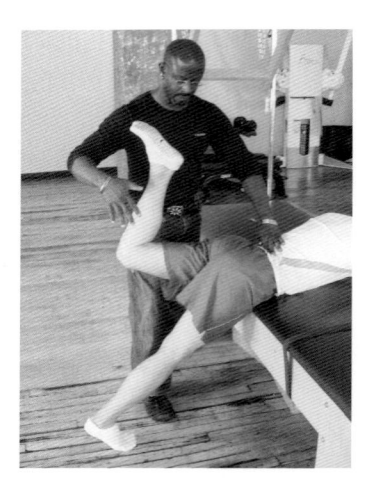

図10.4 ドロップアンドキャッチ

刺鍼術やドライニードリング

経穴とトリガーポイントの間には高い関連性があり，筋の運動点やトリガーポイントに経穴を使用したドライニードリングを実施することで，筋収縮やパフォーマ

ンスに影響を与えるトリガーポイントや圧痛点を効果的に除去することができる．また鎮痛効果に加え，経穴への刺激は辺縁系や大脳皮質下の灰白質に影響を与え，運動システムをとおして筋緊張に影響を及ぼす．このような影響は関節可動域や筋機能の正常化を手助けする．

『Biomedical Acupuncture for Pain Management：An Integrative Approach』という統合アプローチの本において，Ma，MaとCho（2005）は，圧痛点に対してドライニードリングを実施するための論理的・構造的アプローチを規定している．ドライニードリングは運動機能を改善し，末梢・中枢で痛みを調節する．評価過程と治療は伝統的な東洋医学のものと明らかに違う．東洋医学の中では，解剖学における圧痛の部位により選択する刺激域が決められているが，ドライニードリングで選択する刺激域は経絡や伝統的に決められていたものとは関係がない．また，漢方薬は治療の一部としては推奨されず，使われていない．ドライニードリングは週3回以上，他の療法と複合して実施する．それぞれのセッション後に再評価し，その治療の必要性を決める．ドライニードリングは，ぜひとも行いたいテクニックであるが，あいにく針を使用するため理学療法士にとって選択肢とならない場合が多い．

PNF

固有受容性神経筋促通法（PNF：proprioceptive neuromuscular facilitation）は1950年代にKabat（1950），KnottとVossにより発展したものであり，共同運動（synergy）の促通・誘導に役立つ基本となるものである．共同運動は粗大な運動機能や運動発達の自然な要素を反映しているもので，同時に不必要な過緊張と低緊張を抑制する．PNFでは可能なかぎりの最大抵抗でクイックストレッチし，らせん状・対角線のパターンでリズミカルな複合的動きを実施することで，運動制御や動きの認識を回復・改善させる．よく行われている共同運動の要素を中枢神経系に与えることで，治療者は適切な動きを誘導することができる．慢性疼痛があり，それによって動きが変化し，運動の質が低下していることが制限因子になっている場合，PNFは変化のきっかけとして役立つ可能性がある．

起始・停止部の促通

起始・停止部の促通は1964年にG. Goodheartにより導入されたアプローチで（Goodheart Jr. 1964；Walther 1988），応用運動学や臨床運動学の発達を促した．起始・停止部の促通は，前角細胞から神経学的に抑制されている筋に対して間接的な促通を行うことに焦点をしぼっている．徒手的に受容器や神経終末，筋の起始・停止部にある皮膚の受容器を刺激して促通が行われる．疑わしい筋は徒手筋力テスト（MMT：manual muscle testing）でテストする．治療者は，指示に対して等尺性に筋を収縮させる能力を観察する．テスト中の最初の2〜3秒間におけるどんな遅れや緩みも神経因性の協調不全か出力抑制のサイン，言い換えれば運動ニューロンの過分極と判断する．筋の起始・停止部を数秒間マッサージし，その後に遅れや緩みがなく効果的に収縮できているか，そして等尺性に理想的な状態で安定させることが

できているかといった機能改善について再評価する．この手技は多くの筋（筋の大小にかかわらず）に対して適応が可能で，筋の収縮性を改善し，筋出力増加に非常に効果的である（Walther 2000）．

筋力テスト，起始・停止部への徒手療法，等尺性収縮は Greg Roskopf が開発した筋活動テクニック（MAT：muscle activation technique）の側面からも重要である．しかし MAT についての評価の前提や思考過程は応用運動学のものとは異なる．MAT は生体力学的な評価と治療のシステムであり，マッスルインバランスに焦点をあて，主動作筋や拮抗筋のバランスを回復することを目的としている．その中には，関節特有の可動域検査や，筋の位置に関連する弱化・抑制の評価も含んでいる．筋活性化へのこのアプローチは初期のリハビリテーションにおいて，重要で基本的な側面である．

どのような運動の要求にも対応するために，随意的に制御されているすべての筋は負荷やスピードを直接的な関係で維持できるように，しっかりと収縮できなければならない．www.muscleactivation.com に，より詳しい情報が記載されている．

Brügger の概念

スイスの神経学者 Alois Brügger は，患者の症状とそれに対する治療方針についての神経生理学的な基礎を確立するため，姿勢と運動の評価によって機能的病態を報告している（Pavlu et al. 2007）．間欠的あるいは継続的な障害を引き起こすことで生理学的な過負荷と侵害受容が上昇する．それに対する反応として関節-腱-筋の防御的な過緊張あるいは低緊張が起こる．それにより姿勢，関節可動域，運動パターンが変化し，痛みや不快感といった症状を示す．エクササイズの選択方法としては，患者の病理的な部分の改善というよりは，むしろ運動範囲の不足やインバランス状態の改善を基本とする．治療にはさまざまな方法があり，それらは第11章で述べる．

■ 間質性浮腫のコントロール ■

浮腫のコントロールは，エクササイズ前に，評価で同定された浮腫部分を温めながら圧迫マッサージを実施することにより行う．深部横断摩擦マッサージも温めた組織に実施する．浮腫をコントロールし，軽減することで，損傷組織内の望ましくない架橋結合を防ぐだけでなく，炎症や痛みも軽減する手助けとなる．これらは全体的な機能の改善と十分な治療効果を得るために重要な要素である．

■ 姿勢矯正 ■

姿勢矯正は，頭部正中位を伴う脊柱の伸張を含む．脊柱結合的な動きは一連の連結した歯車として概念化され（図3.1 参照），頸椎・胸椎・腰椎の分節部と，胸骨結合距離の増加あるいは減少によって背筋を伸ばしたり曲げたりする動きとの共同作用の関係とされている．表層筋組織部の触診可能な圧痛の増悪は，円背姿勢に関連した胸骨結合距離の減少を示す．

■ 局所的・全身的運動のエクササイズ ■

局所的・全身的運動のエクササイズにより機能的共同作用（つまり，主動作筋，拮抗筋，共同筋の協調性）を誘導し，マッスルバランスを回復する．目的は望ましくない過緊張・低緊張を改善することであり，運動システムを通じて低活動筋連鎖を活性化し，過活動筋連鎖を抑制する．これは一連の等尺性収縮エクササイズ，または弾性バンドを用いて抵抗を加えたスムーズでリズミカルな求心性運動・遠心性運動を実施することで得られる（図10.5）．ポイントは遠心性収縮期の動きであり，遠心性収縮期には求心性収縮期の2倍の時間をかけてゆっくりと実施すべきである．軽度から中等度の弾性抵抗力がエクササイズ効果を高めるが，運動の質が量や負荷よりも重要である．エクササイズプログラムの強度や量を患者に応じて合わせるために，臨床的評価として自動関節可動域テストを含むいろいろな基本的運動テストを実施する．ここで述べた手順には，徒手療法，ポジショニング，間質性浮腫のコントロール，姿勢やADLの修正といったものも組み合わせる．Brüggerアプローチに組み込まれている基本概念は，共同作用的な筋システムの側面を重視している点で重要である．共同作用的な筋システムのバランスは患者の安静時の姿勢に影響し，その活動は運動療法処方時の根拠となるべきものである．Brüggerのエクササイズはリハビリテーションの初期に実施され，ADLなどの状況に対する予防的な活動としても使用できる．

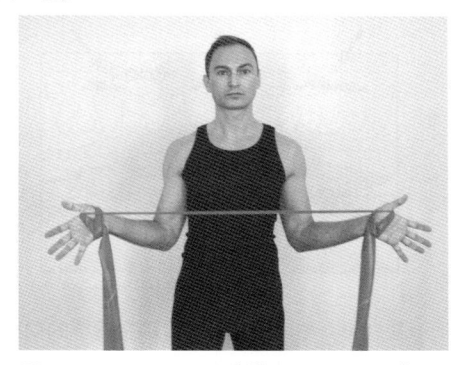

図10.5 Brüggerの上肢エクササイズ

キネシオテーピング，筋膜テーピング

キネシオ（kinesio）テーピングは加瀬建造により1990年代中盤に考案されたテクニックで（Kase et al. 2003），疼痛コントロールや筋機能の改善をもたらし，よく利用されている．筋・関節・軟部組織に影響する程度の適度な収縮性をもったテープを使用し，表皮に緩やかで他動的な一定量の収縮性緊張をかける（図10.6）．関節位置覚の改善を示唆するエビデンスはまだ報告されていないが（Halseth et al. 2004；Murray 2000），筋力に影響するといった報告（Murray 2000）や，健康な部位の筋ではなく損傷部位の筋にテーピングすることで血流を改善させるといった報告（Kase and Hashimoto 1998）がある．しかしながら，疼痛コントロールの有効性については臨床的知見レベルである．疼痛コントロールのメカニズムは明確ではないが，固有感覚システム・感覚運動システムによるものと考えられている．

キネシオテーピングは，一定量の緊張を皮膚に直接かけることで促通・抑制の役割を担うと考えられているが，これは証明されていない．抑制・促通テクニックはマッスルバランスの再獲得の手助けとして同時に使用される．図10.7の例では，上

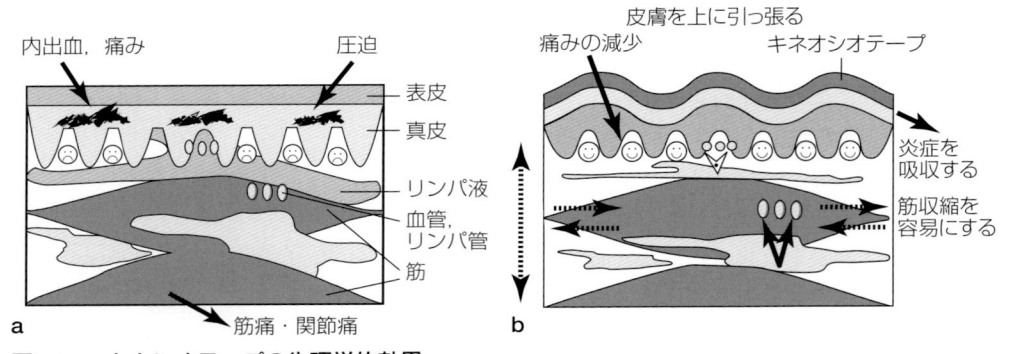

PART III　マッスルインバランスに対する治療

図 10.6　キネシオテープの生理学的効果
Reprinted from Kinesiotaping USA.

位交差症候群において下部僧帽筋では促通し，上部僧帽筋では抑制するようにキネシオテーピングを実施する組み合わせ方を示している．

疼痛軽減と機能改善の効果は，1994年に Ron Alexander により考案された機能的筋膜テーピング（FFT：functional fascial taping）を使用した患者でも報告されている（Alexander 2008）．痛みを改善させるテーピングテクニックは，筋緊張の正常化あるいは改善（筋緊張の促通，または望ましくない緊張の抑制）を促し，疼痛サイクルを断ち切ることで，快適さや機能を改善することができると考えられる．

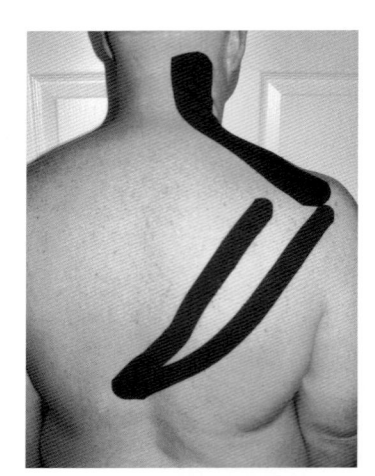

図 10.7　下部僧帽筋の促通と上部僧帽筋の抑制を目的としたキネシオテーピング

等尺性収縮エクササイズ

1950年代に Charles Atlas はフィットネス活動として等尺性収縮エクササイズを一般化した．ダイナミックテンションエクササイズ（dynamic tension exercise）は，非常に筋力が弱い人々に対するトレーニングプログラムを基礎としている．ドイツ人科学者の T. Hettinger と E. Muller は等尺性収縮エクササイズが筋力増強に効果があると論文で発表し，等尺性収縮エクササイズを科学的に普及させた（Hettinger and Muller 1953）．

緊張筋線維を促通するために等尺性収縮エクササイズを使用することは，亜最大筋力に焦点をあて関節安定性を回復させる最初の重要なステップとなりうる．筋線維の活性化の順序は状態により変わるが，遅筋線維が最初に活性化されて関節を安定化させ，負荷量や運動の増加に対して必要なフィードバックをかける．特異的な動的運動を制限されている中，等尺性の動きは亜最大運動の安定化をコントロール

する基礎となるので，多くのリハビリテーションアプローチにとって必要不可欠な部分である．

　一般的な一回量としては中〜高負荷の収縮で最低5秒間持続し，5〜10回を1セットとして1〜2セット，週に3回実施すると，緊張筋の機能や強度への刺激となり，さらなる動的エクササイズに対しての準備になる．しかし，一回に推奨する特定の量については有効な報告が得られていない．PNFやBürggerテクニックの中でも等尺性収縮エクササイズが，主ではないが広範囲で使用され，主動作筋の収縮を刺激して望ましくない拮抗筋の収縮を抑制し，自動関節可動域が改善する．Umphred（2001）は，抵抗運動が筋紡錘の求心性入力や腱器官に促通効果をもたらすと報告している．また，等尺性・遠心性の抵抗が伸筋群に，より促通効果をもたらすとしている．主動作筋に対する遠心性収縮トレーニングにより，拮抗筋の筋力が16〜31%アップするという併発的な効果を得たという報告もある（Singh and Karpovich 1967）．Gandevia，HerbertとLeeper（1998）は筋の反射促通が紡錘体の求心性入力によるものと考えており，それが等尺性収縮時に運動ニューロンの興奮を30%アップさせるとしている．筋紡錘への作用は関節角度の位置で異なるため，さまざまな関節角度で等尺性収縮エクササイズを行うと効果的である．

筋の硬さの要因

　ここで述べる筋の硬さは，種々の因子が要因となる．なお，特異的な治療テクニックについては，この章の最後に述べる．

反射性スパズム

　反射性スパズム（spasm）による筋の硬さは，組織を損傷するか，痛みを発生させる．例として，虫垂炎に関連した急性の腰痛と腹部スパズムがある．これらの場合，患者は自発的に筋をリラックスさせることができない．

●治　療

　寒冷療法やマニピュレーション，牽引のような種々の適したテクニックによって痛みの発生を和らげ，または除去し，筋スパズムを軽減することができる．ここで留意すべきは，筋スパズムは痛みを発生させないかもしれないが，痛みを発生させる組織の状態を示していることである．

介在ニューロンスパズム

　関節機能障害は，いくつかの筋で抑制の原因となるかもしれないが，他の筋群でスパズムが観察されるかもしれない．例として，胸鎖乳突筋の不随意の筋活動を伴った斜頸などがある．

●治　療

　関節マニピュレーションや関節モビライゼーションでは，関節可動域の改善だけでなく，その関節と直接的または間接的に関係した筋群の異常な筋緊張を

正常化する（Herzog et al. 1999）．それはまた，後角への侵害受容の入力が減少することを示している（Zusman 1986）．これは，疼痛伝達経路の下行性抑制の促進が鎮痛作用を誘発することを証明するものである（Wright 1995）．

トリガーポイントスパズム

トリガーポイントスパズムが原因の筋スパズムは，リラックスできない状態が続いたことによるものである．僧帽筋には，長期にわたる持続的な緊張によるトリガーポイントがしばしば認められる．

● 治　療

トリガーポイントスパズムは，スプレーアンドストレッチ，アクティブリリース，ストレイン・カウンターストレインのようなテクニックによって効果的に取り除くことができる（Jones 1964）．その後，再発を避けるには，活性的な中枢神経系の介在を含むより全身的なアプローチが必要である．つまり，筋機能と筋緊張を整える神経筋再教育のいくつかのタイプを経て，中枢制御メカニズムに影響を与える．これができなければ，特に慢性的な症状にほとんどの場合でトリガーポイントスパズムを再発させる可能性がある．

大脳辺縁系スパズム

多くのストレス因子で引き起こされる大脳辺縁系の過活動により，筋紡錘は過敏となり，組織の緊張の亢進と変化を伴い，局所の筋緊張亢進を導く．これらの変化は通常，頸部や上肢帯または腰部に起こり，一般的には上肢帯の痛みか非特異的な腰痛が生じる．ヤンダは頭皮の敏感さで大脳辺縁系由来の状態が観察できるとしている．

● 治　療

マッサージ，自己催眠，ストレス軽減，そして休息のような全身的なリラクセーションテクニックが推奨される．これらのテクニックは，大脳辺縁系の過敏な状態を低下させ，筋緊張に影響を与え，侵害受容の反応を取り除くと考えられる．

筋スパズムの硬さ

筋スパズムは通常，使いすぎ，またはテニス肘や僧帽筋症候群のような二次的な障害が原因となって起こる．活動の合間にリラックスすることや回復することが困難であると，筋が徐々にまたは急性に硬くなる．この硬さは痛みの原因となるスパズムを導く（Mense et al. 2001）．

● 治　療

必要に応じて筋の促通の後にストレッチを行うことが最良の治療である．前もって筋の促通をせずにストレッチを行うと，さらに筋の抑制が生じるかもしれない．これは求心路遮断と関節保護の損失を導く．

表10.2 筋の硬さに対する一般的な治療テクニック

手　技	トリガーポイント	硬い筋	筋短縮	疼痛軽減
PIR	■	■		■
PNF：ホールドリラックス	■	■		■
PNF：コントラクトリラックス		■	■	■
PFS			■	
静的ストレッチ			■	
寒冷療法	■	■		
スプレーアンドストレッチ	■	■		
ヨ　ガ	■	■	■	
マッサージ	■			
ストレイン・カウンターストレイン	■	■		
瞑　想		■		■

PFS：postfacilitation stretching

筋の硬さに対する治療テクニック

　筋の硬さと非収縮性組織の短縮により拮抗筋は抑制され，機能分節の共同作用や安定化が変容する．筋は決して単独で作用せず，安定性に向けて理想的な共同活動を回復させることが重要であるということを忘れてはならない．抑制性テクニックは，筋の硬さを軽減し筋緊張を正常化する目的で，主動作筋に応用することができる．主動作筋の筋緊張を回復することは，拮抗筋の活動を改善し，その結果として抑制と弱化を解消する．表10.2に，筋の硬さに対応する種々のテクニックとその適応を要約する．

等尺性収縮後リラクセーション（PIR）

　PIRはMitchellら（1979）によって，アイソメトリックス（isometrics）と呼ばれ，骨疾患に対するテクニックとして最初に利用された．その後，Karel Lewit（1991）によって改訂された．PIRは神経系の調節を目的とした，筋リラクセーションの方法である．PIRは治療者によって操作されるが，治療の成功は完全に患者に依存している．PIRの効果は主に筋組織の収縮要素に影響を与え，異常な筋緊張を取り除く補助をし，トリガーポイントスパズムと圧痛点を緩和し，筋緊張が変化することで可動性が改善する．

　PIRでは，生体力学的にできるかぎり筋を個別化する．患者に収縮をイメージさせるか，対象筋をわずかに収縮させ，それを20〜30秒維持するように指示する．これにより，その他の筋線維に不要な活性化をさせることなく，過緊張な部位であるトリガーポイントスパズムが活性化され疲労する．その時，患者にその筋をできるだけリラックスするように求める．患者がリラックスするにつれ手足は新たな肢位へ動くことができ，それによってストレッチとは対照的にリラクセーションをと

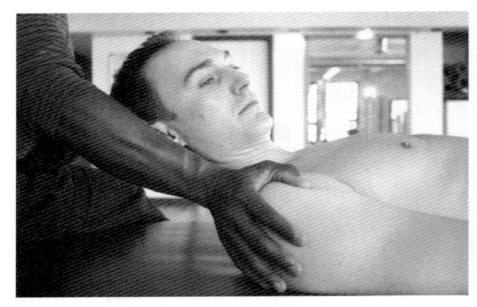

図10.8　上部僧帽筋に対するPIR

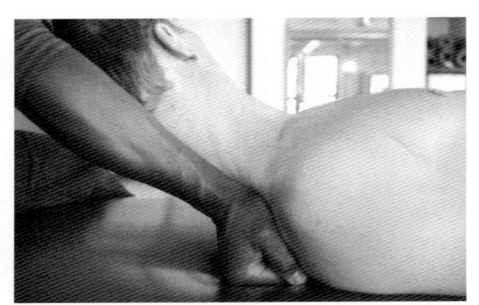

図10.9　肩甲挙筋に対するPIR

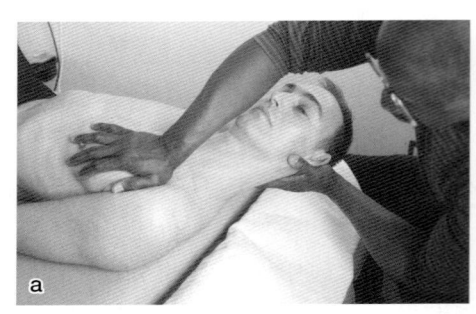

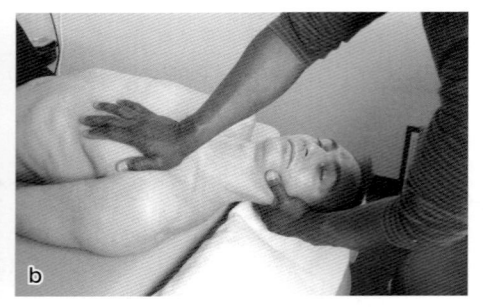

図10.10　後斜角筋に対するPIR（a），斜角筋，前斜角筋，中斜角筋に対するPIR（b）

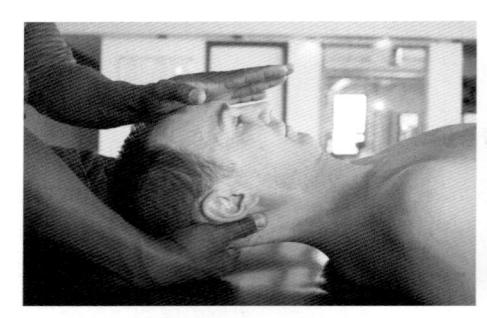

図10.11　後頭下筋に対するPIR

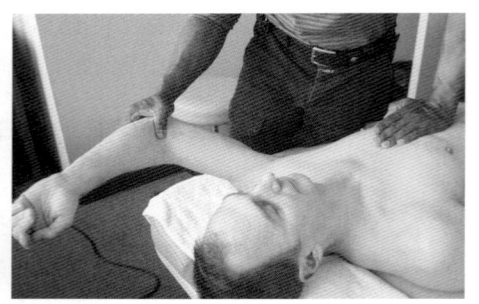

図10.12　大胸筋に対するPIR

おして関節可動域を獲得する．この方法を3～4回繰り返す．治療効果判定のために，圧痛または異常な筋緊張と関節可動域を再検査する．結果として，筋の内部で筋のリラクセーションと過緊張エリアの縮小がみられる．

　PIRの効果は，筋の物理的な伸張ではなく，神経機能の変化でもたらされる．この効果は，呼吸または視覚の共同運動によって高めることができる（Lewit 1986；Lewit et al. 1997）．図10.8～10.17は，ヤンダの分類の硬くなりやすい筋に対するPIRテクニックを示した．PIRテクニックはLewitの著書で詳しく述べられている

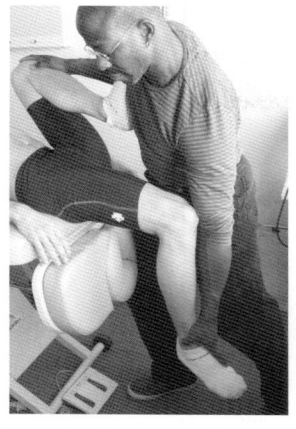

第 10 章　マッスルバランスの改善

図 10.13　腸腰筋と大腿直筋を含む股関節屈筋に対する PIR

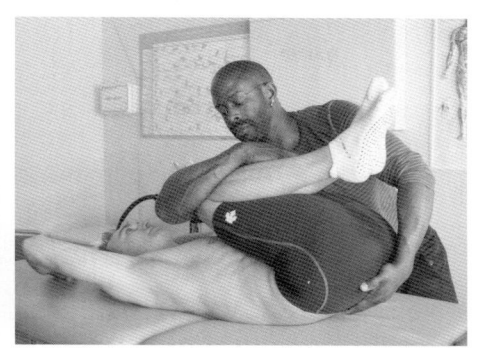

図 10.14　胸腰部伸筋に対する PIR

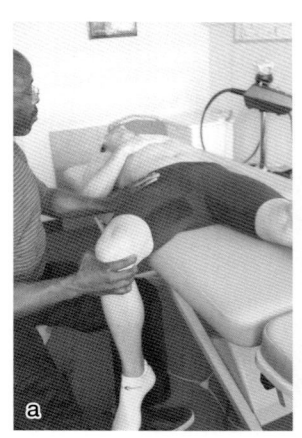

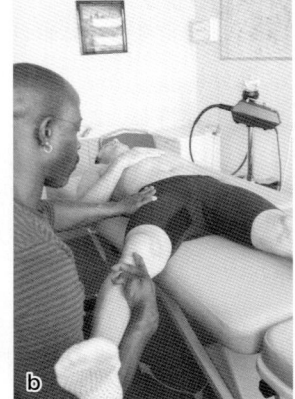

図 10.15　股関節内転筋に対する PIR
　　　　　a．単関節筋，b．二関節筋

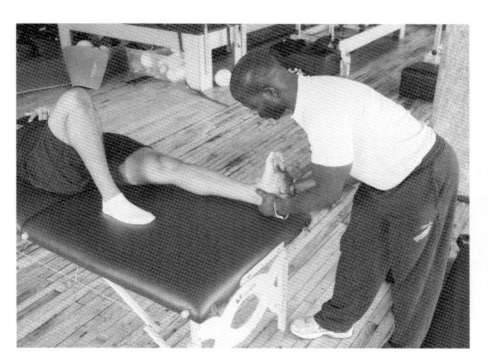

図 10.16　下腿三頭筋に対する PIR

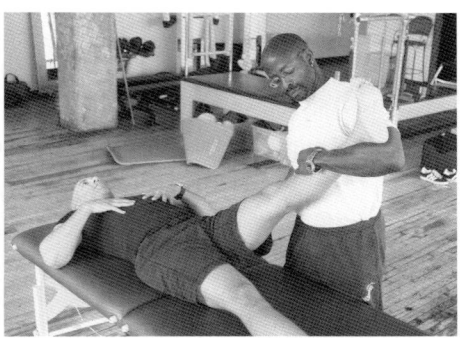

図 10.17　ハムストリングスに対する PIR

(Lewit 1991).

　ストレッチテクニックでは，わずかなストレッチを組織にかける．ストレッチは粘弾性・揺変性効果を引き起こす（固体やゲル状の物質は，激しく動かして止めて前の状態に戻した時，より液体のようになる）．その効果は，筋の硬さを変化させるのではなく，伸張性を改善させる．文献では伸張性と硬さとの間で表現の混乱がある．構造的な拘縮がみられた場合，ストレッチは組織の可動性を改善することを目的として，適用する必要がある．

PNF テクニック

　本来は筋組織のような収縮性要素に使用する，ホールドリラックス（hold relax：保持弛緩）とコントラクトリラックス（contract relax：収縮弛緩）と呼ばれるストレッチは，1950年代と1960年代にKabat, KnottとVossによって述べられた，PNFを独自のテクニックとして適応させたものである（Knott and Voss 1968）．対象筋を止まるところまで伸ばすが，その限界点の最初の徴候は，伸ばした時に抵抗を感じたところである．

●ホールドリラックス

　20秒間の等尺性収縮を行った後，リラックスしてもらい，治療者は抵抗の方向をより分節的に誘導する．治療者は軽いストレッチをかけて，その肢位を10〜20秒間保持し，この新たな肢位から同じ手順で3〜4回繰り返す．この手技によって効果的な筋・筋群に対してアプローチすることで，有効に関節可動域が増大する．ウサギを使った研究では，最初の4回のストレッチで組織の80%に伸張が起こったが，その後の伸張はほとんどみられなかった（Taylor et al. 1990）．

●コントラクトリラックス

　主として収縮性組織の伸張のために使用されるこの方法は，ホールドリラックスの少し積極的な形であるが，ホールドリラックスでは対象の筋を限界までもっていき等尺性収縮を実施するのに対し，患者に等張性の求心性収縮を行った後，分節を限界点から中間点まで動かしてから等尺性収縮を10〜20秒間維持する．患者にリラックスするように求めた後，その分節に中等度のストレッチをかけ，新たに獲得された不快感のない可動域までもっていき10〜20秒間保持する．この方法を3〜4回繰り返し，毎回，新たな限界点からさらに目的の関節可動域へと進める．

●拮抗筋の収縮を伴うホールドリラックスとコントラクトリラックス

　これは本質的に前述した方法と同じだが，ストレッチしている主動作筋の抑制効果を高めるため，拮抗筋を他動的ストレッチの最終域か，ストレッチ中のどちらかで収縮させる．

促通後ストレッチ（PFS）

　促通後ストレッチ（PFS：post facilitation stretch）はヤンダら（2007）によって

推奨され，収縮性組織と非収縮性組織の両方に伸張効果がある．このテクニックは，すみやかにできるだけ完全にリラックスさせることが非常に重要である．患者がすみやかに完全リラックスできない場合は，この方法は筋の損傷を導くので禁忌となる．そのため，患者が指示に対してすぐにリラックスできることを確かめなければならない．これは試験的に実施が可能で，まず患者に四肢・分節を持ち上げ保持してもらい，治療者は手を分節の下に置き，患者にリラックスするように伝え，分節を手の中に落とす．患者はためらいや不安なしにできるだけすみやかに反応しなければならない．患者がこれを正確に実施することができればPFSは適応となり，有用なテクニックである．次に示すステップでこのストレッチを実施する．

①まず有効な関節可動域を評価する．つまり，ストレッチが可能な範囲をみるために，必要とされる関節可動域方向に向かって筋を伸ばし，患者が軽度から中等度のストレッチを感じるところを評価する．この場所が，ストレッチの限界点となる．
②分節を中間域に戻し，最大等尺性抵抗を8～10秒間かける．治療者が等尺性収縮中に抵抗をかける際，比較的に楽な方法で行える肢位を患者にとらせる．
③等尺性収縮が終わったら患者にリラックスするように指示する．治療者は分節を評価したストレッチ位置に動かし急速にしっかりとストレッチを実施し，15秒間保持する．
④分節を完全に筋がリラックスした状態に戻し，安静位置に20秒間置く．
⑤その患者の目標となる関節可動域に近づけていきながら，等尺性収縮とストレッチの手順を3回以上繰り返す．
⑥ストレッチをかけた後，患者は力が入らなくなったなどの筋の弱さを訴えることがあるが，しばらく休憩をするとその症状は消失する．そのため，2～3分間の休憩をストレッチ後に入れる．
⑦ストレッチのすぐ後に運動を行うことは避ける．

この方法は痙性，主要な筋疾患，心臓疾患，妊娠，急性期の痛み，そして骨病変がある患者には禁忌である．特に腸腰筋，大腿直筋，ハムストリングス，広背筋のような大きな筋に対しては有用である（図10.18～10.21）．患者によっては多少の熱感や力が入りにくくなったなどの弱化の症状を訴えることがある．これは，一時的に筋を抑制するために起こるものである．この治療の後に機能的な運動を行う場合は注意が必要である．また，分離した脊椎の運動は避けるべきである．

静的ストレッチ

このテクニックは筋の収縮性組織と非収縮性組織の両方に影響を与える．これはただ筋分節を限界に置くものであり，重力か外力のどちらかを与えてかなり長い時間をかけ，筋組織をストレッチする．ストレッチ前に収縮を誘発せず，ストレッチの持続時間を3～15分間とより長く行うことにより，組織の内部にクリープ変形（creep deformation）を生じさせる．クリープ変形は，物質の特性を超えない程度

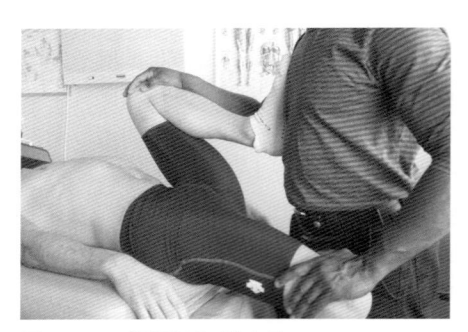

図10.18　腸腰筋に対するPFS

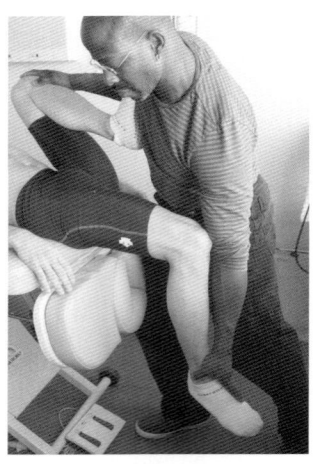

図10.19　大腿直筋に対するPFS

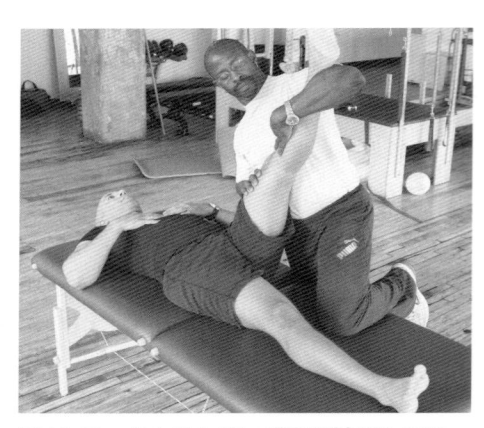

図10.20　ハムストリングスに対するPFS

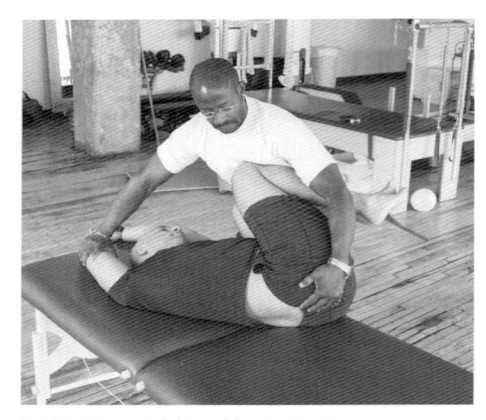

図10.21　広背筋に対するPFS

の外力の利用によって，時間の経過につれて変形する物質の性質であり，それは一時的な粘弾性または可塑性の変形を導く．ストレッチは30～60秒間の間欠的な休憩を入れながら，1時間まで実施することができる．

　ストレッチのリスクとして，組織の可塑性，損傷，筋の抑制の増大があげられる．使用する頻度，力，速度が増すと，慢性炎症または組織修復の弱化を導くかもしれないという負の側面のリスクが大きくなるので注意が必要である（Lederman 1997）．

寒冷療法

　寒冷療法は，外傷による組織の反応を和らげ，痛みに対して鎮痛し，生理的かつ身体的な炎症症状を緩和する目的で，中等度の低温を使用して生物学的組織の温度を低くするものである．これは筋にストレッチをかけた状態，または逆に筋が最も弛緩した状態で利用する．その鎮痛効果は，運動前後の痛みの調節と，不要な炎症に対するリスクの減少に活用できる．冷やすことで求心性神経の伝導値を下げ，そ

れによって痛覚を下げるため，鎮痛性の作用がある．また，求心性神経の伝導値と筋紡錘の活動を減少させ，伸張反射を抑制することによって筋スパズムと過緊張が抑えられる．痛みは，細い神経線維の痛覚伝導路に次々と伝わることで，太い神経線維が興奮・放電することによって広がる．通常は15〜20分間の適用時間で十分な効果を得ることができる．砕いた氷で満たされたプラスティックバッグは，最も有用である．砕いた氷はアイスキューブと比較し，より長時間冷たい状態を保てる．不要な空気は抜き，密封状態にし，プラスティックバッグを湿ったタオルで包むことで，よい状態を保つことができる．そのプラスティックバッグは15〜20分間，必要とされる場所にしっかり固定すべきである．アイスマッサージの場合を除いて，直接皮膚に当てることは避けるべきである．寒冷療法は，1〜2時間空けて繰り返すことができる．氷の代わりになる効果的なものには，Biofreeze（アイシングマッサージジェル）のような局所的に冷やす鎮痛薬がある．これらの局所薬は，ジェルやクリームまたはスプレーのようなもので塗布される．

スプレーアンドストレッチ

フルオロメタン（fluoromethane）のような冷たい物質を，トリガーポイントや圧痛点を含む筋の皮膚上に数分間スプレーする．同時にその筋を，他動的または自動的のどちらかで，苦痛を生じさせない関節可動域の中でストレッチする．よりよい効果を出すには，冷却剤を筋全体の端から端までスプレーする必要がある．スプレーアンドストレッチはトリガーポイントスパズムを和らげ，異常な筋緊張を正常化し，関節可動域を改善することが証明されている．つまり，中枢を介して局所の効果を引き出す．その効果は，皮膚のクーリングと，内臓由来の関連痛が解消することによる筋のリラクセーションで示される．なお，揮発性冷却剤のスプレーの適用による強い抗炎症反応もあり，その現象は自律神経系によって伝えられる（Travell and Simons 1983）．

ヨ ガ

収縮性組織と非収縮性組織の伸張性は，瞑想を伴うリラクセーションと，関節可動域の最終で筋を他動的または自動的のどちらかで伸張する静的またはゆっくりしたポーズの組み合わせによって獲得できる．これは筋の伸張性に影響を与え，関節可動域の改善と関節負荷の軽減を手助けできる．例えば，股関節屈筋の硬さは立位で腰椎前弯に影響を与え，力学的に腰痛を引き起こすかもしれない．ヨガのポーズとストレッチを通じて股関節屈筋をリラックスさせて伸張することで，腰椎前弯が減少し，腰痛を和らげることができるかもしれない．等尺性収縮は，筋の他動的な緊張を徐々に軽減することが証明されている（Taylor et al. 1990）．この反応は静的なヨガの姿勢を保持することによって引き出され，不要な過緊張も軽減させ，その結果，痛みを緩和する可能性がある．ヨガは筋力強化の側面を含んでいるため，一概に筋緊張を抑制するものとは断定できない．

マッサージと筋膜リリース

　リズミカルなストローキング（stroking）と軟部組織モビライゼーションは，精神的なリラックスを与え，大脳辺縁系と網様体の活動性を減少させ，筋緊張を徐々に軽減させる（Sullivan et al. 1993）．不安がストレスの要因となり，結果として筋緊張が亢進し，筋システムの不均衡または非効率化，つまり筋の障害とマッスルインバランスの発生を誘発している場合は，特にこの効果は有益である．より積極的な軟部組織へのテクニックは，望ましくない筋緊張を抑制し，筋膜の動きを修復する．そして，循環とリンパ液の流れを増大させる可能性がある．これらの要因は，左右均等な関節可動域，圧痛点と痛みの減少，そして筋力と筋協調性の改善などの局所の質的変化をもたらす．

ニューロダイナミック治療

　圧縮性・緊張性の，縦断的・横断的に変動するストレス要因が神経組織の連続体に起こると，生理学的・力学的なホメオスタシス（homeostasis）に悪影響を与えるとShacklock（2005）は述べている．神経組織の緊張は，周りの組織（境界面と神経支配下にある組織）にも影響するため，筋の緊張・柔軟性（圧痛），筋力といった筋性の変化は，ときとしてこのような要因と直接的につながっていることがあり，変性したニューロダイナミック（neurodynamic）を評価し，治療しなければならない．例えば坐骨神経の刺激は，しばしば圧痛の知覚とハムストリングスの過緊張を生じさせ，健側と比較した時，SLRテストで関節可動域制限を導く．フロッシングテクニックやスライディングテクニックでは，神経組織の可動性と生理学的な恒常性を回復することができる．これは，同様に筋緊張，筋活動，筋機能にかなり大きな影響を与える．

ストレイン・カウンターストレイン

　Lawrence Jones（1964）により考案されたこのテクニックは，分節促通の理論（Korr 1979）や，筋紡錘の興奮性と，近位筋の錘外筋線維または対象となる分節部にある筋の錘外筋線維による間接的な興奮性の影響を基本とした，作業仮説に役立つ臨床的な手段である．Lederman（1997）はKorrの分節促通の研究結果に疑問符を投げかけている．しかしながら，ストレイン・カウンターストレインが徒手療法における有用な補助として不適格であるとはみなしていない．診断的にはC線維の短く低い周波の刺激から中枢神経系の長期的な中枢性感作が生じる．これは，次々に後角ニューロンからの受容を増やし，無害な刺激への反応性を増大させる．感作のサイクルを断ち切るどんな治療でも，他の介入と組み合わせることで，有益な手段となる（Light 1992；Woolf 1987）．Van Buskirk（1990）が述べている侵害受容モデルは，数ある中でもストレイン・カウンターストレインの過程を理解する助けとなるかもしれない．方法としては，身体の肢位を受動的なポジションにすることで異常な筋紡錘の活動を一時的に抑制する(90秒まで)．つまり，筋を短縮位にもっ

てくることで筋の過緊張部位や疼痛部位はなくなる．このテクニックを使用することで，筋紡錘や中枢神経系が，筋の長さと筋緊張，関節位置，筋紡錘の感度調節との理想的な関係を再構築させる．これらの要因が組み合わさることで，姿勢を保持した後の90秒間，筋はリラックスし緊張は正常化する．ストレイン・カウンターストレインは，劇的に筋の機能障害を緩和し，痛みの軽減と可動性回復の手助けとなるといえる．

瞑 想

文献ではリラクセーション反応について，リラクセーションテクニックなどによって種々の自立した反応を引き出し，中枢神経系の状態を変化させる可能性があるとしている．主観的な満足感によるEMGや脳波図（EEG：electroencephalogram）の変化が証明されている．Benson（1984）は，いくつかの方法と瞑想の結果を記述した．瞑想は，筋緊張の亢進や辺縁系などの過活動によりリラックスできないといったような生理学的な反応を引き起こすストレスがある際に効果的である．これらのストレス要因に対する反応は，しばしば特有のトリガーポイントを伴うことなく肩や首，腰などの筋群に局所的な過緊張となって現れる．これらのストレス誘発症状は，患者がリラックスできないか，休みが不足している時にみられることがある．

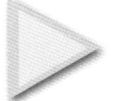

まとめ

マッスルインバランスの治療は，ヤンダが分類した上位交差症候群，下位交差症候群，そして層状症候群が認められる患者に用いられることが最も一般的である．これらの症候群は，これまでの章で取り上げたが，中枢神経系の不均衡の結果である．これらは生後の運動発達の問題か，または運動計画において単回または繰り返し変化を強いた動作に起因しているかもしれない．またこれにより経時的に，または傷害，疲労，病気の後に，全身のインバランスを次々に引き起こすことが予測される．

マッスルインバランスは徐々に進行し，関連のある筋群のすべてに同じように現れるわけではなく全身に起こる現象である．そして，2つの主な領域に由来し出現する．それらの領域は，骨盤対と肩甲帯のような直立姿勢に必要な機能と連結する．

上位交差症候群の治療では，頸胸部領域と後頸部領域の硬く短縮した緊張性の筋を抑制する必要がある．同時活性化トレーニングの前に，後頸部から胸部にかけての緊張性筋群の拮抗筋である肩甲骨の固定筋，下制筋，そして深部頸部屈筋群を促通するとともに耐久性を改善しなければならない．

下位交差症候群の治療では，硬い股関節屈筋群と胸腰部の脊柱起立筋を適切なテクニックを使ってリラックスさせストレッチする．腹筋と殿筋を促通して強化し，同時活性化トレーニングでは，初期に弱化した殿筋と腹筋の活動性に対し，同時活性化と協調を目指す．そして最終的には，安定化とマッスルバランスの改善のため

に，すべての筋が共同して働くことを目的とする．全体的に，相乗的な相動性筋群と緊張性筋群のバランスを改善しなければならない．もし長期的な効果を望むならば，患者は習慣的な活動と運動計画を考える必要がある．目標は，種々の条件のもとでの筋活動の再統合と，運動記憶痕跡（motor engram）の改善である．

第11章 感覚運動トレーニング

　感覚運動トレーニング（SMT：sensorimotor training）は，ヤンダにより提唱されたリハビリテーションの一つの体系であり，必要不可欠な手法（stage）である．徒手療法技術単独では，運動システムの機能回復は不十分であり，改善された動作と運動制御の刺激・統合が必要である．認知や記憶，中枢神経系の運動，感覚プログラムを調節することは，リハビリテーションによって効果を出すために必須である．その結果，痛み，炎症などの有害刺激を減らし，関節可動域と生体力学的負荷は許容され，共同運動（synergistic movement）や統合された身体全体の動作を強化することになる．

　協調的な運動パターンや平衡反応を担う皮質下中枢への連続的刺激（progressive stimulation）の概念は，1950年代にKabat，1940年代にFay，1960年代にFreemanによって基礎が築かれた．その概念に対しヤンダは，求心性およびその後に伴う遠心性メカニズムを利用して感覚運動システム全体を刺激することの重要性を主張した．彼は末梢からの情報を重要視し，一番最初に修正しなければならないことに注目した（第9章参照）．小脳や他の皮質下領域は原始的運動パターンに基づく動作のテンプレートをもたらし，頭頂や前頭皮質は筋を通じて運動プログラムに関わる．

　SMTは，平衡反応や姿勢コントロールに大きく影響する求心性の自動的および他動的な促通を取り入れている．固有感覚がバランス維持に貢献し，下肢の機能障害リスクを少なくするという固有感覚作用のエビデンスがある（Hrysomallis 2007；McGuine et al. 2000；Payne et al. 1997；Tropp, Ekstrand, and Gillquist 1984a, 1984b）．加えて足部の足底刺激が姿勢動揺や運動感覚を改善させるという報告もあり（Maki et al. 1999；Watanabe and Okubo 1981；Waddington et al. 2003），また適度な姿勢を保持する固有感覚の効果も示されている．

　筋反応を改善するための神経筋エクササイズプログラムは，単独の筋力強化よりも効果的である（Sherry and Best 2004；Risberg et al. 2007；Wojtys et al. 1996）．これらの報告は，筋力強化よりも機能的トレーニングを重要視したヤンダの理論的根拠を支持するものである．加えて，SMTは前十字靱帯のリハビリテーションにおいて機能的にも筋力的にも改善させることができ，効果的な筋力トレーニングであると報告されている（Beard et al. 1994；Pavlu et al. 2001）．また，筋力トレーニングを単独で行った場合と比較した際，SMTのほうが有意にマッスルバランスと筋力を改善させるとされている（Heitkamp et al. 2001）．

SMTは脊髄小脳路，脊髄視床路，前庭脊髄路，前庭小脳路などを通じて皮質下構造のより高位中枢に影響する(Janda et al. 2007)．ヤンダは，それぞれの役割をもった筋層には，それぞれ違った刺激をしなければならないことに気づいた．例えば，腰部の表層筋は随意的に制御されるが，深層の脊柱安定筋では異なる．それゆえに深層筋は随意的エクササイズよりも，SMTを利用した反射性刺激を用いて刺激されなければならない．

治療目標は初期段階の運動学習（新しい動作を学び，皮質レベル参加として改善させる）から，予期せぬ動揺刺激や力に対する自動化された反応を高速化できる運動学習（運動学習の第二段階，運動決定と実行に皮質参加を減少させる）へと，運動実行を転換することである．これは重要な要因だと考えられる．なぜなら不規則で非協調的な遅延した運動制御は筋骨格系の他動および自動構造を損傷させる可能性があるからである．つまり運動制御がひどく遅延すると，関節，靱帯，腱や筋に生体力学的過負荷が加わり，微細損傷を起こす可能性がある．

正常な運動システムは固有感覚のフィードバックがなくても，正常に近く機能することができるというエビデンスが報告されている（Rothwell et al. 1982）．このことはランニングやジャンピング，速い反復動作（器具を使って行う運動や卓球など）で観察されるが，これらの動作は感覚フィードバックが運動パターンに事前にプログラミングされて実行する動作である（Cockerill 1972）．しかし，固有感覚が欠落した状態では，運動システムは良好な運動や学習したばかりの運動を制御することができず，もちろん向上させることもできない．

SMTは，固有感覚，姿勢時支持性，筋力の改善のためによく用いられる（Wester et al. 1996；Ihara and Nakayama 1986；Pavlu et al. 2001；Cordova, Jutte, and Hopkins 1999）．筋肥大は6週間のトレーニングでは認められないことより，トレーニング開始後6週間で筋力が増強し神経筋の効果が得られるのは，神経可塑によるものであると考えられる（Moritani and deVries 1979；Sale 1988；Shima et al. 2002）．中枢神経系への刺激は初期段階での筋力強化の鍵であり，特に協調性・支持性については重要である．

本章ではヤンダにより開発されたSMTの原型を簡単に紹介する．次に，SMTの要素と3段階トレーニングである静的・動的・機能的段階を紹介する．反射的腹這いや寝返りを運動再教育のために4段階または補助ステージとして付加的に利用することは一般的でなく，本章では紹介しない

▶ ヤンダの治療における感覚運動トレーニングの役割 ◀

ヤンダは求心性運動路を促通する方法として3つの方法を紹介している．
①3つの重要な領域での固有感覚の増加：足底，頸椎，仙腸関節．
②バランストレーニングによる前庭小脳システムへの刺激．
③反射的な運動反応を利用した中脳構造への影響．

さまざまな研究者（Ihara and Nakayama 1986；Bullock-Saxton et al. 1993；

表 11.1　SMT の適応と禁忌

適　応	禁　忌
マッスルインバランス	急性リウマチ
不安定性あるいは過可動，局所あるいは全身のいずれか	重度の骨脆弱もしくは変性疾患
特発性側弯症，軽度から中等度	骨折あるいは捻挫の急性期
術後あるいは外傷後のリハビリテーション	重度の膝関節もしくは足関節不安定性
慢性頸部・腰部疼痛症候群	重度のバランス障害または前庭機能障害
転倒予防	
軽度のバランス障害または前庭機能障害	

Balogun et al. 1992）は，より速い筋収縮は動的支持トレーニングにより生み出され，収縮共同運動の程度と指令についても改善される．つまりその結果として筋力の改善が期待できると報告している．ヤンダら（2007）は，深層筋組織の活性化は随意収縮エクササイズでは難しく，この筋組織はトレーニング目的では効率的に促通できにくいものであるとしている（Arokoski et al. 1999）．

　ヤンダは，筋骨格系の損傷は通常，①マッスルインバランスを原因とする運動パターンが，経時的に生体力学的悪影響や構造への過負荷を引き起こす，②関節や組織の最終域への突発的で予期せぬ負荷を吸収することができず，前庭機能のみや乏しい反応応答では対応できない（例えば，不十分な重心制御では時間がかかり，より効率的な皮質下プログラム制御へと置き換えられる），の 2 つのどちらかが原因であると述べている．それゆえにヤンダは，SMT は反応速度と運動システムコントロールの再学習を目的とし，それによって再損傷リスクを減少させる理想的な介入であると考えた（表 11.1）．

　SMT では，簡単な反射性安定化制御からより自動的な運動制御へと 4 段階を通じて進行する．

① 固有感覚入力の量と強さを増加させていく．例えば，ブラッシング，タッピング，テーピングを用いて足底，頸部深部筋，仙腸領域を刺激する．

② 関節が反射的に支持を行う特性を利用して姿勢安定化を促すため，患者にとってやや難しい課題である運動を与えることにより刺激する．

③ すばやく無意識的に行えるバランスの自動制御は，簡単なバランス運動から複雑な運動へと進め，より効率的な運動記憶痕跡となるように誘発する．記憶痕跡（engram）とは中枢神経系に蓄えられ自動化された運動パターンである．この場合，無意識反応と収縮の速さは筋力よりもより防御的となる．一つひとつの分節と関節運動は複雑な関連を形づくり，協調的な動作（movement）となっていく．

④ 機能的活動を通じて，これらの共同運動と制御はスキル構築と ADL の中で自動的に統合されていく．

　SMT が成功であるかどうかの判定基準を以下に述べる．

・運動システムの反射性活動（reflexive activation）．

- 望まない動作の制限と，自動的な制御をとおした動的安定化．
- 実用上，効率的姿勢の維持ができている中での動作の姿勢コントロール．
- スムーズな筋連鎖の相互作用で作業の効率的実行ができる協調的な動作．

最も高い質の動作を得るために，トレーニング中の患者を注意深く観察する．

感覚運動トレーニングの要素

SMTはプログラムの進行状況に応じて，さまざまな要素から構成される（表11.2）．これら要素には，治療中に個別対応される姿勢，支持基底面（BOS：base of support），重心（COG：center of gravity）というパラメータがある．患者はトレーニングを通じて，視覚系，前庭系，外受容器システムといった姿勢安定化をコントロールするシステムによって変化していく．運動の強さ，時間，頻度，難易度は，高いレベルの質で運動反応や全身耐久性を維持できるか否かの患者の能力しだいである．一つのセッションは30分，個々の練習の持続時間は通常5〜20秒で，長くても2分に満たない（Pavlu et al. 2007）．反復回数は簡単なエクササイズの20回から，より難易度の高いエクササイズの5回までと幅広い．患者がどのレベルに臨むかは，治療者がSMTの評価をしながら選択していくことになる．

促通の準備

まずエクササイズを開始する前に約30秒間程度，足裏へのストローキングやタッピング，もしくはこぶのある表面や不整地を歩くなどして，中等度の強い刺激を加える．加えて徒手的あるいは機械的振動を機械的受容器が集中している領域である仙腸関節や後頭骨下伸筋に加え，これらの領域に対する意識を増加させる．

姿　勢

さまざまな姿勢をトレーニングのステージに合わせて適応させる．開始時およびその後の姿勢の選択は，さまざまな姿勢をコントロールする患者自身の能力やリハビリテーションの最終目標により決まる．患者は神経発達学的進行と同様の方法に

表11.2　SMTの構成要素

姿　勢	支持基底面（BOS）	重心（COG）	システムの課題
座位	両脚と片脚	体重移動	外的支持
立位	構え	動揺	視覚系
ミニスクワット	スタビリティートレーナー	上肢の動き	前庭系
ハーフステッピング	不安定板	下肢の動き	認識システム
歩行	ロッカーボード	振動	外受容器システム
スクワット	posturomed	脊柱安定性	スピード
ランジ	トランポリン		量，強さ，期間（時間）
ステッピング，ジャンピング	エクササイズボール		
ランニング	バランスサンダル		

おいて発達的姿勢の連続に沿って進行することもできる．つまり背臥位や腹臥位から四つ這い，膝立ち，そして座位活動へと進行していく．立位はステッピングやジャンピングなどの機能的ポジションに進行していく．

支持基底面（BOS）

支持基底面の課題は両脚活動から片脚活動へと進める．支持基底面は，その材質・硬さ・支持性の変化により変えることができ，支持基底面の調整は動作を制御する患者の能力しだいである．不安定面での運動は収縮速度や運動出力を増加させる（Beard et al. 1994；Blackburn, Hirth, and Guskiewicz 2002, 2003；Bullock-Saxton et al. 1993；Ihara and Nakayama 1986）．不安定さを増すにつれて，筋活動は漸増的に増加する（図 11.1；Rogers, Rogers, and Page 2006）．患者は軟らかい素材のパッドやスタビリティートレーナーから空気入りのディスクへと進むことになる．ヤンダら（Janda and VáVrová 1996）は，自動姿勢反応（APRs：automatic postural responses）を刺激する手段として，患者に不安定面を経験させるロッカーボードと不安定板の使用について紹介した（図 11.2）．その他の手段として posturomed がある．これは横断面の不安定な硬いプラットフォームからなるヨーロッパのバランストレーニング機器である（図 11.3）．posturomed はヨーロッパのいくつかの SMT 研究において使用され，有効な結果を得ている（Eils and Rosenbaum 2001；Heitkamp et al. 2001）．

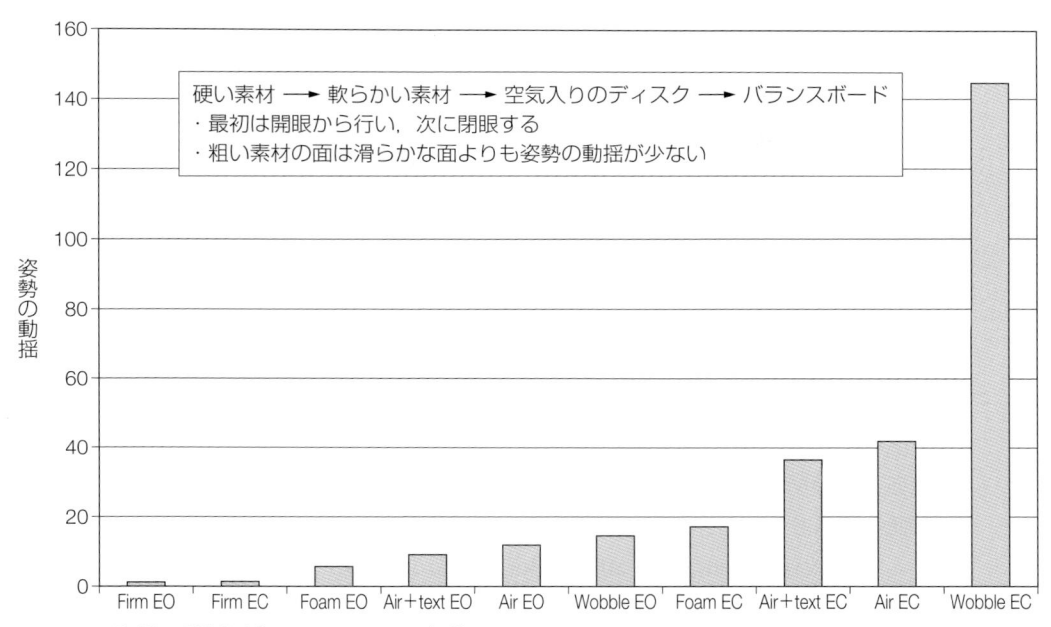

図 11.1　姿勢の動揺測定からみた SMT 段階
EO：開眼，EC：閉眼，firm：硬い素材，foam：軟らかい素材，air：空気入りのディスク，text：粗い素材，wobble：不安定板
Data from N. Rogers et al., 2006, *Journal of Orthopeadic Sports Physical Therapy* 36（1）：A53-54.

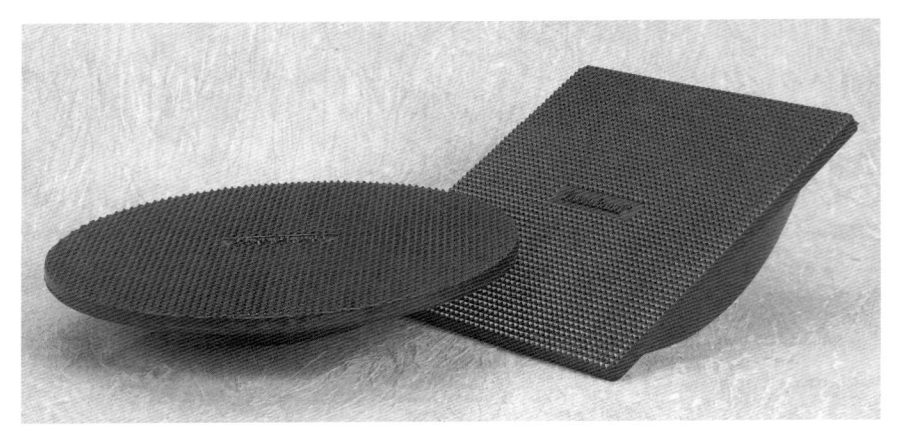

図 11.2　ロッカーボードと不安定板

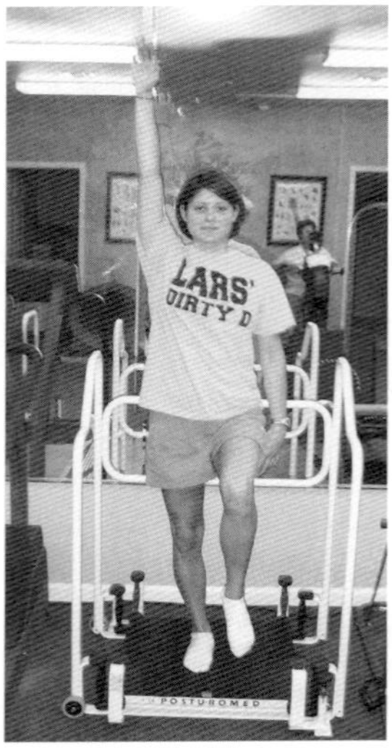

図 11.3　posturomed

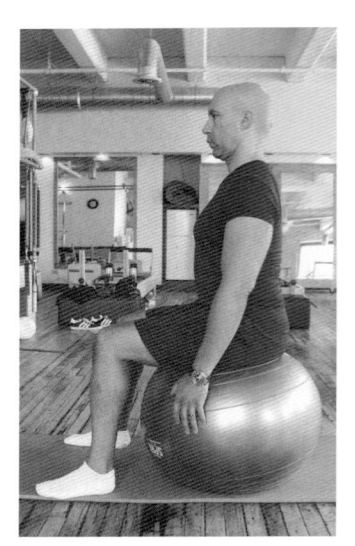

図 11.4　エクササイズボール

　エクササイズボール（図 11.4）も，SMT において不安定面として使用することができる．最近の研究では，硬い素材の表面と比較してエクササイズボールのほうが筋活動を増すことが確認されている（Behm et al. 2005）．しかし，不安定面で四肢におもりを付けたり，抵抗を加えることは避けるべきである．不安定面での筋力強化や体幹・四肢への極端な負荷は，危険で非現実的であるが，これは SMT の原型の思考プロセス部分にはなかった．これまでの研究によると，不安定な支持基底面を使用した場合，四肢の筋活動と出力する力は有意に減少することが示されている（Anderson and Behm 2005；McBride et al. 2006）．

重　心（COG）

　それぞれの患者によりバランス制御の目標は異なる．まず，その患者における重心コントロールの目標を決定し，トレーニングは目標に向かって徐々に難易度を上

げて進めていく．重心のための取り組みには，体重移動，動揺，上肢と下肢の運動，オシレーション，脊柱安定化などがある．

感覚運動トレーニングの進行

SMTの進行には，静的段階，動的段階，機能的段階の3つの過程がある．それぞれの段階で，姿勢や重心，支持基底面に対する課題が徐々に難しくなっていく．

静的段階

静的段階の目標は，直立し平衡機能を維持することである．簡単な肢位を保ちながら，支持基底面上で重心をとるトレーニングを行う．この段階で改善するのは，主動作筋と拮抗筋の同時収縮における維持的機能と，体幹骨格の安定化である．この静的段階には，短い足部をとることや姿勢の矯正，固有感覚の刺激，重心と支持基底面に対する漸進的な課題が含まれる．

短い足部の形成

短い足部については，足部内側縦アーチを高くして足部の生体力学的位置を改善する肢位として，ヤンダによって記述されている（Janda and VáVrová 1996）．この肢位では，足部の長さが相対的に短くなる（図11.5）．短い足部は，まず治療者が他動的に教え，その後，患者自身が自動的に行っていく．短い足部の目標は，緊張した状態での足部の内在筋の活性化であり，特に低いレベルでの活動の維持においては，求心性の感受性を高め，縦と横のアーチを自動的に保ちつつ，より中立であまり回内位でない位置に足部を置くことが強く望まれる．短い足部は安定していなければならないが，こり固まっていたり，こわばっていたりしてはならない．

短い足部を教える時は，まず患者は座位より開始する．患者は床上に平坦に足部を置き，膝関節は約80°屈曲させる．治療者は，アーチと足部を操作できるように一方の手ですくうようにして踵を把持し，もう一方の手で足部の背部全体を握る（図11.6）．治療者はゆっくりと握った手を固定しているすくっている手のほうへ近

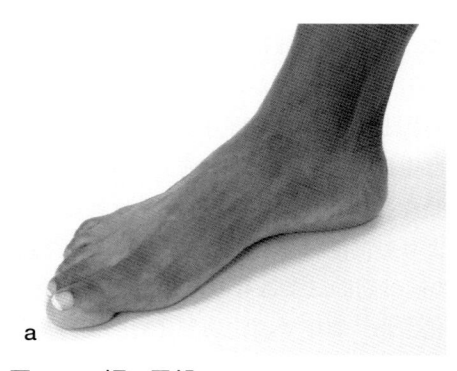

図11.5　短い足部
　　　a. 開始時，b. 終了時

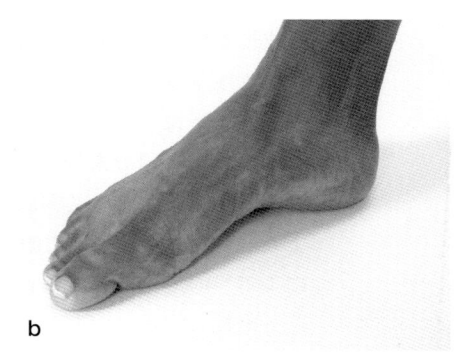

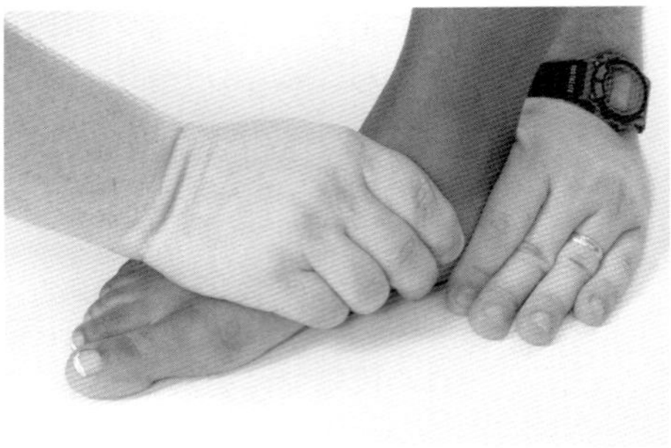

づけていき，中足骨頭が踵のほうへ近づくようにする．治療者はこの状態を数秒間保ち，中足骨頭全体が床に接地していることに患者が気がつくようにさせる．治療者はゆっくりと足部を元の形に戻し，トレーニング中に前脛骨筋が過活動になったり，短い足部の形態をとる際に腱が突出したりすることがないように，必ず確認しながらすべての過程を3～5回繰り返す．

図11.6 徒手による短い足部

　次に，患者自身で自動的に短い足部の形態をとることを何回か繰り返し，そして最終的には一人でその動作を行うようにさせる．その後，患者は立位でこの運動を行えるようになるまで，床上の異なった肢位において，また支持面をとおして荷重を増やしながら，短い足部をとる練習をする．この目標は，静的な姿勢矯正から，歩いたり，半歩踏み出したり，ランジ（足を前に突き出す）動作などの体重移動まで，短い足部を維持しながら，安定性を保つうえでの患者の足部機能と身体認知を向上させることである．

　このようなバランス改善のための短い足部トレーニングは，硬いながらも不安定な表面（例えば，ロッカーボードや不安定板）を用いて行われる．軟らかく不安定な表面（例えば，軟らかい素材またはミニトランポリン）の使用は効果があまり期待できず，患者によってまちまちな結果となる．

　新しい運動パターンを獲得するためには，視覚イメージと指導（介助と抵抗の双方）が非常に重要な役割を果たす（Kelsey 1961；Rawlings et al. 1972；Yue et al. 1992）．治療者と患者は，運動の質の向上を目標とし，患者の適切な認知能力の使用に焦点をおかなければならない．

■ 初期の静的肢位における修正 ■

　直立位における姿勢修正は，患者の体節を改めることから始められる．修正は足部から頭部の方向へ，足部，膝，骨盤，肩，頸部，頭部の順に進めていく．これは，直立姿勢での体節の位置関係や，重心を制御したり動かしたりする時の筋活動を患者が理解する助けとなる．

　足を平行にして，おおよそ肩幅とする．患者自身で短い足部の姿勢を維持してもらうことが必須である．重心は中足骨側へわずかに前方とする．膝関節と股関節を安定させる下肢筋の共同収縮機能を促進するため，膝関節は軽度屈曲させるが，20°よりも深く曲げない．これにより股関節は外旋するが，これは股関節周辺の外旋筋によるものであって，後足部の回外筋群によるものではない．両膝は第1・2中足骨と一直線とする．腹壁が活性化され，肩甲骨固定筋群と肩関節外旋筋の活性化を伴い肩幅が可能なかぎり広げられた状態を保ち，頸椎上の頭部の中心化をもって姿勢矯正が行われなければならない．つまり，足部のアーチ，足指の支持点から始まり，

頭側方向へ脊柱が軸上の伸展を行うようにイメージする．なお，SMT を行う際の間違った姿勢として，以下のようなものがある．

- 短い足部による活性化の際，足指がつかむような動作をしていること．
- 過大な膝関節の内旋位または外旋位．
- 膝関節の内反位または外反位．
- 骨盤の斜位．
- 腰椎の過剰な前弯．
- 胸椎の過剰な後弯．
- 肩甲骨の固定性の乏しさ．
- 頭部の前方位．

■　固有感覚入力刺激　■

　足底，仙骨部や頸部深部筋群のように機械的受容器が高密に集中した部位では，徒手的な振動を与えて刺激することができる．これは，刺激を受ける部位に対して，トレーニング直前に適度な素早い約 10 秒程度のタッピングにて刺激することや，前後方向にきびきびともんだり，さすったりすることを含んでいる．

■　支持基底面（BOS）と重心（COG）の課題　■

　簡易な静的姿勢を用いた後，さまざまな身体の分節に対してより素早い動的な課題を行うことによって，基本肢位は維持・強化される．この技術により，姿勢制御と姿勢に対する意識が改善され，いずれ無意識的に行われるようになる反射反応を促進する．課題は患者の制御範囲や十分に回復する能力を超えてはならず，運動の質が低下した際は，患者が休憩して回復できるように休みながら行う．継続的な運動は，疲労もしくは決められた時間によるのではなく，患者が質のよい運動を継続できるか否かに基づくべきである．短時間の課題または姿勢維持の初期課題は，安定を保ちつつ支持基底面内で重心を保ち続けられるかという患者の能力を検査するために行われる．課題は徐々に，より速く不規則として，動揺や移動の制御を必要とするようにしていく．支持基底面は，安定したところから，より不安定なところへと進めていく．Rogers，Rogers と Page（2006）は，患者がまず開眼で運動を行い，それから閉眼して同じことを繰り返すような支持基底面の進行についての方法を確立した．

開　眼	閉　眼
両脚バランス，安定したところで	両脚バランス，安定したところで
片脚バランス，安定したところで	片脚バランス，安定したところで
片脚バランス，軟らかいところで	片脚バランス，軟らかいところで
片脚バランス，やや揺れるところで	片脚バランス，やや揺れるところで
片脚バランス，揺れるところで	片脚バランス，揺れるところで

　エクササイズボールやミニトランポリンは不安定面として用いることも可能である（図 11.7）．ただし静的段階では，いつでも姿勢調整と安定化が重要である．
　トレーニング中は，常に患者が重心制御をうまく行えるようにする．そのため，

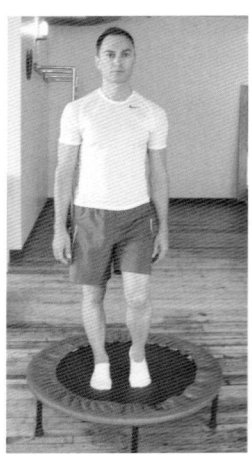

図11.7 ミニトランポリン

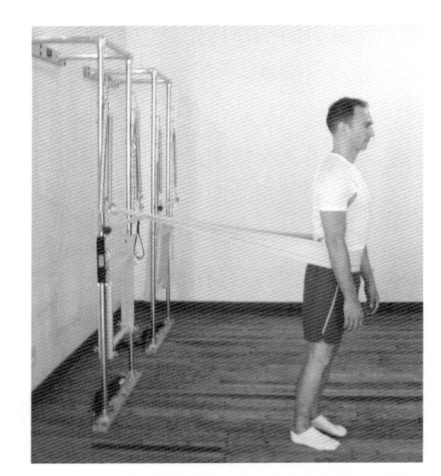

図11.8 体重移動を引き出す弾性バンドの使用
　治療者はさまざまな強さで弾性抵抗をかけることによって，いろいろな方向へ重心を移動させる

　治療者はトレーニング中の運動の質を確実にするために患者を観察する必要がある．目標は，潜在意識の調整や促進をとおして重心をコントロールするための効率的な方法を反射的に再構築することである．静的段階での重心に対しての漸進的課題には，体重移動と動揺が含まれる．体重移動は治療者によって，また弾性バンドのような外力によって誘発することが可能である（図11.8）．まずは重心のある部位でさまざまな方向からわずかな動揺を与え（図11.9），徐々に動揺の度合いを上げていく．

　筋肥大はトレーニング開始後6～8週まで生じないことから，初期数週間でのトレーニングによる筋力の増加は神経系の関与によるものが主であるとされている．言い換えれば，効率的な運動単位の増加や協調的な運動の改善が初期における筋力向上につながると考えられる．

動的段階

　さまざまな支持基底面や重心をとる課題で，患者が適切な姿勢で安定を保てるようになったら，SMTの動的段階を始めることができる．動的段階では，四肢を動かすことや半歩踏み出し，オシレーション，その他の脊椎安定化のテクニックにより安定した脊柱を形づくる．

■　上肢と下肢の運動　■

　四肢の自動運動は，姿勢機能の生体力学的・反射的の両面における課題となる．ここでは急速に重心と安定化制御の難易度を上げてトレーニングを進行していく．また，支持基底面を大きく変化させ，タイミングよくその場でバランスを制御することが可能になるようにする．トレーニングの進行の仕方は，表11.2に示したよう

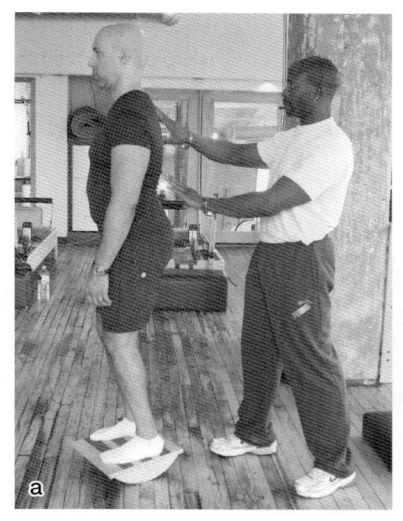

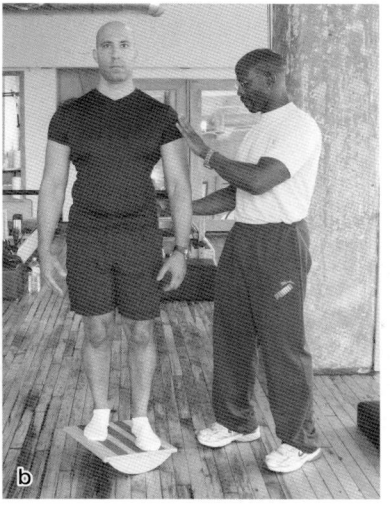

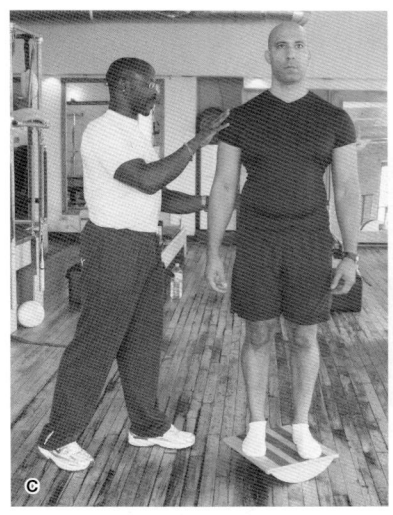

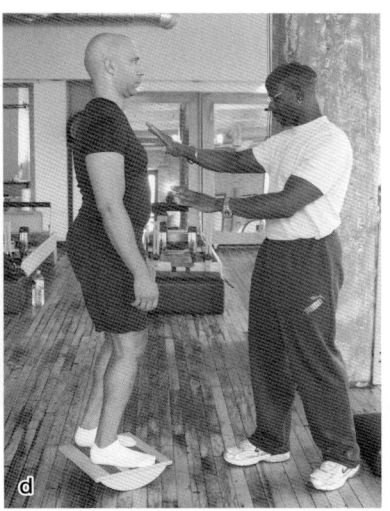

図11.9　動揺を与える
　　a. 前方への体重移動
　　b. 右側方への体重移動
　　c. 左側方への体重移動
　　d. 後方への体重移動

　な内容の適切な組み合わせをとおし，難易度をその患者の能力に応じて上げていく．繰り返しになるが，難易度のレベルで患者の運動の質を損なわせてはいけない．基本的な面での動きをはじめに行い，その後，より複合的な面や斜め方向の面での動きに続けていく．目標は，患者の直立位での安定を回復させると同時に，四肢のコントロールを維持させるようにすることである．

　立脚下肢の反射的安定は，弾性抵抗を利用した蹴り動作時のEMGによって論証されている（図11.10；Cordova et al. 1999；Schulthies 1998）．立脚下肢を拮抗的に支えている筋は，蹴り動作の反対の方向において活性化される．立脚下肢におい

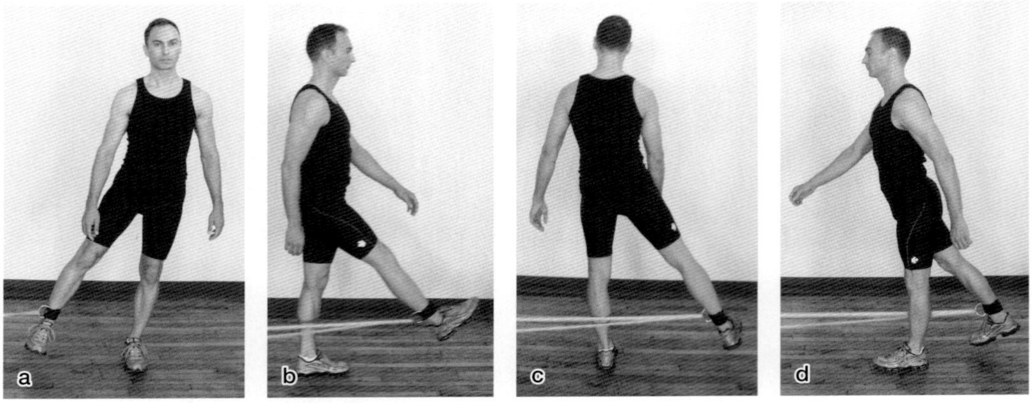

図11.10　Thera-Bandを用いた蹴り動作
a. 内側　b. 前方　c. 外側方向　d. 後方

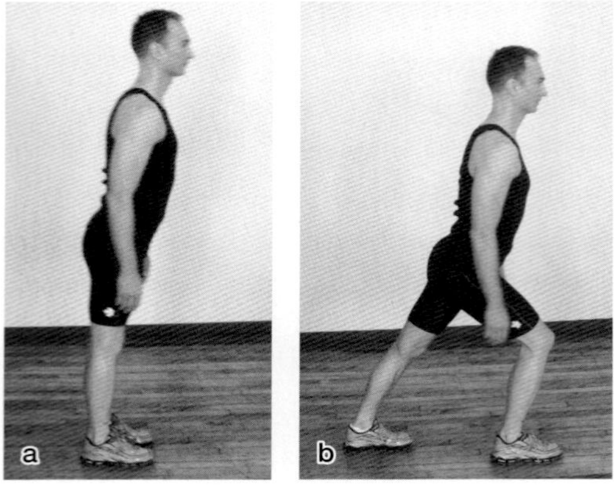

図11.11　半歩踏み出し

ては，ハムストリングスは前方への蹴り動作時に活性化され，一方，大腿四頭筋は後方への蹴り動作時に活性化される．いかなる場合においても重要な要素は，それらの筋の活性化ではなく，それらの筋を含めた機能における安定化連鎖の質である．これらは反対側下肢の伸筋群におけるクロストレーニングの効果についてのエビデンスでもあり，この効果を利用して，傷害があったり固定された状態など患者の耐久性や運動性が制御されている場合に健側の下肢を使った患側の治療ができる (Shima et al. 2002)．

■　半歩踏み出し　■

　半歩踏み出しは，骨盤と腰椎の制御課題において初期の重要な動的進展である．目標は，立脚期をとおして荷重が加わっている間の，踵接地から足部の外側縁，その後に中足骨部付近を横切って第1・2足趾へと続く体重移動の制御である．前額面・矢状面・水平面の3つの基本的な面において，患者の活動中に不必要な体幹の屈曲または下肢の偏位を避けるため，正しい頭頸部・胸腰骨盤のアライメントや，

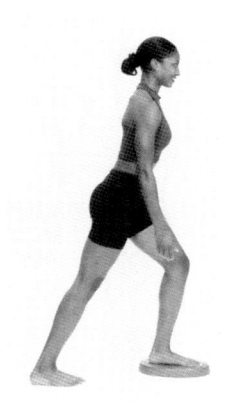

図11.12 スタビリティートレーナーでの半歩踏み出し

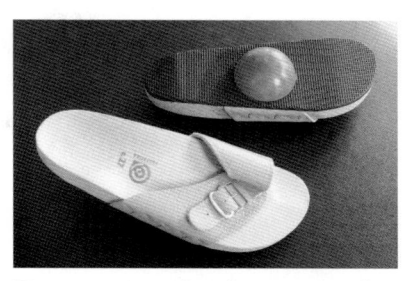

図11.13 ヤンダのバランスサンダル

股・膝・足部のアライメントを保ち続けるべきである（図11.11）．いったん身につけば，半歩踏み出しは，難易度の増した別の表面，例えば軟らかい素材のスタビリティートレーナー（図11.12）などにてトレーニングすることが可能である．後方への踏み出しも，さらに患者がつま先から踵への逆の体重移動を覚えるためのトレーニングとなる．

■ バランスサンダル ■

ヤンダはまたSMTにおけるバランスサンダルの使用についても言及している（図11.13；Janda and VáVrová 1996）．このバランス器具はヤンダのSMTのプログラム独自のもので，サンダルの足底に比較的硬い半球をつけたものである．サンダルを履いている間は短い足部の形態を維持し，足部でサンダル表面をしっかり把持することが重要である．患者は，さまざまな方向へ小さなステップを踏み，速さを変えて，下肢をとおして遠位から近位の安定化を試みる．どのような活動においても，トレーニングは2分を超えるべきではないが，同日に5～6回の繰り返しは可能である．なお，足関節捻挫のリハビリテーションをサンダルを用いて行った際の，筋の活性化の速さや運動性の活性化の連鎖の改善が報告されている（Bullock-Saxton et al. 1994）．

■ オシレーション ■

オシレーションは筋紡錘を促通する（Umphred 2001）．いくつかの器具が，筋の活性化を促進するオシレーションエクササイズに用いられる．Pageら（2004）は，Thera-Band Flexbarを用いたオシレーションエクササイズ中に上肢筋のEMGの出力を測定した（図11.14）．加えて重要な筋群の活性化をみた際（表11.3），オシレーションは緊張性筋群よりも相動性筋群を活性化することをみいだした．この技術は，上肢障害のある患者において，正常なマッスルバランスを回復させる可能性がある．

■ 脊柱安定化 ■

脊柱の安定化課題は，動的段階において始めることができる．一般的にいかなる縦方向の安定化課題の運動も，患者が姿勢の安定を保つことが可能な段階にて実行

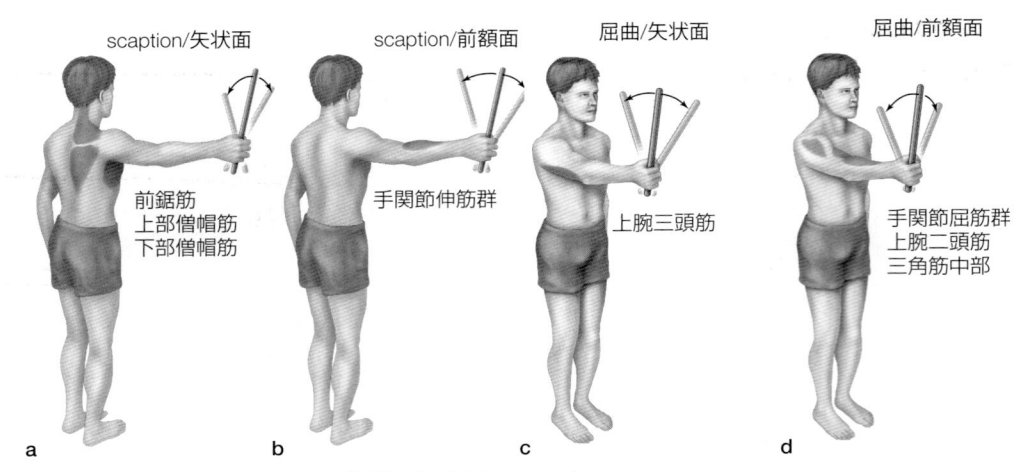

図 11.14　Thera-Band Flexbar を用いたオシレーション
　この図は，2種類の肩の位置による，優位に活性化される筋を示している．a. scaption 位での矢状面の振動，b. scaption 位での前額面の振動，c. 屈曲位での矢状面の振動，d. 屈曲位での前額面の振動

表 11.3　Thera-Band Flexbar を用いたオシレーションによる筋の活性化

筋	肢位/面	最大収縮（%）
手関節伸筋群	scaption/前額面	42.4
前鋸筋	scaption/矢状面	24.2
手関節屈筋群	屈曲/前額面	22.3
上腕三頭筋	屈曲/矢状面	21.1
上腕二頭筋	屈曲/前額面	19.1
三角筋中部	屈曲/前額面	18.9
下部僧帽筋	scaption/矢状面	17.9
上部僧帽筋	scaption/矢状面	9.5

する．頚椎の動的等尺性運動は，動作時の動的安定を促進するために有用である．例えば，患者は弾性バンドに拮抗して後方へ歩いていく間，正しい頚椎の位置を保つことが求められる（図 11.15）．この運動は身体の動きを伝えている間，深層安定筋を促通する．これにより頚椎の屈筋・伸筋が，その起始の中胸部から脊柱と頭部までを安定させる．
　軟らかい重錘ボールまたはプライオメトリック（plyometric）ボール（図 11.16）による衝撃トレーニングも，この段階にて始めることが可能である．患者はリバウンダーまたはミニトランポリンに向かって重さ 0.5～5kg の小さな医療ボールを投げ，その運動の捕球・投球動作において姿勢安定を保つ．ボールの重さと患者の支持面について課題を加えることによって難易度を上げることができる．

第 11 章　感覚運動トレーニング

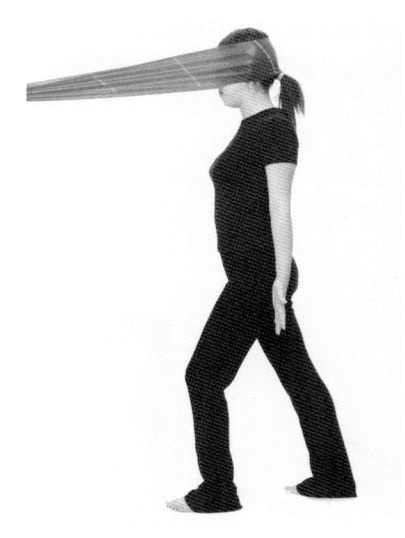

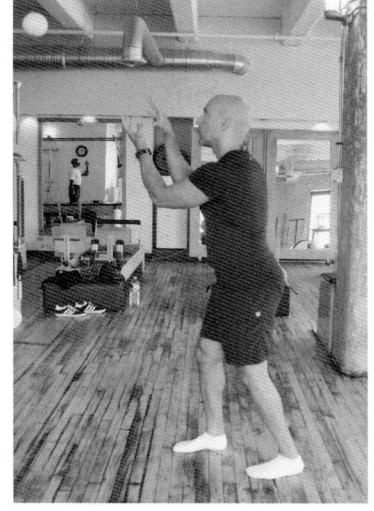

図 11.15　頸椎に対する動的等尺性抵抗　　図 11.16　軟らかい重錘ボールを投げる

機能的段階

　SMTの最終段階は機能的段階であり，後にADLにおいて活用されるような複合的な共同運動の練習と再学習である．機能的段階の目標は，その場所で要求される，より複合的で目的のある共同運動を自動化することである．この段階は，患者のADL動作における質と耐久性を高める．

　この機能的段階の複合的運動は，しゃがんだり，押したり，ねじったりするような，多数の関節，筋，運動面が関係する共同作用を含んでいる．表11.4は，それらの運動について身体の部位別に概要を示している．これらの動作は，はじめは一般的な動きとして取り入れられ，その後，熟練によって構築・統合される．

　機能的動きは，筋の協調性ある共同運動によって成り立っている．例えば，ブリッジや，手を伸ばす動きは，背臥位から立位への動きの一部分である．ランジや，引くまたは押す動きは，重い荷物を引きずる際に必要であろう．ターンや手を突き出す動きは，ボクシング，格闘技，フェンシングのような動作に使われる．ターンや，胴をひねったり上肢を伸ばしたりする動きは，とても多くの動作において日常的に必要なものである．さらに，これらの動きは職業上の動作や，レジャーやスポーツを含めたADL上に組み込まれている．動作の難易度をより上げるために，外的抵抗を加えることも可能である（図11.17）．

　機能的段階では，これらの要求に沿った，より特異的な運動を用いて，患者がADLにおいて行うことができるようにする．その範囲は，人間工学的な戦略によって制御する座位機能の改善から，特定のスポーツ動作の制御に及ぶ．トレーニングの方法は，とても多くあるため割愛するが，共通のある要素が存在する．ADLにおける技術の構築は，負荷耐性，精度，機敏さ，プライオメトリック，心肺能力，力

183

表11.4 SMTにおける機能的段階の共同運動

上　肢	体　幹	下　肢
押す	ひねる	スクワット
引く	ブリッジ	レッグプレス
腕立て伏せ	曲げる	ランジ
手を伸ばす	安定させる	ステップ

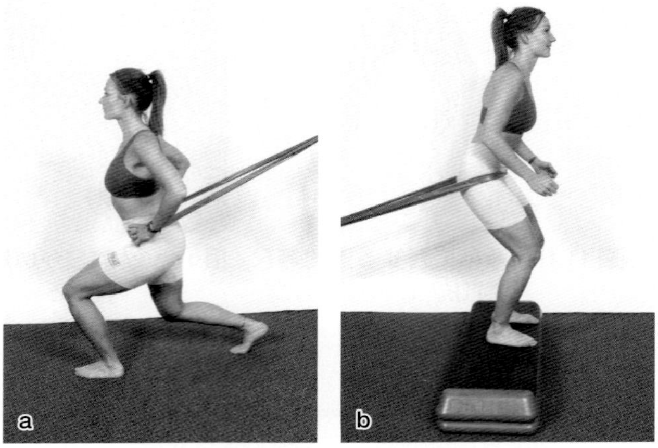

図11.17　外的抵抗に対する機能的動作の実行

の産生など，トレーニングが必要な問題のある部分の向上により適切に治療を進めていく．機能的な運動の質と姿勢については，以下の重要なポイントをとおして観察することができる．

・典型的な呼吸の方法．
・安定化の戦略．
・腰仙骨部のコントロールと身体の他分節に対する腰仙骨の位置関係．
・肩甲帯のコントロールと身体の他分節に対する肩甲骨の位置関係．
・身体の他分節に対する頭部位置と頸椎のコントロールの関係．
・身体の他分節に対する四肢の配置と姿勢の関係．
・動きの流動性．
・動きの速さ．

　求められる動き・姿勢の速さや種類によっては，感覚運動技術の向上のために録画して観察や分析を行うことも必要である．

神経反射治療（ボイタアプローチ）

　第9章において述べたように，運動システムにおける反射治療は，特に感覚運動エクササイズをとおして改善された運動パターンを自発的に確立することが困難な患者の際，リハビリテーション過程の重要な一部分になるとヤンダは考えた．Kolář

表11.5　トレーニング内容の比較

トレーニング内容	ヤンダアプローチ	従来の方法
準備の促通	あり	なし
進行の段階	あり	任意
目的	質的	多くは量的
強度	疲労伴わず	多くは疲労あり
短い足部の使用	あり	なし
認識の変化	あり	普通はなし
初期段階の強化	あり	普通はなし
全体的アプローチ	あり	ほとんどなし

による現在の形の動的神経筋安定化は，小児のみならず成人に対しても，今や欠くことのできない治療の一部と考えられている．それは，病態と不全な運動の双方に基づく生体力学的評価，そしてその後の治療および運動の選択と運動の進展に，論理的かつ経験的な基礎原理を提供する．動的神経筋安定化の詳細については，本書の範囲外である．さらなる情報については，Webサイトのwww.rehabps.comにて得ることができる．

まとめ

　一般的に慢性筋骨格系疼痛や過用症候群は，マッスルインバランスに関係している．SMTはマッスルインバランスにおいて重要な介入である．なぜなら，マッスルインバランスによる症候群は中枢を介在しているので，治療はマッスルインバランスそのものに焦点をあてるよりも，むしろ中枢神経系に的を絞るべきだからである．SMTは，静的段階から動的段階，機能的段階への進展において，身体全体の自動的な安定化を統合する．表11.5に示すように，SMTに基づいたトレーニングの特徴は，筋骨格系のトレーニングにおいて，感覚認識，協調，筋コントロールの質や動きの再構成をとおして中枢神経系機能を改善することを重要視した包括的な試みであるということにある．SMTの研究はまだ発達課程にあり，その点については脳の理解・解明と同様である．

PART IV

臨床的症候群

　慢性筋骨格系疼痛患者の治療者は，特にヤンダのマッスルインバランスを有する患者に対して，感覚運動システムによる包括的な影響があるため，全身システムを評価していかなければならない．このテキストで概説される原理は，特に局在化されたマッスルインバランスを含む他の臨床的症候群にも適用することができる．治療者にとっては種々の因子と考慮点を抱えるものであり，これらの臨床的症候群を詳細にわたって概説することは，このテキストの範囲を超えている．以下の章では，一般的な臨床的症候群における感覚運動システムの機能的病態とマッスルインバランスの役割についての概要を提示した．

　第12章では，慢性頸部痛とムチ打ち症，頭痛，線維筋痛症を含むマッスルインバランスに関連した一般的な頸部痛症候群について概説した．第13章では，肩のインピンジメントと不安定性，テニス肘を含むマッスルインバランスに関連した一般的な上肢の疼痛症候群を詳述した．第14章では，慢性腰痛と仙腸関節障害を含むマッスルインバランスに関連した腰椎の一般的な症候群について述べる．最後に，第15章では，膝の前方痛（AKP）と慢性足関節捻挫を含むマッスルインバランスに関連した一般的な下肢の疼痛症候群について述べている．各章ではさらに，いくつかの症候群のケーススタディを紹介した．

第12章

頸部痛症候群

　頸椎は，視覚調節機能，摂食機能，そして感覚器（目，耳，および鼻）をもつ頭部を位置づけ，保護する．頸椎はヤンダによって固有感覚の重要な領域の一つと位置づけられ，頸部病態は姿勢とバランスにおいて広範囲の問題を生じる．

　本章は，まず機能解剖学と連鎖反応を含む頸椎の評価における局所の考慮点を検討する．そして慢性頸部痛とムチ打ち症について考察し，ヤンダアプローチにそった頸部の評価とリハビリテーションについて述べる．次に，頸椎症性頭痛，顔の疼痛，顎関節機能障害，そして線維筋痛症や筋膜性疼痛を含む他の頸部のいくつかの病態について触れる．最後に，頸部のリハビリテーションに対してヤンダアプローチを行ったケーススタディを提示する．

局所の考慮点

　頸椎は，身体の中で比較的可動性のある領域である．人間は通常，日常生活動作（ADL：activities of daily living）において頸部関節可動域（ROM：range of motion）の30～50％を使用する（Bennett, Schenk, and Simmons 2002）．一般に男性は，女性より頸部筋が40％強い（Garces et al. 2002）．機能のために頸部筋の筋力は重要な意味をもたないが，迅速で協調した活性化は効率的な運動と安定のための筋の働きに不可欠である．

機能解剖学

　頸部屈筋群・伸筋群は，伸展（頭半棘筋，頸半棘筋，頭板状筋）と屈曲（胸鎖乳突筋）の両方で，頸椎と頭部のアライメント（alignment）とスムーズな運動を維持するために同時に活性化する．正常の伸展に対する屈曲強度比は60％であり（Garces et al. 2002），頸部深部屈筋群（頭長筋，頸長筋，前頭直筋）は頸椎を屈曲よりは後方へ引くような作用をする（図12.1）．頸部深部屈筋群は姿勢（頸椎前弯）と平衡を維持し，動的な運動には働かない（Abrahams 1977）．特に，頸長筋は頭の重さや頸椎前弯によって生じる頸椎伸展に対抗作用する姿勢筋である（Mayoux-Benhamou et al. 1994）．

　機械的受容器を頸椎椎間関節包に認めることは，これらの関節包が頸椎の機能と保護において重要な役割を果たすことを示唆する（Chen et al. 2006；McLain

1994).頸椎の機械的受容器と筋の求心路は,姿勢制御のために重要な固有感覚情報を提供する(Gregoric et al. 1978 ; Lund 1980).頸長筋は頸部伸筋群とは異なり,特に筋紡錘が豊富である(Boyd-Clark, Briggs, and Galea 2002).初期の移動性のために目を水平線に合わせるという新生児の学習のためにも固有感覚情報は重要である.視覚のアライメントは,おそらく頸椎の最も重要な機能だろう(Zepa et al. 2003).

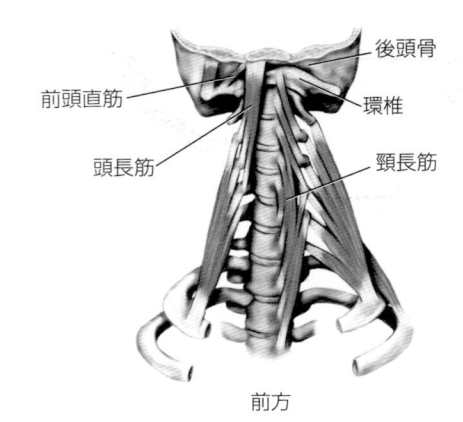

図 12.1 頸部深部屈筋群
Reprinted from R. S. Behnke, *Kinetic anatomy*, 2nd ed.(Champaign, IL : Human Kinetics), 130.

頸部筋群のフィードフォワードメカニズム(feed-forward mechanism)は,上肢の運動を行う際の安定化のために重要である.Falla ら(Falla, Jull, and Hodges 2004 ; Falla, Rainoldi, et al. 2004)は,胸鎖乳突筋,頸部深部屈筋群,頸部伸筋群が健常者で腕運動の前に活性化されることを報告した.頸部筋群の疲労は,バランスを低下させる(Gosselin, Rassoulian, and Brown 2004 ; Schieppati, Nardone, and Schmid 2003).慢性頸部痛患者は,障害のある固有感覚(Heikkila and Astrom 1996 ; Loudon, Ruhl, and Field 1997 ; Revel et al. 1994)と姿勢動揺(Karlberg et al. 1995 ; McPartland, Brodeur, and Hallgren 1997 ; Sjostrom et al. 2003 ; Treleaven, Jull, and Lowchoy 2005)を示した.これらの調査結果は,頸部固有感覚とフィードフォワードメカニズムを含む感覚運動システムが頸部機能障害で崩壊する可能性があることを示唆する.

連鎖反応

頸椎と肩甲帯の相互作用は重要である.特に,上部僧帽筋と肩甲挙筋は頸椎から起始がある.この関係は,頸椎や肩の疾患を有する患者に対する評価と運動処方に影響を与える可能性がある.例えば,肩甲骨の不安定性は安定化のために上部僧帽筋の活動を増加させ,ひいては肩甲骨挙上と僧帽筋の起始である頸椎に対するストレスを次々に増加させる.

非対称性緊張性頸部反射(ATNR:asymmetrical tonic neck reflex)のような発達上の反射は,頸椎の原始反射性連鎖の例である.乳児は通常,頭部が回旋する側の上肢を伸展し,反対側上肢を屈曲する.一方,ATNRが生後1年後にみられない場合は,頸部以下の身体部位に頸椎の固有感覚入力の影響があることを示す.

一般的な病態

頸椎機能障害患者は,しばしば上位交差症候群を示す(第4章参照).この症候群

において抑制され弱化している筋は，頸部深部屈筋群，前鋸筋，菱形筋，そして中部および下部僧帽筋を含む．これに対し，上部僧帽筋，肩甲挙筋，後頭下筋，胸鎖乳突筋，大胸筋，小胸筋は促通され硬くなりがちである．

また，頭部前方姿勢，増強した頸椎前弯と胸椎後弯，挙上し前突した肩，回旋・外転し翼状を呈した肩甲骨（図 4.2b 参照）を含んだ特有の姿勢変化が上位交差症候群にみられる．そして前鋸筋弱化が肩甲骨の外転・回旋と翼状につながり，関節窩が垂直になるにつれて，この姿勢変化も肩甲上腕の安定性の減少を引き起こす．その結果，肩甲挙筋と上部僧帽筋は，肩甲上腕の中心化を維持するために，より活性化する（Janda 1988）．

上位交差症候群の慢性マッスルインバランス（muscle imbalance）は，しばしば C5〜C6 に病態を引き起こす（Janda 2002）．X 線所見は，C5〜C6 領域で骨棘と狭い椎間孔を示すことが多い．20％の若年患者と 60％の高齢患者が，症状はないものの X 線で異常を示すことを認識しておくべきである．治療者が診断のために X 線または磁気共鳴画像（MRI：magnetic resonance imaging）を用いる場合，これらの異常は多くの偽陽性につながる（Boden et al. 1990）．

Lund ら（1991）は，顎関節機能障害，緊張性頭痛，線維筋痛症などのいくつかの慢性筋骨格系疼痛疾患における筋の変化を検討して疼痛適応モデルを説明した．彼らは，これらの疼痛の種類が疼痛とスパズム（spasm）の構造サイクルに起因せず，むしろこれらの状態は拮抗筋の緊張亢進と主動作筋の抑制をつかさどる中枢神経系によるとした．このマッスルインバランスは正常な保護適応の一部であって，必ずしも疼痛の原因であるというわけではない．言い換えれば，慢性筋骨格系疾患は，基本的に機能的病態に反応して誘発されるマッスルインバランスを呈する症候群である．

慢性頸部痛とムチ打ち症

慢性頸部痛（1〜6 カ月以上持続する疼痛）は，通常，特定の構造的な障害がない場合に診断される．例えばムチ打ち症は，頸椎にエネルギーを突然に移す加速減速メカニズムの結果である（Spitzer et al. 1995）．ムチ打ち症関連の障害（WAD：whiplash-associated disorders）には，自動車事故（MVA：motor vehicle accident）に関連するすべての慢性頸部痛を含む．非外傷性の頸部痛は，一般的に機械的な頸部痛と診断され，不良姿勢に関係することが多い．

■ 病 態 ■

慢性頸部痛やムチ打ち症関連の障害における病理所見は，X 線などで示されるような目にみえる診断では病態は明らかにならず，一般的に機能的病態を呈する．つまり，疼痛，固有感覚の変性，そして神経筋機能障害など主に感覚運動システムの変性を示す．

疼痛集中化反応

慢性頸部痛患者は全身に及ぶ感覚性過敏症による疼痛反応の変化を呈することを示す研究がいくつかある（Sterling et al. 2002 ; Sterling et al. 2003 ; Curatolo et al.

2001；Herren-Gerber et al. 2004；Jull et al. 2007). 研究者は痛覚計を使用して，身体の局所のみならず他の部位でも圧痛閾値（PPT：pain pressure threshold）が減少していることに注目した．この所見は，痛覚の継続的な活性化と変性した中枢性疼痛処理が損傷のかなり後にも起こることを示唆する（Sterling et al. 2002). また慢性ムチ打ち症患者は，有意に痛覚閾値が低いとともに，頸部と下肢の末梢刺激に対する中枢神経系の過敏性を示す（Curatolo et al. 2001).

固有感覚欠損

Cavanaughら（2006）は，頸椎椎間関節包の機械的受容器と侵害受容器が伸張されることにより疼痛と固有感覚の変性が生じると示した．慢性頸部痛とムチ打ち症関連の障害を有する患者は，運動覚と関節位置覚を含む局所の固有感覚における欠損を示す（Heikkila and Astrom 1996；Loudon, Ruhl, and Field 1997；Revel, Andre-Deshays, and Minguet 1991；Sterling 2003；Treleaven, Jull, and Sterling 2003；Treleaven, Jull, and Lowchoy 2005). HeikkilaとWenngren（1998）は関節位置覚が疼痛強度と相関しないことをみいだし，ムチ打ち症患者は基本的に固有受容性の機能障害を有すると結論づけた．

慢性ムチ打ち症患者は，対照被験者と比較した時，特に歩行や特定の作業を遂行する際に，固有感覚の変化を示す．HeikkilaとWenngren（1998）は，ムチ打ち症で起こる頸部の固有感覚の変化が随意眼球運動に影響を及ぼすことを発見した．慢性頸部痛（ムチ打ち症を含む）患者も，姿勢安定性不全を示す（Karlberg et al. 1995；McPartland, Brodeur, and Hallgren 1997；Madeleine et al. 2004；Sterling et al. 2003；Sjostrom et al. 2003；Treleaven, Jull, and Lowchoy 2005). 加えてSterlingら（2003）は，ムチ打ち症を経験している患者で，回復後3カ月を超えても運動システムの機能障害が持続することを示した．これらの患者は，特に頸椎のEMGレベルの増加を示した．疼痛反応の全身的な変化というこれらの研究結果は，慢性頸部痛における中枢神経系の役割を支持する．

神経筋機能障害

慢性頸部痛患者は頸椎筋力において，さまざまな研究により異なるながらも，およそ90％に至るまでの低下を示すとされている（Prushansky et al. 2005；Silverman, Rodriquez, and Agre 1991；Ylinen et al. 2004). Uhligら（1995）は，ムチ打ち症患者で遅筋線維から速筋線維へと変化する筋線維タイプの転換を報告した．他の研究では，慢性頸部痛患者において後頭下筋の萎縮と脂肪浸潤が認められた（McPartland, Brodeur, and Hallgren 1997；Hallgren, Greenman, and Rechtien 1994). これらの研究では，この萎縮が脊髄後角で侵害受容器の固有感覚抑制を減少させるため，疼痛が引き起こされると仮定した．

繰り返し上肢作業を行う時，損傷がない被験者と比較して慢性ムチ打ち症患者は僧帽筋と棘下筋で筋緊張亢進を示す（Elert et al. 2001). 慢性頸部痛患者の表在筋（胸鎖乳突筋と前斜角筋）は，特に片側の頸部痛と同側でより簡単に疲労することが多い（Falla et al. 2004). 同様に，胸鎖乳突筋と上部僧帽筋は，頸部変形性関節症（OA：osteoarthritis）の被験者で疲労感の増悪を示した．

腹横筋が慢性腰痛に関係しているのと同じように，近年では，頸部深部屈筋群（頭長筋，頸長筋，前頭直筋）が慢性頸部痛とムチ打ち症に関係していることが示された．Falla, Jull と Hodges（2004b）は，ヤンダが示唆したように頸部痛患者の頸部深部屈筋群で特に EMG 活動が減少していることをみいだした．興味深いことに，慢性頸部痛患者の 85％は腹横筋の機能障害も有している（Moseley 2004）．

慢性頸部痛患者における頸部深部屈筋群の弱さと（Barton and Hayes 1996；Jull et al. 1999）活動開始遅延は（Falla, Jull, and Hodges 2004a），不完全なフィードフォワードメカニズムを示している．Jull, Kristjansson と Dall'Alba（2004）は，頸部痛患者においては頭部屈曲する間，胸鎖乳突筋が過度に活性化されるというヤンダの示唆を確認した．さらに，Nederhand ら（2000）は，ムチ打ち症患者で上部僧帽筋の高い筋活動を発見した．また，慢性頸部痛患者が繰り返し上肢作業を行う時，補助筋も過度に活性化される（Falla, Bilenkij, and Jull 2004）．

慢性頸部痛患者には末梢神経筋不全のエビデンスもある．Suter と McMorland（2002）は，これらの患者における上腕二頭筋の有意な抑制を報告した．報告によると C5〜C7 のマニピュレーション（manipulation）の後，患者は上腕二頭筋の筋力と頸部の関節可動域を改善した．

姿勢変化

慢性頸部痛患者は，しばしば頭部前方姿勢，いわゆる「丸まった肩」と増強した胸椎後弯といった典型的な姿勢機能障害を示す．この姿勢は，ヤンダの上位交差症候群（第 4 章参照）と一致している．慢性頸部痛患者は，頸部深部屈筋群の弱さに起因した頸椎前弯維持における問題を抱えている（Falla 2004）．なお，健常者では，頸部深部屈筋群の耐久性不全は頸椎前弯の増強と関係するが，頭部前方姿勢とは関係していない（Grimmer and Trott 1998）．

■ 評　価 ■

慢性頸部痛は，しばしば身体全体の感覚運動システムに影響を及ぼす．慢性頸部痛患者の評価は，頸部，上部胸椎，肩甲帯を含む上肢帯に焦点をあてる必要がある．骨盤と体幹の安定についても，機能障害への関与を除外するために検査するべきである．慢性頸部痛の標準的な評価は，他の頸部機能障害の評価と類似しており，本章の後半で述べる．姿勢，バランス，運動パターン，筋の長さ，筋力と徒手的評価の慎重な分析は，第 5〜8 章で詳細な手順を示した．

姿　勢

治療者に頭部から足部まで身体全体がみえるように，患者には可能なかぎり衣服を脱いでもらう．治療者は，全身的な姿勢の評価を行うべきである（第 5 章参照）．**表 12.1** に，頸部機能障害患者の重要な所見を示す．各所見は起こりうる徴候を示唆し，機能障害の核心となる障害像を示している．

バランス

前述のように，不十分な姿勢安定性は慢性頸部痛患者に認められる．治療者は，姿勢安定性を維持するために上体によって行われるさまざまな代償性運動に注目しながら安定性の質と量の両方を観察し，患者の片脚立ちバランス（**図 5.19** 参照）を

表12.1　頸椎機能障害の姿勢分析における重要な所見

観察姿勢の面	重要な所見	起こりうる徴候
後　面	肩挙上	上部僧帽筋と肩甲挙筋の硬さ
	腸骨稜の不均衡	脚長差；腸骨の回旋
側　面	頭部前方姿勢	後頭下筋，胸鎖乳突筋，斜角筋の硬さ；頸部深部屈筋群の弱化
	変化した肩甲上腕関節の位置	大胸筋の硬さ；中部・下部肩甲骨安定筋群の弱化
	顎と頸部の角度の変性	頸部表層屈筋群の肥大
前　面	胸鎖乳突筋の肥大	胸鎖乳突筋の硬さ；呼吸補助筋による呼吸
	顔面の側弯	全身的な構造機能障害

評価しなければならない．代償方法として，過度な頭位の再ポジショニングがあげられる．

歩　行

頸部機能障害の極端な症例において，歩行パターンが問題の原因となる可能性がある．治療者は全歩行周期において，特に立脚期と遊脚期にどのような違いがあるか注意しながら，頸部または肩甲帯の筋の活性化亢進を観察しなければならない．立脚期の影響は頸椎をとおして全身に広められることがあり，ステップを踏むたびに機能障害へと導くことがある．

運動パターン

頸部機能障害患者に対する3つの主要な運動パターンテストは，頸部屈曲テスト（図6.4参照），頭頸部屈曲（CCF：craniocervical flexion）テスト（図6.7参照），肩関節外転テスト（図6.6参照）である．必要に応じ，治療者は第6章に示した他の運動パターンテストも行う．

頸部屈曲テストが陽性（頭部挙上位で下顎先端が突き出る）の時，頸部深部屈筋群の弱化や疲労と胸鎖乳突筋の硬さを示す．CCF持久力テスト（CCFET：CCF endurance test）は，慢性頸部痛の評価において信頼性・妥当性があることが示されており（Chiu, Law, and Chiu 2005, Falla, Campbell et al. 2003；Falla, Jull, and Hodges 2004b；Harris et al. 2003），標準的な頸部屈曲と比較した時，頸部深部屈筋群に対して，より特異的なテストである（Olson et al. 2006）．頸部深部屈筋群は一般に疲労していることが原因としてあげられる（Falla 2004）．CCFETにおける変動は信頼性が高く（Kumbhare et al. 2005；Olson et al. 2006），ムチ打ち症患者に対して有効である（Kumbhare et al. 2005）ことが示された．最後に，肩関節外転テストでは，頸椎に起始する上部僧帽筋と肩甲挙筋の影響をみることができる．

これらの運動パターンテストに加えて，治療者は座位および背臥位での患者の呼吸パターンを観察すべきである（図6.9参照）．呼吸パターンは，患者の姿勢と重力に対する胸郭の関係によって変化する可能性がある．胸鎖乳突筋と斜角筋の活動亢進による補助的呼吸は，胸郭の不安定性，または横隔膜の弱化もしくは抑制を示し，このような状態での各呼吸は頸部機能障害を増悪させる．これらの患者では，腹壁全体にしばしばトリガーポイント（trigger point）と圧痛点が認められる．

障害の全体像を把握するために，治療者は体幹安定の活性化について評価・検討する必要がある．これは，患者が腹部を引っ込めることによって行える（図6.8参照）．Moseley（2004）は，腹部を引っ込められない慢性頸部痛患者には腰痛を発症させるリスクがあることを示した．

筋の長さと筋力

姿勢と運動パターンを評価した後，治療者はどの筋が硬いか弱いかの仮説を立てることができる．ここまでの評価は治療者による観察が主であるが，第7章に示したとおり，この時点から筋の硬さと弱さを臨床的なテストで確かめ，定量化することができる．特に慢性頸部痛やムチ打ち症の患者では，上部僧帽筋の硬さ（Nederhand 2000）と胸鎖乳突筋のより高い活性化を示す（Barton and Hayes 1996；Jull, Kristjansson, and Dall'Alba 2004）．治療者は，ヤンダの上位交差症候群の有無を確認するため，筋の硬さと弱化の典型的なパターンを探さなければならない．

徒手的評価

徒手的評価は，頸椎の評価における最終段階である．関節可動性の検査と軟部組織の触診が含まれている．ヤンダは，頸部制限を表すいくつかの臨床所見に注目した．

- C2の棘突起部の疼痛は，C1〜C2またはC2〜C3の制限を示す．
- C2の制限は，後頭と顔面の疼痛を引き起こす誘因となる肩甲挙筋と胸鎖乳突筋の疼痛とトリガーポイントを引き起こす．
- C0〜C1の制限は，C1の横突起と顎関節の疼痛とともに，後頭下および胸鎖乳突筋付着部の疼痛とスパズムを引き起こす．

また，慢性頸部痛患者はT4〜T8領域に疼痛が現れることがある．例えば中部胸椎の機能障害（Liebenson 2001）は増強した胸椎後弯と持続的頭部前方姿勢で特徴づけられ，その両方が中部胸椎にストレスを与え，スプリングテスト（spring testing）の時に疼痛を引き起こす．この機能障害は，胸鎖乳突筋，斜角筋，咬筋，上部僧帽筋のトリガーポイントと関係していることがある．Clelandら（2005）は，慢性頸部痛患者における胸郭マニピュレーションが直ちに疼痛を和らげると報告した．

頸部の徒手的評価は，どのような瘢痕や筋膜による制限の評価も含まなければならない．また，トリガーポイントと圧痛点は，特に上部僧帽筋と肩甲挙筋で評価することが重要である．治療者は，トリガーポイント連鎖のどんな徴候にも注目しなければならない（第8章参照）．Letchumanら（2005）は，頸椎症性神経根症患者の圧痛点が片側だけに生じることが多く，障害を受けた神経根の支配を受ける筋に位置することを発見した．

■ 治 療 ■

頸椎機能障害のための古くから行われている療法は，例えばソフトカラー（soft collar），関節徒手整復や物理療法のような構造的なアプローチが中心である．最近の研究では，運動が頸部痛のマネジメントにおいて効果的で適切な治療であることを示している．運動とモビライゼーション（mobilization）またはマニピュレーショ

ンを含む多様な治療は，マニピュレーションまたは物理療法単独より効果的である（Bronfort et al. 2001；Evans et al. 2002；Gross et al. 2002；Gross et al. 2004；Kay et al. 2005；Provinciali et al. 1996）．また，治療者は胸椎の徒手療法も考慮すべきである（Cleland et al. 2005）．メタアナリシス（meta-analysis）の結果は，頸部機能障害のための運動療法，つまり頸部や肩のストレッチ，筋力強化，固有受容性運動を含んだ運動療法が最も効果的であることを示唆する（Sarig-Bahat 2003；Kay et al. 2005）．なお，マッサージ単独の慢性頸部痛に対する利点は疑わしい（Ezzo et al. 2007；Vernon, Humphreys, and Hagino 2007）．

自動運動とストレッチ

ソフトカラー固定が早い段階でのマネジメントに使われてきたが，最新の研究ではソフトカラーが利益より害を引き起こす可能性があることを提起している．どのような筋骨格系障害の治療でも同様であるが，関節や筋の自動モビライゼーションは，組織修復とリモデリング（remodeling）に不可欠である．頸椎に対するアプローチも例外ではない．ムチ打ち損傷の後に疼痛を和らげる自動運動は，安静やソフトカラーによる標準的な治療より効果的である（Rosenfeld, Gunnarsson, and Borenstein 2000, 2003；Schnabel et al. 2004）．アイルランドでの2年の追跡調査において（McKinney 1989），自動車事故後に頸椎捻挫を経験している患者の長期にわたるソフトカラー装着は，長期にわたる症状と関係していた．頸部外傷の後，早い段階で頸部を動かすように指導することの効果は，マニピュレーションより優れており，2年にわたる調査において症状のある患者数が少ないことが示された（McKinney 1989）．

Vassiliouら（2006）はムチ打ち症患者の無作為化試験を行い，理学療法と標準的なソフトカラー治療を比較した．理学療法には，Thera-Bandの抵抗を用いたBrüggerのエクササイズ（図12.2）を含むホーム・プログラムを行うことのみならず，損傷後14日以内に自動運動を行うことも含んだ．標準的な治療群と比較した時，受傷後6週と6カ月後までの理学療法群で有意な改善を示した．

頸椎捻挫患者またはムチ打ち症患者は，可能なかぎり損傷後すぐに痛みのない範囲内で自動関節可動域運動が実施されなければならない．簡単な自動運動の一つの例は，等尺性頸部後退運動である（図12.3）．自動関節可動域運動は，腕の根症状を減らして（Abdulwahab and Sabbahi 2000），安静時の姿勢を改善することが示された（Pearson and Walmsley 1995）．

筋の硬さは，筋の伸張手技で対処するべきである．静的ストレッチ，コントラクトリラックス（contract relax：収縮弛緩），等尺性収縮後リラクセーション（PIR：post isometric relaxation）が使用できる（第10章参照）．特に，コントラクトリラックスは頸部関節可動域の改善に効果的である（McCarthy, Olsen, and Smeby 1997）．頸部機能障害にみられる一般的に硬い筋は，上部僧帽筋，斜角筋，胸鎖乳突筋，大胸筋，小胸筋を含んでいる（ヤンダの上位交差症候群でみられるのと同じパターン）．キネシオ（kinesio）テーピングは，硬い筋を抑制するのに有効なことがある（第10章参照）．Ylinenら（2007）は，ストレッチと徒手療法が慢性頸部痛患

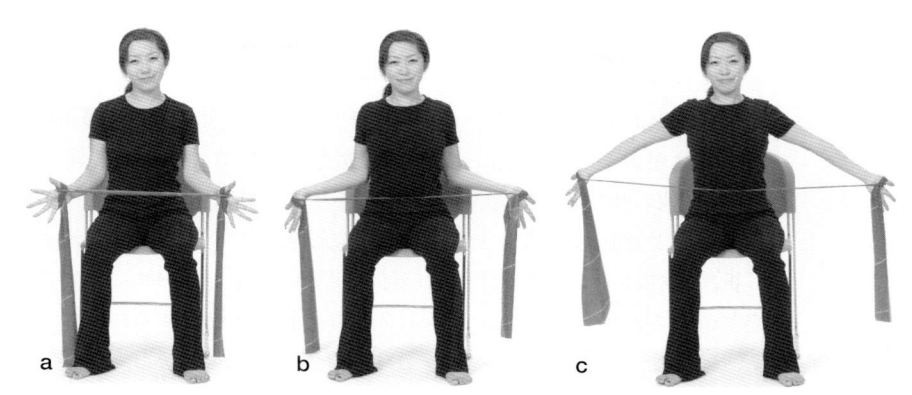

図12.2　Brügger のエクササイズ

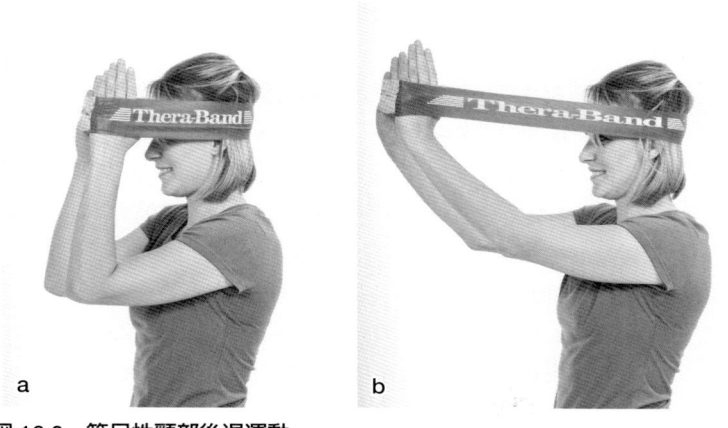

図12.3　等尺性頸部後退運動
a. 開始肢位，b. 終了肢位，頸椎は中間位（弾性バンドがストレッチされた状態）で維持される

者に効果的なことをみいだした．

　頸椎治療において忘れてはならないのは，呼吸パターンに注意を払うことである．前述のように，慢性頸部痛は呼吸補助筋（胸鎖乳突筋と斜角筋）の硬さと関係していることが多い．単にこれらの硬い筋をストレッチするだけでは，効果的でないことがある．異常な呼吸パターンを有する患者には，呼吸の再訓練のための特別な運動を与えるべきである．

強化運動

　慢性頸部痛患者には，筋の柔軟性，筋力強化，持久力トレーニングを含む多岐にわたるプログラムが効果的である（Ylinen et al. 2003）．簡単な筋力強化運動は，頸椎リハビリテーションのために安全かつ有効であることが示されてきた．実際に，関節モビライゼーションまたは関節マニピュレーションと組み合わせた，機器を使用しない運動は，より高価でハイテクな運動から得られる結果と類似している

(Evans et al. 2002；Gross et al. 2002；Randlov et al. 1998). 簡単な運動の一つである頭頸部屈曲（図 6.7 参照）は, 慢性頸部痛を治療する際に効果的であることが示された (Falla et al. 2006). オーストラリアの研究者は, 頭頸部屈曲運動を行った慢性頸部痛患者が 6 週間後に, 彼らの姿勢を有意に改善させたと報告した (Falla et al. 2007). 他の無作為化試験では, 6 週間の頭頸部屈曲運動を行った群は, 運動しなかった群と比較して筋力と疼痛を有意に改善した（Chiu, Law, and Chiu 2005).

抵抗運動は, しばしば頸部機能障害患者の姿勢を改善するために処方されるが, 姿勢改善のために筋力トレーニングを行う利点を支持するエビデンスは不十分である (Hrysomallis and Goodman 2001). それよりも, 筋力トレーニングの目標は, 通常の頸部機能を支持するための姿勢筋の筋力と耐久性を改善させることにあるべきである. 頸部筋の特別な筋力トレーニングは, 慢性頸部痛を改善するための一般的なフィットネス運動より効果的である (Andersen et al. 2008). 頸部深部屈筋群に焦点を絞った単純な等尺性運動は, 弾性バンドを使用した等尺性頸部後退運動である（図 12.3).

頸部筋ならびに上部胸椎と肩の筋群は, 頸部のリハビリテーションにおいて強化される. 筋力強化の方法としては, 等尺性筋収縮, ダンベル, 弾性抵抗, 選択的に強化するマシントレーニングが含まれている. スウェーデンの研究者は, 週 2 回 8 週間, わずか 2 分だけのマシンを用いた頸部の筋力トレーニングが頸部筋力を 19〜35％増加させると報告した (Berg, Berggren, and Tesch 1994). フィンランドの研究者は慢性頸部痛を有する女性に対し, 弾性バンドを用いた高強度〔80％の 1RM (repetition maximum)〕の頸部の筋力強化（図 12.4）とダンベルを用いた上肢の筋力強化を組み合わせて 1 年間行った (Ylinen et al. 2003). 彼らは, 69〜110％の頸部筋力の向上と疼痛・能力障害の減少を報告した.

固有受容性運動

前述したように, 頸椎は多数の機械的受容器があるため, 固有感覚において重要な部位である (Abrahams 1977；McLain 1994). 頸部機能障害患者においては固有感覚不全が認められることが多いため, 固有受容性運動をリハビリテーションに含むべきである. Heikkila と Wenngren (1998) は, ムチ打ち症患者において 5 週間のリハビリテーションの後, 関節位置覚の不全が改善することを発見した. Sarig-Bahat (2003) は, 固有受容性運動と動的な抵抗運動が頸部と肩の治療に有効ということについての高いエビデンスを報告した.

視覚系, 前庭系および固有受容性のシステムは, 姿勢制御と密接な関係がある. 頭部と眼球の動きを組み合わせる運動は, 眼球運動反射と前庭動眼反射の経路などを利用することによって頸部固有感覚を改善すると考えられる. 頸部痛のための運動の系統的レビューにおいて, フランスの研究者 (Revel et al. 1994) は, 眼球-頭部協調運動を行っている患者の頸部痛, 関節可動域, そして機能の有意な改善について述べた. さらに, 著者らは症状が改善する患者の運動覚に注目した. Fitz-Ritson (1995) は, ムチ打ち症患者に対する相動性の眼球-頭部, 頸部-腕の運動を説明した. これは, 前庭動眼反射を利用した円滑追跡眼球運動, 眼球-頭部協調運動, 上

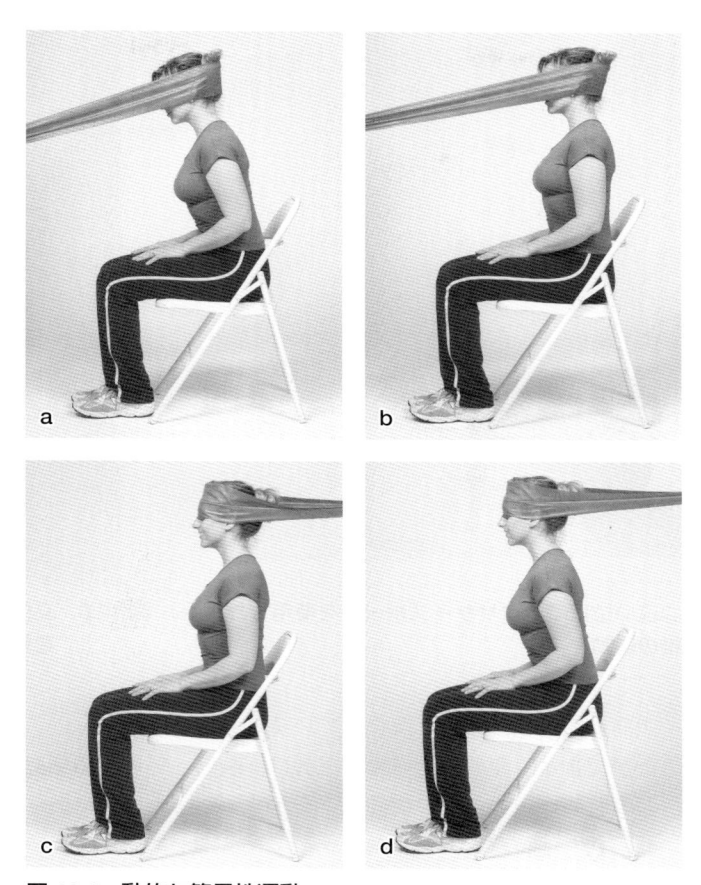

図 12.4 動的な等尺性運動
a, b. 頸椎伸展, c, d. 頸椎屈曲

肢 PNF（proprioceptive neuromuscular facilitation：固有受容性神経筋促通法）のような運動である．Jull ら（2007）は固有受容性運動が頭頸部屈曲運動より頸部固有感覚の改善においてわずかに優れていることを発見した．

感覚運動トレーニング

ムチ打ち症患者と慢性頸部痛患者の多くがバランス不良を示すので，姿勢安定性と全身的な運動パターンを正常化するために，頸部のリハビリテーションにおいては感覚運動トレーニング（SMT：sensorimotor training；第 11 章参照）が実施されるべきである．軟らかい素材のパッドやバランスボードのような不安定面は，随意的にトレーニングできない自動的安定反応を引き出すのに役立つ．患者が四つ這い位や立位でエクササイズボールを使用することにより，頸椎のための安定化トレーニングを行うこともできる（図 12.5，12.6）．

頸椎原性頭痛と顔面痛

軽度の頭痛は非常に一般的で，典型的には短期で自己制御的である．片頭痛または群発性頭痛のような頭痛は，衰弱させ，より頻繁に起こる場合がある．頸椎原性

PART IV　臨床的症候群

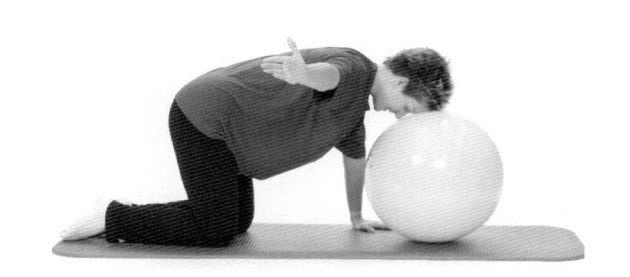

図12.5　四つ這い位にてエクササイズボールを使用した頸椎の運動

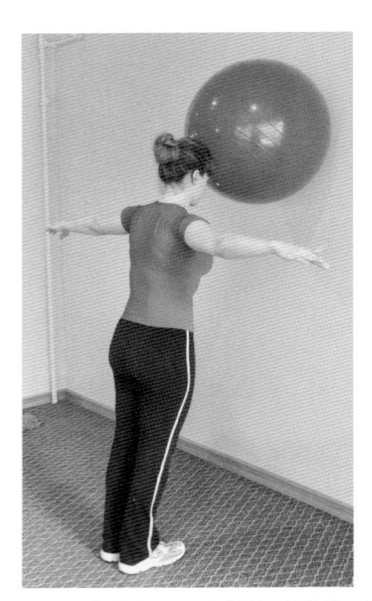

図12.6　立位にてエクササイズボールを使用した頸椎の運動

頭痛は頸部機能障害と関係していると考えられており，これには顔面痛を含めることができる．顔面痛を有する患者は，咬筋と側頭筋の活動亢進，および舌骨上筋，顎二腹筋，顎舌骨筋の活動低下を示す（Janda 1986b）．

■ 評　価 ■

頭痛と顔面痛の評価は全体的な姿勢評価から開始して，局所的な頸椎の評価を反映させる．ヤンダは，頭痛または顔面痛を有するすべての患者に，頸椎のスクリーニングを行うことを奨励した（Janda 1986b）．

特に頭部前方姿勢は，頸椎原性頭痛における頸部深部屈筋群の低い耐久性と一致する（Watson and Trott 1993）．頭頸部屈曲テストは，頸部深部屈筋群の筋力検査としてたいへん有効である．頸椎原性頭痛患者は，しばしばこれらの屈筋群の不十分な筋力と耐久性を示す（Jull 1999；Watson and Trott 1993；Zito, Jull, and Story 2006）．

再発性頭痛患者は，左右の胸鎖乳突筋の筋の長さと筋力のインバランスを示す（Cibulka 2006）．Zito, Jullと Story（2006）は，ヤンダの上位交差症候群に関係する上部僧帽筋，肩甲挙筋，斜角筋，後頭下筋，大胸筋，小胸筋の強い硬さに注目した．対照群と比較した時，頸椎原性頭痛を有する患者も上部僧帽筋で高まったEMGレベルを示す（Bansevicius and Sjaastad 1996）．

頸椎原性頭痛患者は，より上部の頸部に関節機能障害を経験することもある．徒手的検査は80％に至るまでの確率で，頭痛のない患者と片頭痛のある患者から頸椎原性機能障害のある患者を区別することができる（Zito, Jull, and Story 2006）．

■ 治　療 ■

関節モビライゼーションは，頸椎原性頭痛の頻度，持続期間，強度を減らすこと

が示されている（Schoensee et al. 1995）．頸椎原性頭痛のための理学療法の系統的レビューでは，関節徒手整復と運動が短期と長期の両方で有効であると結論し（Bronfort et al. 2004），他の効果的な治療には電気刺激〔経皮的電気神経刺激療法（TENS：transcutaneous electrical nerve stimulation therapy）〕とストレッチが含まれるとした．三環系抗うつ薬は短期的に頭痛を改善することでマニピュレーションよりわずかに効果的であったが，マニピュレーションは長期的に効果があったため，薬物の副作用を回避することができる可能性がある（Boline et al. 1995）．

頸椎原性頭痛のための運動についての最近の研究において（van Ettekoven and Lucas 2006），患者にマッサージ，モビライゼーション，姿勢トレーニングの6週間の治療を行った．運動は，1日2回10分間の弾性バンドに抵抗された頸部後退運動を含んだ（図12.3）．被験者は，頭痛の頻度，強度，そして持続期間において有意な減少を示した．これらの改善は，プログラムの終了後，6カ月の間維持された．

Jullら（2002）は，頸椎原性頭痛のための運動と徒手療法についての無作為化試験を行った．彼女らは，マニピュレーションに運動と同程度の効果があることを発見した．2つの治療を組み合わせることで，わずかながら良好な結果を生んだ．そして，介入の後に12カ月間の治療効果が維持された．

頸椎原性頭痛の治療は，姿勢修正，関節モビライゼーションと関節マニピュレーション，局所筋のストレッチと筋力強化，そしてSMTを段階的に進行することを含んで頸部リハビリテーションを行う必要がある．Moore（2004）は，頸椎原性頭痛とヤンダの上位交差症候群を有する患者の評価と治療について報告した．患者は上位交差症候群の典型的な姿勢偏位とマッスルインバランスを示し，運動療法と脊椎マニピュレーションで治療が良好に行われた．

顎関節障害

顎関節機能障害は，頭部と頸部の周辺にマッスルインバランスを伴うことが多い．顎関節機能障害のみが起こる患者も一部にいるが，頸部機能障害の発生率は顎関節機能障害患者で上昇する（Clark et al. 1987）．

■ 病 態 ■

顎関節機能障害の症状としては，関節痛や顔面痛，開口制限，ロッキング，頭痛，筋痛，関節のはじけるような音やクリック音がある．この関節の音は，しばしば側頭骨と下顎骨の間の前方にある軟骨性円板の関節内障と関係している．時間とともに，変形性関節症が顎関節において発症し，ときには手術を必要とする．

ヤンダは，その顎関節機能障害患者が，咬筋と側頭筋の活動亢進，および舌骨上筋，顎二腹筋，顎舌骨筋の活動低下を示すことを認めた（Janda l986b）．Gervais, FitzsimmonsとThomas（1989）は，ヤンダが臨床上よく観察するとしていた，顎関節機能障害患者における咬筋と側頭筋のEMG上での活動上昇を研究において確認した．NishiokaとMontgomery（1988）は，咀嚼の活動亢進が大脳基底核の神経伝達物質のインバランスに関わって中枢に伝達されることを示唆した．

口を閉じることが開けることより重要であるため，筋活動亢進のこの原始的パ

ターンが起こる．内側・外側翼突筋が緊張または弱化の傾向にあるかどうかが明白でないが臨床上，翼状筋スパズムもしばしば存在する．翼状筋スパズムは下顎頭の位置を変え，頭部前方姿勢が同時に起こり，口を開けることが難しくなる可能性がある．これは胸鎖乳突筋，斜角筋，後頭下筋の緊張を次々に引き起こし，さらに下顎骨への力が増加するため，咬筋活動が増加する（Janda 1986b）．

■ 評 価 ■

顎関節機能障害の評価は姿勢分析から始まり，本章で前述した頸部の評価と類似している．不良姿勢は，顎関節機能障害に影響すると主張された（Rocabado, Johnston Jr., and Blakney 1982）．ヤンダ（1986b）は，顎関節障害患者がしばしば上部僧帽筋と肩甲挙筋の緊張から頭部前方姿勢となる点に注目した．この頭部前方の位置は，下顎骨の後退で口を開けることにつながる．したがって，口を閉じるのに用いられる，顎を前方に突出させる筋群と内転させる筋群が硬くなる．また，上顎に関する下顎の安静位は，偏位，突出，もしくは後退する．

顎関節の特異的な運動評価は，顎の自動関節可動域を調べることを含む（治療者は，運動中に発生するどんな偏位またはクリック音にも注目しなければならない）．一般的には，患者は示指と中指を合わせた幅と同等に口を開けることができる．また，ヤンダの頸部屈曲テストでは，顎関節機能障害でみられる頸部深部屈筋群の特徴的な弱さを示す．最後に顎関節筋の触診では，特に外側翼突筋，咬筋，側頭筋でしばしば硬さとトリガーポイントがみられ，胸鎖乳突筋，斜角筋，後頭下筋，上部僧帽筋は，長期の機能障害と不良姿勢を有する患者で硬く，圧痛があるかもしれない．これは，ヤンダの上位交差症候群の存在を示唆する．

■ 治 療 ■

顎関節機能障害の保存的治療は，抗炎症薬物療法，スプリント療法（splinting），そして徒手療法，物理療法，運動を伴った理学療法を含む．関節鏡視下手術は，重篤な関節内障または変形性関節症の場合にときどき行われる．トリガーポイントのある筋を含む硬くなった筋のマッスルバランスは，スプレーアンドストレッチ（spray and stretch）などでまず対処する（Simons, Travel, and Simons 1999）．PIR（第10章参照）も，顎関節患者の開口改善のために咬筋における潜在的なトリガーポイントに対処する際に効果的である．近年ではKashimaら（2006）が，頸部の屈曲を伴った側屈は咬筋の硬さを軽減するが，同側の上部僧帽筋の硬さを増加させることを明らかにした．関節モビライゼーションや外側翼突筋リリース（release）のような徒手的な介入も有効なことがある（Furto et al. 2006）．顎関節障害に加えてヤンダの上位交差症候群も呈している患者の治療では，頸部深部屈筋群の強化（p198参照）とSMT（第11章参照）を行うべきである．

顎関節機能障害に対する理学療法介入の2つの系統的レビューでは，治療効果が有効だったアプローチは，自動運動と徒手的なモビライゼーション，姿勢トレーニング，固有受容性の再教育，リラクセーションとバイオフィードバック（biofeedback）トレーニングを含む治療の組み合わせであることが示唆された（McNeely, Armijo Olivo, and Magee 2006；Medlicott and Harris 2006）．Furtoら（2006）は，

徒手療法と運動を組み合わせた治療で顎関節機能障害がわずか2週間でも有意に改善されると報告した.

一連の研究において，オーストリアの研究者は頭蓋下顎障害患者のサブグループに運動プロトコールを実施し，これらの患者を待機リストの対照被験者と比較した．運動には，自動および他動の顎運動，姿勢修正とリラクセーションテクニックを行った．4つのサブグループは，①整復後，前方への円板偏位を有する患者（Nicolakis et al. 2000），②整復なしで前方への円板偏位を有する患者（Nicolakis, Erdogmus et al. 2001），③顎関節の変形性関節症のある患者（Nicolakis et al. 2000），そして④変形性関節症はないが，まだ顎関節機能障害のある患者（Nicolakis et al. 2002）とした．各研究は，運動が有効であり，運動には疼痛と機能障害を減らすことにおいて最大75％の成功があるという結果を得た（Nicolakis et al. 2000）.

線維筋痛症と筋膜性疼痛

線維筋痛症は，米国で約500万人といわれ，人口の約2％を示す．男性より女性に頻繁に起こる（Lawrence et al. 2008）．線維筋痛症の診断基準は，1990年に米国リウマチ学会（American College of Rheumatology）によってつくられた（Wolfe et al. 1990）．線維筋痛症は，身体の両側における18の特定の部位中11で圧痛点と結びつく，少なくとも3カ月間持続する広範囲にわたる慢性筋骨格系疼痛と定義される．

■ 病 態 ■

ある研究者ら（Häkkinen et al. 2001；Staud 2002；Staud, Robinson, and Price 2005）は，一般によく考えられているように，線維筋痛症が末梢筋の基盤よりむしろ中枢神経学的基盤をもっているとしている．線維筋痛症は広範囲の筋肉痛が特徴的だが，その病態生理学には筋の役割を示すエビデンスがほとんどない（Simms 1996）．EMGによる研究では，線維筋痛症の疼痛が筋の緊張によるものではなく（Bansevicius, Westgaard, and Stiles 2001；Nilsen et al. 2006；Zidar et al. 1990），機能不全の侵害受容システムから結果として生じることを示唆した．線維筋痛症患者は，線維筋痛症のない患者が経験する疼痛とは違った疼痛を経験する．線維筋痛症は，疼痛感受性の全体的な増加と低下した痛覚閾値（Gibson et al. 1994；Mountz et al. 1995），特に熱（冷・温）閾値の低下によって最も著明に特徴づけられている（Berglund et al. 2002；Desmeules et al. 2003；Kosek, Ekholm, and Hansson 1996；Lautenbacher and Rollman 1997）.

Gracelyら（2002）による研究では，線維筋痛症患者の脳内の疼痛処理を調査するために，機能的磁気共鳴画像（fMRI：functional MRI）を使用した．この研究では，線維筋痛症患者が線維筋痛症のない患者の疼痛経験に関与している脳の部分とまったく異なる部分に疼痛を感じることを発見した．さらに，線維筋痛症患者の脳は，より痛みを伴わない刺激で活動的になった．この研究結果は線維筋痛症が皮質もしくは皮質下の疼痛処理によって増大することを示唆し，慢性腰痛患者の研究結果と類似している（Giesecke et al. 2004）．健常者と比較した時，線維筋痛症患者は

一定の上肢作業を繰り返す間，僧帽筋と棘下筋で緊張亢進を示す（Elert et al. 2001）．

線維筋痛症の疼痛はおそらく中枢神経系を介しており，末梢侵害受容入力は中枢性疼痛感作を維持するために必要であると考えられる（Bennett 1996）．Kosek, Ekholm と Hansson（1996）は，変性した疼痛処理を引き起こしている機能障害のある求心性経路が中枢神経系機能障害に起因することを示唆した．Desmeules ら（2003）は，中枢神経系で中枢神経感作と過興奮性の状態が観察されたことより，線維筋痛症患者の脳と脊髄の両方で，中枢神経系への侵害受容入力の過程で変性した処理が行われることを示した．筋の侵害受容性求心路の極端な活性化は，線維筋痛症で痛覚過敏の原因となるかもしれない（Staud, Robinson, and Price 2005）．線維筋痛症は，感覚系と中枢神経系の処理によって影響され筋システムに現れるので，それは感覚運動システムの機能障害とも考えられる．

■ 評 価 ■

線維筋痛症患者に対する包括的な評価は，ヤンダの症候群（特に層状症候群）の存在の有無をみるために，第5～8章に示したような手順で行うべきである．健常者と比較した時，線維筋痛症患者は筋力と有酸素能力の低下を示す（Borman, Celiker, and Hascelik 1999；Maquet et al. 2002；Mengshoel, Førre, and Komnaes 1990；Nørregaard et al. 1995）．線維筋痛症の筋弱化は，神経筋メカニズムより自発的な努力の不足に関連があるとする研究もある（Simms 1996）．

トリガーポイントと圧痛点は，痛覚計を使用して定量化することができる．この測定は，患者の疼痛レベルが低下し症状が改善したことを示す定量的な評価として役立つことがよくある．

バランス評価は，線維筋痛症の評価に含まれなければならない．これは，線維筋痛症の病態生理学に感覚運動の構成要素が含まれるためであり，これらの患者はバランス障害を示すことがあるからである．

■ 治 療 ■

線維筋痛症の特異性のため，治療計画は個々の患者に合わせて調整すべきである．薬理学的治療は，非薬理学的介入と組み合わせることができる．虚血性圧迫療法は，筋膜性トリガーポイントの疼痛を和らげることができる．この疼痛は，温熱療法，スプレーアンドストレッチ，TENS，干渉波療法，自動関節可動域運動を含む他の治療法の組み合わせで対処することもできる（Hou et al. 2002）．治療は，直接的な手段を介してトリガーポイントを減らすことに集中すべきではなく，むしろ全身的な感覚運動システムに影響を及ぼす運動がより効果的だろう．

コクランライブラリー（Cochrane Library）の系統的レビュー（Busch et al. 2002）によると，管理下での有酸素運動が身体能力と線維筋痛症を改善させることがわかった．線維筋痛症の運動負荷試験についての他の系統的レビューでは，患者が適度な強度で毎週2回，低いレベルの有酸素運動，プール運動，もしくは低いながらも適切な負荷をかけた筋力トレーニングを行うことを推奨した（Mannerkorpi and Iversen 2003）．

運動介入は有効であるが，非常に低い強度で始め，従来の運動プログラムより

ゆっくり進めるべきである．いくつかの研究では，有酸素・柔軟性・強化・バランス運動を含む均整のとれた運動プログラムを通じて体力，線維筋痛症の状態，疼痛レベルが改善したことを示した（Buckelew et al. 1998；Jones et al. 2002；Jones et al. 2008；Martin et al. 1996；Rooks et al. 2007）．

抵抗運動は適切に処方されると線維筋痛症にとって特に効果的かつ安全なトレーニングである．Jones ら（2002）は，線維筋痛症患者において 12 週間の強化プログラムをストレッチのプログラムと比較した．両方の群で改善されたが，強化群はストレッチ群よりも，より改善を示した．強化プログラムでは，緩い弾性バンドを用いて正中線の近くで反復運動や維持運動を行い，遠心性収縮を最小限に抑えた．運動も，遠心性期より求心性期でゆっくり行った．

Häkkinen ら（2001）は，線維筋痛症患者で 21 週間の強化プログラムの後，筋力と EMG 活動が改善したと報告した．フィンランドの研究者は，線維筋痛症をもつ女性には線維筋痛症のない女性と同様の神経筋の特徴と筋力増強の可能性があることを確認した（Häkkinen et al. 2000；Valkeinen et al. 2005；Valkeinen et al. 2006）．この調査結果は疲労性が線維筋痛症の限定要因でないことを示唆する．1 RM の 40％から 80％へと進行する中～高レベルの抵抗運動が，線維筋痛症患者で問題なく実施され，筋力，筋断面積，神経筋活性化を改善することがわかった（Valkeinen et al. 2004；Valkeinen et al. 2005）．

ケーススタディ

21 歳の女性の大学水泳選手は，中長距離のフリースタイル種目に出場した．彼女の主訴は，泳ぎ始めて 1 時間もしないうちに起こる頸部と右肩と腕の慢性疼痛であった．約 3 年前，彼女がプールにいる時に誰かが彼女の頭の上に飛び込み負傷した．水泳への復帰を試みようと，彼女は昨年の初めから終わりまで 2 期にわたる頸椎への理学療法（物理療法，牽引，肩と頸部の強化を含む）を受けたが，症状に変化がなかった．

検査と評価

理学的検査において，患者は全身過剰運動性，両側の扁平足，右腸骨の前方回旋を示した．また，横隔膜呼吸よりむしろ上部胸式呼吸パターンを示した．頸部および腰部の自動関節可動域は，痛みがなく正常範囲内であった．頸椎の徒手的評価では，特に異常が認められなかった．通常の上下肢の神経血管検査でも正常であった．右上部僧帽筋にいくつかの圧痛点があった．両上肢は，右下部僧帽筋の筋の弱化（4/5 の評価）を除いて標準の筋力を示した．右大殿筋の弱化（4/5）と頸部深部屈筋群の不十分な耐久性もあった．右肩甲骨は，四つ這い位にて翼状肩甲と不安定性を示した．

鑑別診断として，頸椎捻挫または挫傷，頸椎椎間板ヘルニア，胸郭出口症候群，肩関節不安定性，腸骨の回旋の評価を行った．画像診断は MRI を行い，C1～C2 翼

状靱帯の捻挫を示した．動的な表面 EMG で，右大殿筋の減少および遅延した活性化と右下部僧帽筋の抑制（左側と比較した時，活動の 61％の減少）がみられた．

頸椎捻挫と診断され，理学療法評価時に慢性疼痛症候群の原因となりうるその他の所見（腸骨の前方回旋，異常な呼吸パターン，頸部屈筋の疲労）を示した．また，股関節と肩の一側性のマッスルインバランスと肩甲骨胸郭複合体の不安定性を示した．マッスルエネルギーテクニック（muscle energy technique）による右腸骨の回旋修正後，すぐに右大殿筋の筋力は 5/5 に戻り，それは筋の弱化よりむしろ筋の抑制を示していた．

治療と結果

毎日のホームプログラムとともに，週 2 回の理学療法を開始した．マッスルエネルギーテクニックによる自己矯正，横隔膜呼吸，頸部ストレッチから始めた．ヤンダの SMT は，足，骨盤，肩甲胸郭部，頸椎の進歩的な動的安定化トレーニングのために開始した．運動療法は，エクササイズボールによる安定化，弾性バンドの抵抗を使用する筋の活性化，および頸部の動的安定化を伴うバランストレーニングを行った．1 カ月以内に症状がなくなったため，復帰プログラムのためにプールに戻った．同時に，ホームプログラムを続けた．さらに，陸上での心肺コンディショニングプログラムを始めた．治療の 2 カ月後，理学的検査で正常を示し，また股関節・肩関節における完全な強さを示したため，理学療法を終了した．理学療法終了後 2 カ月に，彼女は 1,650 ヤード（1,500 m）のフリースタイル種目に出場して国の予選基準タイム A をクリアし，学校記録を塗り替えた．

ヤンダアプローチ 対 従来のアプローチ

この症例において，物理療法や強化運動を使用した局所的な治療である従来のアプローチは，疼痛の原因に対処する際に効果的ではなかった．この症例報告は，頸部不安定性をもつ水泳選手の慢性頸部痛に対して物理療法を用いずに治療する新しいアプローチに関するものである．頸部検査は正常で，疼痛が水泳中と水泳後に起こるだけであったため，頸部不安定性と疲労が，特に股関節において疼痛と代償の原因になっていると仮定された．理学的検査と表面 EMG 評価では，頸部および肩の疲労を助長したかもしれない一側性のマッスルインバランスと腸骨の回旋を示し，その結果，慢性疼痛を引き起こしたと考えられた．SMT を含むヤンダアプローチは，全身の安定化の促進を目的として中枢神経系への固有感覚の入力を増加させるために用いられた．症例は相動性システム筋群（頸部屈筋，下部僧帽筋，大殿筋）の一側性の抑制を示したので，治療の重点が相動性システム筋群の複数の筋の活性化におかれた．その治療の際，筋力より動的安定性と耐久性を焦点とした安価なホームエクササイズ用具が，リハビリテーションを促進するのに用いられた．また，競技復帰のためのプログラムと陸上のコンディショニングプログラムが，競泳への復帰のために行われた．疼痛を抱えてから 3 年経過したが，この専門リハビリテーションプログラムにより 2 カ月以内に競泳に復帰することができた．

まとめ

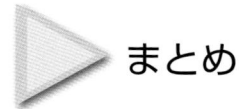

　頸椎は，治療者にとって臨床評価や治療を行うことが多い部位である．固有感覚の重要な領域であり，最近の研究において頸部機能障害と感覚運動システムには関連があると認められていることから，ヤンダアプローチによる慢性頸部痛への治療が支持されている．ヤンダの上位交差症候群は，慢性頸部痛，ムチ打ち症，頭痛，顎関節機能障害，線維筋痛症を有する多くの患者に存在するといえよう．適切な機能的介入が実施されるように，治療者はこれらの患者において上位交差症候群に注意を払う必要がある．

第13章

上肢の疼痛症候群

　米国人の21％が，上肢における慢性筋骨格系疼痛症候群に関連した障害を抱えているといわれている（Gummesson et al. 2003）．そもそも肩複合体は，機能的に協調しあった解剖学的構造をもち，日常生活において実用的な運動連鎖を作り出すために上肢をさまざまな位置に保持させるという重要な役割を担っている．そのため，インピンジメント（impingement）や胸郭出口症候群，頸肩部痛といった肩の位置や姿勢に関連したマッスルインバランスを呈しやすいといえる．肘関節外側部痛（いわゆるテニス肘）も同様にマッスルインバランスが関連している可能性がある．他の部位の慢性疼痛症候群と同様に，治療者は上肢の疼痛症候群の治療を進めるうえで，神経筋要素を考慮する必要がある．

　本章では，肩複合体の機能解剖，固有感覚，連鎖反応を含め，上肢に関して考慮すべき点について述べる．次に，ヤンダの肩の機能的評価について説明する．一般的な機能的病態の中で，肩のインピンジメントと腱板損傷，肩関節不安定性，胸郭出口症候群，上腕骨外側上顆炎について再考する．そして最後に，野球選手に生じた機能的な肩の痛みに対する評価と治療についてケーススタディを提示する．

▶ 局所の考慮点

　上肢は肩複合体，肘関節，手関節，手より構成される．上肢の主な機能は，環境に応じて手を操作することである．さまざまな動きや姿勢に基づき，整容動作や着衣動作，職業から余暇活動までに必要となるすべての動作が創造される．Magermansら（2005）は，上肢の関節可動域とADLの関係について報告した．頭上での作業では肩関節の大きな回旋が必要とされ，着衣動作や整容動作では上腕骨の大きな軸回旋が必要となる．また，整髪や食事，入浴動作では肘関節の大きな屈曲可動域が必要である．上肢全体の適切な関節可動域がADLにおいて必要なことは明らかである．

肩複合体の機能解剖

　肩複合体は肩甲上腕関節，肩甲胸郭関節，肩鎖関節，胸鎖関節の4つの関節から構成される．滑膜性の肩甲上腕関節は関節包や靱帯組織によって連結される．肩関節包自体は，中間域での関節の安定性への寄与はわずかであり，ほとんどが回旋筋

腱板（rotator cuff）の動的な収縮によって関節を安定化している（Apreleva et al. 1998；Culham and Peat 1993；Lee et al. 2000；Saha 1971；Werner, Favre, and Gerber 2007；Wuelker et al. 1994；Xue and Huang 1998）．三角筋（Kido et al. 2003；Lee and An 2002）と上腕二頭筋（Itoi et al. 1994；Kim et al. 2001）も同様に肩甲上腕関節を安定させる．

回旋筋腱板の作用は上腕骨の回旋であるという認識に反し，その主要な役割は肩甲骨面における挙上と安定化である（Liu et al. 1997；Otis et al. 1994；Sharkey, Marder, and Hanson 1994）．安定性には回旋筋腱板の緩やかな収縮のみで十分である（McQuade and Murthi 2004）ため，回旋筋腱板の強化プログラムにおいて，必ずしも筋を疲労させる必要はない．実際，回旋筋腱板の疲労は，外転中に約0.1インチ（2.5 mm）の上腕骨頭の上方偏位をもたらすことがある（Chen et al. 1999）．回旋筋腱板による安定化作用の減少は，肩甲骨に対し，相対的に上腕骨頭の前方偏位を増強させる（Wuelker, Korell, and Thren 1998）．

回旋筋腱板は，肩甲骨の動的な安定機能として上腕骨を関節窩に安定させ，上腕骨頭中心を維持するために，きわめて重要な役割を果たす（Belling-Sørensen and Jørgensen 2000；Kibler 1998b）．安定性の疲労は，回旋筋力を有意に減少させる（Cuoco, Tyler, and McHugh 2004）．回旋筋腱板は肩甲骨に起始をもつため，肩甲骨安定化は肩甲上腕関節機能のために重要である．

肩甲上腕関節機能は，2つの主な筋群のフォースカップル（force couple）によってコントロールされる．これらは，①回旋筋腱板と三角筋，②肩甲骨回旋筋群である．

■ **回旋筋腱板と三角筋のフォースカップル** ■

前述したように回旋筋腱板の主な機能は，一般の解剖学テキストに記載される回旋よりも肩甲上腕関節の動的安定化機能が重要である．回旋筋腱板の中で，肩甲下筋，棘下筋，小円筋のフォースカップルにより圧縮力を供給し，上腕骨頭を関節窩に引きつける．この圧縮力は肩甲骨と腋窩の境に平行（Inman, Saunders, and Abbott 1944），あるいは関節窩に対し垂直方向に作用する（Poppen and Walker 1978）．すなわち，三角筋の外転作用に抵抗する下制筋の作用方向である（図13.1）．この回旋筋腱板と三角筋のフォースカップルは，肩関節外転において重要である（Lucas 1973；Perry 1978；Sarrafian 1983）．実際，回旋筋腱板と三角筋が

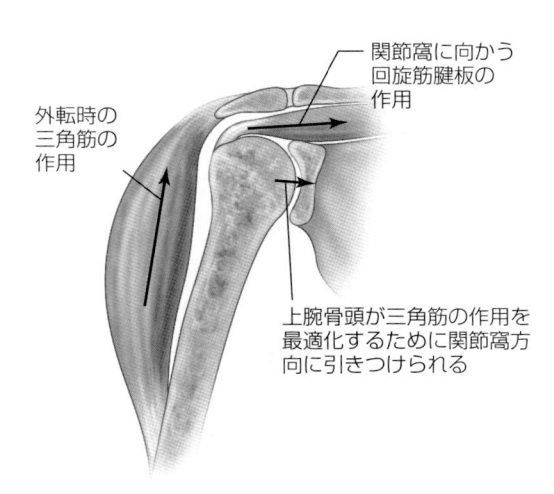

図13.1 回旋筋腱板と三角筋のフォースカップル

共に活動すれば，外転に必要な三角筋力は41％減少する（Sharkey, Marder, and Hanson 1994）．棘上筋は外転初期により活動し，一方，三角筋中部は最終域付近で活動が高まる（McMahon et al. 1995）．

■ 肩甲骨回旋筋群のフォースカップル ■

上部・下部僧帽筋は，前鋸筋と協調して肩甲骨の上方回旋に作用する．肩甲骨の回旋は，外転時の三角筋の最適な長さ-緊張関係を維持する（Doody, Freedman, and Waterland 1970；Lucas 1973；van der Helm 1994；Mottram 1997）．僧帽筋は肩関節屈曲時よりも外転時に活動が高まり（Moseley et al. 1992；Wiedenbauer and Mortenson 1952），通常120°以上の肩関節挙上でEMG活動が安定する（Bagg and Forest 1986）．

僧帽筋の異なる線維は，それぞれが機能的に作用する組織学的特性をもっている．つまり上部僧帽筋はより運動に，下部僧帽筋はより安定化に作用するのに適している（Lindman, Eriksson, and Thornell 1990）．また，中部・下部僧帽筋は前鋸筋による肩甲骨の外転（protraction）に抵抗するために，トルクを発生させるより長さを一定に保つために機能し（Johnson et al. 1994），肩甲骨の垂直・水平方向の位置を維持する．

下部僧帽筋は肩関節屈曲時に弛緩するが（Inman, Saunders, and Abbott 1944），外転時には活動を開始し（Wadsworth and Bullock-Saxton 1997），上部僧帽筋と前鋸筋が肩甲骨を上方回旋させるのを補助する時により働く（Bagg and Forest 1988）．僧帽筋と前鋸筋のフォースカップルの適切なバランスが，肩甲骨の上方への偏位を減少させて，肩甲骨の後方への傾斜を改善させる．そして，理想的な状態へと肩甲上腕関節を適合させ，烏口肩峰アーチの下にある肩峰下空間（SAS：subacromial space）を最大に開くことでインピンジメントを避けると考えられる（Ludewig et al. 2004；Mottram 1997）．下部僧帽筋が抑制された場合，三角筋はその長さ-緊張関係を失い，棘下筋は過活動となる可能性がある（Cram and Kasman 1998）．適切な筋の活性化とタイミングには，筋間のフォースカップルによる適切な活動と肩複合体の包括的な機能が重要となる．例えば，中部・下部僧帽筋が上部僧帽筋に対して遅延して反応すれば，上部僧帽筋は過活動となり，肩甲骨の上方回旋よりも挙上を引き起こす可能性がある（Cools et al. 2003）．

いくつかの研究では，EMGを用いて肩の運動における筋始動の順序を説明した．しばしば，筋はフィードフォワードメカニズムによって運動前に活性化する．この先行収縮は運動開始前に分節を安定させる．例えば，回旋時に回旋筋腱板と上腕二頭筋は三角筋と大胸筋に先行して活動し，肩甲上腕関節の安定に寄与することが示唆されている（David et al. 2000）．Coolsらは，三角筋は僧帽筋に先行して活動すると報告した．またWadsworthとBullock-Saxton（1997）は，上部僧帽筋は外転運動に先行して活動すると報告している．

肩の固有感覚

肩甲上腕関節の関節包は主に上，中，後，そして下方の関節上腕靱帯からなる．

4タイプすべての機械的受容器（mechanoreceptors；第2章参照）が人体の40〜50%で確認される（Guanche et al. 1999）．Vangsnessら（1995）は，関節上腕靱帯と同様に，烏口鎖骨靱帯と烏口肩峰靱帯の関節包にタイプI・II受容器がより高率に存在することを示した．Steinbeckら（2003）は，下関節上腕靱帯（inferior glenohumeral ligament）に，特に多くのタイプI受容器を確認した．下関節上腕靱帯は投球動作における前方脱臼に対して最大の安定性を提供する（O'Brien et al. 1994）．この靱帯に存在するタイプIルフィーニ終末（Ruffini endings）は，動作の最終域で起こる伸張に対し筋反射を起こすことで，肩の安定性に寄与していることが示唆されている（Steinbeck et al. 2003）．

肩関節に存在する機械的受容器からの固有受容性フィードバックメカニズムは筋の安定化制御に寄与し，脱臼を防ぐと考えられる（Jerosch et al. 1993）．Guancheら（1995）は，猫の肩関節において肩関節包と筋の間に反射弓を発見した．彼らは，肩関節包に分岐する腋窩神経終枝を刺激し，回旋筋腱板の筋放電活動を記録した．この報告は，関節包からの求心性入力が筋反射をコントロールすると示唆している．回旋筋腱板は，動作よりも主に動的な安定機能として作用するため，関節包内の機械的受容器は反射弓をとおして亜脱臼あるいは脱臼を防ぐためのフィードバックを与える役割を果たすと考えられる．Guancheら（1995）は，関節包における感覚求心路遮断をとおして反射的なフィードバックメカニズムについてのエビデンスを示した．彼らは，猫において腋窩神経の関節枝が，肩の筋のEMG活動を抑制させることを明らかにした．

前述したように，肩の安定性に対する関節上腕靱帯の機械的な関与は最小限であり，その代わりに関節包からの求心性フィードバックメカニズムによって促通された反射的な共同収縮が関節の安定性に深く関与する（Veeger and van der Helm 2007）．関節包内の多くの機械的受容器によるフィードバックは，運動初期・中期のリラックスした時よりも関節包が緊張した時のほうがより供給される（Jerosch et al. 1997）．

肩の安定性における関節包内の機械的受容器の役割を示すさらなるエビデンスが肩の固有感覚に関する研究をとおして報告された．肩の固有感覚は運動覚と関節位置覚に分けられる（Lephart and Fu 2000）．固有感覚情報は内旋時よりも外旋時に関節包が緊張した状態で増大すると考えられる（Allegrucci et al. 1995；Blasier, Carpenter, and Huston 1994）．これは下関節上腕靱帯におけるタイプI受容器の含有率による可能性が高い（Steinbeck et al. 2003）．肩の運動覚は肩関節脱臼に伴う前方関節包損傷の後に低下する（Smith and Brunolli 1989）．Lephartら（1994）も同様に，安定肩と不安定肩の間で運動覚と関節位置覚に有意差を認めたと報告した．彼らはさらに，前方関節包の外科的再建により固有感覚を正常に回復させると指摘した．これらの結果は，前方関節包が固有感覚機構をとおして，健全な肩の状態を維持するための重要な役割を果たしていることを示唆する．

表13.1　上肢の筋スリング

筋スリング	筋群
屈筋群	三角筋前部，小胸筋，僧帽筋，上腕二頭筋，手関節屈筋群
伸筋群	三角筋後部，菱形筋，上腕三頭筋，手関節伸筋群
前　方	上腕二頭筋，大胸筋，内腹斜筋，対側股関節外転筋群，縫工筋
らせん	菱形筋，前鋸筋，外腹斜筋，対側内腹斜筋，対側股関節内転筋群

連鎖反応

　上肢は，上位の脊椎から手指までの間に一つの運動連鎖を形成する．上肢と体軸骨格が接合する真の関節と呼べるものはただ一つ，つまり胸鎖関節である．したがって，肩複合体は体幹からの運動連鎖を伝え始める際，筋活動に依存する．運動連鎖の近位端は，頸椎と胸椎，肋骨から始まる．上部僧帽筋と肩甲挙筋は頸椎に，中部僧帽筋と菱形筋は胸椎に起始をもつ．肋骨は大胸筋と前鋸筋の起始部となる．上肢を挙上する際，矢状面と肩甲骨面において，上位胸椎は伸展・回旋・側屈する（Theodoridis and Ruston 2002）．したがって，胸郭の可動性は上肢の運動連鎖にとって重要である．

　上肢において考慮すべきいくつかの重要な筋スリング（muscle slings；第3章参照）があり，これらは表13.1に要約した．オーバーハンドで投球する際，全体の力の50％は脚と体幹に生じるため（Kibler 1995），特にスポーツ選手の上肢機能障害の評価においては，足から手までにわたる全身の運動連鎖を考慮するべきである．

　上肢の運動連鎖に関するKibler（1998b，2006）の報告は，治療者の評価とリハビリテーションアプローチに大きな影響を与えた．Kibler（1998b）によると，肩甲骨は次の役割を果たす．

・肩甲上腕関節の安定．
・上肢の位置を調整し，肩甲骨が胸部に付いたまま（翼状肩甲を起こすことなく）前方・後方へ動くことができるようにする．
・肩関節挙上時，肩峰のインピンジメントを避ける．
・筋連結のための基盤となる（回旋筋腱板と肩甲骨回旋筋群）．
・投球時，近位から遠位に力を伝達する．

　運動連鎖の重要性は，回旋筋腱板の病態力学からも明らかである．肩甲骨安定性が乏しい時，上部僧帽筋が安定化のために活動し，それに伴い肩甲骨挙上が増大する．肩甲骨挙上は，関節窩の軸の方向を偏位させる．この変化に付随して，回旋筋腱板の持続的かつ増加した活動の結果として回旋筋腱板炎が起こるかもしれない．

　上下肢の運動パターンは，いずれも上肢の影響を受ける．立位時，肩の挙上が反対側の脊柱起立筋活動を活性化させ（Davey et al. 2002），加えて下肢筋群は姿勢安定性を維持する（Mochizuki, Ivanova, and Garland 2004）．この活動はフィードフォワード運動制御に起因しており，運動方向にかかわらず，上肢が動き始める前に体

幹を安定させるため活動する（Hodges et al. 1997b）．運動連鎖の異常もまた影響する．患者の頸肩部痛は，姿勢の安定性の乏しさを表す（Karlberg et al. 1995）．この現象は，慢性の肩の痛みにおける中枢神経系の関与を示しており，フィードバックメカニズム（第2章参照）の破綻を示唆している．

評 価

他の慢性筋骨格系疼痛と同様に，上肢の疼痛が全身の変化へと波及する可能性がある．長期にわたる上位交差症候群は，下位交差症候群の代償として起こるかもしれない．そのため，慢性上肢痛の評価では全身の評価を行うべきである．

姿 勢

姿勢とマッスルインバランスの間の原因と結果の関連性については，まだ確証されてはいないが，姿勢がマッスルインバランスと筋機能に関連していることは一般に考えられていることである．不良姿勢と上位交差症候群における変化の関係については第4章で説明した．Griegel-Morrisら（1992）は，健常者においても姿勢の偏位があることを指摘し，66％に頭部前方姿勢，38％に胸椎後弯の増強，そして73％に円背を認めたと報告した．彼らはまた，頭部前方姿勢と胸椎後弯増強が肩甲骨間の痛みに関連性があると指摘した．

肩の痛みをもつ患者には，しばしば頭部前方姿勢（頸椎の前方偏位）を認めた（Greenfield et al. 1995）．頭部前方姿勢は肩関節の屈曲可動域を減少させる（Bullock, Foster, and Wright 2005）．頭部前方姿勢と円背は，前額面において肩甲骨の正常な位置を前方に向かって30～45°偏位させる（Doody, Freedman, and Waterland 1970；Johnston 1937；Poppen and Walker 1976）．この頭部前方円背姿勢は，上肢挙上の際の肩甲骨における運動を著しく変性させる（Kebaeste, McClure, and Pratt 1999；Finley and Lee 2003）．同様に肩突出位は，肩峰下空間を狭め（Solem-Bertoft, Thuomas, and Westerberg 1993），円背，インピンジメント症候群の原因となる．肩の筋力もまた，不良姿勢によって影響される．肩甲骨の外転位（protraction）あるいは内転位（retraction）は，肩関節の挙上・回旋筋力を著しく減少させる（Kebaetse, McClure, and Pratt 1999；Smith et al. 2002；Smith et al. 2006）．ヤンダの上位交差症候群に関連した不良姿勢とマッスルインバランスが，水泳選手（Layton et al. 2005），歯科衛生士（Johnson et al. 2003），上肢を使う仕事に関連した人の障害（Novak 2004）で報告された．

第5章で述べたように，特有の不良姿勢がマッスルインバランスによる上位交差症候群で認められる．これらは頭部前方姿勢（後頭下筋の硬化と頸部深部屈筋群の弱化），円背（胸筋の硬化と肩甲骨安定筋の弱化），肩甲骨外転と翼状肩甲を含む．翼状肩甲（肩甲骨内側縁の突出）はしばしば前鋸筋の弱化に分類されるが，菱形筋や僧帽筋の弱化によっても引き起こされることがある（Martin and Fish 2008）．Mottram（1997）は，肩甲骨内側縁に対し下縁が突出した状態を仮性翼状肩甲と表

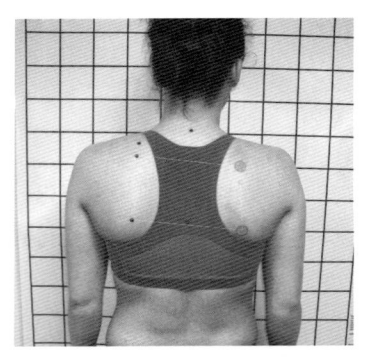

図13.2　右側の病的肩甲骨
肩甲骨は外転，下方回旋，下制している

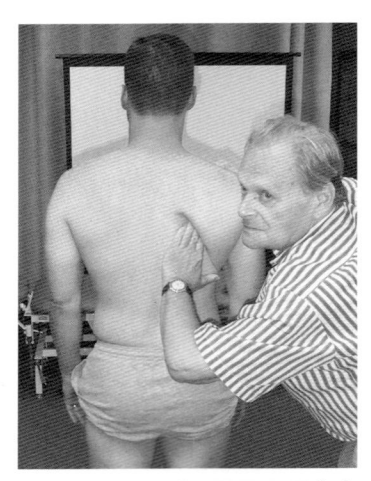

図13.3　ヤンダの肩甲骨不安定性テスト

した．仮性翼状肩甲は，小胸筋の硬化と関連している．肩甲骨不安定性は，姿勢分析からも明らかにされることがある．以下に，肩甲骨不安定性についての3つの特性を示す．

①横断軸に交わる肩甲骨の傾きのインバランスにより，肩甲骨内側縁下方がはっきりと現れる．
②垂直軸のインバランスによる肩甲骨内側縁全体の突出（翼状）．
③肩甲骨の上方移動と肩甲骨内側縁上方の突出．

近年，Burkhart，MorganとKibler（2003）は病的肩甲骨（肩甲骨位置障害，肩甲骨内側縁下方の突出，烏口部痛，肩甲骨運動機能障害）について説明した．病的肩甲骨（図13.2）は挙上動作を行うスポーツ選手で，インピンジメントをもつ人に最もよく見受けられる．典型的に肩甲骨は，下制・外転・下方回旋している．

ヤンダは，前鋸筋または菱形筋の弱化に起因する肩甲骨不安定性に対する徒手的検査について述べた．治療者は，一方の手を肩の前方に置き安定させ，もう一方の手は指を伸展させて脊柱と肩甲骨の下角に当てる．次に，肩甲骨の下部を指で上方へ押す．通常は，肩甲骨下部に遠位指節間関節が入るのみであるが，肩甲帯の弱化と不安定性が認められる場合，指はさらに深く入る（図13.3）．

バランスと歩行

片脚立ちバランスは，慢性的に肩の痛みをもつ患者に対しても評価されるべきである．反対側の肩が挙上するような，わずかな代償が片脚立位でときどき観察される．このような挙上は僧帽筋の過活動を示唆しており，治療者は，肩の痛みの原因が運動連鎖のどこかに存在している可能性を疑うべきである．

運動パターン

ヤンダの上肢に対する2つの主要な運動機能評価は，腕立て伏せテストと肩関節外転テストである（図6.5，6.6）．腕立て伏せテストでは，体幹が持ち上げられた際，肩甲骨は通常外転・上方回旋位である．運動に伴う肩甲骨挙上は認められない．翼状肩甲，過度の肩甲骨内転，あるいは肩甲骨外転位を維持することができない場合は，前鋸筋の弱化が示唆される．腕立て伏せの際に肩をすくめる動きは，上部僧帽筋と肩甲挙筋の過活動を示唆する．肩関節外転テストにおける陽性反応は，肩関節外転60°以前に起こる肩甲帯挙上であり，これは上部僧帽筋と肩甲挙筋の過緊張や，それに付随した中部僧帽筋と下部僧帽筋の弱化といったフォースカップルの異常である．

健常者と比較し，肩に痛みをもつ患者ではしばしば運動障害（肩甲骨運動異常）と異常な筋活動パターンが認められる（Lin et al. 2005）．一般に運動障害は，肩甲骨回旋筋のインバランスに関連した前鋸筋と下部僧帽筋の弱化，上部僧帽筋の硬化と，それに伴う肩甲骨の後傾および上方回旋の減少，挙上の増大と関連している．痛みの消失後もこれらの異常な運動パターンは持続する（Babyar 1996）．

筋の強さと長さ

第4章で説明したように，ヤンダの上位交差症候群には，上部僧帽筋・肩甲挙筋・大胸筋の硬化と，下部僧帽筋・前鋸筋の弱化といった肩のマッスルインバランスがみられる．ヤンダは，さらに回旋筋腱板と三角筋におけるフォースカップル不全により，後方の回旋筋腱板と三角筋が弱化する傾向にあると指摘した．同様に，小胸筋は硬くなりやすい筋として分類される．小胸筋の硬さは肩甲骨の運動を変性させる（Borstad and Ludewig 2006；Mottram 1997）．Borstad（2006）は，胸骨の頸切痕と烏口突起間の距離が小胸筋の短縮（図13.4）に関連があり，背臥位での距離の測定が，よい視覚的指標になると報告した．肩甲骨回旋筋のインバランスもまた，僧帽筋と前鋸筋におけるフォースカップルに影響する．Kibler（1998b）もまた，下部僧帽筋と前鋸筋は肩甲骨不安定性により抑制される傾向があるというヤンダの説に同意している．

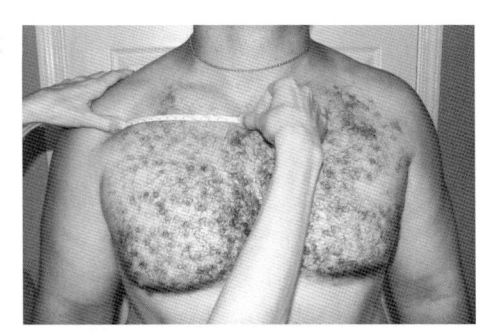

図13.4 胸骨の頸切痕から烏口突起までの距離を小胸筋の硬化の指標として用いることができる

ハンドヘルドダイナモメーター（handheld dynamometer）や等速性筋力測定装置を用いた筋力テストは，定量的な筋力を正確に示すうえで有用である．肩複合体は，動作に要する大きな可動性とフォースカップルによる動的安定性の双方に関与

するためマッスルインバランスを呈しやすい．正常な外転対内転〔AB：AD（abduction-to-adduction）〕の比率は0.79〜1.0の間にある（Mayer et al. 2001；Tata et al. 1993）．正常な外旋対内旋〔ER：IR（rotation-to-internar-rotation）〕の等速性収縮比率は0.74〜0.87の間にある（Tata et al. 1993；Warner et al. 1990）．挙上動作を要するスポーツでは，その機能的要求を満たすためにより大きな内旋力を必要とするため，典型的に低いER：IR比率を示す．

　最近，スポーツ選手の機能的なマッスルバランスが，求心性内旋力に対する遠心性外旋力の比率をもとに報告された（Bak and Magnusson 1997）．これは，オーバースロー時の投球フォームにおいてボールをリリースした後，求心性の内旋筋始動に引き続き遠心性の外旋筋始動を伴うことによる．もし，遠心性外旋力が求心性内旋力より低ければ，肩の傷害のリスクが著しく高まる（Wang and Cochrane 2001）．この比率は，バドミントン選手（Ng and Lam 2002），バレーボール選手（Wang and Cochrane 2001），野球選手（Noffal 2003）といった，さまざまな種目のスポーツ選手（Yildiz et al. 2006）で報告された．

　肩関節内旋・外旋可動域と柔軟性のインバランスは，肩の運動を変性させる．特に，前方の硬化が肩甲上腕リズムを変性させ，肩甲骨の後傾を減少させるのに対し，後方の硬化は上腕骨頭の上方，そして前方への偏位を引き起こす（Lin et al. 2006）．後方関節包の緊張は，しばしば内旋を減少させ，上腕骨頭の前方偏位を増強させる（Lin et al. 2006；Tyler et al. 1999）．この硬さは同様に，投球動作でフォロースルー時の減速によって減少する関節可動域など，多くの機能的な問題を引き起こす可能性がある．

　スポーツ選手における肩のマッスルインバランスは，肩を受傷する可能性をいっそう高める（Wang and Cochrane 2001）．投球動作の力学は，スポーツ選手の肩に関節可動域と筋力におけるインバランス，特に外旋筋の弱化と内旋可動域減少の傾向をもたらす（Baltaci and Tunay 2004）．後方回旋筋腱板（棘下筋と小円筋）は投球動作中の前方不安定性に対する動的制御の役割を果たす（Cain et al. 1987）．頭上より投げるスポーツ選手の場合，後方腱板の弱化は，回旋筋腱板筋力（外旋筋・内旋筋）のインバランスにより痛みを引き起こす可能性がある（Wilk et al. 1993）．筋力と関節可動域双方のインバランスは，挙上動作を要すさまざまな競技に関わるスポーツ選手によくみられる．

　野球選手には，有意な外旋可動域の増加と内旋可動域の減少がみられる（Borsa et al. 2005, 2006；Donatelli et al. 2000；Tyler et al. 1999）．しかし，彼らの投球側の肩の全可動域と反対側の肩の全可動域に，ほとんど差は認められない（Ellenbecker et al. 2002）．スポーツ選手以外との比較において，ほとんどの野球選手でより強い内旋筋力と低いER：IR比率（Cook et al. 1987；Ellenbecker and Mattalino 1997；Wilk et al. 1993），さらに正常なER：IR強度比率を認めた（Alderink and Kuck 1986；Mikesky et al. 1995；Sirota et al. 1997）．野球選手における肘関節伸展：屈曲の強度比率は71〜100%である（Mikesky et al. 1995）．

　通常，水泳選手も同様に強い内旋筋力と低いER：IR比率をもつ（McMaster,

Long, and Caiozzo 1992；Rupp, Berninger, and Hopf 1995；Warner et al. 1990）．AB：AD 比率も同様に，水泳選手と水球選手で減少している（McMaster, Long, and Caiozzo 1991, 1992）．バレーボール選手はスポーツ選手以外と比較して，より肩関節内旋，肘関節伸展，手関節背屈の筋力増加が認められる（Alfredson, Pietilä, and Lorentzon 1998；Wang et al. 1999；Wang and Cochrane 2001）．

経験の長いテニス選手において，利き手側の有意な内旋可動域の低下と全可動域の低下を示した（Ellenbecker et al. 1996；Kibler et al. 1996）．テニス選手には，手関節背屈筋の有意な強さをよく認める（Ellenbecker, Roetert, and Riewald 2006；Strizak et al. 1983）．Ellenbecker らは，女性テニス選手における機能的なマッスルインバランスを明らかにし，利き手側の有意な前腕回内力の強さと回外力の弱さを指摘した．

一般的な病態

上肢にはいくつかの一般的な慢性疼痛症候群がある．それはインピンジメント，不安定性，胸郭出口症候群，頸肩部痛，肘外側部痛などである．インバランスや慢性疼痛といった症状は，一般に中枢神経系を介して筋組織に表出される．そのため，治療者がこれらの症状を管理する際には，構造的アプローチよりも機能的アプローチを考慮すべきである．

肩インピンジメントと腱板損傷

肩インピンジメントは，1972 年に Neer によって臨床上実在する疾患であると最初に報告された（Neer 1972）．インピンジメントは，骨性の要因（一次的インピンジメント），あるいは筋の弱化やマッスルインバランスによる上腕骨頭の上方偏位（二次的インピンジメント）により肩峰下空間が狭まることによって起こる（Brossman et al. 1996；Hallström and Kärrholm 2006；Jerosch et al. 1989；Ludewig and Cook 2002）．結果として，回旋筋腱板の炎症や損傷につながるため，慢性的なインピンジメントは腱板損傷（rotator cuff tendinosis）へとつながる可能性がある．二次的インピンジメントが肩関節不安定性と関連があるように（Jobe 1989），それは機能的不安定性としてときどき報告される．挙上動作，投球動作を要するスポーツ選手の中でも 35 歳以下に主に起こる（Belling Sørensen and Jørgensen 2000）．

インピンジメントの病態力学

二次的インピンジメントの病態力学は，三角筋と回旋筋腱板あるいは肩甲骨回旋筋群といった肩のフォースカップルの一方あるいは両方で起こることがある．インピンジメントを生じた患者においては，三角筋と回旋筋腱板の同時活動の変化と回旋筋腱板のインバランスが顕著である（Burnham et al. 1993；Leroux et al. 1994；McClure, Michener, and Karduna 2006；Myers et al. 2003；Warner et al. 1990）．回旋筋腱板の弱化あるいは損傷は，肩関節外転時，三角筋活動後に肩峰下空間内における上腕骨頭の上方偏位の制御不能につながる（Jerosch et al. 1989；Weiner and

Macnab 1970). 肩に痛みのある（スローイングを行う）スポーツ選手では，痛みのない人たちと比較して肩甲下筋活動の遅延を示す（Hess et al. 2005）．さらに，インピンジメントは三角筋の弱化（Michaud et al. 1987）と萎縮，タイプⅡ筋線維の減少と関連がある（Leivseth and Reikerás 1994；Kronberg and Baström 1997）．

インピンジメントにおける肩甲骨回旋筋のフォースカップルのインバランスが，中部・下部僧帽筋と前鋸筋の弱化と活動変化につながる（Cools et al. 2003, 2004, 2005；Ludewig and Cook 2000；Moraes, Faria, and Teixeria-Salmela 2008；Wadsworth and Bullock-Saxton 1997）．これらの変化は両側でよく認められ（Cools et al. 2003；Cools, Declercq et al. 2007；Røe et al. 2000；Wadsworth and Bullock-Saxton 1997），ヤンダの理論と一致した慢性腱症における痛みの中枢機構を示唆する．

インピンジメントを有する患者では，肩甲骨の前傾の増強と上方回旋・外旋の減少といった運動学的変化を示す（Borstad and Ludewig 2002；Cole, McClure, and Pratt 1996；Endo et al. 2001；Hébert et al. 2002；Ludewig and Cook 2000；Lukasiewicz et al. 1999；McClure, Michener, and Karduna 2006）．肩甲骨の運動学的変化は，関節窩の位置を偏位させ，肩峰下空間を減少させる．その結果として，回旋筋腱板と上腕二頭筋腱を圧迫する（Brossmann et al. 1996；Flatow et al. 1994；Ludewig and Cook 2000；Solem-Bertoft, Thuomas, and Westerberg 1993）．これらの変化は加齢とともに進行する（Endo et al. 2001）．

Kibler（2006）は，肩甲骨運動障害を，肩甲骨内転（retraction）・外旋時の上方回旋のタイミングと大きさの変化であると説明した．これは関節窩の前傾とそれに伴う回旋筋腱板の筋力低下へとつながる．

損傷のない人と比較し，インピンジメントを有するスポーツ選手では有意に高い上部僧帽筋EMG活動〔それぞれ最大随意等尺性収縮（MVIC：maximum voluntary isometric contraction）の74％と94％〕と有意に低い下部僧帽筋EMG活動（それぞれMVICの56％と48％）を示した（Cools, Declercq et al. 2007）．肩損傷群と肩非損傷群の比較からも僧帽筋のマッスルインバランスは明らかにされており，インピンジメントをもつスポーツ選手の上部僧帽筋対下部僧帽筋〔UT：LT（upper-to-lower-trapezius）〕の比率1.56～2.19は，非損傷対照群の測定値（1.23～1.36 UT：LT）より有意に高い．

弱化とマッスルインバランスに加え，筋疲労も肩甲上腕関節と肩甲胸郭関節の運動学的変化をもたらす．回旋筋腱板の疲労により上腕骨は0.1インチ（2.5 mm；Chen et al. 1999）上方へ移動し，肩甲骨の筋疲労が肩甲骨の後傾・外旋の減少へとつながる（Ebaugh, McClure, and Karduna 2006a, 2006b）．

硬くなった筋が同様に二次的インピンジメントと関連づけられている．小胸筋の硬さが肩甲骨上方回旋，外旋，後傾を制限し，そして肩峰下空間を減少させる（Borstad and Ludewig 2005）．肩関節の挙上動作を要するスポーツ選手において，インピンジメントを有する人はしばしば後方関節包の硬さと上腕骨内旋の減少を示す（Myers et al. 2006；Tyler et al. 2000）．

静的な姿勢がインピンジメントに影響を及ぼすかどうかについては，いくつかの議論がある．ある研究者たちが，インピンジメントを有する患者における肩甲骨位置異常を報告したが（Burkhart, Morgan, and Kibler 2003；Kibler 1998b；Kugler et al. 1996），他の研究においてはインピンジメントを有する人と有さない人の間に肩甲骨位置における有意差を認めなかった（Greenfield et al. 1995；Hébert et al. 2002；McClure, Michener, and Karduna 2006）．前述したように，姿勢とインピンジメントの原因と結果の関係はまだ確証されていない．しかし，姿勢が慢性筋骨格系疼痛における多くの因子の一つであることは考慮するべきである（Lewis, Green, and Wright 2005；Sahrmann 2002b）．

　水泳選手のインピンジメントを表現する時，スイマー肩（swimmer's shoulder）という用語が用いられる．この症状は競泳選手の26〜50％に認められる（McMaster and Troup 1993；Richardson et al. 1980；Rupp, Berninger, and Hopf 1995）．回旋筋腱板と肩甲骨周囲筋のインバランスがインピンジメントを有する水泳選手で確認された（Bak and Magnus-son 1997；Pink et al. 1993；Rupp, Berninger, and Hopf 1995；Ruwe et al. 1994；Scovazzo et al. 1991；Warner et al. 1990）．スイマー肩は，肩甲上腕関節不安定性とも関連する（McMaster, Roberts, and Stoddard 1998）．Carson（1999）は，水泳選手のマッスルインバランスについて，早期発見の重要性を指摘した．彼は，反対側の股関節と肩の機能障害による非対称なストロークを呈する競泳選手のリハビリテーションにリバランシングテクニック（rebalancing technique）を用いることを報告した．

■　インピンジメントに対するリハビリテーション　■

　リハビリテーションは，二次的インピンジメントに対して外科的手術よりも推奨される（Brox and Brevik 1996；Kronberg, Németh, and Broström 1990；Michener, Walsworth, and Burnet 2004；Morrison, Frogameni, and Woodworth 1997）．一次的インピンジメント（タイプⅡとタイプⅢの肩峰）を有する患者においては，64〜68％のみの成功率が保存療法により得られている（Morrison, Frogameni, and Woodworth 1997）．リハビリテーションと関節鏡視下手術は，同等にインピンジメント症状を改善するが（Haarh et al. 2005；Haarh and Andersen 2006），リハビリテーションのほうが低コストである（Brox et al. 1993）．

　Michener, Walsworth と Burnet ら（2004）は，系統的レビューにおいて，回旋筋腱板と肩甲骨筋群の運動療法と同様に，前後の肩のストレッチが文献的考察により有力に推奨されると報告した．さらに，関節モビライゼーションとの組み合わせにより，運動はより効果的になる（Michener, Walsworth, and Burnet 2004；Sen-bursa, Baltaci, and Atay 2007）．以下は，エビデンスに基づき推奨されたインピンジメントに対するリハビリテーションである．

●上肢全体の運動連鎖の統合

　　これは手から脊柱までの運動連鎖を促通させる（Burkhart, Morgan, and Kibler 2003；Kibler 1998b, 2006；McMullen and Uhl 2000）．図13.5は，上肢全体の運動連鎖を統合した運動である．

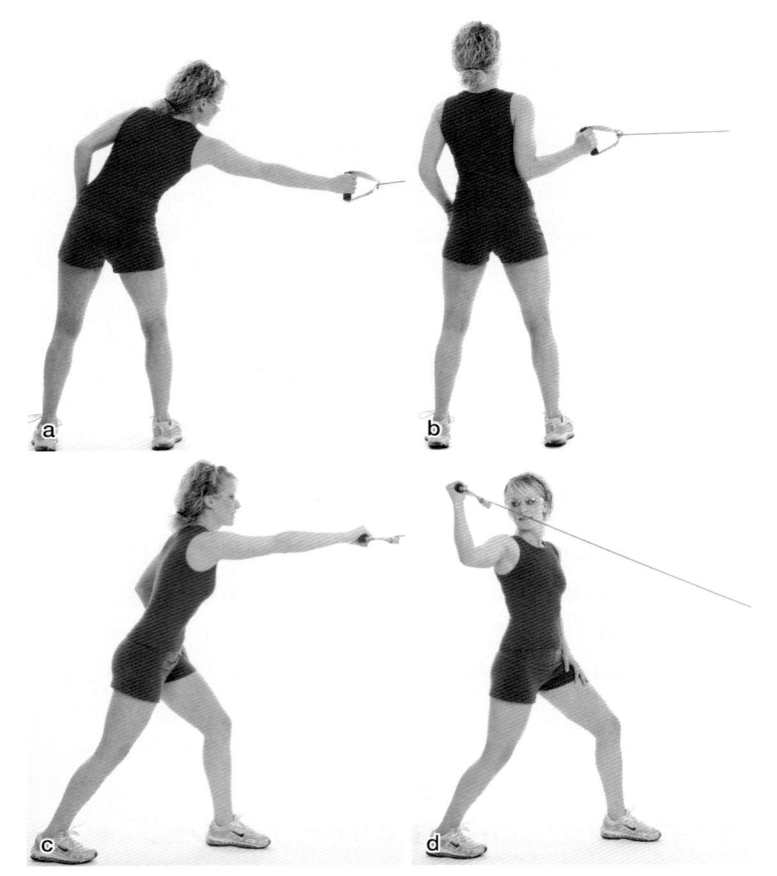

図13.5　上肢全体の運動連鎖を統合した運動
　　a．運動1の開始，b．運動1の終了，c．運動2の開始，d．運動2の終了

- 股関節と体幹の安定化を含む運動

　これは上肢と体幹の力の伝達と近位の安定化を促通させる（Burkhart, Morgan, and Kibler 2003；Kibler 1998b, 2006；McMullen and Uhl 2000）．

- 多関節運動を行う前に，まず回旋筋腱板と肩甲骨安定筋群を分離する

　多関節にわたる肩の運動では，回旋筋腱板のようなより小さい単関節筋の筋力増強は得られない（Giannakopoulos et al. 2004）．よって，回旋筋腱板を分離した増強運動が，最初に行われるべきである（Jobe and Pink 1993；Malliou et al. 2004）．

- 肩甲骨面での運動

　肩甲骨面は関節包内で最も安定した面であり，肩関節挙上時に理想的な関節中心化を担う（Borsa, Timmons, and Sauers 2003）．

- 両肩の運動

　異常な筋活動は，運動に関連した側だけでなく関連していない側を含めた両側の肩で起こる（Cools et al. 2003；Cools, Declercq et al. 2007；Wadsworth and

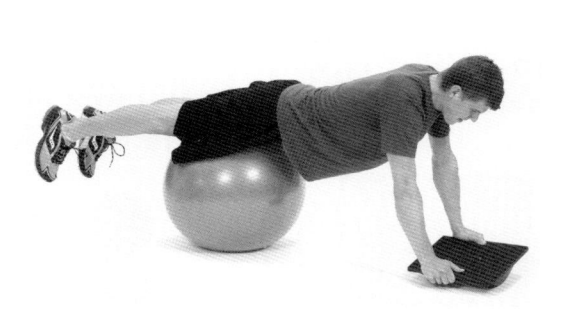

図 13.6 不安定板とエクササイズボールを使用した閉鎖性運動連鎖エクササイズ

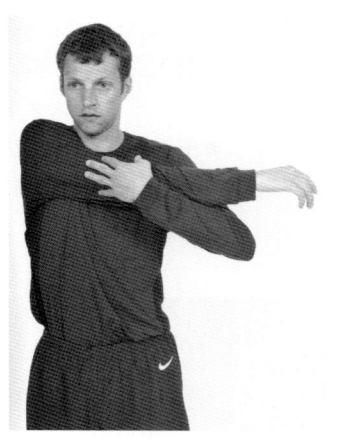

図 13.7 肩後面の硬さに対するクロスボディストレッチ

Bullock-Saxton 1997).

- **閉鎖性運動連鎖エクササイズやPNFなどの神経筋エクササイズ**

 インピンジメントを有する患者には固有感覚の減少が確認されるため（Machner et al. 2003），固有感覚トレーニングが要求される（Ginn and Cohen 2005；Kamkar, Irrgang, and Whitney 1993；Smith and Burnolli 1989）．図 13.6 は固有感覚改善を目的とした，肩の閉鎖性運動連鎖エクササイズである（Naughton, Adams, and Maher 2005）．

- **肩関節内旋制限がある場合の肩後面ストレッチ**

 インピンジメントを有するスポーツ選手では，後方関節包は緊張しており，内旋とフォロースルーが制限される（Myers et al. 2006；Tyler et al. 2000）．クロスボディストレッチ（図 13.7）は，肩後面の緊張による内旋制限を改善させる（McClure et al. 2007）．

- **下部僧帽筋と小胸筋のバランスを保つ**

 下部僧帽筋の弱化は，しばしば小胸筋の硬さに対抗して起こる．Mottram（1997）は，小胸筋と下部僧帽筋を対抗させて肩甲骨を固定する運動を報告した（図 13.8）．また，立位でのドアストレッチは小胸筋の長さを改善させる（図 13.9；Borstad and Ludewig 2006）．

- **インピンジメントを回避しながら下部僧帽筋を強化する**

 腹臥位で肩関節挙上を行う従来の等張性の下部僧帽筋の強化では，インピンジメントの要因になるかもしれない．弾性バンドによる抵抗運動（図 13.10）は，インピンジメントから解放された位置で下部僧帽筋を活性化することができる（McCabe et al. 2001）．

- **肩甲骨へのキネシオテーピングの使用**

 いくつかのインピンジメントに対する研究から，肩へのテーピングの有効性が認められた（Lewis, Green, and Wright 2005；Page and Stewart 1999；

PART IV　臨床的症候群

Schmitt and Snyder-Mackler 1999；Selkowitz et al. 2007；Wang et al. 2005).
図 13.11 に上部僧帽筋抑制および下部僧帽筋促通を目的としたキネシオ（kinesio）テーピングを示す．
● 缶をからにする動作（empty can）よりも缶の中身をこぼさないようにする動作（full can）で運動を行う
　full can エクササイズは棘上筋活動に効果的（Takeda et al. 2002）である．

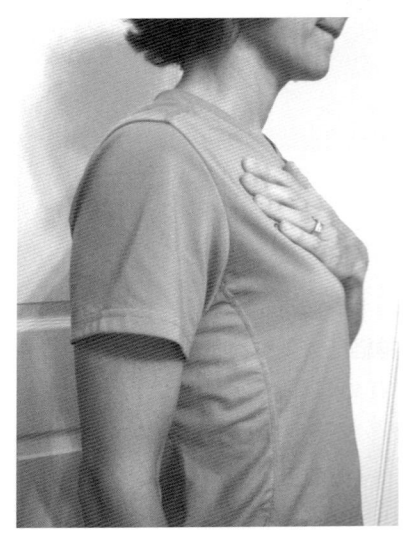

図 13.8　小胸筋に対抗して下部僧帽筋を働かせるよう指示する

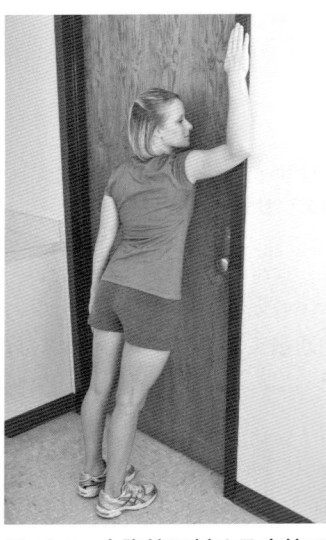

図 13.9　小胸筋に対する立位でのドアストレッチ

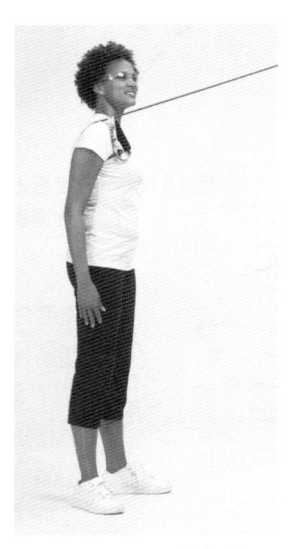

図 13.10　下部僧帽筋の促通と強化

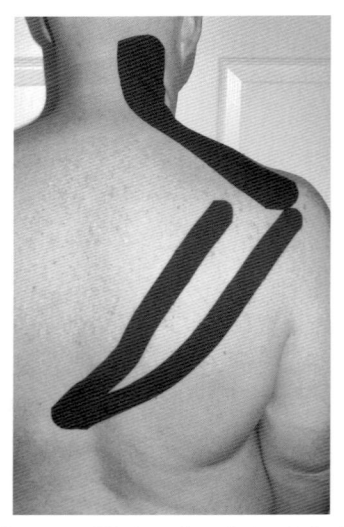

図 13.11　肩インピンジメントによるインバランスに対するキネシオテーピング

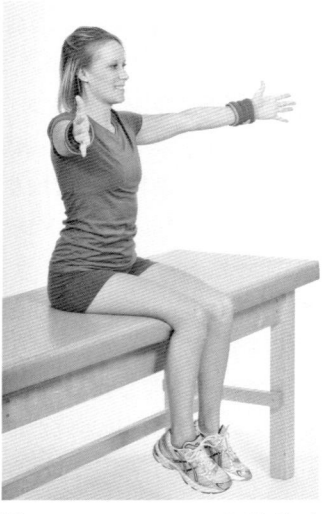

図 13.12　full can エクササイズ

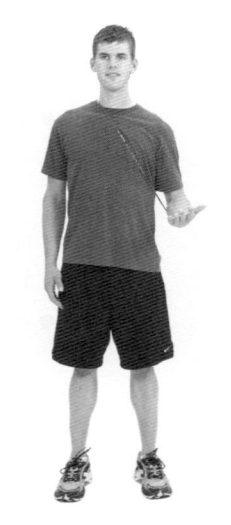

図 13.13　肩甲骨のスリングエクササイズ

empty can エクササイズでは full can エクササイズを行った時よりも肩峰下空間を減少させ，肩甲骨の運動を変性させる（図 13.12；Thigpen et al. 2006）．

- 肩甲骨下制による運動

  肩甲骨の下制により肩峰下空間を増加させることができる（Hinterwimmer et al. 2003）．例えば肩甲骨のスリング（sling）エクササイズは，肩甲骨の下制と外転を促通する（図 13.13）．

- マッスルバランスのためのオシレーションエクササイズ

  Flexbar を用いた振動運動〔オシレーション（oscillation）エクササイズ；図 11.14 参照〕が，上肢の緊張性システムの筋群を活性化させる以上に相動性システムの筋群を活性化させる（Page et al. 2004）．

- 上腕二頭筋と三角筋に対する運動

  上腕二頭筋と三角筋は二次的な安定機能として重要であるが（Itoi et al. 1994；Kido et al. 2003；Lee and An 2002），三角筋はしばしば萎縮し，弱化する（Kronberg, Larsson, and Broström 1997；Leivseth and Reikerás 1994）．

- 前鋸筋の強化

  抱きかかえる動作で行う動的なダイナミックハグ（dynamic hug）エクササイズ（図 13.14）は，前鋸筋を活性化させる前方への突き出し動作の場合よりも効果的である（Decker et al. 1999）．

- 上部・下部僧帽筋のバランスを組み入れた運動

  Cools ら（2007）は，UT：LT 比率から推奨される 4 つの運動を提示した．側臥位での肩関節外旋（図 13.15），側臥位での肩関節屈曲（図 13.16），腹臥位での肩関節外旋と水平外転（図 13.17），腹臥位での肩関節伸展（図 13.18）である．

- 腕立て伏せ運動に追加する運動

  従来行われてきた腕立て伏せ運動の最終肢位での肩甲骨外転の追加は，鋸筋を活性化するだけでなく，上部僧帽筋と前鋸筋を好ましい比率で活動させる（Ludewig et al. 2004）．

- 肩関節挙上の動きを伴うスポーツ選手ではプライオメトリクストレーニングを導入する

  野球の投手に行った重錘ボールを投げ受ける課題のプライオメトリクス（plyometrics）トレーニングは，ER：IR 比率を有意に改善させた（Carter et al. 2007）．

肩関節不安定性

肩関節不安定性は，関節窩の位置変化や形成不全，上腕骨の後捻，回旋筋腱板弱化などさまざまな要因に起因する（Saha 1971）．また肩甲上腕関節不安定性は，その方向により分類される．最もみられる方向は前方および下方であり，これらの方向の不安定性は，しばしば下関節上腕靱帯の関節包不全によるものである．多方向的な不安定性では，さらに包括的な複数面に関する肩関節包の不安定性を示す．

不安定性は，外傷性と非外傷性に分類される．外傷性不安定性は主に片側の脱臼（一般に前方と下方）を呈し，再建術を要するケースが多い．非外傷性不安定性は多方向に起こり，両肩ではっきりと見受けられ，保存的なリハビリテーションを施行する必要がある．

前述したように，インピンジメントは不安定性に関連している．機能的不安定性という用語（活動に関連する症状の有無にかかわらず，臨床的に認められる弛緩状態）は，従来はよくインピンジメントを誘発する不安定性の徴候として述べられた（Belling Sørensen and Jørgensen 2000）．軽度の不安定性は，回旋筋腱板の安定化作用を増大させるため，疲労，前方不全脱臼，そしてさらにはインピンジメントにつながる（Belling Sørensen and Jørgensen 2000）．機能的不安定性は，他の関節（例えば，足関節）にも発生することがあり，感覚運動機能障害にも関連する．関節にかかわらず，機能的不安定性は筋活動パターンの異常や筋の強さ・柔軟性におけるインバランスをしばしば呈することがある．

また，肩甲上腕関節は動的安定性を与える周囲の筋群に対して，重要な固有感覚情報を供給する（Guanche et al. 1995）．外傷性肩関節脱臼患者には再建術後に，しばしば固有感覚の低下がみられる（Smith and Brunolli 1990；Lephart et al. 1994；Pötzl et al. 2004）．関節上腕靱帯の損傷は，関節包の機械的受容器を崩壊させ，動的安定化筋への

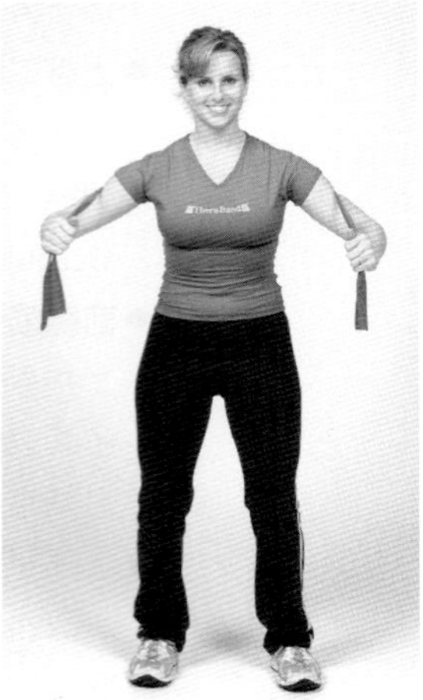

図13.14　ダイナミックハグエクササイズ

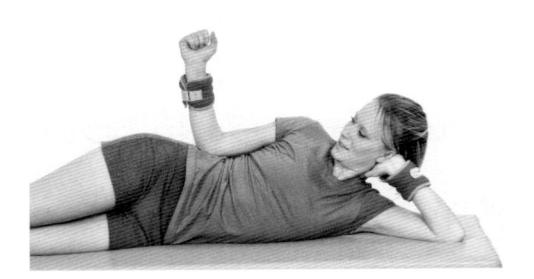

図13.15　側臥位での肩関節外旋

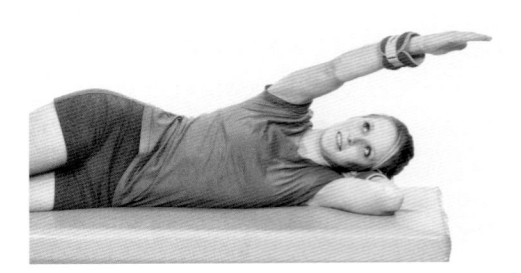

図13.16　側臥位での肩関節屈曲

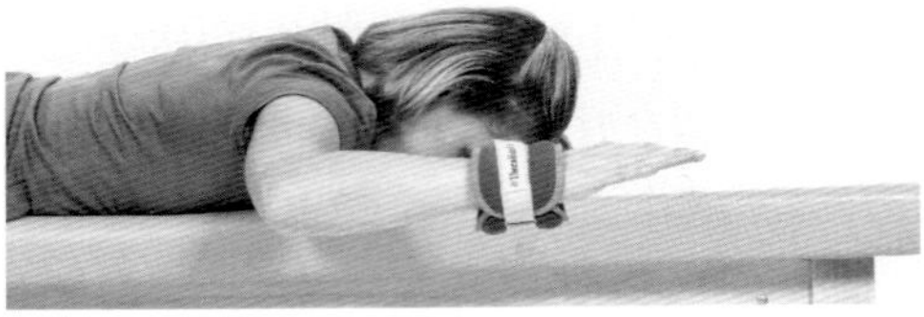

図13.17　腹臥位での肩関節外旋と水平外転

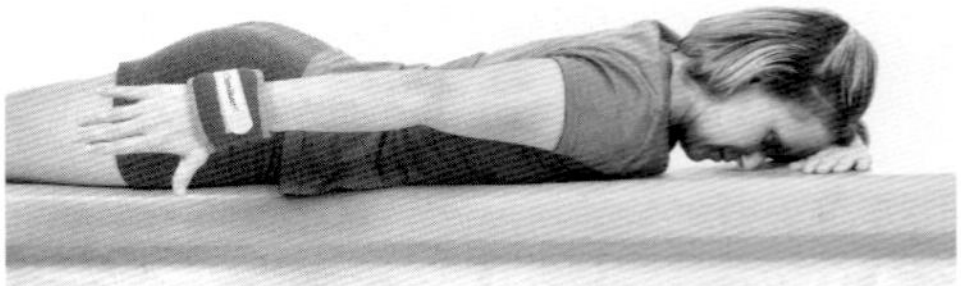

図13.18　腹臥位での肩関節伸展

フィードバック（feedback）を減少させる（Jerosch et al. 1993）.

　回旋筋腱板は一次的な動的安定化を（Apreleva et al. 1998；Culham and Peat 1993；Lee et al. 2000；Saha 1971；Werner, Favre, and Gerber 2007；Wuelker et al. 1994；Xue and Huang 1998），上腕二頭筋（Kim et al. 2001；Itoi et al. 1994）と三角筋（Kido et al. 2003；Lee and An 2002）は二次的な安定化を供給する．動的安定化筋の強さや活性化における，いかなるインバランスも機能的不安定性を引き起こす要因となりうる（Barden et al. 2005；Belling Sørensen and Jørgensen 2000；Wuelker, Korell, and Thren 1998）．例えば，棘下筋の弱化は回旋筋腱板への圧縮力を減少させ，大胸筋の硬化は前方への剪断力を増加させると同時に前方不安定性を増大させる（Labriola et al. 2005）．

　肩関節不安定性をもつ患者の異常な筋活動パターンが，数名の研究者によって述べられている（Illyés and Kiss 2006, 2007；Kim et al. 2001；Kronberg, Broström, and Németh 1991；Kronberg and Broström 1995；McMahon et al. 1996；Morris, Kemp, and Frostick 2004）．一般的に，前鋸筋，三角筋，棘上筋の活動の低下とともに，上腕二頭筋の活動は増加する．肩甲骨の運動は，肩甲骨の後傾と上方回旋の減少といった，インピンジメントにより変性を呈する患者のパターンに類似した運動へと変性する（von Eisenhart-Rothe et al. 2005；Matias and Pascoal 2006；Ogston and Ludewig 2007）．肩甲骨の位置は，関節窩に上腕骨頭を引きつける働きに，おおいに関係し（von Eisenhart-Rothe et al. 2005），これは不安定性において肩甲骨が果たす動的安定性の重要な役割を強調する所見である．

　肩関節の挙上動作を行うスポーツ選手は，とりわけ機能的不安定性を伴いやすい．肩関節不安定性のある競泳選手は，よくインピンジメントを患っており，それはスイマー肩として知られている（Bak and Faunø 1997；Rupp, Berninger, and Hopf 1995）．肩関節不安定性をもつ投手では，投球中に前方の不安定性を回避するため，上腕二頭筋・棘上筋活動の増加と肩関節内旋筋群・前鋸筋活動の減少といった，変性したEMGパターンを示す（Glousman et al. 1988）．

　肩関節可動域における肩関節包と不安定性の関係性についてはいくつかの議論がある．肩甲上腕関節の不安定性は関節可動域のインバランスと関連しており，肩関節外旋の増加と内旋の減少がみられる（Warner et al. 1990）．過度の肩関節外旋（Mihata et al. 2004）もしくは後方関節包の硬化（Lin, Lim, and Yang 2006；Tyler et al. 1999）は，頭上動作を行うスポーツ選手では，上腕骨の前方と下方への移動性を高め不安定性を招くと考えられていた．最近，Borsaら（2005）は，関節包の長さは野球の投手に特異的な肩関節外旋の増加と内旋の減少といったインバランスと無関係であると述べている．彼らは，投手の両肩関節で肩甲上腕関節の前方移動量と後方移動量を比較した時，後方移動が有意に大きく，これは後方関節包の硬さよりも緩みを示していることを発見した．それは，投手における肩関節内旋の欠如は関節包の硬化よりも筋の硬化に関連するものであることを示唆している．

　不安定性に対するリハビリテーションの原理は，前述したインピンジメントに対するリハビリテーションに類似している．肩甲骨と回旋筋腱板の強化は，機能的不

安定性を改善し，肩関節脱臼の再発を減少させることができる（Aronen and Regan 1984；Burkhead and Rockwood 1992；Ide et al. 2003）．また，閉鎖性運動連鎖エクササイズは肩関節不安定性に対しても有効である（Naughton, Adams, and Maher 2005）．

頸肩部痛

頸肩部痛（頸腕痛症候群もしくは僧帽筋痛と記述されている）は，上部僧帽筋や肩甲挙筋の痛みと特徴づけられている．それらはしばしば，肩関節の挙上動作の反復と持続的な姿勢に関係しており，女性に多く見受けられる．Novak（2004）は，職業に関連した上肢疼痛症候群はヤンダのマッスルインバランスに類似した特徴があると記している．

UT：LTのEMG比率は通常1：1の割合であり，それは頸肩部痛を定量化するうえで役立つ（Cram and Kasman 1998）．頸肩部痛患者は，しばしばUT：LT比率において上部僧帽筋の過活動を示す．Menachem, KaplanとDekel（1993）は，女性の頸部と肩に放散する肩甲骨上内側部痛について記述し，肩甲挙筋症候群の患者の60％で，X線所見は正常であるが，滑液包の炎症に関連があると思われる部位の著明な熱感がみられるとした（Menachem, Kaplan, and Dekel 1993）．

Larssonら（1998）は，頸肩部痛患者について痛みのある上部僧帽筋の血液循環に有意な低下があることを報告した．職業に関連した頸肩部痛を有する患者は異常なEMGパターンを示しており（Larsson et al. 1998；Madeleine et al. 1999；Schulte et al. 2006；Szeto, Straker, and O'sullivan 2005；Voerman, Vollenbroek-Hutten, and Hermens 2007；Westgaard, Vasseljen, and Holte 2001），ときには痛みに先行した活動がみられた（Szeto, Straker, and O'sullivan 2005）．頸肩部痛をもつ患者のEMGパターンは，他の慢性頸肩部痛患者のものと類似しており（Voerman, Vollenbroek-Hutten, and Hermens 2007），これは神経筋機能障害を示唆している．Schulteら（2006）は，職業に関連した上部僧帽筋疼痛を有する人に上腕二頭筋活動の低下を認めたことから，中枢における制御戦略の変化を報告した．また，上部僧帽筋への注射により痛みを発生させた研究から，局所的な求心性の侵害受容刺激は，中枢神経系における反応として僧帽筋活動を再編・調整することで，上部僧帽筋のEMG活動を低下させるとともに下部僧帽筋のEMG活動を上昇させることが実証された（Falla, Farina, and Graven-Nielsen 2007）．

頸肩部痛患者には，体性感覚システムに異常な処理過程が見受けられる．痛みのない患者と比較し，痛みをもつ患者では，軽い刺激にも圧痛閾値が高く，感受性を低下させる反応を示した（Leffler, Hansson, and Kosek 2003）．痛みの原因が構造的なものであるとしても，治療者は感覚運動システムをとおして痛みの原因を機能的に治療することを忘れてはならない．

長期的な効果には疑問があるながらも（Waling et al. 2002），マッスルインバランスに対するストレッチによるエクササイズは，頸肩部痛患者に有効である（Ahlgren et al. 2001；Randlov et al. 1998；Vasseljen et al. 1995；Waling et al. 2000）．職業に

関連したマッスルインバランスでは，インバランスを修正するエクササイズとともに，職場環境や人間工学的な面での変更・修正も必要となる（Novak 2004）．また，バイオフィードバックトレーニングは頸肩部痛患者の上部僧帽筋の過活動を減少させる可能性がある（Madeleine et al. 2006）．下部僧帽筋の強化と組み合わせた上部僧帽筋への抑制テーピングによる6週間にわたる治療では，UT：LT 比率を改善することができる（Wang et al. 2005）．

胸郭出口症候群

　胸郭出口症候群（thoracic outlet syndrome）は，頸部と肩の間にある神経血管構造，特に斜角筋と第1肋骨の間もしくは小胸筋と烏口突起の間の圧迫と特徴づけられている．症状は，上肢の異常感覚，しびれ，痛みがある．筋の硬化とインバランスは，明らかに胸郭出口症候群の原因となる．

　不良姿勢と反復的な挙上動作は，胸郭出口症候群の原因となりうる（Mackinnon 1994）．不良姿勢と代償的な作業パターンは，上背部，頸部，肩における筋の緊張と弱化のインバランスを引き起こし，神経周辺の機械的な圧迫を増加させる（Mackinnon, Patterson, and Novak 1996；Novak, Collins, and Mackinnon 1995）．

　Hajek ら（1978）は，胸郭出口症候群におけるマッスルインバランスに起因した姿勢の偏位について次のように報告した．胸鎖乳突筋の硬化は頭部前方姿勢につながる．上部僧帽筋と肩甲挙筋の硬化は，運動パターンの異常とともに肩甲帯の挙上と前方突出を引き起こす．小胸筋と大胸筋の硬化もまた，肩の前方突出を引き起こす．著者らは，相動性筋群は硬化した筋群をストレッチすることで容易に強度を回復できるという仮説を立てている．

　Novak, Collins と Mackinnon（1995）は，患者教育，活動の修正，姿勢修正と運動療法を含むプログラムを1年間行った胸郭出口症候群患者の60％に改善を認めたと報告した．その際に行った運動療法は，上部僧帽筋，肩甲挙筋，斜角筋，胸鎖乳突筋，後頭下筋のストレッチである．強化エクササイズは，中部・下部僧帽筋と前鋸筋に施行された．興味深いことに，これらはヤンダがそれぞれ硬化と弱化に陥りやすいことを示した筋と同じであった．

上腕骨外側上顆炎

　上腕骨外側上顆炎（lateral epicondylalgia）はテニス肘として知られており，肘関節の痛みの原因となる．肘関節外側の疼痛は内側の疼痛よりも一般的である（Pienimäki, Siira, and Vanharanta 2002）．テニス肘は慢性をたどることが多いことから，最近では腱炎よりも腱症または腱障害として分類されている（Nirschl and Ashman 2003；Stasinopoulos and Johnson 2006）．腱炎という用語は急性炎症を意味し，腱症は主に過用による腱の慢性炎症を意味する．

　上腕骨外側上顆炎の病態は，橈側手根伸筋（extensor carpi radialis）と指伸筋（extensor digitorum）のような近位筋腱に関連していると考えられている．解剖学的に，特に手首の力を必要とする活動は，橈側手根伸筋へのストレスを増加させや

すいことが示された（Briggs and Elliott 1985）．EMGの動的解析は，上腕骨外側上顆炎のない患者と比較し，上腕骨外側上顆炎をもつ患者では，橈側手根伸筋と指伸筋の活動の増加を示した（Bauer and Murray 1999；Finsen et al. 2005；Morris et al. 1989）．しかしながら最近では，橈側手根伸筋のEMG活動の減少も報告されている（Alizadehkhaiyat et al. 2007；Rojas et al. 2007）．回外筋も同様に，肘関節外側部痛の一因となる可能性がある（Erak et al. 2004）．したがって，上腕骨外側上顆炎の患者を評価する時，橈骨神経管症候群を除外するべきである．

　これらの生体力学的な調査結果は，上腕骨外側上顆炎の病態における手関節伸筋群と手関節屈筋群のインバランスを示唆している．マッスルインバランスは，肘に限定されない．実際，上肢のあらゆる部位にインバランスは認められる（Alizadehkhaiyat et al. 2007）．（第12章で述べた慢性頸部痛と線維筋痛症のような）慢性マッスルインバランスによる他の症候群でみられるように，慢性上腕骨外側上顆炎患者は，対照群のトリガーポイントと比較して，低い圧痛閾値とより広い範囲の関連疼痛パターンを示した（Fernández-Carnero et al. 2007）．これらの結果は，痛みの中枢性感作を示唆している．したがって，慢性肘関節外側部痛患者の痛みは中枢神経系を介している可能性があり，疼痛そのものに焦点をあてるよりも，むしろマッスルバランスに対し焦点をあてることが必要であるかもしれない．これはおそらく，上腕骨外側上顆炎の系統的レビューと臨床試験のメタアナリシスによって，しばしば運動以外の治療効果を支持するにはエビデンスに欠けるとされる理由である（Bisset et al. 2005）．

　上腕骨外側上顆炎は腱症であるため，抗炎症薬はコントロールされたエクササイズと比べて効果的ではないかもしれない（Kraushaar and Nirschl 1999）．特に，抵抗運動はリハビリテーションの重要な構成要素となる．セラピーパテ（therapeutic putty）は，臨床的によく使われている他の2つのエクササイズと比較した時，短橈側手根伸筋の最も高いEMG水準を示した（Landis et al. 2005）．例えば，Flexbarを使用した斬新なエクササイズ（図13.19）がテニス肘の治療に有効であるかもしれない．また腱症に焦点をあてた求心性エクササイズよりも，手関節伸筋に遠心性の負荷をかけることに焦点をあてたエクササイズが有効であると考えられる（Woodley, Newsham-West, and Baxter 2007）．患者は，両手関節伸展位でFlexbarを把持する（図13.19a）．そして患側手関節が伸展している間，健側手関節はFlex-

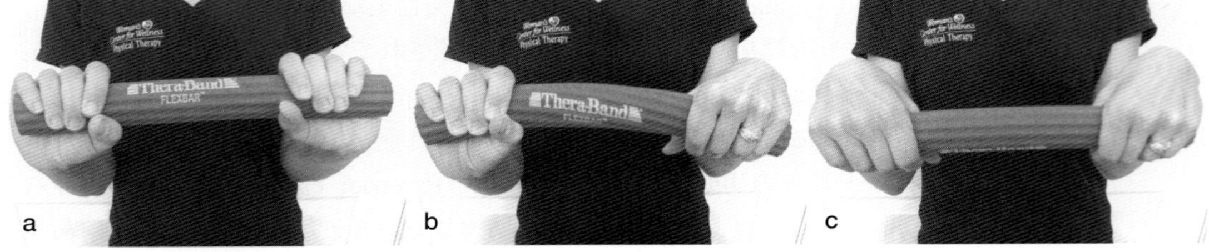

図13.19　Flexbarを用いた肘の遠心性エクササイズ

bar を回転させるために屈曲する（図 13.19b）．次に患者は，患側手関節を Flexbar の抵抗に対してゆっくり屈曲させて，手関節伸筋の遠心性収縮を引き出す（図 13.19c）．

　腱のリハビリテーションでは，肩のすべての運動連鎖とともに，（手関節屈筋・伸筋のような）対立する筋群のバランスをとることを考えるべきである（Kibler et al. 1992）．患者の肘の痛みが治まった後も，治療者は上肢全体の運動連鎖の継続的な強化を考慮しなくてはならない．上腕骨外側上顆炎の回復後に，上肢の他の部分の弱さや問題が浮上するとされている（Alizadehkhaiyat et al. 2008）．したがって，回復中だけでなく回復後も，回旋筋腱板と肩甲骨安定化機構を強化していくことが重要である．

　身体力学の未熟さもまた，上腕骨外側上顆炎における一因であるといえる．テニス選手の研究で Kelley ら（1994）は，バックハンドストロークの不良な運動パターンがある場合，ボールインパクトと早期のフォロースルーの間に手関節伸筋群と円回内筋が，より EMG 上で活動的となると報告した．テニス選手に両手のバックストロークを使うよう指示することは，上腕骨外側上顆炎の発生率と重症度を軽減させる可能性がある（Giangarra et al. 1993）．

　肘装具とテーピングはいくらかの痛みを軽減させるという研究結果がある（Ng and Chan 2004；Struijs et al. 2004, 2006；Vicenzino et al. 2003）．これらの介入は皮膚刺激をとおして固有感覚に影響を与えるかもしれない．最近では，手関節を伸展方向に保持した装具の使用が，テニス肘における手関節伸筋群の EMG 活動上昇を減少させることが示された（Faes et al. 2006）．

ケーススタディ

　17 歳の右利きの投手は，右肩腱炎と診断されていた．彼の痛みは 2 週間前，試合で 150 球を投げた日から始まった（試合後，右肩後部に痛みを訴えた）．彼は，痛みの程度は 7/10 と答えたが，痛みの出現は投球中だけであった．痛みはボールをリリースする直前に出現し，減速中には出現しなかった．頸部や肘に痛みはなかった．夜間痛もなく，痛みが変動することもなかった．彼には，肩前面，肘，背部，下肢の既往歴もなかった．

検査および評価

　検査において，彼は，右肩の下制，両側の中等度の緩やかな翼状肩甲を示し，右肩甲骨は左側と比較し 1.2 インチ（3 cm）外転していた．両側の肩鎖関節は突出していた．脊柱カーブは減少していたが側弯症の所見はなかった．視診において，肩関節運動時に特に問題が認められなかった．右側の後方回旋筋腱板の肩峰角の下方に圧痛があった．

　自動関節可動域に左右差はなく，痛みも制限も認めなかったが，例外として 90°からの内旋で，右肩内旋 55°，左肩内旋 80°であった（右肩で 25°減少）．水平内転

も同様に左肩55°に対し右肩35°と減少していた．肩関節外旋は両側で90°と増加していた．アプレースクラッチテスト（Apley's scratch test）では右肩関節内旋において-3.5インチ（-9 cm）の差があった．

痛みを訴える90°/90°ポジションでの肩関節内旋・外旋に対する抵抗運動を除き，肩と肩甲骨の安定筋群に無痛下での徒手筋力テスト（MMT：manual muscle testing）を実施した．腕立て伏せ中の鋸筋の強さは正常であるようにみえた．等速性テストでは，肩関節内旋・外旋ともに滑らかな曲線を示した．肩関節外旋では13%，肩関節内旋では8%の不足を示した．ER：IR比率は54%であった．下部腹筋群では中等度の弱さ（5/10）を示したが，他の体幹筋力は正常範囲内にあった．両側のハムストリングスには軽度の短縮があった．

肩へのすべての特殊検査では，回旋筋腱板，インピンジメント，関節唇，上腕二頭筋において特筆すべきものはなかった．右肩後面の痛みを訴えたが，不安をもっている位置の修正と肩甲骨面における水平内転を行うことで痛みが緩和した．彼は，上腕骨の後方滑りで同じく右肩後面痛を訴えていた．加圧（overpressure）時に，後方関節包に若干の痛みと硬さがあった．

彼は，上腕骨頭を前方移動させるような硬い後方関節包をもつことから，前方関節包にはストレスがかかると仮定される．さらに後方回旋筋腱板は，試合が長引けばその分，通常以上に前方移動を安定させなければならなかった．これにより，後方回旋筋腱板の酷使による腱炎へとつながった．

治療および結果

4週間の治療計画が開始され，以下の3つの要素から構成された．
① 自宅での，Thera-Bandを用いた回旋筋腱板と肩甲骨安定筋群への抵抗運動，右肩後方関節包とハムストリングスのストレッチ，下部腹筋群の強化エクササイズ．
② 3回の理学療法における，後方関節包に対するモビライゼーション，肩甲骨と回旋筋腱板の強化，肩のストレッチ，動的安定化動作，プライオメトリクス，等速性エクササイズ，体幹の強化．
③ 実践に向けたインターバルスローイングプログラム．

彼は，4週間で痛みなく100%で投球するまでに回復した．彼はこの状態を維持するために，日課としてストレッチとThera-Bandエクササイズを継続した．肩関節挙上動作を要するスポーツ選手におけるインピンジメントは，肩に対する機能的な活動が負担となるため，臨床的によく認められる．肩甲骨安定化機構の強化と動的な回旋筋腱板の強化に加えて，後方関節包の硬化に対しても考慮しなくてはならない．

ヤンダアプローチ 対 従来のアプローチ

この症例は，肩の痛みに対する機能的アプローチを理解することの重要性を示し

ている．一般的な構造評価においては肩峰下の一次的インピンジメントの徴候は明白ではなかったが，肩関節不安定性とマッスルインバランスの徴候は明白であった．明らかな上位交差症候群の徴候が彼には認められなかったが，下位交差症候群の前兆となりうる下部腹筋群の弱化と腹筋群の硬化といった骨盤の機能障害の初期徴候がみられた．肩に愁訴のある患者の体幹と下肢を含めた全身の運動連鎖を評価することによって，治療者はシステムの他の部位に機能障害を発見できるかもしれない．しかし，この症例においてはどの問題が最初に生じたかをみつけることは難しい．肩と骨盤の双方に焦点をあてたシンプルな運動プログラムは，早期に野球復帰をすることを援助した．肩インピンジメントの構造的原因を除外することは，治療者が患者を迅速に活動へ復帰させるために機能的病態から適切な治療を立案する手助けとなった．

まとめ

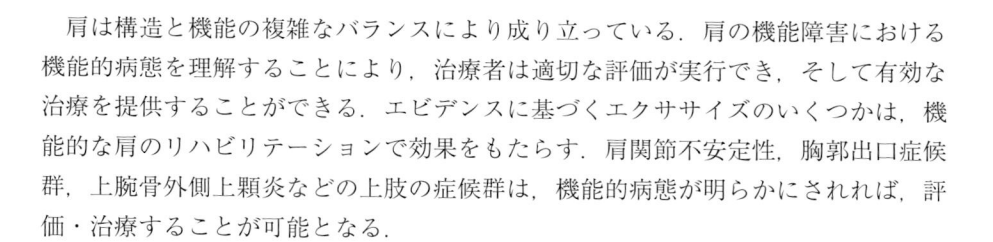

　肩は構造と機能の複雑なバランスにより成り立っている．肩の機能障害における機能的病態を理解することにより，治療者は適切な評価が実行でき，そして有効な治療を提供することができる．エビデンスに基づくエクササイズのいくつかは，機能的な肩のリハビリテーションで効果をもたらす．肩関節不安定性，胸郭出口症候群，上腕骨外側上顆炎などの上肢の症候群は，機能的病態が明らかにされれば，評価・治療することが可能となる．

第14章

腰部疼痛症候群

　腰痛の管理は，特異的診断の不足と多方面の医療専門職間の適切な管理におけるコンセンサスの欠如により，難しいのが現状である．背部損傷は，ある一つの組織の損傷から発生し関節全体の生体力学的な機能も変える可能性がある．腰部の組織への損傷は，他の組織に重複して影響を及ぼしている可能性があり，一定の活動への不耐性だけでなく疼痛をも引き起こす．しかしながら，体幹筋機能が腰痛患者の管理において重要な役割を果たすというエビデンスが増加している．体幹筋機能の障害は脊髄複合体の構造上の整合性を損なわせる可能性があり，痛みの慢性化，回復の遷延化へと，さらに損傷に影響されやすくなる．腰痛の管理においては，体幹の安定化と姿勢制御（Ebenbichler et al. 2001；Radebold et al. 2001）のために活動している感覚運動の制御機構を適切に理解していく必要がある．

　本章では，解剖学的構造とそれらの機能的な相互依存の重要な部分を再確認することから始める．この機能的な相互依存を理解することは，慢性腰痛の管理に関する複雑な問題をより深く認識するための基礎である．はじめに，マッスルインバランス，姿勢制御，変性した中枢神経系での疼痛処理が腰部疼痛症候群に作用する役割について述べる．次いで感覚運動システムへのヤンダの包括的なアプローチを用いた評価と管理戦略を提示し，ケーススタディで説明していく．

▶ 局所の考慮点

　脊柱は，骨，椎間板，靱帯，筋の制限によって安定している．この安定化システムは，機能的不安定性（Panjabi 1992b）を回避するために，生理学的な領域内の中間位で脊柱を維持する．脊柱は，脊柱安定性のために必要である多椎間にわたる筋の活動がもたらす力学的作用に影響を受けている．筋収縮がない場合，わずか4.5 lb（2.0 kg）の圧縮荷重下で腰椎が不安定となることが示された（Morris, Lucas, and Bresler 1961）．腰椎の明らかな微小外傷は，わずか2°の回旋でも生じてしまう．これは，脊柱における神経筋制御の重要性を示すものである（Gracovetsky, Farfan, and Helleur 1985）．姿勢安定性に対するさまざまな体幹筋群の重要な機能的役割には，数多くのエビデンスがある（Cholewicki and McGill 1995；Gardner-Morse and Stokes 1998；McGill 2002；Hodges and Richardson 1996, 1997b；1998；O'Sullivan et al. 1997）．その結果，さまざまな体幹筋群の機能的な回復に取り組むトレーニン

グ法が展開されていった（McGill 1998；Cordo and Nashner 1982；Grenier and McGill 2007；Janda et al. 2007；Bullock-Saxton, Janda, and Bullock 1993；Richardson and Jull 1993；Richardson, Hodges, and Hides 2004；O'Sullivan 2005；Sterling, Jull, and Wright 2001；Sahrmann 2001；Radebold et al. 2001；Kolář 2007, 1999）.

脊柱安定性における感覚運動制御は，すべての体幹筋群の正確な相互作用を確立する．次に，脊柱安定性の役割における重要な筋群について手短にまとめて述べる．

傍脊柱筋群

機能的な観点から，傍脊柱筋は2つの群に分けられる．
① 一つまたはごく少数の分節にわたっている深部の短い筋群（例：回旋筋，横突間筋，多裂筋，棘間筋；図14.1）．
② 複数の分節にわたる脊柱起立筋（図14.2）．

回旋筋と横突間筋は脊柱の深部回旋筋として知られており，軸を回転させるトルクを生じさせると考えられてきた．しかし，これらの筋は筋紡錘（Nitz and Peck 1986）が豊富で，胸椎および腰椎のあらゆる関節の位置受容器または伝達組織として機能することが示されている（McGill 2002）．回旋筋は，いずれの方向でも脊柱の等尺性の回旋時にEMGの放電を発生しない．しかしながら，脊柱回旋から方向を変える時，EMG上の筋活動は有意に高く示される．これは背部の深部筋群がトルクを生じるというよりも，むしろ脊髄固有感覚システムの位置センサーとして機能するためであり，それゆえに姿勢制御で重要な役割を果たすのである．

長い脊柱起立筋の収縮は，腹筋群に対抗した活動のバランスをとる．脊柱上に最小限の圧縮力がかかる間，これらの長い多椎間筋群の作用線は，大きな伸展を引き起こす．加えて，腰部の最長筋と腸肋筋の部分は，前屈してから上半身を持ち上げる時，前方向の剪断力に逆らう大きな後方剪断力を生じさせる．しかし，これらの

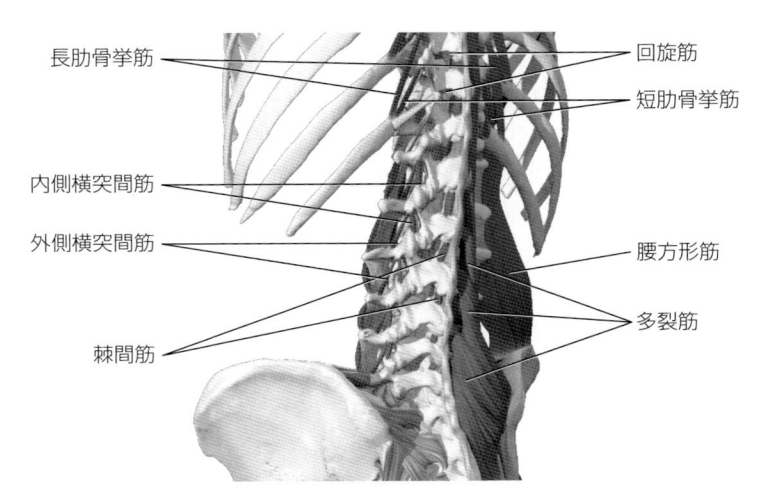

図14.1　脊柱における深部の短い筋群
Courtesy of Primal Pictures, Ltd.

筋は，腰部の屈曲において斜方の作用線を失うため，脊柱屈曲の剪断力により損傷が起こりやすい．そのため運動中に脊柱を完全に屈曲することや，屈曲運動時の骨盤後傾は，後部剪断プロテクターを抑制するので患者に行うべき運動ではない（McGill 1998, 2002；McGill, Hughson, and Parks 2000）.

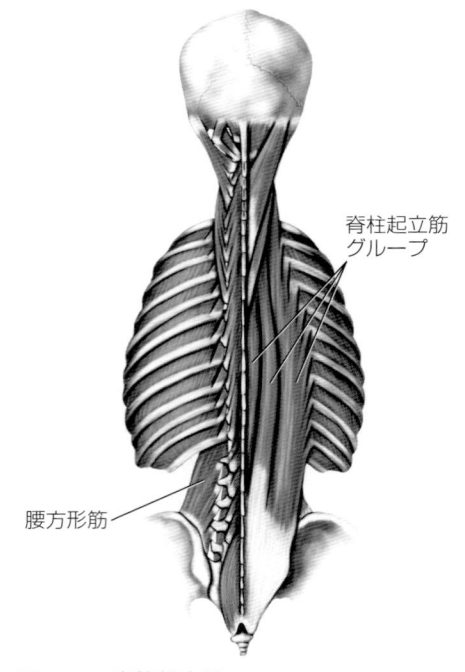

図14.2 脊柱起立筋

Reprinted from R. S. Behnke, *Kinetic anatomy*, 2nd ed.(Champaign, IL : Human Kinetics), 134.

腹筋群

腹筋膜は腹直筋を含み，側方で外腹斜筋，内腹斜筋，腹横筋の腱膜へつながる（図14.3）．腹直筋は体幹屈曲の主動作筋で，起き上がり（sit-up）と体幹起き上がり（curl-up）で最も活動的である（Juker et al. 1998）．腹斜筋は体幹屈曲に加え脊柱回旋と側屈に関係している（McGill 1991, 1992）．脊柱が純粋な単軸上の圧縮の位置にある時，腹斜筋は腹部・腰部の安定化に重要な役割を果たす（McGill 1991, 1992, 1996, 1998；McGill, Hughson, and Parks 2000, 2002）．腹斜筋は強制的呼吸に関与し，呼気活動を補助する（Henke et al. 1998）．腹斜筋と腹直筋は，四肢運動に対して特有の方向に活性化パターンを示し，実際に四肢の運動を始める前に姿勢へのサポート準備をする（Hodges and Richardson 1997, 1999）．これらの筋が緊密に連結し，体幹の安定性の制御と脊柱の動きに働く．

HodgesとRichardson（1997b）は，腹横筋の姿勢活性化が四肢の運動方向により独立して起こることを示した．その報告では，腹横筋は腹直筋や腹斜筋とは異なる機能的安定化の役割をしていると提唱された．その結果，腹横筋のトレーニングが多くの安定化プログラムの基礎としてつくられたのである．しかし，治療計画の焦点には異論がある．GrenierとMcGill（2007）は，腹横筋に対する低負荷運動プログラムについて，若干の力学的理論的根拠を実証した．Kavcic, GrenierとMcGill

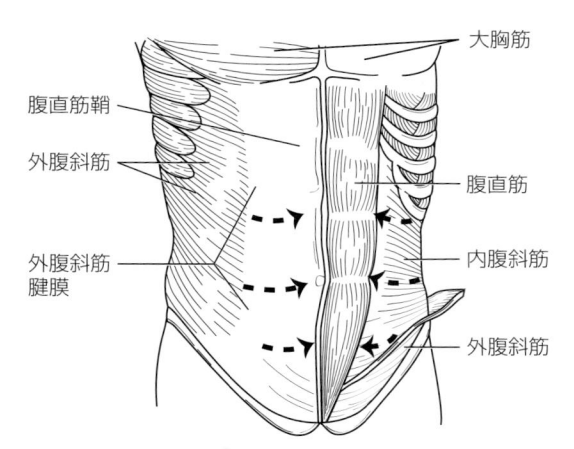

図 14.3 腹筋膜は腹直筋を含み，側方で外腹斜筋，内腹斜筋，腹横筋の腱膜へつながる

Reprinted, by permission, from S. McGill, 2002, *Low back disorders*（Champaign：Human Kinetics），69.

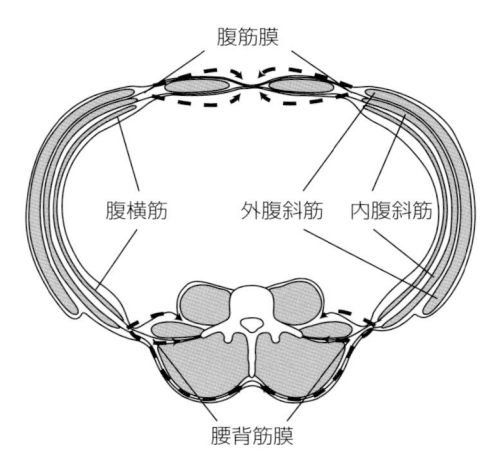

図 14.4 腹腔の堅いシリンダーの周囲を囲む筋の輪の力作用

Reprinted, by permission, from S. McGill, 2002, *Low back disorders*（Champaign：Human Kinetics），81.

（2004）は，運動により個々の筋の役割が変化するため，単一の体幹筋は脊柱安定性において優位な役割を果たさないことを認めた．全体の腹壁の収縮は腹腔に，堅いシリンダーの周囲を筋の輪で囲んだような力作用を生みだし，脊柱安定化を高めていると仮定された（図14.4）．この筋の輪のような力作用は，腰椎の強固さを増加させることで脊柱を安定させる（Porterfield and DeRosa 1998）．

腹腔圧

腹腔圧（IAP：intra-abdominal pressure）の増加が脊柱安定性に関与しているというエビデンスは増えてきている．腹筋・骨盤底・横隔膜の収縮は，さまざまな姿勢の課題で増加した腹腔圧と密接に関連する（Cresswell, GrundStröm, and Thorstensson 1994；Hodges and Richardson 1997, 1999；Hodges, Martin Eriksson, Shirley, and Gandevia 2006；Hodges, Sapsford, and Pengel 2007；McGill and Norman 1994；Ebenbichler et al. 2001）．横隔膜は吸気の主要な筋と認められる一方で，体幹の姿勢制御にも関与していると仮定している研究者がいる（Cresswell, Grundström, and Thorstensson 1994；Hodges and Richardson 1999；Hodges and Gandevia 2000；Hodges, Martin Eriksson, Shirley, and Gandevia 2006）．横隔膜の収縮は四肢の運動に先だって起こり，腹筋群の輪の形状を活用することで腹腔圧を増加させる（Hodges 1999）．横隔膜の収縮は，腹横筋（Hodges 1999），そしてそれぞれの呼吸相の賦活と同時に起こる．加えて骨盤底筋群は，腹腔圧を制御し腰椎骨盤帯領域を強固にするのに役立つ（Hodges 2007）．さらに，腹腔圧は呼吸中に調整されるため，骨盤底の活動の変化も伴いやすい．

腰椎骨盤帯筋系の反射的な活性化は，脊柱の機能と動的安定性に重要な役割を果たす（Hodges 1996, 1997；Janda 1978；Janda et al. 2007；Jull and Janda 1987）．

腹腔圧との協調によって脊柱を十分に強固にするという，この領域における脊柱内在筋群の能力は脊柱の動的安定性に関与する．慢性腰痛患者において，四肢の運動におけるフィードフォワードメカニズムの障害（腹横筋活性化遅延）を説明した研究がある（Hodges 1997, 1999, 1998）．加えて，多裂筋萎縮は早期徴候の減少または消失にもかかわらず，急性腰痛症状のすぐ後に生じることが明らかとなっている（Hides, Richardson, and Jull 1994）．

胸腰筋膜

胸腰筋膜は，コラーゲン線維が整然とした格子状をなした非常に強靱な組織である．背部深部筋と体幹を覆う．筋膜の骨への付着は腰椎棘突起から上後腸骨棘に広がる．広背筋が腹部周辺で輪の一部を形成し胸腰筋膜と絡みあっているのと同じように，腹横筋と内腹斜筋は後方筋膜と交差している（図 14.5）．これらの筋の収縮は，胸腰筋膜を経て腰椎を強固にし，安定化に関与する（Porterfield and DeRosa 1998；Ebenbichler et al. 2001；McGill 2002）．

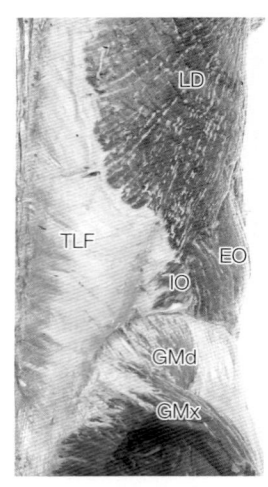

図 14.5　胸腰筋膜，腹横筋，内腹斜筋，広背筋
LD：広背筋，TLF：胸腰筋膜，IO：内腹斜筋，EO：外腹斜筋，GMd：中殿筋，GMx：大殿筋

一般的な病態

腰痛は，しばしば曖昧で非特異的な診断である．慢性腰痛には，いくつかの病因の可能性があるが，治療者は病因について手掛かりとなる神経筋病態に注意する必要がある．これらの神経筋因子には，マッスルインバランス，姿勢制御の不全，微細脳機能障害，仙腸関節機能障害がある．

腰痛のマッスルインバランス

慢性腰痛は，構造因子よりむしろ股関節の筋の長さ，強さ，耐久性のインバランスとしばしば関連する（Nourbaksh and Arab 2002）．股関節の関節可動域のインバランスは，腰痛にも関係している（Ellison, Rose, and Sahrmann 1990；van Dillen et al. 2000）．ヤンダ（1964）は，腰痛患者における殿筋の弱化を最初に示した．Nadler ら（2000, 2001）によるその後の研究では，女性のスポーツ選手において，

股関節伸筋の弱化と腰痛の関連を確認した．興味深いことに，同様の関連について男性のスポーツ選手では認めなかった．また，Nadler（2002）は，女性のスポーツ選手における腰痛の要因として，股関節外転筋の弱化も報告した．

姿勢制御と慢性腰痛

　姿勢とバランスの正確な制御は，筋骨格系障害の防止とともに，難しいレベルの身体活動とADLのためには欠かせない．視覚系，前庭系および固有受容性システムからの求心性入力は中枢神経系に送られ，運動出力が結果として起こる．外部からの動揺刺激は，平衡を維持するのに必要である自動姿勢反応（APRs：automatic postural responses）を起動させる．これらの姿勢反応は，動揺刺激の大きさ，質，方向によって特異的に反応し，安定化のために体幹を強固にする反応と，平衡状態を回復するために起こる反応がある．

　慢性腰痛患者に姿勢制御の不全があることを証明した研究がある（Byl and Sinnot 1991；Luoto et al. 1998；Radebold et al. 2001）．この結果は，これらの患者における感覚運動の機能障害を示唆する．BylとSinnot（1991）は，閉眼時，慢性腰痛患者が正常な足関節制御よりも股関節制御を使用することを発見した．これらの患者は体幹と骨盤筋群の反応時間の変化と遅れも示した（Luoto et al. 1998；Radebold et al. 2000；Wilder et al. 1996；Hodges 1996, 1997；Bullock-Saxton, Janda, and Bullock 1993；Hungerford, Gilleard, and Hodges 2003；Richardson and Hodges 1996）．姿勢制御は，開眼時に有意差はないが，閉眼時に腰椎椎間板切除をしていない患者よりも腰椎椎間板切除をした患者において有意に悪いことがわかった（Bouche et al. 2006）．著者らは，疼痛を経験し腰椎椎間板切除をした患者が感覚運動を欠損した場合，視覚による代償を身に付けるとしている．

腰痛の微細脳機能障害

　特発性慢性腰痛患者は，全身の痛みに対する中枢神経系の処理過程に変性を呈する（Giesecke et al. 2004；Giesbrecht and Battié 2005）．慢性腰痛患者における微細脳機能障害の研究結果を通じて，ヤンダは神経学的概念を強調した（Janda 1978）．彼は神経筋機能障害（運動と感覚の欠損）のみならず，心因性のもの（知力ならびにストレスの適応）を含むすべての領域で協調性の不全を認めた．また彼は，慢性腰痛患者の80％で微細脳機能障害の症状が認められることについて，機能的病態としてシステムの不適応を伴う器質的な中枢神経系の病変の理論を裏づけると結論した（Janda 1978）．このように，彼は腰痛への生理・心理・社会的アプローチの裏づけをした．

仙腸関節機能障害

　Vleemingらは（1995）は，大殿筋と対側の広背筋が仙腸関節を安定させるために垂直の力を与えることに注目した．仙腸関節は刺激された時，大殿筋，腰方形筋，多裂筋を活性化させる（Holm, Inhahl, and Solomonow 2001）．このため，仙腸関節

は移動と姿勢のために腰椎骨盤帯安定化を提供するのである．仙腸関節の負荷の変化は，安定筋群の活性化を変性させる可能性がある．腹横筋の収縮は，仙腸関節の安定性を増加させることも認められている（Richardson et al. 2002）．多裂筋と内腹斜筋の運動前の活性化は，両脚支持から片脚支持への負荷伝達中の腰椎骨盤帯安定化のために必要な仙腸関節の圧縮に関与する（Hungerford, Gilleard, and Hodges 2003）．

ヤンダ（1964）は論文において，疼痛のない場合も仙腸関節機能障害患者では殿筋が抑制されると報告した．ヤンダは，仙腸関節機能障害患者では制限のある側の腸骨筋，梨状筋，腰方形筋に同時に発生するスパズムが認められ，大殿筋を抑制するとしている．仙腸関節機能障害患者では，立位の際，制限のない骨盤側への傾きが増悪する．

ヤンダは，梨状筋のスパズムにより仙結節靱帯上で引っ張られることが仙腸関節痛の原因となるとした．梨状筋のスパズムは，仙結節靱帯上で大腿二頭筋長頭に付着するため，ハムストリングスの硬さにも関連がある．大殿筋と中殿筋の抑制は，ときどき対側でみられ，下部の腹直筋の硬さも同時に認められる．

仙腸関節痛患者は，対照群と比較して異なる運動制御方法をとる．Hungerford, GilleardとHodges（2003）は，仙腸関節痛患者では片脚立位をとった時，症状がある側の内腹斜筋・多裂筋・大殿筋の活性化が有意に遅れ，大腿二頭筋がより早く活性化することを報告した．さらにEMGの活動性は，痛みを伴う側と痛みを伴わない側の間で異なっていた．著者らは，内腹斜筋と多裂筋の活性化の遅れはフィードフォワード制御を変性させるため，腰椎骨盤帯領域の安定化の有効性が減少すると仮定している．加えて，早期の大腿二頭筋の活性化は，仙結節靱帯と後方胸腰筋膜を介して仙腸関節全体の負荷を増悪したり，大殿筋の遅れのために股関節伸展機能を代償したりする可能性がある．PageとStewart（2000）は，前方回旋する側のハムストリングスが弱化するという仙腸関節痛によるハムストリングスのマッスルインバランスをみつけた．

評　価

慢性腰痛は，感覚運動システム全体に影響を及ぼす．慢性腰痛患者の評価は，上半身と下半身を含める．姿勢，バランス，運動パターン，筋の長さと強さの詳細な分析は，第5～8章に述べた徒手的評価の手順に沿って行う．

姿　勢

治療者が全身の状態をみるために，患者には可能なかぎり服を脱いでもらうようにする．治療者は，姿勢の体系的な評価を行うべきである（第5章参照）．**表14.1**は，腰部機能障害患者の重要な観察を示す．それぞれの重要な観察は考えられる問題点を示唆しており，機能障害の原因を示すのに役立つ．下位交差症候群を有する患者は，多くの場合2種類の姿勢のうちの一つを示す（第4章参照）．下位交差症候群の

表 14.1　腰部機能障害の姿勢分析における重要な観察

姿勢観察方向	重要な観察	起こりうる徴候
後　方	・腸骨稜の偏位 ・平坦な殿筋 ・非対称または肥大した傍脊柱筋群 ・骨盤の外側偏位	・脚長差または仙腸関節回旋 ・殿筋の弱化に伴う同側仙腸関節機能障害 ・脊柱深部安定性（特に腹筋）の障害 ・骨盤偏位側の中殿筋の弱化
側　方	・前弯増強 ・肩甲上腕関節内旋位 ・顎と頸部の角度	・硬い股関節屈筋または殿筋弱化 ・大胸筋の緊張または中部および下部の肩甲骨安定性の弱化 ・頸部表層屈筋群の肥大，頸部深層屈筋群の弱化または抑制
前　方	・胸鎖乳突筋肥大 ・奥深い腹部のしわ ・胸骨下角の拡大	・胸鎖乳突筋の緊張，呼吸補助筋による呼吸 ・腹筋の協調性障害 ・呼吸と深部脊柱安定化システムの障害

タイプA姿勢（図4.3b 参照）は，骨盤前傾が目立ち，軽度の股関節屈曲と膝関節屈曲，腰部域の過度な前弯，胸腰椎部と上位腰椎部の強度の後弯が特徴となる．下位交差症候群のタイプB姿勢（図4.3c 参照）は，胸椎の領域で代償性の後弯をとり，胸腰椎の部分で伸展となる軽度の腰椎前弯が特徴となる．頭部は前方偏位をとる．重心（COG：center of gravity）は後方に偏位し，そして，膝は反張膝となる．

バランス

先に述べたように，不十分な姿勢安定性は慢性腰痛患者で認められる．治療者は，片脚立ちバランスの反応時間と質（p77 参照）を評価するとともに，例えば足関節制御，股関節制御，ステップ制御のような姿勢の安定性を保持するための代償性の制御に注意する．片脚立ちバランスは，痛みのない群から慢性腰痛のある群を鑑別することができ（Luoto et al. 1998），損傷のリスクを検査することができる（Tropp, Ekstrand, and Gillquist 1984b：Tropp and Odenrick 1988）．

歩　行

筋の適切なバランス・タイミング・活動は，スムーズで効率的な歩行には欠かせない．運動連鎖のあらゆる部分のなんらかのインバランス，または障害された筋収縮や協調性は，各ステップごとに不完全なパターンと非効率的なエネルギー消費として現れる．要するに，歩行評価は感覚運動システムの動的な機能の全体像を示すのである．よって，水平面・前額面・矢状面の体幹と骨盤に注目する．以下は，慢性腰痛患者で最も一般に観察される歩行障害である．

- 歩行時の立脚後期中の不十分な見かけ上の股関節過伸展．この所見は，腰椎部に過負荷をかける殿筋の弱化または抑制を示す．
- 支持脚側の骨盤偏位の増加，対側の骨盤下制または過剰な骨盤回旋．この所見は，側方への骨盤と体幹の安定性・制御の不全を示す．主に，外側への骨盤の固定を支持している筋群は，殿筋群と腹筋群である．殿筋群の働き（特に中殿

筋）は，内転運動に対抗するため，また歩行周期の立脚初期中の大腿内旋を制御するために必要である．歩行時の過度な股関節内転は中殿筋の弱化から生じる（Reischl et al. 1999）．

運動パターン

　機能的病態において，運動の質を観察することは筋力を測定することより重要である．治療者は，共同筋の協調を評価するために，運動パターンに関係する筋群の活性化の質・特性・程度に焦点を合わせるべきである．不適切なパターンは脊柱とその他の関節の構造に対する永続的で不適切なストレスの原因となるため，運動パターンの質と制御は不可欠である．腰痛を有する患者に対する3つの運動パターンテストは，股関節伸展（p85），股関節外転（p86），体幹起き上がり（p87）である．治療者は，第6章で述べた他の運動パターンテストを必要に応じて行う．

　陽性の股関節伸展テストは，体幹の不十分な安定化または大殿筋の弱化を示すことが多い．大殿筋の収縮の遅れと弱い活性化は，腰椎への代償性の過負荷と同時に，胸腰椎の脊柱起立筋の過活動を誘発する．LewisとSahrmann（2005）は，前方股関節痛のある患者は大殿筋の開始を遅延させたことを明らかにした．その他の研究（Hungerford, Gilleard, and Hodges 2003；Voigt, Pfeifer, and Banzer 2003；Hodges and Richardson 1996, 1998, 1999；McGill, Hughson, and Parks 2000, 2002；Radebold et al. 2001）では，四肢の運動中に骨盤を制御し体幹を安定させるには，フィードフォワードメカニズム（股関節伸展の準備運動段階での腹筋群と脊柱起立筋の活性化）が重要であることを示した．

　陽性の股関節外転テストは，歩行時における外側への骨盤固定の質について重要な情報と，前額面の骨盤安定化について間接的な情報を示す．中殿筋の始動の遅れと弱い活性化は，大腿筋膜張筋－腸脛靱帯と腰方形筋の硬さ，腹壁による脊柱安定化の不全に関連していることが多い．

　陽性の体幹起き上がりテストは，腹筋の弱化に対する股関節屈筋の優性を示す．体幹起き上がりが適切な腹筋収縮で行われる場合，上半身の屈曲または後弯を認める．しかしながら，主に運動が股関節屈筋で行われる場合，上半身のわずかな屈曲と骨盤の前傾が観察される．

　特に慢性筋骨格系疼痛患者でいままでの治療に対し効果がほとんど認められない場合は，呼吸パターンの評価を行うことも必要である．治療者は，患者の背臥位と座位における呼吸パターンを観察すべきである（p94参照）．呼吸パターンは，患者の姿勢および重力の変化と胸郭の関係に応じ，変わる可能性がある．呼吸補助筋である胸鎖乳突筋と斜角筋の過活動は，腹筋群または横隔膜の弱化や抑制による胸郭の不十分な安定化を示す．これらの多くの場合，横隔膜と腹壁の全体を通じて，圧痛点またはトリガーポイントがある．

筋の長さと強さ

　治療者は，姿勢と運動パターンの詳細な評価に引き続き，どの筋が硬く弱いかの

仮説を立てることから始める．この時の筋の硬さと弱さは，第7章で述べた徒手での筋の長さと強さのテストによって実証し定量化することができる．治療者は，筋の硬さと弱さを確認するために，下位交差症候群の従来のパターンであるのか，別のパターンであるのかをみるべきである．

徒手的評価

関節可動性テストと軟部組織の触診を含む徒手的評価は，評価の最終的な段階である．ヤンダは，腰部機能障害を示す徒手的評価の所見を提示した．

- 分節の過度のストレスが原因の，腰椎部，特にL4～L5とL5～S1棘突起の疼痛と圧痛．
- 胸腰椎傍脊柱筋の過活動と優位性による，下位胸椎または上位腰椎の分節の有痛または無痛の可動性低下．
- 股関節屈筋，腰方形筋，胸腰椎傍脊柱筋が，弱化した殿筋群・腹筋群よりも優位になることによりみられる，股関節屈筋，腰方形筋，胸腰椎傍脊柱筋のトリガーポイントや過緊張．

腰痛の管理

腰部疼痛症候群は，さまざまなアプローチの組み合わせで最適に治療される．腰痛の多様な非外科的管理（保存的管理）には，関節と軟部組織への徒手的な他動モビライゼーション，神経筋機能活性化，運動処方，SMT，姿勢矯正，運動または人間工学的な再教育，コンディショニングが含まれる．総合的なリハビリテーションプログラムは，特定の筋肉に集中するよりはむしろ，運動パターンと機能的な作業の強化に重点をおかなければならない（Standaert and Herring 2007）．

腰痛の管理計画は本来，動的なものであるべきであり，それが患者の状態の変化に応じて変わらなければならないのである．治療者は，患者の管理とリハビリテーションにおいて，個人の必要性を満たす計画を考案しなければならない．そして主眼は，運動の重要性と安全な活動再開を考慮に入れた患者教育におかなければならない．適切な患者教育は，不安や回避を予防し，疼痛管理のためにより良好な対処の計画を促進することができる．

呼　吸

呼吸の異常パターンの修正については，運動システムにおけるどのようなリハビリテーションプログラムの成功のためにも欠くことはできない．治療は，運動トレーニングをとおして正常な皮質下運動プログラムを回復することに向けられなければならない．とはいえ，効果的な呼吸訓練のためには，新しい運動プログラムが浸透するまで繰り返し練習しなければならない．自発的な運動トレーニングの環境では成功が難しいが，VojtaとPeters（1997），Kolář（1999, 2007）によって解説されているような反射療法は，生理的呼吸を含む姿勢反応を活性化させるのに必要

である．また Lewit（1999, 1980）は，呼吸パターンが理想的でない場合，他のいかなる運動も正常化することができないと主張している．

動的脊柱安定化

呼吸の問題を解決してから，静的あるいは動的に正しい腹部ブレーシング（abdominal bracing）で患者をトレーニングすることが，脊柱安定化トレーニングを行ううえで重要である．密接に連結している腹壁筋と後方筋膜の収縮は，輪のような力を発生させ，腹腔圧を引き上げる．そして，腰椎の引き締める力と安定させる作用に関与する．患者には，腹部ブレーシングを維持する間，骨盤の後傾や腰椎の屈曲をすることなく通常の呼吸を行うように指示する．患者が背臥位での腹部ブレーシングを一度習得したら，中枢神経系の制御がより難しくなるように，共同収縮と腹腔圧を維持し脊柱の安定性を獲得しながらの四肢の運動を取り入れる．トレーニングの難易度は姿勢の変化によって進行させることが可能であり，相互の四肢運動，抵抗，不安定面での運動，持ち上げる・手を伸ばす・引く・押す・しゃがむといった動的な機能運動，そして患者が必要としている機能活動へと最終的に進めていく．

動的な安定化エクササイズの有効性をみるうえでは，さらなる研究が必要である．分離した筋の活性化（腹横筋と多裂筋）またはすべての腹筋の同時収縮（腹部ブレーシング）のどちらが有効なのかについては議論がある（Standaert and Herring 2007）．リハビリテーションプログラムは，患者の主な機能障害と目標に応じて作成されなければならない．いずれにせよ治療者は，患者が腹部ブレーシングを保持し，脊柱での代償運動を避けるよう，各運動を確かめながら行う必要がある．そして，ホームエクササイズにおいては自己修正のための良好なアライメントと運動パターンで行うように患者教育することが重要である．

感覚運動トレーニング（SMT）

第11章で説明した SMT では，皮質下レベルでより効果的な運動プログラムを促通し求心性システムを刺激するために，不安定で変化しやすい表面を活用する．そうすることで，動的な安定性，姿勢，運動パターンを改善させる．

SMT は，わずか2週間（Wilder et al. 1996）で筋の反応時間（Luoto et al. 1998）を改善できることが明らかになった．ヤンダ（1992）は，SMT を活用した頸部と腰部のリハビリテーションプログラムの結果について報告し，患者の91%が痛みを，75%が運動機能を改善したとしている．また殿筋 EMG の活動性の有意な改善が，1週間バランスサンダルをはいて歩いた慢性腰痛患者で明らかにされた（Bullock-Saxton, Janda, and Bullock 1993）．バランスサンダルを機能的な閉鎖性運動連鎖活動で使用することは，下肢の筋活動を増加させる有効な手段であるといえる（Troy Blackburn, Hirth, and Guskiewicz 2003）．

SMT は，リハビリテーションプロセスの初期に始めなければならない（第11章参照）．そして患者が各運動をしている間は，頸椎と腰椎の基本肢位を確実に維持できるように注意しなければならない．運動の課題では，患者が腕を上げたり，どこ

かにつかまったりすることなしに，不安定面でも安楽にバランスを保つことができるようにしなければならない．さらに動揺刺激を，皮質下レベルの自動的姿勢反応をさまざまな方法で促通するために導入していく．

▶ ケーススタディ ◀

　S.M 氏，46 歳．コンピュータプログラマーである．S.M 氏は 10 年に及ぶ断続的な腰痛の既往をもち，通勤時や，趣味のサッカーやバスケットボールに参加した時に，周期的な症状の出現が妨げとなっていた．最近の症状の再発は，ソファーからゆっくり立ち上がった時に起こった．腰部の鋭く突き刺すような痛みと左の殿部の関連痛を感じた．症状は，非ステロイド系抗炎症薬を服用し，自宅で 3〜4 日間療養すると軽減した．職場復帰しコンピュータの前に座って一日を費やしていると，左の腰部の持続的な深く脈打つような痛み（10 スケールで，2〜6 と変動する）と，左の殿部の断続的な関連痛が起こった．症状は 30 分以上座ったり，床の物を拾うためにかがんだり，パンツとソックスを身に付けた時，車に乗車した時，シャツを脱いだ時，スポーツ活動に参加した後に悪化し，服薬して背臥位で屈膝臥位をとると緩和した．

　腰椎の MRI では椎間板が左の神経孔の下陥凹に向かって押され椎間孔が狭窄しており，広範囲〔0.2 インチ（4 mm）〕で椎間板の膨隆を伴う変性がみられた．肥大した椎間関節の変性変化とともに，中等度の脊柱管狭窄がみられた．Ｓ M 氏の既往歴または家族歴において，注意すべき点や禁忌となるものは特になかった．目標は趣味のサッカーとバスケットボールのゲームに戻ることと，今後の再発を予防することであった．

検査と評価

　以下は，初期評価の所見である．

- **姿勢と筋の分析**
    - 胸椎後方への代償性の傾き（後弯）による狭い支持基底面（BOS：base of support）と前方の重心．
    - 左と比較して右の筋のふくらみが増大した．T7〜L2 の胸腰椎傍脊柱筋の非対称性の肥大．
    - 両側性の殿筋萎縮と左ハムストリングスの肥大．
    - 右アキレス腱の肥厚．若いころ経験した反復性の慢性足関節捻挫がある．
- **自動的体幹運動**
    - 筋性防御による二次性の体幹運動制限．
- **片脚支持**
    - 外側への骨盤偏位は右よりも左で増悪．
- **神経学的テスト**
    - すべて陰性．

- MMT
  - 中殿筋：右 4/5，左 4 − /5.
  - 大殿筋：両側 4/5.
- 呼吸パターン
  - 吸気に伴う胸郭可動域の外側への動きの減少.
  - 呼気に伴う胸郭の尾側への移動の減少.
- 運動パターンテスト
  - 腹臥位での股関節伸展.
    - ＊右側：大殿筋収縮の遅延を伴う過剰な腰仙骨伸展.
    - ＊左側：過剰な腰仙骨伸展と骨盤回旋を伴うハムストリングスの優位性，大殿筋収縮の遅延.
  - 股関節外転.
    - ＊中殿筋よりも共同筋として働くべき大腿筋膜張筋が優位となって起こる代償性股関節屈曲，体幹安定筋の不全な活動による不安定性を示す代償性の骨盤後方回旋の増悪.
  - 腹臥位での膝関節屈曲.
    - ＊股関節屈筋群の硬くまたは短い二関節筋による二次的な腰部の回旋と伸展の増悪.
  - 筋の長さテスト.
    - ＊股関節屈筋群の単関節筋：正常範囲内.
    - ＊股関節屈筋群の二関節筋：左右両側とも硬く，どちらの下肢も床に対して垂直ではない（膝関節屈曲75°）.
    - ＊ハムストリングス：他動的下肢伸展挙上（SLR：straight-leg raise）で右55°，左50°.
  - 他動的関節可動性（後方-前方圧迫）.
    - ＊右 L5〜S1 の圧迫で痛みを伴う可動性の低下.
    - ＊左 L4〜L5 の圧迫で痛みあり.
    - ＊中心性の T8〜T9 と T9〜T10 の圧迫で可動性の低下.
  - トリガーポイント触診.
    - ＊左の腰方形筋，左の大腰筋，両側の大内転筋と恥骨筋，左のハムストリングスにトリガーポイント.

治療と結果

　これらの所見を有する患者に対して行う典型的・従来的な治療アプローチは，おそらく徒手的な関節モビライゼーションか軟部組織モビライゼーション，および筋の長さと強さの回復であった．呼吸や運動のパターンを修正したり，SMTについて考慮したりすることはほとんどなかった．ＳＭ氏の場合，初回治療段階で患者教育をし，正確な呼吸パターンを回復することに重点をおいた．腹部ブレーシングテクニックでは，車・椅子・ベッドにおける移乗や，寝返り，かがみこむ，手を伸ばす

といったさまざまな機能運動を伴う時の指導と練習を行った．ＳＭ氏は，腹部ブレーシングを行っている時と行っていない時の大きな痛みの変化に気づいた．腹部ブレーシングは，症状をコントロールし管理するためにたいへん効果的であった．ＳＭ氏が仕事で座位となる時，体幹の屈曲位を持続したり体幹を回旋したりすることを避け，頻繁に姿勢の変換をするように勧めた．ＳＭ氏に，支持基底面を広げ，立つ時に重心を少し踵のほうに移動することで，足全体に体重をかけるように指示した．これにより，傍脊柱筋の過剰な活動性による腰部組織へのストレスを減らし，痛みを減少させた．

■ 初　期 ■

初期における治療とエクササイズは以下である．

- 代償性の骨盤回旋や腰椎伸展を伴わない，自動的な腹臥位での膝関節屈曲（このエクササイズは，股関節屈筋群の硬い二関節筋を伸張することも目的とした）．
- トーマステスト変法（modified Thomas test）肢位や片膝立ち位での他動的な股関節屈筋のストレッチ．
- 神経周囲構造の滑りを改善させるとともにハムストリングスを伸張するために，軽い膝関節伸展を背臥位で股関節90°屈曲にて実施．
- ハムストリングスと股関節屈筋群の二関節筋に対してPIRテクニックを行うことにより筋緊張を抑制し，トリガーポイントの痛みを緩和させて，殿筋群の筋収縮と筋力を改善．

3回目の通院の後，ＳＭ氏の症状は，活動の内容により持続的な痛みから間欠的な痛みへと大きく変化していった．左殿部の関連痛はあまり起こらなくなっていた．1時間以上座ることが可能であるが，30～40分ごとに姿勢を変え，予防的な対策をした．頭上で手を伸ばすことや体幹の側屈など，趣味のスポーツに必要なすべての動きはまだ困難だった．

■ 中　期 ■

中期における治療とエクササイズは以下である．

- 腰方形筋と内転筋に対してのPIRを行った後，中殿筋の促通．
- 適切な姿勢に焦点をあてた（中・大）殿筋強化のエクササイズ．
- サッカーやバスケットボールもしくはADLにおいて頭の上に手を伸ばす動きができるように，背臥位で両手を上げると同時に腹部ブレーシング．
- 脊柱安定性を保持したまま下肢を動かすことができるように，背臥位で片側の股関節屈曲を行うと同時に腹部ブレーシング．
- 脊柱を中間位とした姿勢を確かなものにするため，矢状面・水平面の股関節屈曲エクササイズ（腰椎回旋よりむしろ股関節屈曲の運動）．
- SMT．

6回の治療後，ＳＭ氏の症状コントロールは非常に順調であった．ＳＭ氏は，普

通よりも長く座った時以外，腰痛を経験することはほとんどなく，症状の増悪なしで30分間，ゆっくりランニングしたりトレッドミルで歩いたりすることができるまで回復した．次の目標は，段階的に趣味のサッカーとバスケットボールに復帰することであった．

■ 最 終 ■

リハビリテーションの最終の過程は，以前の活動性レベルに戻すことであった．最終における治療とエクササイズは以下である．

- プライオメトリクス，固有感覚のトレーニング用具，おもり，弾性抵抗を利用しながら，さらにSMTの難易度を上げた．
- 背部をいたわりながら，不安定な姿勢での適切な運動パターンのトレーニング（例えば，頭上でのスローイング，サッカーボールを蹴る，バスケットボールのシュートやドリブルなど）．
- 適切で理想的な人間工学と姿勢バランスの重要性についての患者教育を続けた．

初期評価から退院までのリハビリテーションの過程は，全12のセッション，3カ月にわたった．開始時，リハビリテーションは疼痛処理と患者教育に焦点をあてた．そして，筋の長さとバランスの回復を行い，最終的に患者が希望する活動の目標に到達するための運動プログラムを考案して進めた．適切な運動パターンを中枢神経系に対する理想的な運動プログラムとして取り入れることを重要視した．要約すると，総合的なリハビリテーションプログラムでは，特定の筋群に重点をおくよりは，むしろ機能的な課題や運動パターンにおける質を高めることに集中しなければならない．

ヤンダアプローチ 対 従来のアプローチ

従来の治療アプローチでは，寒冷療法，温熱療法，テーピング，装具療法，そして関節モビライゼーションや軟部組織モビライゼーションなど，いろいろな物理療法をとおして筋骨格系の疼痛や機能障害を和らげることが試みられている．ヤンダアプローチは，特に初期の段階ではこれらの種類のすべてを含むが，マッスルインバランスの細かい分析と機能障害の持続に何が起因しているかという分析も含む．筋システムは機能的な交差点にあるため，筋骨格系と中枢神経系の双方の影響を受ける．弱くなる傾向がある筋は，硬くなる傾向がある筋と連鎖関係がある．弱い筋を強くするための従来のアプローチでは，筋力，パワー，肥大，耐久性を増加させるために，運動トレーニング中，段階的に過負荷をかける．しかしながら，硬く過緊張の筋は被刺激性の閾値が低く，最初に収縮してしまうため，弱い筋を強化するうえで効果が低くなる．ヤンダアプローチでは，弱い筋は硬いまたは過緊張の拮抗筋のために単に抑制されている可能性があると仮定した〔シェリングトンの相反抑制の法則（Sherrington's law of reciprocal inhibition）〕．さらにヤンダは，硬い筋の長さや筋緊張を回復させることで，弱い拮抗筋を自発的に促通できると仮定した．SM氏の場合，股関節屈筋の過緊張を抑制するために，PIRテクニックを用いて殿

部筋収縮の自発的な改善を引き起こした．そして筋緊張と長さの正常化の後に，特異的な強化，SMT，動きの再教育，持久力トレーニングへと進めていった．

まとめ

　腰椎骨盤帯筋の機能は，腰痛患者の管理において重要な役割を果たす．腰椎骨盤帯筋機能の機能障害は，脊柱複合体の構造統合性に障害を生じさせる可能性があり，疼痛の慢性化，回復の遷延化へと，さらなる損傷の影響を及ぼす．腰痛の管理においては，体幹の安定化と姿勢制御のために感覚運動メカニズムの利用について理解することが必要である．

第15章 下肢の疼痛症候群

　下肢に生じる疼痛症候群は，マッスルインバランスや非対称的な筋力低下のような，時間の経過とともに起こる病的変性と関連がある．これらの変性は痛みを引き起こしたり，不全な代償が結果として外傷を招くこともある．二足歩行の人間は，代償や力の制御の変更を行う余裕があまりない．つまり，傷害された下肢を安静にすると，身体機能の能力はかなり制限されてしまう．本章では，機能解剖学などの側面より，下肢に関する局所の考慮点を述べることから始め，下肢の運動連鎖反応についての再検討へと続ける．評価や一般的な病態に関しても述べ，ケーススタディを行ってこの章を締めくくる．

▶ 局所の考慮点

　下肢は筋と関節が複雑に関係しあい相互に作用し，しばしば一つの機能単位として作用する．歩行やバランスを保つことが下肢の最優先機能であると同時に，下肢は持ち上げる動作や走行のような機能的作業を行うにあたっても重要である．下肢機能は，連鎖反応により多大な影響を受けており，全身の慢性筋骨格系症候群にも関連している．

機能解剖学

　下肢が歩行やその他の機能に重要な役割を果たしていることは疑う余地がない．下肢の骨格には一側骨盤，大腿骨，脛骨，腓骨，足部骨が含まれており，関節としては股関節，膝関節，足関節が含まれている．下肢の抗重力作用は，筋的・生体力学的・固有感覚的・変換的な機能を含んだ筋骨格系の機能を必要とする．

- **筋的機能**

　羽状と多羽状の線維配列を含む強力な骨格筋は，重要な遠心性機能を生み出すことができ，長いレバー（lever：支点から力点までの距離）と関節可動域の短い円弧によって強い筋力を発生させることができる．筋力の発生や力の伝達に使用される抗重力筋の大きさは，殿筋群，大腿四頭筋，内転筋，ハムストリングス，腓腹筋，ヒラメ筋の大きさでわかる．大殿筋，ハムストリングス，膝窩筋，長腓骨筋のように斜めや横に走行する筋群は，筋の通常機能中においても効果的な横方向の運動を可能としている．

●生体力学的機能

　生体力学的に下肢は，歩行周期において柔軟性と固定性を交互に行うことができる可変可能な「てこ」のシステムであることが必要とされる．加えて，下肢は腰部骨盤を空間で制御し安定させる能力を必要とする．これは，開放性連鎖機能（open chain function）と呼ばれる．また，三脚のように安定して体重支持を行う足部と，股関節と骨盤周囲筋による理想的な質量の制御〔時に逆性開放性連鎖機能（reverse open chain function）と呼ばれる〕は，下肢近位の体節を支持するために必要な能力である．特に足部の回内・回外の制御が歩行において重要である（Ker et al. 1987）．

●固有感覚的機能

　下肢は固有感覚的機能としての役割も果たす．第2章で述べたように，足部からの求心性情報が姿勢と歩行の制御において重要である（Freeman 1965）．人間の二足歩行は，生体力学的現象の複雑なタイミングが皮質下プログラムで制御され，どのような運動が起こるかによって反射・反応が調節可能であることが特徴である．例えば，砂利の上を歩いたり，ゆっくりと坂道をのぼったりする時と，フィードバックと予測的調節にほとんど時間がない全力疾走をする時とでは，フィードフォワード制御とフィードバック制御の異なった戦略が用いられる．これらのシステムは，正常な連続的歩行の最中も自動的に働く．脊髄の運動発生装置（CPGs：central pattern generators）と統合される脊髄上位の経路には，成人における自動歩行，リズム，持続を可能にする役割があると考えられている（Leonard 1998）．

●エネルギー変換機能

　エネルギーの蓄積と放出を行う腱と靱帯のネットワークは，下肢の近位から遠位の部分までの力の伝達を可能とするシステムをもち，体幹・上半身と密な関係をなしている．骨盤安定筋群，体幹安定筋群である腹筋群，呼吸横隔膜と骨盤横隔膜，脊柱軸上にある筋群も下肢機能にとって重要である（Dalstra 1997；Vleeming et al. 1995；Lee 1997；Cholewicki, Juluru, and McGill 1999）．下半身から体幹，そして上半身へとエネルギーが伝達される現象が下肢由来の連鎖反応のよい例である．

運動連鎖反応

　人間の垂直姿勢は，腰椎骨盤エリアに過負荷や劣化のような重篤な二次的障害をもたらすことがある．30代後半から40代において腰椎骨盤機能の低下がみられる患者は珍しくない．腰椎骨盤エリアは，骨盤と下肢を支配している2つの主要神経叢由来の神経線維が豊富かつ複雑に密集している領域でもある．筋配列は複雑であり，この領域の筋は下肢から体幹，上肢へと力を伝達するための交差点として働くとともに骨格の軸と内臓系を支えるため，複数の役割を果たしている．

　身体全体へ影響を及ぼす複雑な連鎖反応を考慮すると，下肢は個々の関節や分節として考えるよりも，一体として考えるべきである．これらの複雑な動作は，しば

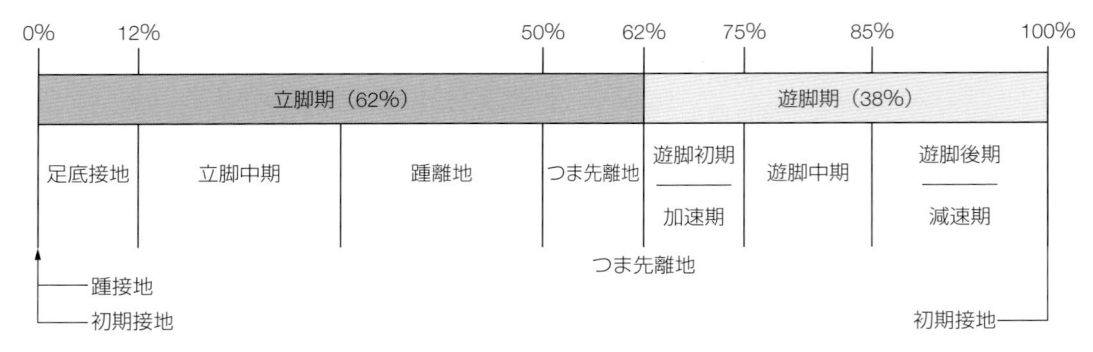

PART IV 臨床的症候群

```
0%    12%                    50%    62%   75%    85%      100%
├─────┼──────────────────────┼──────┼─────┼──────┼─────────┤
         立脚期（62%）                      遊脚期（38%）
 足底接地  立脚中期    踵離地   つま先離地  遊脚初期  遊脚中期  遊脚後期
                                        ─────          ─────
                                         加速期            減速期
                                   つま先離地
 ├踵接地                                                 初期接地─
 ├初期接地
                          時間（1周期の%）
```

図 15.1　歩行周期

Adapted, by permission, from P. Houglum, 2005, *Therapeutic exercise for musculoskeletal injuries*, 2nd ed.(Champaign, IL；Human Kinetics), 358.

しば歩行において明らかになる．歩行の詳細に関しては，この章の範囲を超えているが，歩行時に生じる複雑な連鎖反応を簡単に説明する．

歩行では，遊脚期と立脚期が交互に周期的に生じる．歩行周期は約1秒間であり，うち38%が遊脚期，62%が立脚期である（**図15.1**；Root, Orion, and Weed 1997）．立脚期では足部の回内・回外が，力学的・関節力学的に重要である．立脚期は，踵接地時の足底と地面の摩擦から生じ，慣性による踵骨の外反と，それに続くように距骨が動くことにより，連鎖反応が始まる．遊脚期は地面からの反力を推進力へと変換することを目的としている完全なる開放性連鎖である．この推進力は，対側の立脚肢を回し，地面を蹴り，遊脚肢が立脚期へと移行する準備を促す．遊脚期では筋作用のみが働き，立脚期のような床反力による制約がないため，微調整のできる足部の回内・回外が可能となり，距骨の影響は最小限である．

足部の回内はエネルギーの蓄積，衝撃吸収，地形順応，そして平衡維持に関与している．これに対し足部の回外はより活動的で，推進のために，足部に骨安定化と筋活動を強要する関節運動機構と組み合わさった集中的な筋活動と遊脚側下肢の推進を要求する．もし，筋出力のタイミング，足部の回内・回外の度合い，歩行に関与している筋の筋力などが変化すると，骨格のアライメントが非効率的になり，安定性の獲得は不可能になる．例えば，股関節の弱化は大腿骨の外旋を困難にする可能性がある．これが原因で，足部が理想的な再回外運動を行うことが困難となる可能性がある．つまり，膝関節の安定性に必要なスクリューホームメカニズム（screw-home mechanism：脛骨が大腿骨に対し伸展・外旋される関節運動学的均衡関係）は損なわれ，膝蓋大腿関節の疼痛が結果的に生じる可能性がある（Ireland et al. 2003）．

第3章で記述したとおり，下肢の閉鎖性運動連鎖反応には，いくつかの必須な動きが認められる．これらの反応は遠位から近位，もしくは近位から遠位に生じ，さらにこれらの必須な動きは以下の動きを含んでいる．

①足部の回内により脛骨の内旋を引き起こし，続いて膝関節の外反と屈曲を引き

起こし，最後に股関節の内旋へとつながる．
②足部の回外が脛骨の外旋を引き起こし，次にこれが膝関節の内反と伸展を引き起こし，最後に股関節の外旋へとつながる．

これらの運動が決められた運動であるため，どこか一部でも運動が欠落・障害された時は代償が生じる．代償が生じなかったとしたら，この欠落によって必要な動きが妨げられてしまう可能性がある．例えば，足底接地期における過度な足部の回内は大腿の内旋を促進させる．しかし，プッシュオフ（push-off：蹴り出し）期における膝関節の最終伸展域でスクリューホームメカニズムが生じるためには外旋が必要である．

▶ 評　価 ◀

ヤンダの概念は優れた洞察と予防的思考プロセスを示しているため，リハビリテーションと医学の分野で賛同者が多い．下肢における筋骨格系疾患の病態の評価と介入に関しては本書のPART ⅡとPART Ⅲに述べた．前述したとおり，下肢は診断や疼痛の部位に左右されることなく全体を評価するべきである．第5章と第8章では，筋骨格系評価の特徴的な進め方について詳しく述べている．

●姿勢とアライメント

評価は特に下肢をみるが，下肢のみならず身体全体をとおした姿勢とアライメントの評価から始める．両下肢と足部にみられる構造的変化は，長期間にわたって適応することが不可能な代償パターンを誘発させる可能性がある．例として，前足部と後足部の内反・外反変形，モートン趾（Morton's foot），反張膝，または膝の外反が足部回内・回外位の原因となる．この足底位置の変化が姿勢の安定性に影響し（Cote et al. 2005），時間とともに生じる姿勢疲労を増加させ（Rothbart 2002），それにより反復性挫傷や外的要因による外傷のリスクが増加する．

●バランスと歩行

バランスと歩行は，次に示すように評価される．治療者は運動効率と支持（足部）の制御，もしくはサスペンション機構（骨盤と股関節）を評価する．なかでも片脚立位は容易に行える検査である．開眼と閉眼で実施し，保持できる時間とバランスの質を評価する（Janda and VáVrová 1996）．持続時間と年齢に関する正常値（Bohannon et al. 1984）は第5章に示した．動画を用いた歩行分析が，足関節と中足指節関節におけるロッカーメカニズム（rocker mechanism）の利用のような正常な運動から逸脱した動作の発見のために非常に有効である．歩行や走行における過剰な回内は前十字靱帯損傷，足底筋膜炎，脛骨内側ストレス症候群，疲労骨折などの状態と関係している（Beckett et al. 1992；Delacerda 1980；Giladi et al. 1985；Smith et al. 1997；Viitasalo and Kvist 1983）．また，静的状態における解剖学的な足部のアライメントで計測された距

骨下の回内の影響が，衝撃時や，踵からつま先へと接地する順序が逆転されているジャンプ後着地時の加重率などでどのようになるのかが問われてきた（Hargrave et al. 2003）．実際，衝撃吸収機能を有する神経筋の構成要素のほうが，検査測定時に一般的に評価される生体力学的構成要素よりも重要ともいえる．筋群，中枢神経系により決められた運動連鎖が生じる中で組織される力の配分，腱と靱帯の張力的特性の3点によって構成されている関節本来の安定性のほうが，運動時の足部回内・回外やその他の関節運動よりも重要な役割を果たしている可能性がある．

●運動パターン

下肢機能障害に対して最もよく行う運動パターンテストは，股関節伸展テストと股関節外転テストである（第6章参照）．相動性筋群は下肢障害により抑制される傾向にある筋だが（Bullock-Saxton et al. 1994），どの筋がどの角度で抑制されるかといった厳密な規則性は存在しない．すなわち，足関節捻挫が自動的に大殿筋を抑制するわけではない．Lehman（2006）は，足関節捻挫を受傷したランナーの症例において大殿筋の活動に遅延がみられなかったことより，腹臥位股関節伸展テストの妥当性に疑問を抱いた．つまり腹臥位股関節伸展テストは，足関節捻挫のような急性または亜急性の構造的損傷よりも慢性的な感覚運動機能障害のほうに影響されやすい．したがってLehmanの所見は驚くべき結果ではない．

●筋の長さと強さのテスト

おおまかな関節可動域検査と左右の比較で，マッスルインバランスや筋緊張・筋抑制が生じている領域に見当をつけることができる．MMTは筋の弱化を定量化するのに用いることができる．非対称的なストレス因子は，生体力学的な過負荷と代償を減少させるために排除しておくべきである．そのうえで治療者は，マッスルインバランスによる生体力学的な痛みの原因を特定することができる．この時点で，筋の圧痛点もしくはトリガーポイントを触診すると，トリガーポイントの典型的なパターンと連鎖が認められる．

●神経学的スクリーニング

脊髄病態や機能的不安定性に起因する可能性がある場合，下肢の神経学的病変と鑑別することが常に重要である．坐骨神経が最も多い腰仙骨神経叢の神経挟み込みは，下肢の機能障害や痛みを誘発する可能性がある．このような潜在的な腰部病態の所見には，見かけ上のハムストリングス挫傷，アキレス腱炎，股関節滑液包炎，膝痛，内転筋痛，足底筋膜炎，中足骨痛のような多様な症状を含む．

●機能的動作分析

機能的動作分析は，下肢疼痛症候群に対してしばしば有効であることが多い．機能的動作分析には片脚スクワット，段差昇降，ランジ，片脚立位回転などが含まれる．

臨床でしばしば見落とされがちであるが，むしろ重要な観点は，下肢に生じる過度な代償によるねじれ偏位である．これらの水平面における変化は，股関節・脛骨捻転の増加や減少によって変化する．そしてこれらの結果がたどり着く先は，股関節と膝関節，膝関節と足部，もしくは股関節，膝関節，足部の間のミスアライメント（misalignment）と，増加した筋システムの負荷である．筋骨格系は，骨盤傾斜や骨盤回転のような水平面・前額面上の運動における変性により障害が起こりやすいとされている．そして，回旋運動中の非対称な負荷による影響はこれらの不全によく認められるため，増強もしくは減少した腰椎前弯のような矢状面上の変性も下肢の障害の原因になるとされている．

治 療

評価が終了したら，結果を整理し，第9〜11章にて述べられている原理に基づき治療の優先順位を決める．まず，よく行うのは組織の治癒・回復を優先するために患者の活動を制限することである．そして，疼痛や炎症を抑えるために局所的に物理療法を用いる．治療介入はヤンダが分類した，①正常化，②マッスルバランスの回復，③SMTと動作練習に沿って行っていく．

1．正常化

まず，末梢の固有受容器から中枢神経系への入力の正常化を行う．下肢（足部から股関節まで下肢全体）の関節と組織に対して，動きが制限された軟部組織の改善を図るために軟部組織モビライゼーションなどの徒手療法を実施する．また，装具やウェッジ，サポーターのような補助具は，正常な生体力学的位置に戻して固有感覚入力の最大限の回復を図るのに有効である．足部・下肢・股関節・大腿に対する強固なテーピングやキネシオテーピングの使用と，その他の状況に応じた物理療法の組み合わせも，軟部組織の負荷軽減と鎮痛に有効である．

2．マッスルバランスの回復

マッスルバランスの回復は，硬さのある筋に最初に行う．治療者は，緊張の亢進もしくはスパズムがみられる筋の正常化を行い，抑制されている筋の促通を行う．第10章に記載されているテクニックは，筋緊張を正常化し，トリガーポイントもしくは筋の内因的・外因的圧痛点を除去するために使用される．等尺性運動と最大過負荷での遠心性運動による起始と停止への刺激は（Umphred 2001），抑制されている骨盤と下肢筋の活動を促通するために，さらなる負荷と複雑な運動への準備段階において導入される．先に記述したとおり，ヤンダによって特徴的パターンとして述べられているインバランスパターンが出現するかどうかは，損傷後の経過した時間によって左右される．例として，MMT上では内側広筋斜頭が抑制される可能性が高いにもかかわらず，外側広筋の抑制を認めることがある．

3．SMTと動作練習

SMTの使用により，ハムストリングスと大腿四頭筋との筋力比を改善することができる（Heitkamp et al. 2001）．体重を支える役割をもつ大腿は，変性した関節可動域により障害されることがある．治療者はSMT導入により，筋力調節

と，遠位から近位または近位から遠位への協調性の改善が必要かどうかを評価する．そして治療は，評価の結果より判明している運動機能障害に着目しながらステッピング，ランジ，跳躍，ジャンピングなどの下肢の共同運動まで発展させる．次に行うことは，運動制御の再学習と下行性・上行性安定性の獲得である．目標は，運動中の相動性・緊張性バランスを維持しながら耐久性と運動システムへの負荷を徐々に増加させることである．これらは，中枢性のパターンを構築し，技能的な運動への耐久性を増強するために，基本的動作についての反復的かつ質的なトレーニングへと進める．このような治療プログラムの導入により，患者は次第に通常の活動へと戻っていく．

下肢のマッスルバランスとマッスルインバランス

　第4章で述べたように，筋の強さのインバランスはスポーツ場面などで機能的に動作を行うために必要な場合もある．例えば，異なるポジションでプレーするサッカー選手のハムストリングスと大腿四頭筋の筋力比は異なる（Oberg et al. 1984）．また，ランナーは走らない者に比べ，ハムストリングスとヒラメ筋が硬い（Wang et al. 1993）．トレーニング後のインドアトラックのランナーは内旋筋と外転筋にインバランスを呈する．これらの機能的マッスルインバランスは疼痛や病態と関係がなくても，損傷へとつながることがある．

　高齢者における歩行中の股関節伸展可動域減少（可能性として股関節屈筋群の短縮，もしくは大殿筋の弱化）は，転倒リスクと関係性が深いことが示されている（Kerrigan et al. 2001）．加えて，高齢者の股関節外転筋・内転筋は著明に弱化しているため側方不安定性が生じ，転倒へとつながる（Johnson et al. 2002）．

　数々の研究者がスポーツ障害におけるマッスルインバランスの影響に関して述べてきた．Knapikら（1991）は，スポーツ選手において膝関節屈筋の強さと股関節伸展の柔軟性に左右で15％以上差がある場合，損傷リスクが高まると述べている．また，股関節伸筋が弱化している女性スポーツ選手は下肢を損傷する傾向が強い（Nadler et al. 2000）．類似例として股関節周囲筋，特に股関節外転筋・外旋筋の弱化が生じている女性スポーツ選手では膝の前方痛（AKP：anterior knee pain）を発症させる傾向がみられる（Cichanowski et al. 2007）．スポーツ選手における股関節外旋筋・外転筋の弱化は下肢損傷と関係している（Leetun et al. 2004）．柔軟性のインバランスを有するサッカー選手は筋骨格系の損傷リスクが高い（Ekstrand and Gillquist 1982, 1983；Witvrouw et al. 2003）．

一般的な病態

　ヤンダの提唱する下位交差症候群は，下肢の病態をもつ患者にみられることがあるが，慢性腰痛ほど一般的ではない．しかしながら，マッスルインバランスと変性した機能は下肢の筋骨格系疾患の病態に明らかな影響を及ぼすというエビデンスがある．これらのインバランスは四肢の筋の強さの非対称性（一肢における主動作

筋・拮抗筋の筋の強さの非対称性や異常な筋の始動パターンなど）に反映される（Knapik et al. 1991；Nadler et al. 2000；Tyler et al. 2001；Lewis and Sarhmann 2005）．下肢の病態について述べる時，限られた運動と減少した筋力（筋抑制）との強い関係性を過度に強調することはできない（Ireland et al. 2003）．大殿筋弱化が下肢の病態によって生じるというヤンダの報告を支持するように，Nadlerら（2000）は，下肢に損傷がある女性スポーツ選手と損傷のない女性スポーツ選手における股関節伸展最大筋力の左右対称性を詳細に調べた結果，著明な差異が生じていたことを報告している．直接の外傷以外の因子としては，疲労，姿勢不良，脚長差，栄養失調，筋肉狭窄などが含まれる（Travell and Simons 1992；Brunet et al. 1990；Friberg 1983；Gofton and Trueman 1971；Morscher 1977）．ヤンダは，脚長差を有する患者は長い脚側へと偏位する傾向があると述べている．さらにヤンダは，脚長差の重篤性には個人差があり，個人の感覚運動システムによる代償にも左右されると述べている（図15.2）．したがって病理学的脚長差のみでは，臨床的な評価として有効ではない．

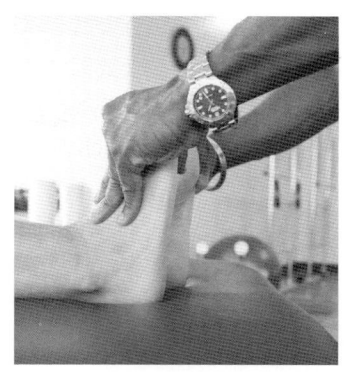

図15.2　脚長差に対する評価

股関節痛と大腿部痛

股関節・大腿部・鼠径部にみられる症状を筋骨格系が原因であると特定する際，胃腸と尿生殖器による神経血管組織の圧迫・挟み込みを除外することが重要である．症状は局所的外傷に起因することもあるが，病因が潜行性であったり，段階的であったりする場合，診断は難解かつ不明瞭なことがある．例えば，スポーツヘルニア（鼠径管後面の横断筋膜断裂であり，しばしば腹直筋や内腹斜筋・外腹斜筋の筋膜付着部にまで及ぶ）は，恥骨骨炎や恥骨結合炎のような疼痛パターンや症候を呈することがある（Gerhardt, Brown, and Giza 2006）．マッスルインバランス由来の慢性筋骨格系疼痛には鼠径部痛と鼠径部損傷，ハムストリングス挫傷，腸脛靭帯症候群，股関節炎などがある．

鼠径部痛と鼠径部損傷

鼠径部痛は，走行時にさまざまな方向への方向転換が必要なスポーツでよくみられる．鼠径部領域は，ヤンダの分類によると短縮傾向がある股関節内転筋群によって構成されており，挫傷の素因となっている可能性がある．股関節内転筋群は恥骨から始まり大腿骨の内側・後面に付着する（図15.3）．研究では，鼠径部損傷の原因が必ずしも鼠径部にあるわけではなく，むしろ腹部・股関節の支持領域にあることが示されている．

慢性的な鼠径部痛を有しているスポーツ選手は，対照群と比べ腹横筋の活動に遅延が認められた（Cowan et al. 2004）．研究では，ホッケー選手の股関節外転筋対内転筋の筋力比が不全な場合（<80％），負傷する可能性が17倍となることが示され，

柔軟性がスポーツ外傷を防ぐにあたり重要な要因ではないと結論づけられている（Tyler et al. 2001）．

Hölmichら（1999）は，鼠径部痛を有するスポーツ選手の腹筋群と股関節内転筋群の弱化を，段階的な筋力増強・全身調整運動を実施して改善させることに成功した．また，アイスホッケー選手に対する予防的な股関節筋力増強運動プログラムが，高頻度でみられる損傷のリスクを減少させた（Tyler et al. 2001）．

■ ハムストリングス挫傷 ■

ハムストリングス挫傷は，頻繁な走り出しと停止，そして方向転換が必要とされるスポーツに多くみられる．慢性的または再発を繰り返すハムストリングス挫傷があるスポーツ選手は，シーズン中の継続的なスポーツ活動が困難であることが少なくない．ハムストリングス挫傷はマッスルインバランスとの関連性が述べられているが，文献によりけりであり，矛盾も生じている．ある研究ではマッスルインバランスより柔軟性インバランスのほうがハムストリングス挫傷の大きな要因であるとされている（Orchard et al. 1997）．しかし，これとは逆の報告も存在し，これによるとマッスルインバランスのほうが柔軟性インバランスより重要な要因であるとされている（Worrell et al. 1991）．さらに他の研究ではその両方であるとされている（Jönhagen et al. 1994）．ハムストリングス損傷の既往のある短距離ランナーは，既往のない者より硬いハムストリングスを有しており，遠心性トルクも低い（Jönhagen et al. 1994）．ほかには，大腿四頭筋に対するハムストリングスの低い筋力比（<60％）と，左右ハムストリングスの低い筋力比（<90％）は，ハムストリングス挫傷と関係しているという研究もある（Cameron, Adams, and Maher 2003；Orchard et al. 1997）．一部の研究では，マッスルインバランス由来のハムストリングス損傷は遠心性筋力トレーニングにより減少するとされている（Croisier et al. 2002）．最近の報告では，体幹安定化エクササイズとともに行う敏捷性向上トレーニングのほうが，ハムストリングス単独のストレッチおよび筋力増強トレーニングより効果的なリハビリテーションプログラムであると述べられている（Sherry and Best 2004）．

■ 腸脛靱帯症候群 ■

腸脛靱帯は大腿筋膜張筋として始まり，厚い線維の筋膜帯となり大腿側方を下行

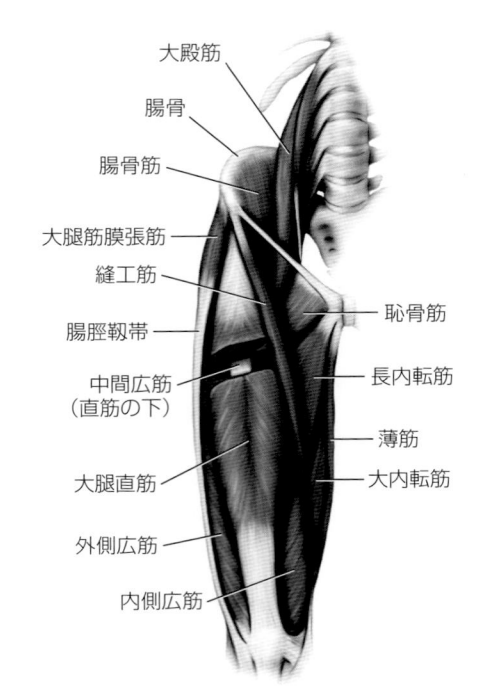

図15.3　股関節外転筋群（鼠径部）
Reprinted from R. S. Behnke, 2006, *Kinetic anatomy*, 2nd ed. (Champaign：Human Kinetics), 198.

し，脛骨外側顆に停止をもつ（図15.4）．さらに，腸脛靱帯は膝蓋支帯外側面にも付着する．腸脛靱帯症候群はランニングとしばしば関連があり，スポーツ選手に比較的多くみられる症状である．患者に腸脛靱帯の痛みなどの主訴がなくても，触診による痛みが存在する場合がある．また臨床的によく認められる例として，骨盤帯の安定が能力以上に必要とされた場合，例えばマラソンなどで，代償的な腸脛靱帯の使いすぎにより硬さが生じることがある．したがって，なぜその制御が選択されたのかをみつけるとともに，不適当なストレスを解消して症状を取り除くことが大事である．しばしば，硬い腸脛靱帯を有する患者は股関節外転筋の弱化と内転筋の硬さを引き起こしている．股関節外転筋の硬さは，中殿筋弱化による骨盤前面の不安定性から生じることがあり，これにより大腿筋膜張筋が代償的に股関節安定筋として働く．Fredericsonら（2000）は，腸脛靱帯症候群を有するランナーに著明な中殿筋弱化がみられると報告している．6週間にわたるリハビリテーションを実施した結果，スポーツ選手の90％が無痛でランニングをすることが可能となった．また，内転筋群の過緊張を防ぐためにキネシオテープを使用することは，腸脛靱帯症候群の発症率を軽減するのに有効である（図15.5）．

　足部回内の過可動性と低可動性は過剰な踵外側接地や，大腿骨の過剰な内側偏位と回旋を生じさせる可能性があり，この双方が腸脛靱帯症候群と関連している．急激な運動量の増加も症状を誘発する可能性がある．しかし，腸脛靱帯自体が本当に原因であるのか，もしくは付着する筋や腸脛靱帯の下にある筋が過緊張の原因であるのかは疑問である．患側の下肢に対するオーベルテスト（Ober's test；図15.6）の結果が陰性であるのに対し，健側下肢のほうが陽性の場合もしばしばみられる．多くの場合，腸脛靱帯のリリースと外側広筋の緊張の正常化が関節可動域拡大と劇的な疼痛軽減につながることからも，腸脛靱帯の拘縮が原因なのかどうかの真偽を問う必要がある．外側支帯解離術の失敗例から，単に構造的解決策だけではなく神経筋系を考慮する必要性があることを，治療者は考える必要がある．検体より摘出された腸脛靱帯を伸長することが不可能であることも数多く報告されている．

　歩行分析は，腸脛靱帯症候群において症状が生じる理由やそれに対する代償動作についての判断基準となる．近位もしくは遠位の安定性低下や筋力低下をみつけだすことが必要であり，双方を徒手療法や運動療法を用いて治療しなければならない．どの方法を用いるにせよ，周囲筋の機能改善と筋緊張の正常化が症状改善の鍵である．

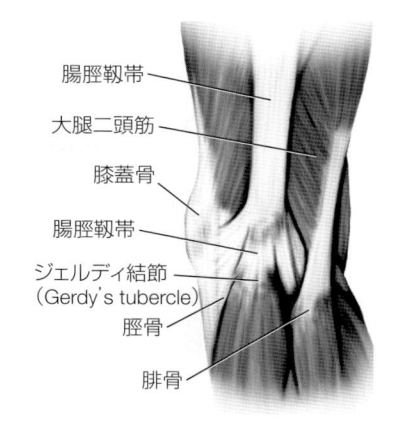

図15.4　腸脛靱帯

Reprinted from R. S. Behnke, 2006, Kinetic anatomy, 2nd ed.(Champaign：Human Kinetics), 193.

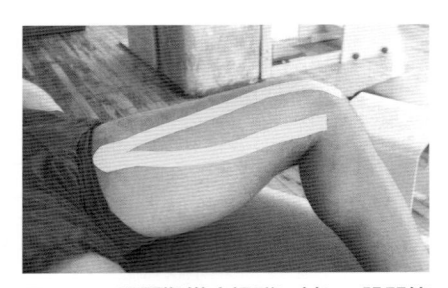

図15.5　腸脛靱帯症候群に対し，股関節内転筋群を抑制するためのキネシオテーピング

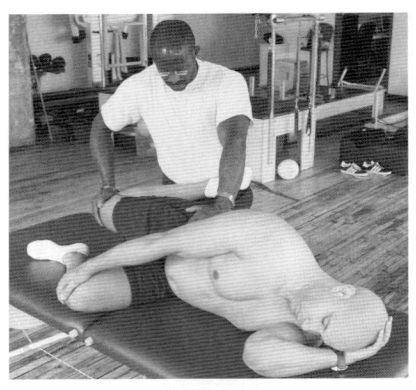

図15.6　硬い腸脛靱帯に対するオーベルテスト

股関節痛と股関節炎

　股関節は身体中で最も安定している関節であると同時に，最も負荷がかかる関節でもある．慢性股関節痛は腸腰筋腱炎や前述した腸脛靱帯炎に起因するか，もしくは変形性関節症に起因する．ヤンダは，大殿筋と中殿筋は弱くなる傾向があり，腸腰筋は硬くなる傾向があることをみいだした．LewisとSahrmann（2005）は，筋の始動パターンの変化が股関節前方の痛みの原因であると証明した．

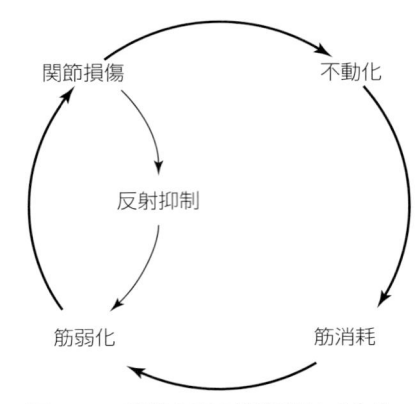

図15.7　関節由来の筋抑制サイクル

　変形性股関節症では進行性の変性が生じ，しばしば関節全置換術の施行に至る．関節炎を呈した関節は，関節由来の筋抑制（AMI：arthrogenous muscle inhibition；Hurley and Newham 1993）を呈し，周囲の筋には弱化と抑制が生じる．AMIは関節の機械的受容器からの固有感覚入力が減少することにより生じることが多い（図15.7）．原因はいまだ不明であるが，ヤンダの下位交差症候群と類似したマッスルインバランスが変形性股関節症患者で確認された．Longら（1993）は，変形性股関節症において大殿筋と中殿筋の抑制に加え，大腿筋膜張筋，大腿直筋，股関節内転筋群の促通が生じると報告した．変形性股関節症患者もやはり変性した筋の始動パターン（Long et al. 1993；Sims et al. 2002），バランス障害（Majewski et al. 2005），歩行障害（Watelain et al. 2001）を呈する．

　人工股関節全置換術（THR：total hip replacement）は疼痛を軽減し一般的な機能を回復をさせるが，術後2年間は80％にも及ぶ著明な筋力低下を示す（Long et al. 1993；Horstmann et al. 1994；Horstmann et al. 2002；Reardon et al. 2001；Shih et al. 1994）．これらの機能低下はヤンダの膝関節伸展・股関節外転・股関節伸展に対する見解と一致する．THRを施行した患者も姿勢制御と運動制御が障害される

(Majewski et al. 2005；Nallegowda et al. 2003；Trudelle-Jackson et al. 2002). マッスルインバランス由来の異常歩行を呈する患者には，THR が必要であることが多い(Long et al. 1993). THR 施行 4 カ月後の回復が十分至っていない患者には，フォローアップを目的としたさらなるリハビリテーションを実施することが望ましい(Trudelle-Jackson et al. 2002).

膝関節痛と膝関節損傷

大腿四頭筋（弱くなる傾向がある広筋群）とハムストリングス（硬くなる傾向がある）が膝関節伸展の主動作筋であるがゆえに，膝関節はマッスルインバランスを発症しやすい性質をもっている．一般的なマッスルインバランスによる膝関節障害には，AKP，前十字靭帯損傷，変形性膝関節症が含まれる.

膝の前方痛（AKP）

AKP は，膝蓋腱炎または膝蓋大腿部痛症候群（PFPS：patellofemoral pain syndrome）とも呼ばれており，過度な身体活動と関連して頻発する症候である．これらはしばしば段階的，かつ知らぬ間に二次的に生じており，ランニング，階段昇降，スクワットなどの活動により経験するが，座位姿勢など，膝関節が屈曲位を保持したまま休息をとることによっても生じる．疼痛自体は膝周囲の軟部組織か膝蓋骨下に，もしくはその両方に感じられることが多い.

AKP と関連している大腿四頭筋と股関節周囲筋群の弱化は，ヤンダの下位交差症候群におけるインバランスのパターンと一致する（Cichanowski et al. 2007；Ireland et al. 2003；Moller et al. 1986；Robinson and Nee 2007). AKP を有する患者は股関節外転・伸展・外旋において 25〜50％の筋力低下を示す．股関節周囲筋群弱化によって膝関節痛を引き起こすその他の状態としては，中殿筋弱化により腸脛靭帯が股関節前方の安定筋の役割を果たすというものがある．この場合，遠位で腸脛靭帯と結合する短縮した筋膜と外側膝蓋支帯により膝蓋骨の運動方向が変性し，AKP が発症する（図 15.8；Page 2001）

Piva ら（2005）は，PFPS 患者においては著明な股関節外転筋の弱化に加え，ハムストリングス，大腿四頭筋，下腿筋の柔軟性低下が認められると報告している．Witvrouw ら（2001）もハムストリングスと大腿四頭筋の柔軟性低下を報告しているが，膝蓋腱炎を有するスポーツ選手において筋力低下はみられなかったとも報告している.

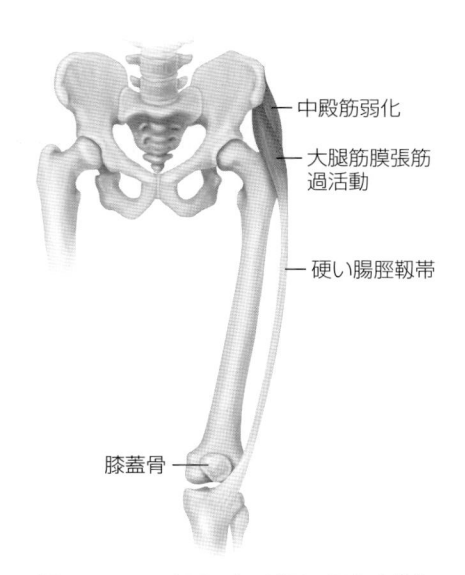

図 15.8　マッスルインバランスから生じる AKP の生体力学的発生機序

- 中殿筋弱化
- 大腿筋膜張筋過活動
- 硬い腸脛靭帯
- 膝蓋骨

筋力と柔軟性に加え AKP の評価を行うにあたって重要な判断基準は，股関節・膝関節周囲筋の活性化のタイミングである．Voight と Wieder（1991）は AKP 患者における運動制御能力の低下について述べており，通常とは逆パターンで内側広筋と外側広筋の収縮が生じ，外側広筋のほうが早い段階で収縮を認めたとしている．内側広筋と外側広筋の筋活動に非対称性を認めたが，膝蓋骨を直接制御している筋の筋力増強は股関節周囲筋群のインバランス解消ほど効果的ではない．股関節周囲筋群の筋力増強と柔軟性の改善を目的としたリハビリテーションにより，わずか6週間で膝蓋大腿靱帯の痛みは減少傾向を示したとされている（Tyler et al. 2006）．

近年，PFPS 患者に対しフィンランドの研究者が行った報告によると，単独のホームエクササイズで，関節鏡視下手術後にホームエクササイズを行うのと同等の効果が得られたとされている（Kettunen et al. 2007）．臨床的に，内側広筋と外側広筋の筋力増強による膝蓋骨の誘導性向上と大腿骨の膝蓋面への誘導がとても重要視された．しかし，EMG 上のエビデンスはこの推論を示唆していない（Grabiner et al. 1986；Taskiran et al. 1998；Mirzabeigi et al. 1999）．EMG バイオフィードバックを用いた結果，随意運動中の選択的かつ優先的な内側広筋の収縮は可能となったが，バイオフィードバックを使用しないエクササイズと同様の鎮痛効果しか得られなかった（Zhang and Ng 2007）．この鎮痛効果不足は，マッスルインバランスが膝ではなく，さらに近位もしくは遠位に生じている可能性を示唆している．

PFPS の生体力学的な原因は，足を固定し（特に荷重した状態），閉鎖性運動連鎖中の膝関節屈曲・伸展運動を評価することでわかることがある．膝蓋骨の摩擦や病理学的過負荷は，大腿骨と脛骨の相対的な運動，脛骨粗面と大腿骨の膝蓋面に対する膝蓋靱帯の側方偏位により起こりうる．臨床上でみられるとおり，膝蓋骨に対する大腿骨の側方制御の障害が頻回にみられる（Gray 1996）．このような制御障害は，運動時における大腿骨の回旋範囲が過剰，または制御が不十分であるためか，もしくは膝蓋骨の異常アライメントにより大腿骨の運動における協調性または制御が障害されている場合によるものである．

二次的な合併症として，腸脛靱帯や外側支帯の硬さのような軟部組織や筋緊張の異常，外側広筋の筋緊張亢進，膝窩筋のスパズム，内側広筋の弱化が起こる可能性がある．また，大腿四頭筋が膝への関連痛の原因である可能性があり（Travell and Simons, 1983），内側広筋が膝窩筋のように膝関節内旋・外旋ストレスに対し敏感であることが考えられる．そのため内側広筋の弱化は，膝関節最終伸展域に生じるスクリューホームメカニズムをとおして同様に補助する膝窩筋の負荷量が増加する原因となる可能性がある．

■ 膝関節鏡検査 ■

膝の損傷と感覚運動システムへの影響に加え，手術によるさらなる機能低下がスポーツ選手には生じる．手術の結果生じる筋力やマッスルバランスへの影響は，なんらかのリハビリテーションを必要とする．ヤンダが提唱したとおり，手術後には大腿四頭筋に反射性抑制が生じる（Morrisey 1989）．そしてその影響は手術部位のみではなく股関節にも及び（Jaramillo, Worrell, and Ingersoll 1994），半月板切除術

後で疼痛のない状態でも反射性抑制は残存する（Shakespeare et al. 1985）。なお，反射性抑制の度合いは関節の損傷の度合いと関連していると予測されている（Hurley 1997）。患者に対する詳細な臨床検査で多くの筋が抑制されていることが示される場合もあり，抑制されている重要な筋の治療でリハビリテーションが効率的に成功する可能性がある。もしこれらの筋抑制が臨床検査上検出されなかった場合，リハビリテーションの回復過程は遅延するか滞る可能性がある。つまり瘢痕組織の疼痛，侵害受容器，皮膚の運動性の問題に対する治療は，術後のリハビリテーションを成功させるためにきわめて重要である。

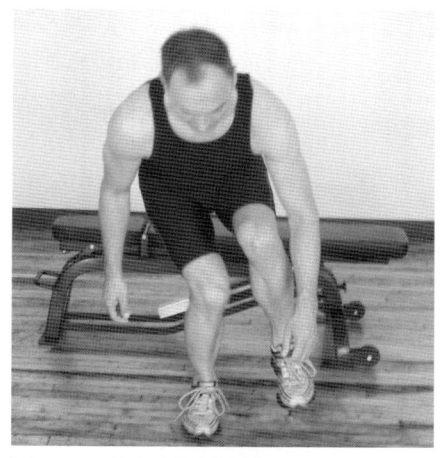

図15.9　前十字靱帯損傷のメカニズム

■　前十字靱帯損傷　■

　前十字靱帯損傷は，バスケットボールやサッカーのように素早い方向転換が必要なスポーツ選手に頻発する。女性スポーツ選手は，より前十字靱帯損傷を起こしやすい傾向にあり，これはジャンプの着地時における動的な膝の安定性が劣っているからではないかと考えられている。この安定性の欠如は，弱い股関節伸筋・外転筋・外旋筋のマッスルインバランスによるものである（Ireland et al. 2003）。言い換えると股関節伸展・外転・外旋のバランスのとれた活動は，女性に多い膝関節の過度な外反・内転・内旋による前十字靱帯損傷を予防する（**図15.9**）。

　ハムストリングスは，最大伸展付近で前方脛骨の前方滑りと大腿四頭筋の過剰な脛骨内旋に拮抗して作用する（Aagaard et al. 2000）。前十字靱帯に対するストレッチは大腿四頭筋活動を阻害するが，逆にハムストリングスは刺激される（Solomonow et al. 1987）。女性スポーツ選手におけるハムストリングスの弱化は，前十字靱帯損傷の関連因子の一つである（Buckley and Kaminski 2003）。研究によってはハムストリングスと大腿四頭筋の筋力関係が前十字靱帯損傷の予防に重要であると述べられているのに対し（Moore and Wade 1989），一方では膝のマッスルインバランスと損傷には関係性がないという見解も存在する（Grace et al. 1984）。Barattaら（1988）は，大腿四頭筋の肥大がみられるスポーツ選手において筋力増強運動を行う際，ハムストリングスの収縮を意識的に行わないかぎり，ハムストリングスが抑制されると報告している。同時に，ハムストリングス拮抗筋を鍛えるのに失敗した際，前十字靱帯損傷のリスクが増えるとも報告している。

　前十字靱帯は膝関節の安定性において重要な固有受容の役割を果たしていると考えられている。前十字靱帯を損傷，もしくは損失した際，理想的な筋活動を行うのに必要な求心性情報が欠落する（Barrack et al. 1989；Pitman et al. 1992）。前十字

靱帯損傷により片脚立ちバランス能力も低下する（Zätterstrom et al. 1994）．

　前十字靱帯損傷患者は，前十字靱帯からの求心性情報の欠如と慢性的不安定性により変形性膝関節症を呈する可能性が高い（O'Connor et al. 1992）．そのため，外科的前十字靱帯再建術がしばしば必要となる．前十字靱帯再建術後の感覚系再支配により，固有受容をかなりの程度回復することができる（Ochi et al. 2002）．また，筋力とバランス能力はトレーニング（特に第 11 章で述べた SMT）により向上が望める（Beard et al. 1994；Chmielewski et al. 2005；Fitzgerald et al. 2000；Ihara and Nakayama 1986；Risberg et al. 2007；Zätterstrom et al. 1994）．前十字靱帯損傷後の神経筋系の機能回復においては，筋力増強運動を行うよりも SMT を行うほうが効果的であることが示された（Beard et al. 1994；Ihara and Nakayama 1986；Risberg et al. 2007）．

　マッスルインバランスを伴う術後合併症は，リハビリテーションの進行を妨げる可能性がある．Page（2001）は，前十字靱帯再建術後に AKP を有する患者の 79% が硬い腸脛靱帯と弱化した股関節外転筋群を有していると報告している．膝の再建後の患者における変形性膝関節症の発症率はきわめて高い．損傷した膝のうち，78% が変形をきたしていたという報告がある（von Porat et al. 2004）．これに関しては，前十字靱帯再建術の既往のある患者に対して以下の 3 点に着目した際，当然の結果と考えられる．

- ハムストリングスの過度な EMG 活動と大腿四頭筋の筋抑制による，正常から逸脱した筋収縮パターン（Williams et al. 2005）．
- 軟骨の変性と靱帯による膝の制限（Vasara et al. 2005）．
- 術後最高 2 年に及ぶ異常な軟骨代謝を示す過度な軟骨代謝マーカーの上昇（Beynnon et al. 2005）．

■　膝関節炎　■

　前述したとおり，臨床上，変形性膝関節症はヤンダのマッスルインバランスのパターンを示している．興味深いことに，大腿四頭筋の弱化が変形性膝関節症の原因とされている（Becker et al. 2004；Hootman et al. 2004；Slemenda et al. 1997；Slemenda et al. 1998）．そして，この発見はマッスルインバランスと変形性膝関節症の関係性を示している．実際，大腿四頭筋の筋力が良好である場合，変形性膝関節症を発症するリスクは 64% も低下する（Hootman et al. 2004）．Fitzgerald ら（2004）は，大腿四頭筋の異常活動が変形性膝関節症における神経筋系の機序である可能性を示している．この場合，筋力の発揮が効率的ではないものの，筋力は弱くはなかった．

　変形性膝関節症患者において筋力と関節可動域が不足していることが明確であるなか，重要であるにもかかわらずあまり注目されていないのが，関節内の物理的変化による固有受容器の欠如である．この欠如は，肢位に対する認識の低下と重心動揺の増加をもたらす（Hassan et al. 2001；Wegener et al. 1997）．したがって，高齢者における固有受容器の減少が膝の変形のはじまり，もしくは増悪の原因である可能性が存在する（Barrett et al. 1991）．これは O'Connor ら（1992）によって名付け

られた神経原性加速の変形性関節症によるものなのかもしれない．神経原性加速とは，求心性固有受容入力の欠如と関節不安定性により関節炎の進行を加速させる現象である．

膝に対する弾性包帯の使用について，膝関節の位置感覚における固有受容能力を40％向上させることが報告された（Barrett et al. 1991）．この報告では，外的サポートやテーピングを行い他の部位の受容器からの求心性情報や残存している固有受容器の能率を向上させることで，フィードバックの正確性が増す可能性があることを示している．

足部と足関節の障害と疼痛

身体のすべてが関連しあっているという運動連鎖の視点では，下肢の遠位端にある足部や足関節が病態の理解のために重要であるといえる．第2章で述べたとおり，足部は姿勢やバランス保持能力にとって重要な固有受容領域である．マッスルインバランスと感覚運動機能障害に関連する足部と足関節の病態は，慢性足関節捻挫と足底筋膜炎の2つである．

慢性足関節捻挫

足関節捻挫をテーマとした病因，影響，リハビリテーションに関する研究は数多くある．その中でも急性外側足関節捻挫（内反捻挫）はマッスルインバランスと関係しており，特に背屈筋と回旋筋の弱化（Baumhauer et al. 2001；Wilkerson et al. 1997）やバランス障害が関係している（Goldie et al. 1994）．多くの場合において，急性足関節捻挫は問題なく，かつ目立った後遺症を残さずに回復する．しかし，足関節捻挫は慢性的な不安定性，疼痛や腫脹，再発リスクの増加につながる可能性もある．

慢性足関節捻挫は，機能的足関節不安定性（FAI：functional ankle instability）とも呼ばれている．これは関節性筋力低下と関係しており（McVey et al. 2005；Tropp 1986），その中に腓骨筋の抑制（Hopkins and Palmieri 2004；Santilli et al. 2005）と股関節外転筋群の抑制も含まれている（Nicholas et al. 1976；Bullock-Saxton 1994）．反対に筋の弱化は関係因子ではないことを示しているエビデンスも存在する（Kaminski et al. 2001；Lentell et al. 1990；Ryan 1994）．例えば，筋の弱化よりも筋活動パターンの異常がFAI患者に認められたという報告がある．潜伏している徴候として，いくつかの足関節周囲筋群（Delahunt et al. 2006；Konradsen and Ravn 1990）に加え，股関節外転筋・伸筋群にも異常が生じる（Beckman and Buchanan 1995；Bullock-Saxton et al. 1994）．

FAIは筋力不足よりも，感覚運動機能障害によって生じることが多い（Tropp, Askling, and Gillquist 1985）．30年以上前，Freemanら（1965）は機能的不安定性を，筋力は正常であるが慢性足関節捻挫を有する兵士に関して，固有受容器からの求心性情報が欠如することにより動的な筋力的安定化が低下するためであると説明している．最近では，Ryan（1994）がFAI患者において，筋力が正常であるにもかかわらず片脚立ちバランス能力が著明に低下していることを発見し，Freemanら

の説明を認めている．これらの発見により，求心路遮断（固有受容器からの求心性情報の欠如）は損傷後の機能回復能力を阻害する因子であると考えられている（Cornwall and Murrell 1991；Freeman 1965；Nicholas et al. 1976；Lentell et al. 1990）．損傷時および損傷後のさまざまな状況，損傷の度合い，感覚運動反応により，さまざまな代償的因子が時間差・個人差を生じさせる可能性がある．そのため，相反のエビデンスが存在する．

臨床的に，下肢の固有受容器の重要性は以前より認識されてきた．Fitzpatrickら（1994）は，立位姿勢保持と姿勢動揺制御における最も重要な要素は下肢からの求心性情報であることを発見した．古くよりO'Connell（1971）は，損傷された固有受容器が，足部の皮膚・筋・関節の機械的受容器からの刺激によって生じる陽性支持反応などに影響することを示した．この入力とその他の合成刺激の両方が立位姿勢と歩行を継続させるのに必要である．また，いくつかの研究（Cornwall and Murrell 1991；McGuire et al. 2000；Payne 1997；Tropp et al. 1984）では，固有受容器が下肢のバランスと適切な機能を維持し，さらに足関節損傷のリスクを低下させる役割を果たしているとされた．FAIにみられる代償的姿勢や，バランス保持を股関節での安定性と制御に依存することは（Brunt 1992；Perrin et al. 1997；Pinstaar et al. 1996；Tropp and Odenrick 1988），さらに疼痛や損傷を悪化させる原因となる．

現在のリハビリテーションでは，SMT（第11章参照）と不安定面を使用した個々の筋力増強，抑制の除去，もしくは求心路遮断に対する代償をより能率的に行うアプローチを奨励する．Freemanは1965年に，ロッカーボードと不安定板を用いて，FAIを有する兵士の足関節と下肢の自動的感覚運動機能を回復させる方法を説明している．また多くの研究により，受傷後4～8週目に行うSMTが固有受容器による機能的安定性，バランス，さらに姿勢制御能力の向上を促進させると証明された（Clark et al. 2005；Eils and Rosenbaum 2001；Freeman et al. 1965；Gauffin et al. 1988；Linford et al. 2006；Hale et al. 2007；Holme et al. 1999；Kidgell et al. 2007；Osborne et al. 2001；Tropp et al. 1984；Wester et al. 1996）．最近ではOsborneら（2001）が，慢性足関節捻挫を有する患者に対するSMTの使用が両足関節における筋活動のタイミングを早めたことにより，中枢神経系に対する効果があるとした．

ヤンダは1970年代にSMT用にバランスサンダル（図11.13参照）を発明した．このサンダルは下肢（Blackburn et al. 2003；Lanza et al. 2003）と股関節（Bullock-Saxton et al. 1993；Myers et al. 2003）の活動性を向上させ，筋始動までの時間を短縮する．さらにSMTは，損傷リスクを減少させるという予防効果も有している（Clark et al. 2005；Holme et al. 1999；McHugh et al. 2007；van der Wees 2006；Verhagen et al. 2005；Wester et al. 1996）．完治や理想的な運動が得られなくても，内容に富んだ，かつ患者に応じたリハビリテーションプログラムの立案，さらに予後の詳細な活動選択が，患者の痛みのない動作を可能にし，生活の質（QOL：quality of life）を向上させる．

■ 足底筋膜炎 ■

足底筋膜炎は，男女ともにみられる足底の一般的病態である．40～60代の女性に

発症することが最も多いが，スポーツ選手にも認められることが少なくない．例えば筋膜と筋組織の起始部である内側踵骨結節は（Forman and Green 1990），臨床上よく認められる疼痛発生部位であるが，足部外側の筋膜性疼痛も存在する．疼痛は朝立ち上がる時など，長時間足部が接地しない状態の後に体重をかけた時に増悪する．そして突然の荷重量増加，長時間の立位保持や歩行によっても増悪する．その他の悪化させる因子としては，扁平足や体重の増加などがある（Prichasuk and Subhadrabandhu 1994）．

足底筋膜炎は生体力学の異常による足底筋膜と足部の内在筋への過度な負荷によって発症すると考えられている（Root, Orion, and Weed 1977；Valmassey 1996）．足部，もしくは近位の股関節・骨盤周囲における機能的安定性の低下により，ウインドラスメカニズム（windlass mechanism：母趾の筋膜付着部での母趾背屈による安定化，足底筋膜の過緊張，足部アーチの高さの増大；Hicks 1954）の代償運動が起こり，結果として筋付着部位への負荷量が増加して炎症を起こしたり，組織内断裂へとつながることもある．股関節のサスペンション機能と近位筋による足部の回外とロック（lock），または近位から遠位（上下方向）の足部への負荷制御が病因に影響する．

足底筋膜炎患者にはマッスルインバランスの存在が認められているが，マッスルインバランスが足底筋膜炎の原因なのか否かをみいだすためには，さらなる追究が必要である．アキレス腱の緊張亢進は，足底筋膜に対する負荷を増加させる（Cheung et al. 2006）．したがって，いうまでもなくアキレス腱の短縮と足関節背屈制限は，足底筋膜炎と関係している（Kibler et al. 1991；Riddle et al. 2003）．さらに，足関節周囲筋群や足部内在筋群の弱化との関係性についても報告されている（Allen and Gross 2003；Kibler et al. 1991）．

足部内在筋群の機能低下は見逃されることが多い．もし見逃されて治療を行わなかった場合，足底筋膜炎が未解決の状態のまま残存する可能性がある．例えば，足の短母趾屈筋の減弱は不安定な母趾列につながる可能性がある．母趾列が不安定になり荷重時に足底腱膜が引き上がると，足部の回内の制御と効果的なウィンドラスメカニズムの双方が損なわれることになる．日々の歩行の中で，足底筋膜のような受動的制御機構に繰り返し生じる負荷は蓄積され，足底筋膜炎の症状を示すようになる．

ストレッチ，テーピング，装具やナイトスプリント（night splint）のような保存療法は足底腱膜炎に対して有効である．しかし，足底筋膜炎に対する治療戦略の研究は，無作為化試験数が不足しているため，最も有効な治療アプローチが特定されていない（Atkins et al. 1999；Crawford and Thomson 2003）．近年では，非荷重下での中足指節関節と足関節に対するストレッチが従来の荷重下でのアキレス腱に対するストレッチより，慢性的な踵の痛みを減少させるのに有効であったと報告されている（図 15.10；DiGiovanni et al. 2003）．その他として，足底筋膜の負荷減少を目的としたテーピングも効果的である．また，起床時に足底筋膜に対してマッサージを行うことも効果的な場合がある（図 15.11）．

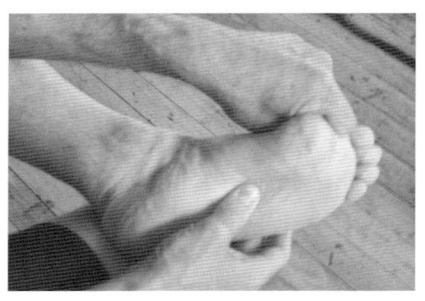

図15.10　足底筋膜炎のための第1中足指節関節に対するストレッチ

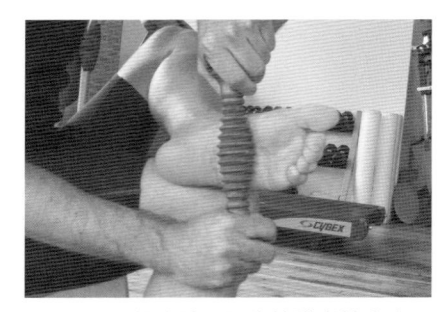

図15.11　起床時の足底筋膜炎性疼痛に対するマッサージ

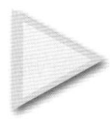

ケーススタディ

32歳，男性．左足に痛みを呈し，足底筋膜炎と診断された．3週間前から疼痛（5/10）を呈し，起床時・荷重時・歩行時に疼痛が増悪する．しかし，継続的な歩行により症状は減少した．走行においては数分後に症状が出現した．安静や活動の減少では症状が改善せず，患者はバスケットボールやランニングを週2，3回程度行えることを希望していた．

検査と評価

身体検査では，患者の姿勢において特に注目する点はなく，著明な上位交差症候群，下位交差症候群，層状症候群も認められなかった．しかし，症例の両側前足部が内反しており，左足部中央の回内が立位時および歩行時に増加を示した．左股関節の内旋は自動でも他動でも減少を示した（図15.12）．さらに，左距腿関節の背屈可動域が制限されていた．局所の圧痛が踵骨隆起内側と足底筋膜の内側面に沿ってみられ，足底方形筋などの足底内在筋群，腓腹筋内側頭，股関節外旋筋群，腰部傍脊柱筋群においてトリガーポイントが認められた（図15.13）．

筋抑制に伴い筋力は弱化しており，前脛骨筋，長母趾屈筋，内側広筋，中殿筋，大殿筋，および深層外旋筋のMMTが4/5であった．また，股関節内転筋の短縮（特に単関節）も認められた．患者の片脚立ちバランス能力は低下しており，両側とも質的・量的に劣っていた．片

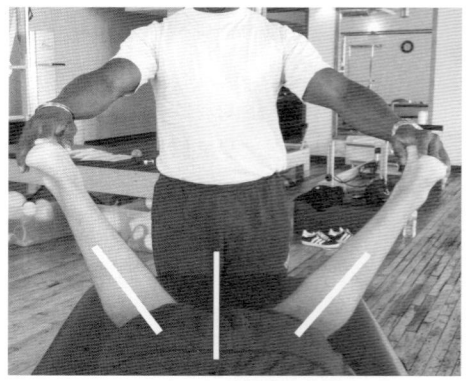

図15.12　左股関節の内旋が制限されているケーススタディの症例

侵害受容1分テスト　　　　　　　　患者氏名＿＿＿＿＿＿＿＿＿＿＿＿＿＿＿＿

左	右
☐ 尾骨	☐ 尾骨
☒ 仙腸関節	☐ 仙腸関節
☒ 第4/5腰椎/第1仙骨	☐ 第4/5腰椎/第1仙骨
☐ 第1腰椎	☐ 第1腰椎
☒ 第11・第12肋骨	☐ 第11・第12肋骨
☒ 横隔膜	☐ 横隔膜
☒ 胸肋関節	☒ 胸肋関節
☒ 上位胸椎	☒ 上位胸椎
☐ 第7頸椎/第1胸椎	☒ 第7頸椎/第1胸椎
☐ 第1・第2肋骨	☒ 第1・第2肋骨
☐ 肩甲挙筋	☒ 肩甲挙筋
☐ 棘下筋	☒ 棘下筋
☐ 項靱帯	☒ 項靱帯
☐ 頭板状筋	☒ 頭板状筋
☐ 小後頭直筋	☒ 小後頭直筋
☐ 後頭下筋	☐ 後頭下筋
☐ 蝶形骨/頬骨弓	☒ 蝶形骨/頬骨弓
☐ 咬筋	☒ 咬筋
☐ 顎二腹筋	☐ 顎二腹筋
☐ 肩甲舌骨筋	☐ 肩甲舌骨筋
☒ 短母指屈筋	☒ 短母指屈筋
☒ 腓腹筋内側頭	☐ 腓腹筋内側頭
☒ 股関節の短内転筋	☐ 股関節の短内転筋
☒ 足部の内在筋	☐ 足部の内在筋

図15.13　ケーススタディの症例におけるトリガーポイント

脚立位は約10秒のみ可能であり，股関節の動揺増加と下肢筋群の過活動がみられた．

　歩行分析の結果においても下肢の水平面上の制御能力が低下しており，障害側の立脚期では内旋可動域が著明に増加していた．踵離地とつま先離地では股関節伸展が減少していた．これは，軽い本を頭上にのせて歩くことにより減少した．また歩行分析より，バランス保持に必要な神経学的反応における協調性の低下が示された．

　患者には横隔膜の活動性低下が認められ，体幹の安定性が低下している可能性があったため，呼吸パターンに関する評価を行った．しかし，この現象は病的ではなかった．

　これらの臨床的評価は姿勢観察のみならず，筋緊張の変化，侵害受容，システム上の代償レベルを示す疼痛出現パターンとの関連性も記録するようにした．さらに，空間での身体制御能力の低下によるバランスの障害が起こっている可能性もあ

る．前述した筋抑制パターンと過活動は，中枢神経系の機能と障害を見極めるのに役立つ．このようなかたちで，治療者は検査と評価を進行していく必要がある．

治療と結果

理学療法は週に2回行った．患者に原始反射リリース法（PRRT：primal reflex release technique；第9章参照）を行った結果，トリガーポイントの評価で痛みがあった部位を触診すると，不快感が明らかに低下しており，股関節と足関節の可動域が拡大した．起始・停止の促通と感覚刺激を足底方形筋，長母趾屈筋，前脛骨筋，内側広筋，深部外旋筋群，中殿筋などに行った．等尺性運動も筋促通の補助として行った．そしてバランスおよび協調性の向上を目的とし，短い足部とSMTの指導を静的段階と動的段階に分け，両脚立位から始め，その後に片脚立位へと移行した（図15.14）．機能的段階には段差の上がり下り，ランジが耐久性に応じて加えられた．空間的制御能力，疼痛消失，正常な筋活動の維持を進行の基準とした．さらに，股関節伸展中の腰部骨盤の安定性向上のためにトレッドミルで後ろ歩きを実施した．患者には拘縮が認められなかったので，積極的なストレッチは行わなかった．また，全関節可動域運動を日常的なプログラムとして取り入れた．そして患者には足底内在筋に対するPIRテクニックとヒラメ筋，腓腹筋に対するホールドアンドリラックスを活動後のリリースのために教えた．弾性抵抗はリハビリテーション過程の最後のほうに，受傷前の日常生活へ向けた練習（ジャンピング，跳躍，カッティング動作）の負荷量を増やすために用いた．

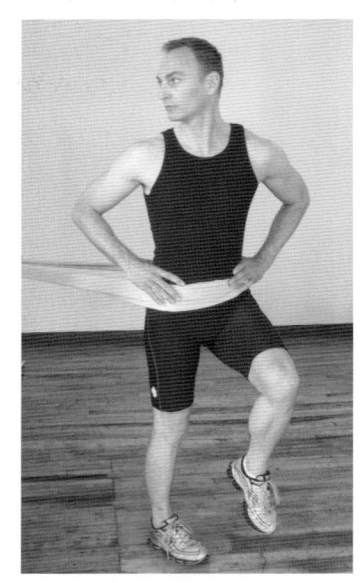

図 15.14　立位での股関節内旋・外旋

治療に対する患者の反応は良好であり，6回の治療により疼痛は消失し，ランニングを再開することが可能となった．なお，はじめは距離の増加に伴い，歩行と走行を交互に行うように指示をした．片脚立ちバランスは，両側ともに17秒まで改善され，片脚立位保持のために必要な筋活動も減少を示した．関節可動域に関しては，股関節と足関節が左右対称まで改善した．なお，荷重時の制御は左足のほうがよい結果を示した．ジャンピングや着地，さらにプレー上必要な動作の持久力改善のために運動動作をわずかずつ進行させるエクササイズを行い，患者は5週間後にはバスケットボールができるまでに回復した．

ヤンダアプローチ 対 従来のアプローチ

ヤンダアプローチは，リハビリテーションの進行過程において，感覚運動システムと中枢神経系を一つの単位として定義しようとするものである．個々の身体部位

表15.1 ヤンダのリハビリテーションアプローチと従来のアプローチの比較（ケーススタディより）

リハビリテーションの進行過程	ヤンダアプローチ	従来のアプローチ
典型的な呼吸を重要視	あり	なし
上位交差症候群，下位交差症候群，層状症候群に対する評価	あり	なし
質的歩行分析	あり	なし
呼吸評価	あり	まれ
短い足部の使用	あり	なし
認知的課題	あり	一般的ではない
断続的・連続的筋力増強へのSMTの導入	あり	一般的ではない
従来の機械を用いた運動	なし	一般的

と中枢神経系の間に存在する内在的関係を無視し，個別に特定部位のみに行う従来の治療は時代遅れである．表15.1は，これらの違いを簡易的にまとめたものである．

まとめ

　マッスルインバランスにおける評価と治療は，下肢の傷害を受傷する可能性が高い患者をみいだし，リスクを下げる（Knapik et al. 1991）．マッスルインバランスと傷害との因果関係を確立させるためには，さらなる研究が必要であるが，傷害リスクと関連したインバランスが鼠径部（Tyler et al. 2001）と膝関節（Witvrouw et al. 2001）で確認されている．例えば，大腿四頭筋の弱化は変形性膝関節症が発症するリスクを高める因子の一つであることが確認されている（Hootman et al. 2004）．

　姿勢の安定性と固有受容に対する評価をとおして問題のある個人を特定し，予防的SMTによって改善することにより，足関節傷害を予防できる可能性がある（Payne 1997；Tropp et al. 1994）．研究では，バランスボードと軟らかい素材のスタビリティートレーナーの使用を含むSMTが前十字靱帯損傷リスク（Caraffa et al. 1996；Cerulli et al. 2001；Myklebust et al. 2003）と足関節捻挫リスク（Clark et al. 2005；McHugh et al. 2007；Sheth et al. 1995；van der Wees 2006；Verhagen et al. 2005）の減少に役立つことが示された．SMTは，サッカー，ハンドボール，バレーボールなどのシーズン前やシーズン中のスポーツトレーニングプログラムとして使用することで，傷害リスクを下げることができる（Ekstrand et al. 1983；Emery et al. 2005；Knobloch et al. 2005；Malliou et al. 2004；Petersen et al. 2005；Wedderkopp et al. 1999；Wedderkopp et al. 2003）．そのためには，患者を全体的かつ総合的に検査し，傷害へとつながる可能性がある感覚運動の低下を評価する必要がある．一般的な筋力増強プログラムは，適切な評価と治療をするうえでは乏しい代用にしかなりえない．

文 献

Aagaard, P., E.B. Simonsen, J.L. Andersen, S.P. Magnusson, F. Bojsen-Møller, and P. Dyhre-Poulsen. 2000. Antagonist muscle coactivation during isokinetic knee extension. *Scand J Med Sci Sports* 10 (2): 58-67.

Aarås, A, M.B. Veierød, S. Larsen, R. Ortengren, and O. Ro. 1996. Reproducibility and stability of normalized EMG measurements on musculus trapezius. *Ergonomics* 39 (2): 171-85.

Abdulwahab, S.S., and M. Sabbahi. 2000. Neck retractions, cervical root decompression, and radicular pain. *J Orthop Sports Phys Ther* 30 (1): 4-9.

Abrahams, V.C. 1977. The physiology of neck muscles: their role in head movement and maintenance of posture. *Can J Physiol Pharmacol* 55 (3): 332-8.

Agabegi, S.S., R.A. Freiberg, J.M. Plunkett, and P.J. Stern. 2007. Thumb abduction strength measurement in carpal tunnel syndrome. *J Hand Surg [Am]* 32 (6): 859-66.

Ahlgren, C., K. Waling, F. Kadi, M. Djupsjöbacka, L.E. Thornell, and G. Sundelin. 2001. Effects on physical performance and pain from three dynamic training programs for women with work-related trapezius myalgia. *J Rehabil Med* 33 (4): 162-9.

Akalin, E., O. El, O. Peker, O. Senocak, S. Tamci, S. Gülbahar, R. Cakmur, and S. Oncel. 2002. Treatment of carpal tunnel syndrome with nerve and tendon gliding exercises. *Am J Phys Med Rehabil* 81 (2): 108-13.

Alderink, G.J., and D.J. Kuck. 1986. Isokinetic shoulder strength of high school and college-aged pitchers. *J Orthop Sports Phys Ther* 7 (4): 163-72.

Alexander, K.M., and T.L. LaPier. 1998. Differences in static balance and weight distribution between normal subjects and subjects with chronic unilateral low back pain. *J Orthop Sports Phys Ther* 28 (6): 378-83.

Alexander, R. 2008. Functional fascial taping for lower back pain: A case report. *J Bodyw Mov Ther* 12 (3): 263-4.

Alfredson, H., T. Pietilä, and R. Lorentzon. 1998. Concentric and eccentric shoulder and elbow muscle strength in female volleyball players and non-active females. *Scand J Med Sci Sports* 8 (5 Pt. 1): 265-70.

Alizadehkhaiyat, O., A.C. Fisher, G.J. Kemp, and S.P. Frostick. 2007. Strength and fatigability of selected muscles in upper limb: Assessing muscle imbalance relevant to tennis elbow. *J Electromyogr Kinesiol* 17 (4): 428-36.

Alizadehkhaiyat, O., A.C. Fisher, G.J. Kemp, K. Vishwanathan, and S.P. Frostick. 2008. Assessment of functional recovery in tennis elbow. *J Electromyogr Kinesiol* [In press].

Alizadehkhaiyat, O., A.C. Fisher, G.J. Kemp, K. Vishwanathan, and S.P. Frostick. 2007. Upper limb muscle imbalance in tennis elbow: A functional and electromyographic assessment. *J Orthop Res* 25 (12): 1651-7.

Alkjaer, T., E.B. Simonsen, S.P. Peter Magnusson, H. Aagaard, and P. Dyhre-Poulsen. 2002. Differences in the movement pattern of a forward lunge in two types of anterior cruciate ligament deficient patients: Copers and non-copers. *Clin Biomech (Bristol, Avon)* 17 (8): 586-93.

Alkjaer, T., E.B. Simonsen, U. Jorgensen, and P. Dyhre-Poulsen. 2003. Evaluation of the walking pattern in two types of patients with anterior cruciate ligament deficiency: Copers and non-copers. *Eur J Appl Physiol* 89 (3-4): 301-8.

Allegrucci, M., S.L. Whitney, and J.J. Irrgang. 1994. Clinical implications of secondary impingement of the shoulder in freestyle swimmers. *J Orthop Sports Phys Ther* 20 (6): 307-18.

Allegrucci, M., S.L. Whitney, S.M. Lephart, J.J. Irrgang, and F.H. Fu. 1995. Shoulder kinesthesia in healthy unilateral athletes participating in upper extremity sports. *J Orthop Sports Phys Ther* 21 (4): 220-6.

Allen, R.H., and Gross, M.T. 2003. Toe flexors strength and passive extension range of motion of the first metatarsophalangeal joint in individuals with plantar fasciitis. *J Orthop Sports Phys Ther*. Aug; 33 (8): 468-78.

Alpert, S.W., M.M. Pink, F.W. Jobe, P.J. McMahon, and W. Mathiyakom. 2000. Electromyographic analysis of deltoid and rotator cuff function under varying loads and speeds. *J Shoulder Elbow Surg* 9 (1): 47-58.

Al-Shenqiti, A.M., and J.A. Oldham. 2005. Test-retest reliability of myofascial trigger point detection in patients with rotator cuff tendonitis. *Clin Rehabil* 19 (5): 482-7.

Alum, J.H., B.R. Bloem, M.G. Carpenter, M. Hulliger, and M. Hadders-Algra. 1998. Proprioceptive control of posture: A review of new concepts. *Gait Posture* 8 (3): 214-42.

Andersen, L.L., M. Kjaer, K. Søgaard, L. Hansen, A.I. Kryger, and G. Sjøgaard. 2008. Effect of two contrasting types of physical exercise on chronic neck muscle pain. *Arthritis Rheum* 59 (1): 84-91.

Anderson, K. and D.G. Behm. 2005. Trunk muscle activity increases with unstable squat movements. *Can J Appl Physiol*. 30 (1): 33-45.

Andersson, E.A., J. Nilsson, Z. Ma, and A. Thorstensson. 1997. Abdominal and hip flexor muscle activation during various training exercises. *Eur J Appl Physiol Occup Physiol* 75 (2): 115-23.

Aniss, A.M., S.C. Gandevia, and D. Burke. 1992. Reflex responses in active muscles elicited by stimulation of low-threshold afferents from the human foot. *J Neurophysiol*. 67 (5): 1375-84.

Apreleva, M., C.T. Hasselman, R.E. Debski, F.H. Fu, S.L. Woo, and J.J. Warner. 1998. A dynamic analysis of glenohumeral motion after simulated capsulolabral injury. A cadaver model. *J Bone Joint Surg Am* 80 (4): 474-80.

Arokoski, J.P., M. Kankaanpaa, T. Valta, I. Juvonen, J. Partanen, S. Taimela, K.A. Lindgren, and O. Airaksinen. 1999. Back and hip extensor muscle function during therapeutic exercises. *Arch Phys Med Rehabil* 80 (7): 842-50.

Arokoski, J.P., T. Valta, O. Airaksinen, and M. Kankaanpaa. 2001. Back and abdominal muscle function during stabilization exercises. *Arch Phys Med Rehabil* 82: 1089-98.

Aronen, J.G., and K. Regan. 1984. Decreasing the incidence of recurrence of first time anterior shoulder dislocations with rehabilitation. *Am J Sports Med* 12 (4): 283-91.

Aruin, A.S., and M.L. Latash. 1995. Directional specificity of postural muscles in feed-forward postural reactions during fast voluntary arm movements. *Exp Brain Res* 103 (2): 323-32.

Arwert, H.J., J. de Groot, W.W. Van Woensel, and P.M. Rozing. 1997. Electromyography of shoulder muscles in relation to force direction. *J Shoulder Elbow Surg* 6 (4): 360-70.

Ashton-Miller, J.A. 2004. Thoracic hyperkyphosis in the young athlete: A review of the biomechanical issues. *Curr Sports Med Rep* 3 (1): 47-52.

Ashton-Miller, J.A., E.M. Wojtys, L.J. Huston, and D. Fry-Welch. 2001. Can proprioception really be improved by exercises? *Knee Surg Sports Traumatol Arthrosc* 9 (3): 128-36.

Atkins, D., Crawford, F., Edwards, J., and Lambert, M. 1999. A systematic review of treatments for the painful heel. *Rheumatology (Oxford)*. Oct; 38 (10): 968-73. Review.

Azevedo, D.C., T. de Lima Pires, F. de Souza Andrade, and M.K. McDonnell. 2008. Influence of scapular position on the pressure pain threshold of the upper trapezius muscle region. *Eur J Pain* 12 (2): 226-32.

Babyar, S.R. 1996. Excessive scapular motion in individuals recovering from painful and stiff shoulders: Causes and treatment strategies. *Phys Ther* 76 (3): 226-38.

Backman, E., A. Bengtsson, M. Bengtsson, C. Lennmarken, and K.G. Henriksson. 1988. Skeletal muscle function in primary fibromyalgia. Effect of regional sympathetic blockade with guanethidine. *Acta Neurol Scand* 77 (3): 187-91.

Bagg, S.D., and W.J. Forrest. 1986. Electromyographic study of the scapular rotators during arm abduction in the scapular plane. *Am J Phys Med* 65 (3): 111-24.

Bagg, S.D., and W.J. Forrest. 1988. A biomechanical analysis of scapular rotation during arm abduction in the scapular plane. *Am J Phys Med Rehabil* 67 (6): 238-45.

Bahr, R., O. Lian, and I.A. Bahr. 1997. A twofold reduction in the incidence of acute ankle sprains in volleyball after the introduction of an injury prevention program: A prospective cohort study. *Scand J Med Sci Sports* 7 (3): 172-7.

Bak, K. 1996. Nontraumatic glenohumeral instability and coracoacromial impingement in swimmers. *Scand J Med Sci Sports* 6 (3): 132-44.

Bak, K., and P. Faunø. 1997. Clinical findings in competitive swimmers with shoulder pain. *Am J Sports Med* 25 (2): 254-60.

Bak, K., and S.P. Magnusson. 1997. Shoulder strength and range of motion in symptomatic and pain-free elite swimmers. *Am J Sports Med* 25 (4): 454-9.

Ballantyne, B.T., S.J. O'Hare, J.L. Paschall, M.M. Pavia-Smith, A.M. Pitz, J.F. Gillon, and G.L. Soderberg. 1993. Electromyographic activity of selected shoulder muscles in commonly used therapeutic exercises. *Phys Ther* 73 (10): 668-77.

Balogun, A., C.O. Adesinasi, and D.K. Marzouk. 1992. The effects of a wobble board exercise training program on static balance performance and strength of lower extremity muscles. *Physiother Can* 44: 23-30.

Balogun, J.A., A.A. Olokungbemi, and A.R. Kuforiji. 1992. Spinal mobility and muscular strength: effects of supine- and prone-lying back extension exercise training. *Arch Phys Med Rehabil* 73 (8): 745-51.

Baltaci, G., and V.B. Tunay. 2004. Isokinetic performance at diagonal pattern and shoulder mobility in elite overhead athletes. *Scand J Med Sci Sports* 14 (4): 231-8.

Bandholm, T., L. Rasmussen, P. Aagaard, B.R. Jensen, and L. Diederichsen. 2006. Force steadiness, muscle activity, and maximal muscle strength in subjects with subacromial impingement syndrome. *Muscle Nerve* 34 (5): 631-9.

Bansevicius, D., and O. Sjaastad. 1996. Cervicogenic headache: The influence of mental load on pain level and EMG of shoulder-neck and facial muscles. *Headache* 36

(6)：372-8.

Bansevicius, D., R.H. Westgaard, and T. Stiles. 2001. EMG activity and pain development in fibromyalgia patients exposed to mental stress of long duration. *Scand J Rheumatol* 30（2）：92-8.

Baratta, R., M. Solomonow, B.H. Zhou, D. Letson, R. Chuinard, and R. D'Ambrosia. 1988. Muscular coactivation. The role of the antagonist musculature in maintaining knee stability. *Am J Sports Med* 16（2）：113-22.

Barden, J.M., R. Balyk, V.J. Raso, M. Moreau, and K. Bagnall. 2005. Atypical shoulder muscle activation in multidirectional instability. *Clin Neurophysiol* 116（8）：1846-57.

Barker, P.J., and C.A. Briggs. 1999. Attachments of the posterior layer of lumbar fascia. *Spine* 24（17）：1757-64.

Barker, S., M. Kesson, J. Ashmore, G. Turner, J. Conway, and D. Stevens. 2000. Guidance for pre manipulative testing of the cervical spine. *Man Ther* 5：37-40.

Barrack, R.L., H.B. Skinner, and S.L. Buckley. 1989. Proprioception in the anterior cruciate deficient knee. *Am J Sports Med* 17（1）：1-6.

Barrett, D.S., A.G. Cobb, and G. Bentley. 1991. Joint proprioception in normal, osteoarthritic and replaced knees. *J Bone Joint Surg Br* 73（1）：53-6.

Barton, P.M., and K.C. Hayes. 1996. Neck flexor muscle strength, efficiency, and relaxation times in normal subjects and subjects with unilateral neck pain and headache. *Arch Phys Med Rehabil* 77（7）：680-7.

Basmajian, J.A. 1985. *Muscles alive. Their functions revealed by electromyography.* 5th ed. Baltimore：Lippincott Williams & Wilkins. Bassett, R.W., A.O. Browne, B.F. Morrey, and K.N. An. 1990. Glenohumeral muscle force and moment mechanics in a position of shoulder instability. *J Biomech* 23（5）：405-15.

Batt, B.E., J.L. Tanji, and N. Skattum. 1996. Plantar fasciitis：A prospective randomized clinical trial of the tension night splint. *Clin J Sport Med* 6：158-62.

Bauer, J.A., and R.D. Murray. 1999. Electromyographic patterns of individuals suffering from lateral tennis elbow. *J Electromyogr Kinesiol* 9（4）：245-52.

Baumhauer, J.F., D.M. Alosa, A.F. Renstrom, S. Trevino, and B. Beynnon. 1995. A prospective study of ankle injury risk factors. *Am J Sports Med* 23（5）：564-70.

Bayramoglu, M., R. Toprak, and S. Sozay. 2007. Effects of osteoarthritis and fatigue on proprioception of the knee joint. *Arch Phys Med Rehabil.* 88（3）：346-50.

Baysal, O., Z. Altay, C. Ozcan, K. Ertem, S. Yologlu, and A. Kayhan. 2006. Comparison of three conservative treatment protocols in carpal tunnel syndrome. *Int J Clin Pract* 60（7）：820-8.

Beard, D.J., C.A.F. Dodd, H.R. Trundle, and A. Simpson. 1994. Proprioception enhancement for anterior cruciate ligament deficiency. *J Bone Joint Surg Br* 76B：654-9.

Beard, D.J., P.J. Kyberd, C.M. Fergusson, and C.A. Dodd. 1993. Proprioception after rupture of the anterior cruciate ligament. An objective indication of the need for surgery? *J Bone Joint Surg Br* 75（2）：311-5.

Becker, R., Berth, A., Nehring, M., and Awiszus, F. 2004. Neuromuscular quadriceps dysfunction prior to osteoarthritis of the knee. *J Orthop Res.* Jul；22（4）：768-73.

Beckett, M.E., D.L. Massie, K.D. Bowers, and D.A. Stol. 1992. Incidence of hyperpronation in the ACL injured knee：A clinical perpective. *J Athl Train* 27：58-62.

Beckman, S.M., and T.S. Buchanan. 1995. Ankle inversion injury and hypermobility：Effect on hip and ankle muscle electromyography onset latency. *Arch Phys Med Rehabil* 76（12）：1138-43.

Bednar, D.A., F.W. Orr, and G.T. Simon. 1995. Observations on the pathomorphology of the thoracolumbar fascia in chronic mechanical back pain. A microscopic study. *Spine* 20（10）：1161-4.

Behm, D.G., A.M. Leonard, W.B. Young, W.A. Bonsey, and S.N. MacKinnon. 2005. Trunk muscle electromyographic activity with unstable and unilateral exercises. *J Strength Cond Res.* 19（1）：193-201

Belling Sørensen, A.K., and U. Jørgensen. 2000. Secondary impingement in the shoulder. An improved terminology in impingement. *Scand J Med Sci Sports* 10（5）：266-78.

Bennett, R.M. 1996. Fibromyalgia and the disability dilemma. A new era in understanding a complex, multidimensional pain syndrome. *Arthritis Rheum* 39(10)：1627-34.

Bennett, S.E., R.J. Schenk, and E.D. Simmons. 2002. Active range of motion utilized in the cervical spine to perform daily functional tasks. *J Spinal Disord Tech* 15（4）：307-11.

Benson, H. 1984. Beyond the relaxation response. New York：Berkeley.

Berg, H.E., G. Berggren, and P.A. Tesch. 1994. Dynamic neck strength training effect on pain and function. *Arch Phys Med Rehabil* 75（6）：661-5.

Berglund, B., E.L. Harju, E. Kosek, and U. Lindblom. 2002. Quantitative and qualitative perceptual analysis of cold dysesthesia and hyperalgesia in fibromyalgia. *Pain* 96（1-2）：177-87.

Bergmark, A. 1989. Stability of the lumbar spine：A study in mechanical engineering. *Acta Orthop Scand Suppl.* 230：1-54.

Beukeboom, C., T.B. Birmingham, L. Forwell, and D. Ohrling. 2000. Asymmetrical strength changes and injuries in athletes training on a small radius curve indoor track. *Clin J Sport Med* 10（4）：245-50.

Bey, M.J., S.K. Brock, W.N. Beierwaltes, R. Zauel, P.A. Kolowich, and T.R. Lock. 2007. In vivo measurement of subacromial space width during shoulder elevation : Technique and preliminary results in patients following unilateral rotator cuff repair. *Clin Biomech (Bristol, Avon)* 22 (7) : 767-73.

Beynnon, B.D., B.S. Uh BS R.J. Johnson, J.A. Abate, C.E. Nichols, B.C. Fleming, A.R. Poole, and H. Roos. 2005. Rehabilitation after anterior cruciate ligament reconstruction : A prospective, randomized, doubleblind comparison of programs administered over 2 different time intervals. *Am J Sports Med* 33 (3) : 347-59.

Bigliani, L.U., and W.N. Levine. 1997. Subacromial impingement syndrome. *J Bone Joint Surg Am* 79 (12) : 1854-68.

Bigliani, L.U., J.B. Ticker, E.L. Flatow, L.J. Soslowsky, and V.C. Mow. 1991. The relationship of acromial architecture to rotator cuff disease. *Clin Sports Med* 10 (4) : 823-38.

Bisset, L., A. Paungmali, B. Vicenzino, and E. Beller. 2005. A systematic review and meta-analysis of clinical trials on physical interventions for lateral epicondylalgia. *Br J Sports Med* 39 (7) : 411-22.

Blackburn, J.T., C.J. Hirth, and K.M. Guskiewicz. 2002. EMG comparison of lower leg musculature during functional activities with and without balance shoes. Abstract. *J Athl Train* 37 (2) : S-97.

Blackburn, J.T., C.J. Hirth, and K.M. Guskiewicz. 2003. Exercise sandals increase lower extremity electromyographic activity during functional activities. *J Athl Train* 38 (3) : 198-203.

Blackwell, J.R., and K.J. Cole. 1994. Wrist kinematics differ in expert and novice tennis players performing the backhand stroke : Implications for tennis elbow. *J Biomech* 27 (5) : 509-16.

Blasier, R.B., J.E. Carpenter, and L.J. Huston. 1994. Shoulder proprioception. Effect of joint laxity, joint position, and direction of motion. *Orthop Rev* 23 (1) : 45-50.

Bloem, B.R., J.H. Allum, M.G. Carpenter, and F. Honegger. 2000. Is lower leg proprioception essential for triggering human automatic postural responses? *Exp Brain Res* 130 (3) : 375-91.

Bloem, B.R., J.H. Allum, M.G. Carpenter, J.J. Verschuuren, and F. Honegger. 2002. Triggering of balance corrections and compensatory strategies in a patient with total leg proprioceptive loss. *Exp Brain Res* 142(1) : 91-107.

Bobath, K., and B. Bobath. 1964. The facilitation of normal postural reactions and movement in treatment of cerebral palsy. *Physiotherapy* 50 : 246.

Boden, S.D., P.R. McCowin, D.O. Davis, T.S. Dina, A.S. Mark, and W. Wiesel. 1990. Abnormal magnetic-resonance scans of the cervical spine in asymptomatic subjects. A prospective investigation. *J Bone Joint Surg Am* 72 (8) : 1178-84.

Bohannon, R.W., P.A. Larkin, A.C. Cook, J. Gear, and J. Singer. 1984. Decrease in timed balance test scores with aging. *Phys Ther* 64 (7) : 1067-70.

Boline, P.D., K. Kassak, G. Bronfort, C. Nelson, and A.V. Anderson. 1995. Spinal manipulation vs. amitriptyline for the treatment of chronic tension-type headaches : A randomized clinical trial. *J Manipulative Physiol Ther* 18 (3) : 148-54.

Bonica, J.J. 1991. History of pain concepts and pain therapy. *Mt Sinai J Med* 58 (3) : 191-202.

Borman, P., R. Celiker, and Z. Hasçelik. 1999. Muscle performance in fibromyalgia syndrome. *Rheumatol Int* 19 (1-2) : 27-30.

Borsa, P.A., G.C. Dover, K.E. Wilk, and M.M. Reinold. 2006. Glenohumeral range of motion and stiffness in professional baseball pitchers. *Med Sci Sports Exerc* 38 (1) : 21-6.

Borsa, P.A., K.E. Wilk, J.A. Jacobson, J.S. Scibek, G.C. Dover, M.M. Reinold, and J.R. Andrews. 2005. Correlation of range of motion and glenohumeral translation in professional baseball pitchers. *Am J Sports Med* 33(9) : 1392-9.

Borsa, P.A., M.K. Timmons, and E.L. Sauers. 2003. Scapular-positioning patterns during humeral elevation in unimpaired shoulders. *J Athl Train* 38 (1) : 12-7.

Borstad, J.D. 2006. Resting position variables at the shoulder : Evidence to support a posture-impairment association. *Phys Ther* 86 (4) : 549-57.

Borstad, J.D., and P.M. Ludewig. 2002. Comparison of scapular kinematics between elevation and lowering of the arm in the scapular plane. *Clin Biomech (Bristol, Avon)* 17 (9-10) : 650-9.

Borstad, J.D., and P.M. Ludewig. 2005. The effect of long versus short pectoralis minor resting length on scapular kinematics in healthy individuals. *J Orthop Sports Phys Ther* 35 (4) : 227-38.

Borstad, J.D., and P.M. Ludewig. 2006. Comparison of three stretches for the pectoralis minor muscle. *J Shoulder Elbow Surg* 15 (3) : 324-30.

Bosco, C., M. Cardinale, O. Tsarpela, and E. Locatelli. 1999. New trends in training science : The use of vibrations for enhancing performance. *New Studies in Athletics* 14 (4) : 55-62.

Bosco, C., R. Colli, E. Introini, M. Cardinale, M. Lacovelli, J. Tihanyi, S.P. von Diuvillard, and A. Vira. 1999. Adaptive responses of human skeletal muscle to vibration exposure *Clin Physiol* 19 (2) : 183-7.

Bouche, K., V. Stevens, D. Cambier, J. Caemaert, and L. Danneels. 2006. Comparison of postural control in unilateral stance between healthy controls and lumbar discectomy patients with and without pain. *Eur Spine J* 15（4）: 423-32.

Boyd-Clark, L.C., C.A. Briggs, and M.P. Galea. 2002. Muscle spindle distribution, morphology, and density in longus colli and multifidus muscles of the cervical spine. *Spine* 27（7）: 694-701.

Braun, B.L., and L.R. Amundson. 1989. Quantitative assessment of head and shoulder posture. *Arch Phys Med Rehabil* 70（4）: 322-9.

Briggs, C.A., and B.G. Elliott. 1985. Lateral epicondylitis. A review of structures associated with tennis elbow. *Anat Clin* 7（3）: 149-53.

Brindle, T.J., J.A. Nyland, A.J. Nitz, and R. Shapiro. 2007. Scapulothoracic latent muscle reaction timing comparison between trained overhead throwers and untrained control subjects. *Scand J Med Sci Sports* 17（3）: 252-9.

Bronfort, G., N. Nilsson, M. Haas, R. Evans, C.H. Goldsmith, W.J. Assendelft, and L.M. Bouter. 2004. Noninvasive physical treatments for chronic/recurrent headache. *Cochrane Database Syst Rev* 3: CD001878.

Bronfort, G., W.J. Assendelft, R. Evans, M. Haas, and L. Bouter. 2001. Efficacy of spinal manipulation for chronic headache: A systematic review. *J Manipulative Physiol Ther* 24（7）: 457-66.

Brossmann, J., K.W. Preidler, R.A. Pedowitz, L.M. White, D. Trudell, and D. Resnick. 1996. Shoulder impingement syndrome: Influence of shoulder position on rotator cuff impingement-an anatomic study. *AJR Am J Roentgenol* 167（6）: 1511-5.

Browne, A.O., P. Hoffmeyer, S. Tanaka, K.N. An, and B.F. Morrey. 1990. Glenohumeral elevation studied in three dimensions. *J Bone Joint Surg Br* 72（5）: 843-5.

Brox, J.I., and J.I. Brevik. 1996. Prognostic factors in patients with rotator tendinosis (stage II impingement syndrome) of the shoulder. *Scand J Prim Health Care* 14（2）: 100-5.

Brox, J.I., C. Røe, E. Saugen, and N.K. Vøllestad. 1997. Isometric abduction muscle activation in patients with rotator tendinosis of the shoulder. *Arch Phys Med Rehabil* 78（11）: 1260-7.

Brox, J.I., E. Gjengedal, G. Uppheim, A.S. Bøhmer, J.I. Brevik, A.E. Ljunggren, and P.H. Staff. 1999. Arthroscopic surgery versus supervised exercises in patients with rotator cuff disease (stage II impingement syndrome): A prospective, randomized, controlled study in 125 patients with a 2 1/2-year follow-up. *J Shoulder Elbow Surg* 8（2）: 102-11.

Brox, J.I., P.H. Staff, A.E. Ljunggren, and J.I. Brevik. 1993. Arthroscopic surgery compared with supervised exercises in patients with rotator cuff disease (stage II impingement syndrome). *BMJ* 307（6909）: 899-903.

Brügger, A. 2000. *Lehrbuch der Funktionellen Störungen des Bewegungssystems.* [*Textbook of the functional disturbances of the movement system*]. Zollikon/Benglen, Switzerland: Brügger-Verlag.

Bruhn, S., N. Kullmann, and A. Gollhofer. 2004. The effects of a sensorimotor training and a strength training on postural stabilisation, maximum isometric contraction and jump performance. *Int J Sports Med* 25（1）: 56-60.

Brumagne, S., P. Cordo, R. Lysens, S. Verschueren, and S. Swinnen. 2000. The role of paraspinal muscle spindles in lumbosacral position sense in individuals with and without low back pain. *Spine* 25: 989-94.

Brunet, M.E., S.D. Cook, M.R. Brinker, and J.A. Dickinson. 1990. A survey of running injuries in 1505 competitive and recreational runners. *J Sports Med Phys Fitness* 30: 307-15.

Brunt, D., J.C. Andersen, B. Huntsman, L.B. Reinhert, A.C. Thorell, and J.C. Sterling. 1992. Postural responses to lateral perturbation in healthy subjects and ankle sprain patients. *Med Sci Sports Exerc* 24（2）: 171-6.

Buchanan, T.S., A.W. Kim, and D.G. Lloyd. 1996. Selective muscle activation following rapid varus/valgus perturbations at the knee. *Med Sci Sports Exerc* 28（7）: 870-6.

Buckelew, S.P., R. Conway, J. Parker, W.E. Deuser, J. Read, T.E. Witty, J.E. Hewett, M. Minor, J.C. Johnson, L. Van Male, M.J. McIntosh, M. Nigh, and D.R. Kay. 1998. Biofeedback/relaxation training and exercise interventions for fibromyalgia: A prospective trial. *Arthritis Care Res* 11（3）: 196-209.

Buckelew, S.P., R. Conway, J. Parker, W.E. Deuser, J. Read, T.E. Witty, J.E. Hewett et al. 1998. Biofeedback/relaxation training and exercise interventions for fibromyalgia: A prospective trial. *Arthritis Care Res* 11（3）: 196-209.

Buckley, B.D., and T.W. Kaminski. 2003. Hamstring and quadriceps strength ratios in healthy males and females: Implications for ACL injury. Abstract. *J Athl Train* 38（2）: S14-15.

Büll, M.L., V. de Freitas, and M. Vitti. 1990. Electromyographic study of the trapezius (pars superior) and serratus anterior (pars inferior) in free movements of the arm. *Anat Anz* 171（2）: 125-33.

Bullock, M.P., N.E. Foster, and C.C. Wright. 2005. Shoulder impingement: The effect of sitting posture on shoulder pain and range of motion. *Man Ther* 10（1）: 28-37.

Bullock-Saxton, J. 1994. Local sensation changes and altered hip muscle function following severe ankle sprain. *Phys Ther* 74（1）: 17-28.

Bullock-Saxton, J., D. Murphy, C. Norris, C. Richardson, and P. Tunnell. 2000. The muscle designation debate: The experts respond. *J Bodyw Mov Ther* 4（4）: 225-7.

Bullock-Saxton, J., V. Janda, and M. Bullock. 1993. Reflex

文 献

activation of gluteal muscles in walking with balance shoes : An approach to restoration of function for chronic low back pain patients. *Spine* 18（6）: 704-8.

Bullock-Saxton, J., V. Janda, and M. Bullock. 1994. The influence of ankle sprain injury on muscle activation during hip extension. *Int J Sports Med* 15（6）: 330-4.

Bullock-Saxton, J.E. 1995. Sensory changes associated with severe ankle sprain. *Scand J Rehabil Med* 27（3）: 161-7.

Burke, J., D.J. Buchberger, M.T. Carey-Loghmani, P.E. Dougherty, D.S. Greco, and J.D. Dishman. 2007. A pilot study comparing two manual therapy interventions for carpal tunnel syndrome. *J Manipulative Physiol Ther* 30（1）: 50-61.

Burkhart, S.S., C.D. Morgan, and W.B. Kibler. 2003. The disabled throwing shoulder : Spectrum of pathology part III : The SICK scapula, scapular dyskinesis, the kinetic chain, and rehabilitation. *Arthroscopy* 19（6）: 641-61.

Burkhead Jr., W.Z., and C.A. Rockwood Jr. 1992. Treatment of instability of the shoulder with an exercise program. *J Bone Joint Surg Am* 74（6）: 890-6.

Burnham, R.S., L. May, E. Nelson, R. Steadward, and D.C. Reid. 1993. Shoulder pain in wheelchair athletes. The role of muscle imbalance. *Am J Sports Med* 21（2）: 238-42.

Busch, A., C.L. Schachter, P.M. Peloso, and C. Bombardier. 2002. Exercise for treating fibromyalgia syndrome. *Cochrane Database Syst Rev* 3 : CD003786.

Butler, D.S. 1991. *The mobilisation of the nervous system*. Melbourne : Churchill Livingstone.

Byl, N., and P.L. Sinnot. 1991. Variations in balance and body sway in middle aged adults : Subjects with healthy backs compared with subjects with low back dysfunction. *Spine* 16 : 325-30.

Cain, P.R., T.A. Mutschler, F.H. Fu, and S.K. Lee. 1987. Anterior stability of the glenohumeral joint. A dynamic model. *Am J Sports Med* 15（2）: 144-8.

Cameron, M., R. Adams, and C. Maher. 2003. Motor control and strength as predictors of hamstring injury in elite players of Australian football. *Phys Ther Sport* 4 : 159-66.

Caraffa, A., G. Cerulli, A. Rizzo, V. Buompadre, S. Appoggetti, and M. Fortuna. 1996. An arthroscopic and electromyographic study of painful shoulders in elite gymnasts. *Knee Surg Sports Traumatol Arthrosc* 4（1）: 39-42.

Carr, J.H., and R. Shepherd. 1980. Physiotherapy in disorders of the brain. Oxford : Heinemann Medical Books.

Carson, P.A. 1999. The rehabilitation of a competitive swimmer with an asymmetrical breaststroke movement pattern. *Man Ther* 4（2）: 100-6.

Carter, A.B., T.W. Kaminski, A.T. Douex Jr, C.A. Knight, and J.G. Richards. 2007. Effects of high volume upper extremity plyometric training on throwing velocity and functional strength ratios of the shoulder rotators in collegiate baseball players. *J Strength Cond Res* 21（1）: 208-15.

Carter, A.M., S.J. Kinzey, L.F. Chitwood, and J.L. Cole. 2000. Proprioceptive neuromuscular facilitation decreases muscle activity during the stretch reflex in selected posterior thigh muscles. *J Sport Rehabil* 9 : 269-78.

Cavanaugh, J.M., Y. Lu, C. Chen, and S. Kallakuri. 2006. Pain generation in lumbar and cervical facet joints. *J Bone Joint Surg Am* 88（Suppl. no. 2）: 63-7.

Cerulli, G., Benoit, D.L., Caraffa, A., and Ponteggia, F. 2001. Proprioceptive training and prevention of anterior cruciate ligament injuries in soccer. J Orthop Sports Phys Ther. 31（11）: 655-60.

Chandler, T.J., W.B. Kibler, E.C. Stracener, A.K. Ziegler, and B. Pace. 1992. Shoulder strength, power, and endurance in college tennis players. *Am J Sports Med* 20（4）: 455-8.

Chauhan, S.K., T. Peckham, and R. Turner. 2003. Impingement syndrome associated with whiplash injury. *J Bone Joint Surg Br* 85（3）: 408-10.

Chen, C., Y. Lu, S. Kallakuri, A. Patwardhan, and J.M. Cavanaugh. 2006. Distribution of A-delta and C-fiber receptors in the cervical facet joint capsule and their response to stretch. *J Bone Joint Surg Am* 88（8）: 1807-16.

Chen, S.K., P.T. Simonian, T.L. Wickiewicz, J.C. Otis, and R.F. Warren. 1999. Radiographic evaluation of glenohumeral kinematics : A muscle fatigue model. *J Shoulder Elbow Surg* 8（1）: 49-52.

Chester Jr., J.B. 1991. Whiplash, postural control, and the inner ear. *Spine* 16（7）: 716-20.

Cheung, J.T., Zhang, M., and An, K.N. 2006. Effect of Achilles tendon loading on plantar fascia tension in the standing foot. *Clin Biomech（Bristol, Avon）*. Feb ; 21（2）: 194-203.

Chiu, T.T., E.Y. Law, and T.H. Chiu. 2005. Performance of the craniocervical flexion test in subjects with and without chronic neck pain. *J Orthop Sports Phys Ther* 35（9）: 567-71.

Chmielewski, T.L., W.J. Hurd, and L. Snyder-Mackler. 2005. Elucidation of a potentially destabilizing control strategy in ACL deficient non-copers. *J Electromyogr Kinesiol* 15（1）: 83-92.

Chmielewski, T.L., W.J. Hurd, K.S. Rudolph, M.J. Axe, and L. Snyder-Mackler. 2005. Perturbation training improves knee kinematics and reduces muscle cocontraction after complete unilateral anterior cruciate liga-

ment rupture. *Phys Ther* 85 (8) : 740-9.
Cholewicki, J., and S.M. McGill. 1995. Mechanical stability of the in vivo lumbar spine : Implications for injury and chronic low back pain. *Clin Biomech (Bristol, Avon)* 11 : 1-15.
Cholewicki, J., K. Juluru, and S.M. McGill. 1999. Intraabdominal pressure mechanism for stabilizing the lumbar spine. *J Biomech* 32 (1) : 13-7.
Cholewicki, J., M.M. Panjabi, and A. Khachatryan. 1997. Stabilizing function of trunk flexor-extensor muscles around a neutral spine posture. *Spine* 22 (19) : 2207-12.
Chu, D., R. LeBlanc, P. D'Ambrosia, R. D'Ambrosia, R.V. Baratta, and M. Solomonow. 2003. Neuromuscular disorder in response to anterior cruciate ligament creep. *Clin Biomech (Bristol, Avon)* 18 (3) : 222-30.
Cibulka, M.T. 2006. Sternocleidomastoid muscle imbalance in a patient with recurrent headache. *Man Ther* 11 (1) : 78-82.
Cichanowski, H.R., J.S. Schmitt, R.J. Johnson, and P.E. Niemuth. 2007. Hip strength in collegiate female athletes with patellofemoral pain. *Med Sci Sports Exerc* 39 (8) : 1227-32.
Clark, G.T., E.M. Green, M.R. Dornan, and V.F. Flack. 1987. Craniocervical dysfunction levels in a patient sample from a temporomandibular joint clinic. *J Am Dent Assoc* 115 (2) : 251-6.
Clark, V.M., Bruden, A.M. 2005. A 4-week wobble board exercise programme improved muscle onset latency and perceived stability in individuals with a functionally unstable ankle. *Physical Therapy in Sport* 6 (4) : 181-187.
Cleland, J.A., J.D. Childs, M. McRae, J.A. Palmer, and T. Stowell. 2005. Immediate effects of thoracic manipulation in patients with neck pain : A randomized clinical trial. *Man Ther* 10 (2) : 127-35.
Cockerill, I.M. 1972. The development of ballistic skilled movements. In *Readings in sports psychology*, ed. H.T.A. Whiting. London : Henry Kimpton.
Cohen, L.A. 1961. Role of eye and neck proprioceptive mechanisms in body orientation and motor coordination. *J Neurophysiol* 1 : 1-11.
Cohen, L.A., and M.L. Cohen. 1956. Arthrokinetic reflex of the knee. *Am J Physiol* 184 (2) : 433-7.
Cole, A., P. McClure, and N. Pratt. 1996. Scapular kinmeatics during arm elevation in healthy subjects and patients with shoulder impingement syndrome. Abstract. *J Orthop Sports Phys Ther* 23 (1) : 68.
Comtet, J.J., G. Herzberg, and I.A. Naasan. 1989. Biomechanical basis of transfers for shoulder paralysis. *Hand Clin* 5 (1) : 1-14.
Conway, P.J.W., W. Herzog, Y. Zhang, E.M. Hasler, and K. Ladly. 1993. Forces required to cause cavitation during spinal manipulation of the thoracic spine. *Clin Biomech (Bristol, Avon)* 8 : 210-4.
Cook, E.E., V.L. Gray, E. Savinar-Nogue, and J. Medeiros. 1987. Shoulder antagonistic strength ratios : A comparison between college-level baseball pitchers and non-pitchers. *J Orthop Sports Phys Ther* 8 (9) : 451-61.
Cools, A.M., E.E. Witvrouw, G.A. De Clercq, L.A. Danneels, T.M. Willems, D.C. Cambier, and M.L. Voight. 2002. Scapular muscle recruitment pattern : Electromyographic response of the trapezius muscle to sudden shoulder movement before and after a fatiguing exercise. *J Orthop Sports Phys Ther* 32 (5) : 221-9.
Cools, A.M., E.E. Witvrouw, G.A. Declercq, G.G. Vanderstraeten, and D.C. Cambier. 2004. Evaluation of isokinetic force production and associated muscle activity in the scapular rotators during a protraction-retraction movement in overhead athletes with impingement symptoms. *Br J Sports Med* 38 (1) : 64-8.
Cools, A.M., E.E. Witvrouw, G.A. Declercq, L.A. Danneels, and D.C. Cambier. 2003. Scapular muscle recruitment patterns : Trapezius muscle latency with and without impingement symptoms. *Am J Sports Med* 31 (4) : 542-9.
Cools, A.M., E.E. Witvrouw, N.N. Mahieu, L.A. Danneels. 2005. Isokinetic scapular muscle performance in overhead athletes with and without impingement symptoms. *J Athl Train* 40 (2) : 104-110.
Cools, A.M., G.A. Declercq, D.C. Cambier, N.N. Mahieu, and E.E. Witvrouw. 2007. Trapezius activity and intramuscular balance during isokinetic exercise in overhead athletes with impingement symptoms. *Scand J Med Sci Sports* 17 (1) : 25-33.
Cools, A.M., V. Dewitte, F. Lanszweert, D. Notebaert, A. Roets, B. Soetens, B. Cagnie, and E.E. Witvrouw. 2007. Rehabilitation of scapular muscle balance : Which exercises to prescribe? *Am J Sports Med* 35 (10) : 1744-51.
Cooper, D.E., S.J. O'Brien, and R.F. Warren. 1993. Supporting layers of the glenohumeral joint. An anatomic study. *Clin Orthop Relat Res* 289 : 144-55.
Cordo, P.J., and L.M. Nashner. 1982. Properties of postural adjustments associated with rapid arm movements. *J Neurophysiol* 47 : 287-302.
Cordova, M.L., L.S. Jutte, and J.T. Hopkins. 1999. EMG comparison of selected ankle rehabilitation exercises. *J Sport Rehabil* 8 : 209-18.
Cornwall, M.W., and P. Murrell. 1991. Postural sway following inversion sprain of the ankle. *J Am Podiatr Med Assoc* 81 (5) : 243-7.
Cote, K.P., M.E. Brunet, B.M. Gansneder, and S.J. Shultz. 2005. Effects of pronated and supinated foot postures on static and dynamic postural stability. *J Athl Train* 40 (1) : 41-6.

Cotton, R.E., and D.F. Rideout. 1964. Tears of the humeral rotator cuff ; a radiological and pathological necropsy survey. *J Bone Joint Surg Br* 46：314-28.

Cowan, S.M., A.G. Schache, P. Brukner, K.L. Bennell, P.W. Hodges, P. Coburn, and K.M. Crossley. 2004. Delayed onset of transversus abdominus in long-standing groin pain. *Med Sci Sports Exerc* 36（12）：2040-5.

Cram, J.R., and G.S. Kasman. 1998. *Introduction to surface electromyography*. Gaithersburg, MD：Aspen.

Crawford, F., and C. Thomson. 2003. Interventions for treating plantar heel pain. *Cochrane Database Syst Rev* 3：CD000416.

Cresswell, A.G., H. Grundstrom, and A. Thorstensson. 1992. Observations on intra-abdominal pressure and patterns of abdominal intra-muscular activity in man. *Acta Physiol Scand* 144（4）：409-18.

Crockett, H.C., L.B. Gross, K.E. Wilk, M.L. Schwartz, J. Reed, J. O'Mara, M.T. Reilly et al. 2002. Osseous adaptation and range of motion at the glenohumeral joint in professional baseball pitchers. *Am J Sports Med* 30(1)：20-6.

Croisier, J.L., B. Forthomme, M.H. Namurois, M. Vanderthommen, and J.M. Crielaard. 2002. Hamstring muscle strain recurrence and strength performance disorders. *Am J Sports Med* 30（2）：199-203.

Crosbie, J., S.L. Kilbreath, L. Hollmann, and S. York. 2007. Scapulohumeral rhythm and associated spinal motion. *Clin Biomech*（Bristol, Avon）.

Crotty, N.M., and J. Smith. 2000. Alterations in scapular position with fatigue：A study in swimmers. *Clin J Sport Med* 10（4）：251-8.

Culham, E., and M. Peat. 1993. Functional anatomy of the shoulder complex. *J Orthop Sports Phys Ther* 18（1）：342-50.

Cummins, C.A., T.M. Messer, and M.F. Schafer. 2004. Infraspinatus muscle atrophy in professional baseball players. *Am J Sports Med* 32（1）：116-20.

Cuoco, A., T.F. Tyler, and M.P. McHugh. 2004. Effect of fatigued scapular stabilizers on shoulder external and internal rotation strength. Abstract. *J Orthop Sports Phys Ther* 34（1）：A58.

Curatolo, M., S. Petersen-Felix, L. Arendt-Nielsen, C. Giani, A.M. Zbinden, and B.P. Radanov. 2001. Central hypersensitivity in chronic pain after whiplash injury. *Clin J Pain* 17（4）：306-15.

Dalstra, M. 1997. Biomechanics of the human pelvic bone. In *Movement stability and low back pain*, ed. A. Vleeming, V. Mooney, T. Dorman, C. Snijders, and R. Soteckhart, 91-102. New York：Churchill Licvingstone.

Danneels, L.A., P.L. Coorevits, A.M. Cools, G.G. Vanderstraeten, D.C. Cambier, E.E. Witvrouw, and H.J. De Cuyper. 2002. Differences in electromyographic activity in the multifidus muscle and the iliocostalis lumborum between healthy subjects and patients with sub-acute and chronic low back pain. *Eur Spine J* 11：13-9.

Davey, N.J., R.M. Lisle, B. Loxton-Edwards, A.V. Nowicky, and A.H. McGregor. 2002. Activation of back muscles during voluntary abduction of the contralateral arm in humans. *Spine* 27（12）：1355-60.

David, G., M.E. Magarey, M.A. Jones, Z. Dvir, K.S. Türker, and M. Sharpe. 2000. EMG and strength correlates of selected shoulder muscles during rotations of the glenohumeral joint. *Clin Biomech*（Bristol, Avon）15（2）：95-102.

Davies, P.M. 1985. *Steps to follow. A guide to the treatment of adult hemiplegia*. Berlin：Springer-Verlag.

Day, J.W., G.L. Smidt, and T. Lehmann. 1984. Effect of pelvic tilt on standing posture. *Phys Ther* 64（4）：510-6.

de Groot, J.H., W. van Woensel, and F.C. van der Helm. 1999. Effect of different arm loads on the position of the scapula in abduction postures. *Clin Biomech*（Bristol, Avon）14（5）：309-14.

De Wilde, L., F. Plasschaert, B. Berghs, M. Van Hoecke, K. Verstraete, and R. Verdonk. 2003. Quantified measurement of subacromial impingement. *J Shoulder Elbow Surg* 12（4）：346-9.

DeAndrade, J., C. Grant, and A. Dison. 1965. Joint distension and reflex inhibition of the knee. *J Bone Joint Surg* 47A：313-22.

Decker, M.J., R.A. Hintermeister, K.J. Faber, and R.J. Hawkins. 1999. Serratus anterior muscle activity during selected rehabilitation exercises. *Am J Sports Med* 27（6）：784-91.

Delacerda, F.G. 1980. The relationship of foot pronation, foot position, and electromyography of the anterior tibialis muscle in three subjects with different histories of shin splints. *J Orthop Sports Phys Ther* 2：60-4.

Delahunt, E., K. Monaghan, and B. Caulfield. 2006. Altered neuromuscular control and ankle joint kinematics during walking in subjects with functional instability of the ankle joint. *Am J Sports Med* 34（12）：1970-6.

Desmeules, F., C.H. Côté, and P. Frémont. 2003. Therapeutic exercise and orthopedic manual therapy for impingement syndrome：A systematic review. *Clin J Sport Med* 13（3）：176-82.

Desmeules, F., L. Minville, B. Riederer, C.H. Côté, and P. Frémont. 2004. Acromio-humeral distance variation measured by ultrasonography and its association with the outcome of rehabilitation for shoulder impingement syndrome. *Clin J Sport Med* 14（4）：197-205.

Desmeules, J.A., C. Cedraschi, E. Rapiti, E. Baumgartner, A. Finckh, P. Cohen, P. Dayer, and T.L. Vischer. 2003. Neurophysiologic evidence for a central sensitization in patients with fibromyalgia. *Arthritis Rheum* 48（5）：

1420-9.

Deutsch, A., D.W. Altchek, E. Schwartz, J.C. Otis, and R.F. Warren. 1996. Radiologic measurement of superior displacement of the humeral head in the impingement syndrome. *J Shoulder Elbow Surg* 5 (3) : 186-93.

Diederichsen, L., M. Krogsgaard, M. Voigt, and P. Dyhre-Poulsen. 2002. Shoulder reflexes. *J Electromyogr Kinesiol* 12 (3) : 183-91.

DiGiovanni, B.F., Nawoczenski, D.A., Lintal, M.E., Moore, E.A., Murray, J.C., Wilding, G.E., and Baumhauer, J.F. 2003. Tissue-specific plantar fascia-stretching exercise enhances outcomes in patients with chronic heel pain. A prospective, randomized study. *J Bone Joint Surg Am.* Jul ; 85-A (7) : 1270-7.

DiVeta, J., M.L. Walker, and B. Skibinski. 1990. Relationship between performance of selected scapular muscles and scapular abduction in standing subjects. *Phys Ther* 70 (8) : 470-6.

Donatelli, R., T.S. Ellenbecker, S.R. Ekedahl, J.S. Wilkes, K. Kocher, and J. Adam. 2000. Assessment of shoulder strength in professional baseball pitchers. *J Orthop Sports Phys Ther* 30 (9) : 544-51.

Doody, S.G., L. Freedman, and J.C. Waterland. 1970. Shoulder movements during abduction in the scapular plane. *Arch Phys Med Rehabil* 51 (10) : 595-604.

Drenckhahn, D., and W. Zenekr (eds.) 1994. *Benninghoff anatomy*. Vol. 1. Munich : Urban & Schwarzenberg. 304-7.

Drury, D.G. 2000. Strength and proprioception. *J Orthop Sports Phys Ther* 9 (4) : 549-61.

Ebaugh, D.D., P.W. McClure, and A.R. Karduna. 2005. Three-dimensional scapulothoracic motion during active and passive arm elevation. *Clin Biomech (Bristol, Avon)* 20 (7) : 700-9.

Ebaugh, D.D., P.W. McClure, and A.R. Karduna. 2006a. Effects of shoulder muscle fatigue caused by repetitive overhead activities on scapulothoracic and glenohumeral kinematics. *J Electromyogr Kinesiol* 16 (3) : 224-35.

Ebaugh, D.D., P.W. McClure, and A.R. Karduna. 2006b. Scapulothoracic and glenohumeral kinematics following an external rotation fatigue protocol. *J Orthop Sports Phys Ther* 36 (8) : 557-71.

Ebenbichler, G.R., L.I. Oddson, J. Kollmitzer, and Z. Erim. 2001. Sensory-motor control of the lower back : Implications for rehabilitation. *Med Sci Sports Exerc* 33 (11) : 1889-98.

Edgerton, V.R., S.L. Wolf, D.J. Levendowski, and R.R. Roy. 1996. Theoretical basis for patterning EMG amplitudes to assess muscle dysfunction. *Med Sci Sports Exerc* 28 (6) : 744-51.

Edstrom, L. 1970. Selective atrophy of red muscle fibres in the quadriceps in long-standing knee-joint dysfunction. Injuries to the anterior cruciate ligament. *J Neurol Sci* 11 (6) : 551-8.

Eils, E., and D. Rosenbaum. 2001. A multi-station proprioceptive exercise program in patients with ankle instability. *Med Sci Sports Exerc* 33 (12) : 1991-8.

Eklund, G., and K.E. Hagbarth. 1966. Normal variability of tonic vibration reflexes in man. *Exp Neurol* 16 (1) : 80-92.

Ekstrand, J., and J. Gillquist J. 1982. The frequency of muscle tightness and injuries in soccer players. *Am J Sports Med* 10 (2) : 75-8.

Ekstrand, J., and J. Gillquist. 1983. Soccer injuries and their mechanisms : A prospective study. *Med Sci Sports Exerc* 15 (3) : 267-70.

Ekstrand, J., and J. Gillquist. 1983. The avoidability of soccer injuries. *Int J Sports Med* 4 (2) : 124-8.

Ekstrand, J., J. Gillquist, and S.O. Liljedahl. 1983. Prevention of soccer injuries. Supervision by doctor and physiotherapist. *Am J Sports Med* 11 (3) : 116-20.

Ekstrom, R.A., G.L. Soderberg, and R.A. Donatelli. 2005. Normalization procedures using maximum voluntary isometric contractions for the serratus anterior and trapezius muscles during surface EMG analysis. *J Electromyogr Kinesiol* 15 (4) : 418-28.

Ekstrom, R.A., K.M. Bifulco, C.J. Lopau, C.F. Andersen, and J.R. Gough. 2004. Comparing the function of the upper and lower parts of the serratus anterior muscle using surface electromyography. *J Orthop Sports Phys Ther* 34 (5) : 235-43.

Ekstrom, R.A., R.A. Donatelli, and G.L. Soderberg. 2003. Surface electromyographic analysis of exercises for the trapezius and serratus anterior muscles. *J Orthop Sports Phys Ther* 33 (5) : 247-58.

Elert, J., S.A. Kendall, B. Larsson, B. Mansson, and B. Gerdle. 2001. Chronic pain and difficulty in relaxing postural muscles in patients with fibromyalgia and chronic whiplash associated disorders. *J Rheumatol* 28 (6) : 1361-8.

Ellenbecker, T.S., and A.J. Mattalino. 1997. Concentric isokinetic shoulder internal and external rotation strength in professional baseball pitchers. *J Orthop Sports Phys Ther* 25 (5) : 323-8.

Ellenbecker, T.S., and E.P. Roetert. 2003. Isokinetic profile of elbow flexion and extension strength in elite junior tennis players. *J Orthop Sports Phys Ther* 33 (2) : 79-84.

Ellenbecker, T.S., E.P Roetert, and S. Riewald. 2006. Isokinetic profile of wrist and forearm strength in elite female junior tennis players. *Br J Sports Med* 40 (5) : 411-4.

Ellenbecker, T.S., E.P. Roetert, D.S. Bailie, G.J. Davies, and

S.W. Brown. 2002. Glenohumeral joint total rotation range of motion in elite tennis players and baseball pitchers. *Med Sci Sports Exerc* 34 (12) : 2052-6.

Ellenbecker, T.S., E.P. Roetert, P.A. Piorkowski, and D.A. Schulz. 1996. Glenohumeral joint internal and external rotation range of motion in elite junior tennis players. *J Orthop Sports Phys Ther* 24 (6) : 336-41.

Ellison, J.B., S.J. Rose, and S.A. Sahrmann. 1990. Patterns of hip rotation range of motion : A comparison between healthy subjects and patients with low back pain. *Phys Ther* 70 (9) : 537-41.

Elvey, R.L. 1986. Treatment of arm pain associated with abnormal brachial plexus tension. *Aust J Physiother* 32 : 225-30.

Endo, K., K. Yukata, and N. Yasui. 2004. Influence of age on scapulo-thoracic orientation. *Clin Biomech (Bristol, Avon)* 19 (10) : 1009-13.

Endo, K., T. Ikata, S. Katoh, and Y. Takeda. 2001. Radiographic assessment of scapular rotational tilt in chronic shoulder impingement syndrome. *J Orthop Sci* 6 (1) : 3-10.

Enoka, P.M. 1988. Muscle strength and its development. New perspectives. *Sports Med* 6 (3) : 146-68.

Erak, S., R. Day, and A. Wang. 2004. The role of supinator in the pathogenesis of chronic lateral elbow pain : A biomechanical study. *J Hand Surg [Br]* 29 (5) : 461-4.

Ervilha, U.F., D. Farina, L. Arendt-Nielsen, and T. Graven-Nielsen. 2005. Experimental muscle pain changes motor control strategies in dynamic contractions. *Exp Brain Res* 164 (2) : 215-24.

Erzog, W., D. Scheele, and P.J. Conway. 1999. Electromyographic responses of back and limb muscles associated with spinal manipulative therapy. *Spine* 24 (2) : 146-52.

Etnyre, B.R., and L.D. Abraham. 1986. H-reflex changes during static stretching and two variations of proprioceptive neuromuscular facilitation techniques. *Electroencephalogr Clin Neurophysiol* 63 (2) : 174-9.

Evans, R., G. Bronfort, B. Nelson, and C.H. Goldsmith. 2002. Two-year follow-up of a randomized clinical trial of spinal manipulation and two types of exercise for patients with chronic neck pain. *Spine* 27 (21) : 2383-9.

Evetovich, T.K., T.J. Housh, D.J. Housh, G.O. Johnson, D.B. Smith, and K.T. Ebersole. 2001. The effect of concentric isokinetic strength training of the quadriceps femoris on electromyography and muscle strength in the trained and untrained limb. *J Strength Cond Res* 15 (4) : 439-45.

Ezzo, J., B.G. Haraldsson, A.R. Gross, C.D. Myers, A. Morien, C.H. Goldsmith, G. Bronfort, and P.M. Peloso. Cervical Overview Group. 2007. Massage for mechanical neck disorders : A systematic review. *Spine* 32 (3) : 353-62.

Faes, M., N. van Elk, J.A. de Lint, H. Degens, J.G. Kooloos, and M.T. Hopman. 2006. A dynamic extensor brace reduces electromyographic activity of wrist extensor muscles in patients with lateral epicondylalgia. *J Orthop Sports Phys Ther* 36 (3) : 170-8.

Fairbank, S.M., and R.J. Corlett. 2002. The role of the extensor digitorum communis muscle in lateral epicondylitis. *J Hand Surg [Br]* 27 (5) : 405-9.

Falla, D. 2004. Unravelling the complexity of muscle impairment in chronic neck pain. *Man Ther* 9 (3) : 125-33.

Falla, D., A. Rainoldi, R. Merletti, and G. Jull. 2003. Myoelectric manifestations of sternocleidomastoid and anterior scalene muscle fatigue in chronic neck pain patients. *Clin Neurophysiol* 114 (3) : 488-495.

Falla, D., A. Rainoldi, R. Merletti, and G. Jull. 2004. Spatiotemporal evaluation of neck muscle activation during postural perturbations in healthy subjects. *J Electromyogr Kinesiol* 14 (4) : 463-74.

Falla, D., D. Farina, and T. Graven-Nielsen. 2007. Experimental muscle pain results in reorganization of coordination among trapezius muscle subdivisions during repetitive shoulder flexion. *Exp Brain Res* 178 (3) : 385-93.

Falla, D., G. Bilenkij, and G. Jull. 2004. Patients with chronic neck pain demonstrate altered patterns of muscle activation during performance of a functional upper limb task. *Spine* 29 (13) : 1436-40.

Falla, D., G. Jull, A. Rainoldi, and R. Merletti. 2004. Neck flexor muscle fatigue is side specific in patients with unilateral neck pain. *Eur J Pain* 8 (1) : 71-7.

Falla, D., G. Jull, and P.W. Hodges. 2004. Feedforward activity of the cervical flexor muscles during voluntary arm movements is delayed in chronic neck pain. *Exp Brain Res* 157 (1) : 43-8.

Falla, D., G. Jull, and P.W. Hodges. 2006. An endurance-strength training regime is effective in reducing myoelectric manifestations of cervical flexor muscle fatigue in females with chronic neck pain. *Clin Neurophysiol* 117 (4) : 823-37.

Falla, D., G. Jull, P. Dall' Alba, A. Rainoldi, and R. Merletti. 2003. An electromyographic analysis of the deep cervical flexor muscles in performance of craniocervical flexion. *Phys Ther* 83 (10) : 899-906.

Falla, D., G. Jull, P. Hodges, and B. Vicenzino. 2006. An endurance-strength training regime is effective in reducing myoelectric manifestations of cervical flexor muscle fatigue in females with chronic neck pain. *Clin Neurophysiol* 117 (4) : 828-37.

Falla, D., G. Jull, S. Edwards, K. Koh, and A. Rainoldi. 2004. Neuromuscular efficiency of the sternocleidomastoid and anterior scalene muscles in patients with chronic

neck pain. *Disabil Rehabil* 26（12）：712-7.
Falla, D., G. Jull, T. Russell, B. Vicenzino, and P. Hodges. 2007. Effect of neck exercise on sitting posture in patients with chronic neck pain. *Phys Ther* 87(4)：408-17.
Falla, D., G.A. Jull, and P.W. Hodges. 2004. Patients with neck pain demonstrated reduced electromyographic activity of the deep cervical flexor muscles during performance of the craniocervical flexion test. *Spine* 29：2108-14.
Falla, D.L., C.D. Campbell, A.E. Fagan, D.C. Thompson, and G.A. Jull. 2003. Relationship between craniocervical flexion range of motion and pressure change during the cranio-cervical flexion test. *Man Ther* 8（2）：92-6.
Falla, D.L., S. Hess, and C. Richardson. 2003. Evaluation of shoulder internal rotator muscle strength in baseball players with physical signs of glenohumeral joint instability. *Br J Sports Med* 37（5）：430-2.
Fann, A.V. 2002. The prevalence of postural asymmetry in people with and without chronic low back pain. *Arch Phys Med Rehabil* 83（12）：1736-8.
Feldenkrais, M. 1972. *Awareness through movement*. New York：Harper & Row.
Fernández-Carnero, J., C. Fernández-de-Las-Peñas, A.I. de la Llave-Rincón, H.Y. Ge, and L. Arendt-Nielsen. 2007. Prevalence of and referred pain from myofascial trigger points in the forearm muscles in patients with lateral epicondylalgia. *Clin J Pain* 23（4）：353-60.
Ferris, D.P., H.J. Huang, P.C. Kao. 2006. Moving the arms to activate the legs. *Exercise & Sport Sciences Reviews* 34（3）：113-20.
Finley, M.A., and R.Y. Lee. 2003. Effect of sitting posture on 3-dimensional scapular kinematics measured by skin-mounted electromagnetic tracking sensors. *Arch Phys Med Rehabil* 84（4）：563-8.
Finsen, L., K. Søgaard, T. Graven-Nielsen, and H. Christensen. 2005. Activity patterns of wrist extensor muscles during wrist extensions and deviations. *Muscle Nerve* 31（2）：242-51.
Fitzgerald, G.K., M.J. Axe, and L. Snyder-Mackler. 2000. The efficacy of perturbation training in nonoperative anterior cruciate ligament rehabilitation programs for physical active individuals. *Phys Ther* 80（2）：128-40.
Fitzgerald, G.K., Piva, S.R., Irrgang, J.J., Bouzubar, F., and Starz, T.W. 2004. Quadriceps activation failure as a moderator of the relationship between quadriceps strength and physical function in individuals with knee osteoarthritis. *Arthritis Rheum*. Feb 15；51（1）：40-8.
Fitzpatrick, R., and D.I. McCloskey. 1994. Proprioceptive, visual and vestibular thresholds for the perception of sway during standing in humans. *J Physiol* 478（Pt. 1）：173-86.

Fitzpatrick, R., D.K. Rogers, and D.I. McCloskey. 1994. Stable human standing with lower-limb muscle afferents providing the only sensory input. *J Physiol* 480（Pt. 2）：395-403.
Fitz-Ritson, D. 1995. Phasic exercises for cervical rehabilitation after "whiplash" trauma. *J Manipulative Physiol Ther* 18（1）：21-4.
Flatow, E.L., L.J. Soslowsky, J.B. Ticker, R.J. Pawluk, M. Hepler, J. Ark, V.C. Mow, and L.U. Bigliani. 1994. Excursion of the rotator cuff under the acromion. Patterns of subacromial contact. *J Sports Med* 22（6）：779-88.
Forman, W.M., and Green, M.A. 1990. The role of intrinsic musculature in the formation of inferior calcaneal exostoses. *Clin Podiatr Med Surg*. Apr；7（2）：217-23. Review.
Frankel, S.A., and I. Hirata Jr. 1971. The scalenus anticus syndrome and competitive swimming. Report of two cases. *JAMA* 215（11）：1796-8.
Fredericson, M., C.L. Cookingham, A.M. Chaudhari, B.C. Dowdell, N. Oestreicher, and S.A. Sahrmann. 2000. Hip abductor weakness in distance runners with iliotibial band syndrome. *Clin J Sport Med* 10（3）：169-75.
Freedman, L., R.R. Munro. 1966. Abduction of the arm in the scapular plane：Scapular and glenohumeral movements. A roentgenographic study. *J Bone Joint Surg Am* 48（8）：1503-10.
Freeman, M.A., and B. Wyke. 1965. Reflex innervation of the ankle joint. *Nature* 207（993）：196.
Freeman, M.A., and B. Wyke. 1966. Articular contributions to limb muscle reflexes. The effects of partial neurectomy of the knee-joint on postural reflexes. *Br J Surg* 53（1）：61-8.
Freeman, M.A., and B. Wyke. 1967a. Articular reflexes at the ankle joint：An electromyographic study of normal and abnormal influences of ankle-joint mechanoreceptors upon reflex activity in the leg muscles. *Br J Surg* 54（12）：990-1001.
Freeman, M.A., and B. Wyke. 1967b. The innervation of the ankle joint. An anatomical and histological study in the cat. *Acta Anat（Basel）* 68（3）：321-33.
Freeman, M.A., and B. Wyke. 1967c. The innervation of the knee joint. An anatomical and histological study in the cat. *J Anat* 101（3）：505-32.
Freeman, M.A., M.R. Dean, and I.W. Hanham. 1965. The etiology and prevention of functional instability of the foot. *J Bone Joint Surg Br* 47（4）：678-85.
Freeman, M.A.R. 1965. Coordination exercises in the treatment of functional instability of the foot. *Physiotherapy* 51（12）：393-5.
Freeman, M.A.R. 1965. Instability of the foot after injuries to the lateral ligament of the ankle. *J Bone Joint Surg*

47B（4）：669-77.

Friberg, O. 1983. Clinical symptoms and biomechanics of the lumbar spine and hip joint in leg length inequality. *Spine* 8：643-51.

Friden, J., and R.L. Lieber. 1992. The structural and mechanical basis of exercise-induced muscle injury. *Med Sci Sports Exerc* 24：521.

Friedli, W.G., L. Cohen, M. Hallett, S. Stanhope, and S.R. Simon. 1988. Postural adjustments associated with rapid voluntary arm movements. II. Biomechanical analysis. *J Neurol Neurosurg Psychiatry* 51（2）：232-43.

Friel, K., N. McLean, C. Myers, and M. Caceres. 2006. Ipsilateral hip abductor weakness after inversion ankle sprain. *J Athl Train* 41（1）：74-8.

Fujii, H., S. Kobayashi, T. Sato, K. Shinozaki, and A. Naito. 2007. Co-contraction of the pronator teres and extensor carpi radialis during wrist extension movements in humans. *J Electromyogr Kinesiol* 17（1）：80-9.

Fukushima, H., and M. Hinoki. 1984. Role of the cervical and lumbar proprioceptors during stepping：An electromyographic study of the muscular activities of the lower limbs. *Acta Otolaryngol Suppl* 419：91-105.

Furto, E.S., J.A. Cleland, J.M. Whitman, and K.A. Olson. 2006. Manual physical therapy interventions and exercise for patients with temporomandibular disorders. *Cranio* 24（4）：283-91.

Furto, E.S., J.A. Cleland, J.M. Whitman, and K.A. Olson. 2006. Manual physical therapy interventions and exercise for patients with temporomandibular disorders. *Cranio* 24（4）：283-91.

Gandevia, S.C., R.D. Herbert, and J.B. Leeper. 1998. Voluntary activation of human elbow flexor muscles during maximal concentric contractions. *J Physiol* 512：595-602.

Ganong, W.F. 1981. Dynamics of blood and lymph flow. In *Review of medical physiology*, 470-84. California：Lange Medical Publications.

Garces, G.L., D. Medina, L. Milutinovic, P. Garavote, and E. Guerado. 2002. Normative database of isometric cervical strength in a healthy population. *Med Sci Sports Exerc* 34（3）：464-70.

Gardener, W.N. 1996. The pathophysiology of hyperventilation disorders. *Chest* 109：516-34.

Gardner-Morse, M., and I. Stokes. 1998. The effect of abdominal muscle co-activation on lumbar spine stability. *Spine* 23：86-92.

Gauffin, H., and H. Tropp.1992. Altered movement and muscular-activation patterns during the one-legged jump in patients with an old anterior cruciate ligament rupture. *Am J Sports Med* 20（2）：182-92.

Gauffin, H., H. Tropp, and P. Odenrick. 1988. Effect of ankle disk training on postural control in patients with functional instability of the ankle joint. *Int J Sports Med* 9（2）：141-4.

Ge, H.Y., L. Arendt-Nielsen, D. Farina, and P. Madeleine. 2005. Gender-specific differences in electromyographic changes and perceived pain induced by experimental muscle pain during sustained contractions of the upper trapezius muscle. *Muscle Nerve* 32（6）：726-33.

Geraets, J.J., M.E. Goossens, I.J. de Groot, C.P. de Bruijn, R.A. de Bie, G.J. Dinant, G. van der Heijden, and W.J. van den Heuvel. 2005. Effectiveness of a graded exercise therapy program for patients with chronic shoulder complaints. *Aust J Physiother* 51（2）：87-94.

Gerhardt, M.B., J.A. Brown, and E. Giza. 2006. Occult groin injuries：Athletic pubalgia sports hernia and osteitis pubis. In *Practical orthopedics, sports medicine and arthroscopy*, ed. D.A. Johnson and R.A. Pedowitz, 531-44. Baltimore：Lippincott Williams & Wilkins.

Gervais, R.O., G.W. Fitzsimmons, and N.R. Thomas NR. 1989. Masseter and temporalis electromyographic activity in asymptomatic, subclinical, and temporomandibular joint dysfunction patients. *Cranio* 7（1）：52-7.

Ghez, C. 1991. Posture. In *Principles of neural science*. 3rd ed., ed. E.R. Kandel, J.H. Schwartz, and T.M. Jessell, 596-607. New York：Elsevier.

Giangarra, C.E., B. Conroy B, F.W. Jobe, M. Pink, and J. Perry. 1993. Electromyographic and cinematographic analysis of elbow function in tennis players using single- and double-handed backhand strokes. *Am J Sports Med* 21（3）：394-9.

Giannakopoulos, K., A. Beneka, P. Malliou, and G. Godolias. 2004. Isolated vs. complex exercise in strengthening the rotator cuff muscle group. *J Strength Cond Res* 18（1）：144-8.

Gibson, K., A. Growse, L. Korda, E. Wray, and J.C. MacDermid. 2004. The effectiveness of rehabilitation for nonoperative management of shoulder instability：A systematic review. *J Hand Ther* 17（2）：229-42.

Gibson, M.H., G.V. Goebel, T.M. Jordan, S. Kegerreis, and T.W. Worrell. 1995. A reliability study of measurement techniques to determine static scapular position. *J Orthop Sports Phys Ther* 21（2）：100-6.

Gibson, S.J., G.O. Littlejohn, M.M. Gorman, R.D. Helme, and G. Granges. 1994. Altered heat pain thresholds and cerebral event-related potentials following painful CO2 laser stimulation in subjects with fibromyalgia syndrome. *Pain* 58（2）：185-93.

Giesbrecht, R.J., and M.C. Battié. 2005. A comparison of pressure pain detection thresholds in people with chronic low back pain and volunteers without pain. *Phys Ther* 85（10）：1085-92.

Giesecke, T., R.H. Gracely, M.A. Grant, A. Nachemson, F. Petzke, D.A. Williams, and D.J. Clauw. 2004. Evidence of augmented central pain processing in idiopathic chronic low back pain. *Arthritis Rheum* 50（2）：613-23.

Gifford, P., and P. Tehan. 2003. Patient positioning and spinal locking for lumbar spine rotation manipulation. In *Manual therapy masterclasses：The vertebral column*, ed. K.S. Beeton, 93-102. London：Churchill Livingstone.

Giladi, M., C. Milgrom, M. Stein, H. Kashtan, J. Margulies, R. Chisin, and R. Steinberg. 1985. The low arch, a protective factor in stress fractures. *Orthop Rev* 14：709-12.

Gill, K.P., and M.J. Callaghan. 1998. The measurement of lumbar proprioception in individuals with and without low back pain. *Spine* 23（3）：371-7.

Ginn, K.A., and M.L. Cohen. 2004. Conservative treatment for shoulder pain：Prognostic indicators of outcome. *Arch Phys Med Rehabil* 85（8）：1231-5.

Ginn, K.A., and M.L. Cohen. 2005. Exercise therapy for shoulder pain aimed at restoring neuromuscular control：A randomized comparative clinical trial. *J Rehabil Med* 37（2）：115-22.

Ginn, K.A., R.D. Herbert, W. Khouw, and R. Lee. 1997. A randomized, controlled clinical trial of a treatment for shoulder pain. *Phys Ther* 77（8）：802-9.

Girometti, R., A. De Candia, M. Sbuelz, F. Toso, C. Zuiani, and M. Bazzocchi. 2006. Supraspinatus tendon US morphology in basketball players：Correlation with main pathologic models of secondary impingement syndrome in young overhead athletes. Preliminary report. *Radiol Med* 111（1）：42-52.

Glousman, R., F. Jobe, J. Tibone, D. Moynes, D. Antonelli, and J. Perry. 1988. Dynamic electromyographic analysis of the throwing shoulder with glenohumeral instability. *J Bone Joint Surg Am* 70（2）：220-6.

Glousman, R.. 1993. Electromyographic analysis and its role in the athletic shoulder. *Clin Orthop Relat Res* 288：27-34.

Glousman, R.E. 1993. Instability versus impingement syndrome in the throwing athlete. *Orthop Clin North Am* 24（1）：89-99.

Gofton, J.P., and G.E. Trueman. 1971. Studies in osteoarthritis of the hip part 11. Osteoarthritis of the hip and leg length disparity. *Can Med Assoc J* 104：791-9.

Gogia, P.P., and M.A. Sabbahi. 1994. Electromyographic analysis of neck muscle fatigue in patients with osteoarthritis of the cervical spine. *Spine* 19（5）：502-6.

Goldie, P.A., O.M. Evans, and T.M. Bach. 1994. Postural control following inversion injuries of the ankle. *Arch Phys Med Rehabil* 75（9）：969-75.

Golding, F.C. 1962. The shoulder-the forgotten joint. *Br J Radiol* 35：149-58.

Goodheart Jr., G.J. 1964. *Applied kinesiology*. Detroit：Privately published.

Gorski, J.M., and L.H. Schwartz. 2003. Shoulder impingement presenting as neck pain. *J Bone Joint Surg Am* 85-A（4）：635-8.

Gosselin, G., H. Rassoulian, and I. Brown. 2004. Effects of neck extensor muscles fatigue on balance. *Clin Biomech*（Bristol, Avon）19（5）：473-9.

Gossman, M.R., S.A. Sahrmann, and S.J. Rose. 1982. Review of length-associated changes in muscle. Experimental evidence and clinical implications. *Phys Ther* 62（12）：1799-808.

Grabiner, M.D., T.J. Koh, and G.F. Miller. 1986. Fatigue rates of vastus medialis oblique and vastus lateralis during static and dynamic knee extension. *J Orthop Res* 9（3）：391-7.

Grace, T.G., E.R. Sweetser, M.A. Nelson, L.R. Ydens, and B.J. Skipper. 1984. Isokinetic muscle imbalance and knee-joint injuries. A prospective blind study. *J Bone Joint Surg Am* 66（5）：734-40.

Gracely, R.H., F. Petzke, J.M. Wolf, and D.J. Clauw. 2002. Functional magnetic resonance imaging evidence of augmented pain processing in fibromyalgia. *Arthritis Rheum* 46（5）：1333-43.

Gracovetsky, S. 1997. Linking the spinal engine with the legs：A theory of human gait. In *Movement, stability, and low back pain*, ed. A. Vleeming, V. Mooney, T. Dorman, C. Snijders, and R. Stoeckart, 243. Edinburgh：Churchill Livingstone.

Gracovetsky, S., H. Farfan, and C. Helleur. 1985. The abdominal mechanism. *Spine* 10：317-24.

Graichen, H., H. Bonel, T. Stammberger, K.H. Englmeier, M. Reiser, and F. Eckstein. 1999. Subacromial space width changes during abduction and rotation-a 3-D MR imaging study. *Surg Radiol Anat* 21（1）：59-64.

Graichen, H., H. Bonel, T. Stammberger, K.H. Englmeier, M. Reiser, and F. Eckstein. 2001. Sex-specific differences of subacromial space width during abduction, with and without muscular activity, and correlation with anthropometric variables. *J Shoulder Elbow Surg* 10（2）：129-35.

Graichen, H., H. Bonel, T. Stammberger, M. Haubner, H. Rohrer, K.H. Englmeier, M. Reiser, and F. Eckstein. 1999. Three-dimensional analysis of the width of the subacromial space in healthy subjects and patients with impingement syndrome. *AJR Am J Roentgenol* 172（4）：1081-6.

Graichen, H., S. Hinterwimmer, R. von Eisenhart-Rothe, T. Vogl, K.H. Englmeier, and F. Eckstein. 2005. Effect of abducting and adducting muscle activity on glenohumeral translation, scapular kinematics and subacromial space width in vivo. *J Biomech* 38（4）：755-60.

Graichen, H., T. Stammberger, H. Bonél, E. Wiedemann, K.H. Englmeier, M. Reiser, and F. Eckstein. 2001.

Three-dimensional analysis of shoulder girdle and supraspinatus motion patterns in patients with impingement syndrome. *J Orthop Res* 19 (6) : 1192-8.

Graven-Nielsen, T., H. Lund, L. Arendt-Nielsen, B. Danneskiold-Samsøe, and H. Bliddal. 2002. Inhibition of maximal voluntary contraction force by experimental muscle pain : A centrally mediated mechanism. *Muscle Nerve* 26 (5) : 708-12.

Graven-Nielsen, T., P. Svensson, and L. Arendt-Nielsen. 1997. Effects of experimental muscle pain on muscle activity and co-ordination during static and dynamic motor function. *Electroencephalogr Clin Neurophysiol* 105 (2) : 156-64.

Gray, G. 1996. *Chain reaction festival*. Course manual. Wynn Marketing.

Greenfield, B., P.A. Catlin, P.W. Coats, E. Green, J.J. McDonald, and C. North. 1995. Posture in patients with shoulder overuse injuries and healthy individuals. *J Orthop Sports Phys Ther* 21 (5) : 287-95.

Greenfield, B.H., R. Donatelli, M.J. Wooden, and J. Wilkes. 1990. Isokinetic evaluation of shoulder rotational strength between the plane of scapula and the frontal plane. *Am J Sports Med* 18 (2) : 124-8.

Gregoric, M., T. Takeya, J.B. Baron, and J.C. Bessineton. 1978. Influence of vibration of neck muscles on balance control in man. *Agressologie* 19 (A) : 37-8.

Grenier, S., and S.M. McGill. 2007. Quantification of lumbar stability by using 2 different abdominal activation strategies. *Arch Phys Med Rehabil* 1 (18) : 54-62.

Griegel-Morris, P., K. Larson, K. Mueller-Klaus, and C.A. Oatis. 1992. Incidence of common postural abnormalities in the cervical, shoulder, and thoracic regions and their association with pain in two age groups of healthy subjects. *Phys Ther* 72 (6) : 425-31.

Grieve, G.P.1991. *Mobilization of the spine : A primary handbook of clinical method*. 5th ed. Edinburgh : Churchill Livingstone.

Grigg, P.1994. Peripheral neural mechanisms in proprioception. *J Sport Rehabil* 3 : 2-17.

Grimmer, K., and P. Trott. 1998. The association between cervical excursion angles and cervical short flexor muscle endurance. *Aust J Physiother* 44 (3) : 201-7.

Gronroos, M., and A. Pertovaara. 1993. Capsaicininduced central facilitation of a nociceptive flexion reflex in humans. *Neurosci Lett* 159 (1-2) : 215-8.

Gross, A.R., J.L. Hoving, T.A. Haines, C.H. Goldsmith, T. Kay, P. Aker, and G. Bronfort. Cervical Overview Group.2004. Manipulation and mobilisation for mechanical neck disorders. *Cochrane Database Syst Rev* 1 : CD004249.

Gross, A.R., T.M. Kay, C. Kennedy, D. Gasner, L. Hurley, K. Yardley, L. Hendry, and L. McLaughlin. 2002. Clinical practice guideline on the use of manipulation or mobilization in the treatment of adults with mechanical neck disorders. *Man Ther* 7 (4) : 193-205.

Gruber, M., and A. Gollhofer. 2004. Impact of sensorimotor training on the rate of force development and neural activation. *Eur J Appl Physiol* 92 (1-2) : 98-105.

Guanche, C., T. Knatt, M. Solomonow, Y. Lu, and R. Baratta. 1995. The synergistic action of the capsule and the shoulder muscles. *Am J Sports Med* 23 (3) : 301-6.

Guanche, C.A., J. Noble, M. Solomonow, C.S. Wink. 1999. Periarticular neural elements in the shoulder joint. *Orthopedics* 22 : 615-17.

Guazzelli Filho, J., J. Furlani, and V. De Freitas. 1991. Electromyographic study of the trapezius muscle in free movements of the arm. *Electromyogr Clin Neurophysiol* 31 (2) : 93-8.

Guilbaud, G. 1991. Central neurophysiological processing of joint pain on the basis of studies performed in normal animals and in models of experimental arthritis. *Can J Physiol Pharmacol* 69 (5) : 637-46.

Gummesson, C., I. Atroshi, C. Ekdahl, R. Johnsson, and E. Ornstein. 2003. Chronic upper extremity pain and co-occurring symptoms in a general population. *Arthritis Rheum* 49 (5) : 697-702.

Gurney, B. 2002. Leg length discrepancy. *Gait Posture* 15 : 195-206.

Guskiewicz, K.M., and D.H. Perrin. 1996. Effect of orthotics on postural sway following inversion ankle sprain. *J Orthop Sports Phys Ther* 23 (5) : 326-31.

Haahr, J.P., and J.H. Andersen. 2006. Exercises may be as efficient as subacromial decompression in patients with subacromial stage II impingement : 4-8-years' follow-up in a prospective, randomized study. *Scand J Rheumatol* 35 (3) : 224-8.

Haahr, J.P., S. Østergaard, J. Dalsgaard, K. Norup, P. Frost, S. Lausen, E.A. Holm, and J.H. Andersen. 2005. Exercises versus arthroscopic decompression in patients with subacromial impingement : A randomised, controlled study in 90 cases with a one year follow up. *Ann Rheum Dis* 64 (5) : 760-4.

Hagbarth, K.E., and G. Eklund. 1966. Tonic vibration reflexes (TVR) in spasticity. *Brain Res* 2 (2) : 201-3.

Hajek, M., V. Janda V, P. Kozak, E. Lukas, and A. Sehr. 1978. Diagnostics and therapy of the thoracic outlet syndromes. *Acta Univ Carol [Med] (Praha)* 24 (5-6) : 227-87.

Häkkinen, A., K. Häkkinen, P. Hannonen, and M. Alen. 2000. Force production capacity and acute neuromuscular responses to fatiguing loading in women with fibromyalgia are not different from those of healthy women. *J Rheumatol* 27 (5) : 1277-82.

Häkkinen, A., K. Häkkinen, P. Hannonen, and M. Alen.

2001. Strength training induced adaptations in neuromuscular function of premenopausal women with fibromyalgia: Comparison with healthy women. *Ann Rheum Dis* 60 (1): 21-6.

Hale, S.A., Hertel, J., and Olmsted-Kramer, L.C. 2007. The effect of a 4-week comprehensive rehabilitation program on postural control and lower extremity function in individuals with chronic ankle instability. *J Orthop Sports Phys Ther.* Jun; 37 (6): 303-11.

Hallaçeli, H., and I. Günal. 2002. Normal range of scapular elevation and depression in healthy subjects. *Arch Orthop Trauma Surg* 122 (2): 99-101.

Hallaceli, H., M. Manisali, and I. Gunal. 2004. Does scapular elevation accompany glenohumeral abduction in healthy subjects? *Arch Orthop Trauma Surg* 124 (6): 378-81.

Hallgren, R.C., P.E. Greenman, and J.J. Rechtien. 1994. Atrophy of suboccipital muscles in patients with chronic pain: A pilot study. *J Am Osteopath Assoc* 94 (12): 1032-8.

Hallström, E., and J. Kärrholm. 2006. Shoulder kinematics in 25 patients with impingement and 12 controls. *Clin Orthop Relat Res* 448: 22-7.

Halseth, T., J.W. McChesney, M. DeBeliso, R. Vaughn, and J. Lien. 2004. The effects of kinesiotaping on proprioception at the ankle. *Journal of Sports Science and Medicine* 3 (1): 1-7.

Hargrave, M.D., C.R. Carcia, B.M. Gansneder, and S.J. Shultz. 2003. Subtalar pronation does not influence impact forces or rate of loading during a single-leg landing. *J Athl Train* 38 (1): 18-23.

Haridas, C., E.P. Zehr, and J.E. Misiaszek. 2005. Postural uncertainty leads to dynamic control of cutaneous reflexes from the foot during human walking. *Brain Res* 1062 (1-2): 48-62.

Harris, F.A. 1984. Facilitation techniques and technological adjuncts in therapeutic exercise. In *Therapeutic exercise*. 4th ed., ed. J.V. Basmajian, 110-78. Baltimore: Williams & Wilkins.

Harris, K.D., D.M. Heer, T.C. Roy, D.M. Santos, A.E. Pritchard, R.S. Wainner, and J.M. Whitman. 2003. Reliability of a measurement of deep neck flexor muscle endurance. Abstract. *J Orthop Sports Phys Ther* 33 (2): A17.

Hass, C.J., L. Garzarella, D. de Hoyos, and M.L. Pollock. 2000. Single versus multiple sets in long-term recreational weightlifters. *Med Sci Sports Exerc* 32 (1): 235-42.

Hassan, B.S., S. Mockett, and M. Doherty. 2001. Static postural sway, proprioception, and maximal voluntary quadriceps contraction in patients with knee osteoarthritis and normal control subjects. *Ann Rheum Dis* 60 (6): 612-8.

He, X., U. Proske, H.G. Schaible, and R.F. Schmidt. 1988. Acute inflammation of the knee joint in the cat alters responses of flexor motoneurons to leg movements. *J Neurophysiol* 59 (2): 326-40.

Hébert, L.J., H. Moffet, B.J. McFadyen, and C.E. Dionne. 2002. Scapular behavior in shoulder impingement syndrome. *Arch Phys Med Rehabil* 83 (1): 60-9.

Hébert, L.J., H. Moffet, M. Dufour, and C. Moisan. 2003. Acromiohumeral distance in a seated position in persons with impingement syndrome. *J Magn Reson Imaging* 18 (1): 72-9.

Heikkila, H., and P.G. Astrom. 1996. Cervicocephalic kinesthetic sensibility in patients with whiplash injury. *Scand J Rehabil Med* 28 (3): 133-8.

Heikkila, H.V., and B.I. Wenngren. 1998. Cervicocephalic kinesthetic sensibility, active range of cervical motion, and oculomotor function in patients with whiplash injury. *Arch Phys Med Rehabil* 79 (9): 1089-94.

Heitkamp, H.C., T. Horstmann, F. Mayer, J. Weller, and H.H. Dickhuth. 2001. Gain in strength and muscular balance after balance training. *Int J Sports Med* 22: 285-90.

Hendriksson, K. 2002. Is fibromyalgia a central pain state? *Journal of Musculoskeletal Pain* 10 (1/2): 45-57.

Henke, K.G., M.T. Sharratt, D. Pegelow, and J.A. Dempsey. 1998. Regulation of end-expiratory lung volume during exercise. *J Appl Physiol* 64: 135-46.

Herren-Gerber, R., S. Weiss, L. Arendt-Nielsen, S. Petersen-Felix, G. Di Stefano, B.P. Radanov, and M. Curatolo. 2004. Modulation of central hypersensitivity by nociceptive input in chronic pain after whiplash injury. *Pain Med* 5 (4): 366-76.

Hertel, J., M.R. Gay, and C.R. Denegar. 2002. Differences in postural control during single-leg stance among healthy individuals with different foot types. *J Athl Train* 37 (2): 129-32.

Herzog, W. 2000. *Clinical biomechanics of spinal manipulation*. New York: Churchill Livingstone.

Herzog, W., D. Scheele, and P.J. Conway. 1999. Electromyographic responses of back and limb muscles associated with spinal manipulative therapy. *Spine* 24: 146-53.

Hess, S.A., C. Richardson, R. Darnell, P. Friis, D. Lisle, P. Myers. 2005. Timing of rotator cuff activation during shoulder external rotation in throwers with and without symptoms of pain. *J Orthop Sports Phys Ther* 35 (12): 812-20.

Hettinger, T., and E.A. Muller. 1953. Muscle capacity and muscle training. *Arbeitsphysiologie* 15: 111-26.

Hicks, J.H. 1954. The mechanics of the foot: The plantar aponeurosis and the arch. *J Anat* 88: 25-31.

Hides, J.A., C.A. Richardson, and G.A. Jull. 1994. Multifidus muscle recovery is not automatic after resolution of acute. First-episode low back pain. *Spine* 21(23): 2763-9.

Hides, J.A., M.J. Stokes, M. Saide, G.A. Jull, and D.H. Cooper. 1994. Evidence of lumbar multifidus muscle wasting ipsilateral to symptoms in patients with acute/subacute low back pain. *Spine* 19: 165-72.

Hietkamp, H.C., T. Horstman, F. Mayer, J. Weller, and H.H. Dickhuth. 2001. Gain in strength and muscular balance after balance training. *Int J Sports Med* 22: 285-90.

Hinoki, M., and N. Ushio. 1975. Lumbosacral proprioceptive reflexes in body equilibrium. *Acta Otolaryngol* Suppl. no. 330: 197.

Hintermeister, R.A., G.W. Lange, J.M. Schultheis, M.J. Bey, and R.J. Hawkins. 1998. Electromyographic activity and applied load during shoulder rehabilitation exercises using elastic resistance. *Am J Sports Med* 26 (2): 210-20.

Hinterwimmer, S., R. Von Eisenhart-Rothe, M. Siebert, R. Putz, F. Eckstein, T. Vogl, and H. Graichen. 2003. Influence of adducting and abducting muscle forces on the subacromial space width. *Med Sci Sports Exerc* 35 (12): 2055-9.

Hinton, R.Y. 1988. Isokinetic evaluation of shoulder rotational strength in high school baseball pitchers. *Am J Sports Med* 16 (3): 274-9.

Hodges, P.W. 2003. Core stability exercise in chronic low back pain. *Orthop Clin North Am* 34: 245-54.

Hodges, P.W., A.E. Eriksson, D. Shirley, and S.C. Gandevia. 2005. Intra-abdominal pressure increases stiffness of the lumbar spine. *J Biomech* 38 (9): 1873-80.

Hodges, P.W., A.E. Martin Eriksson, D. Shirley, and S.C. Gandevia. 2006. Intra-abdominal pressure increases stiffness of the lumbar spine. *J Biomech* 38: 1873-80.

Hodges, P.W., and C.A. Richardson. 1996. Inefficient muscular stabilization of the lumbar spine associated with low back pain. A motor control evaluation of the transversus abdominus. *Spine* 21 (22): 2640-50.

Hodges, P.W., and C.A. Richardson. 1997a. Contraction of the abdominal muscles associated with movement of the lower limb. *Phys Ther* 77 (2): 132-42.

Hodges, P.W., and C.A. Richardson. 1997b. Feedforward contraction of transversus abdominus is not influenced by the direction of arm movement. *Exp Brain Res* 114: 362-70.

Hodges, P.W., and C.A. Richardson. 1998. Delayed postural contraction of transversus abdominis in low back pain associated with movement of the lower limb. *J Spinal Disord* 11 (1): 46-56.

Hodges, P.W., and C.A. Richardson. 1999. Transversus abdominis and the superficial abdominal muscles are controlled independently in postural task. *Neuroscience* 265: 91-4.

Hodges, P.W., and S.C. Gandevia. 2000a. Activation of the human diaphragm during a repetitive postural task. *J Physiol* 522 (Pt. 1): 165-75.

Hodges, P.W., and S.C. Gandevia. 2000b. Changes in intraabdominal pressure during postural and respiratory activation of the human diaphragm. *J Appl Physiol* 89 (3): 967-76.

Hodges, P.W., R. Sapsford, and P.H.M. Pengel. 2007. Postural and respiratory functions of the pelvic floor muscles. *Neurourol Urodyn* 26 (3): 362-71.

Hodges, P.W., S.C. Gandevia, and C.A. Richardson. 1997. Contractions of specific abdominal muscles in postural tasks are affected by respiratory maneuvers. *J Appl Physiol* 83 (3): 753-60.

Hoffer, J.A., and S. Andreassen. 1981. Regulation of soleus muscle stiffness in premammillary cats: Intrinsic and reflex components. *J Neurophysiol* 45 (2): 267-85.

Holm, S., A. Inhahl, and M. Solomonow. 2002. Sensorimotor control of the spine. *J Electromyogr Kinesiol* 12: 219-34.

Holme, E., S.P. Magnusson, K. Becher, T. Bieler, P. Aagaard, and M. Kjaer. 1999. The effect of supervised rehabilitation on strength, postural sway, position sense and re-injury risk after acute ankle ligament sprain. *Scand J Med Sci Sports* 9 (2): 104-9.

Hölmich, P., P. Uhrskou, and L. Ulnits. 1999. Effectiveness of active physical training for long-standing adductor-related groin pain in athletes. *Lancet* 353: 439-43.

Holt, L.E., T.M. Travis, and T. Okita. 1970. Comparative study of three stretching techniques. *Percept Mot Skills* 31 (2): 611-6.

Hong, C.-Z. 1994. Lidocaine injection versus dry needling to myofascial trigger point; the importance of the local twitch response. *Am J Phys Med Rehabil* 73: 256-63.

Hong, C.Z. 1999. Current research on myofascial trigger points—pathophysiological studies. *Journal of Musculoskeletal Pain* 7 (1/2): 121-9.

Hong, C.Z., and D.G. Simons. 1998. Pathophysiologic and electrophysiologic mechanisms of myofascial trigger points. *Arch Phys Med Rehabil* 79 (7): 863-72.

Hootman, J., S. Fitzgerald, C. Macera, J. Shannon, and S. Blair. 2004. Lower extremity muscle strength and risk of self-reported hip or knee osteoarthritis. *J Phys Act Health* 1: 321-30.

Hopkins, J.T., and R. Palmieri. 2004. Effects of ankle joint effusion on lower leg function. *Clin J Sport Med* 14(1): 1-7.

Hopkins, J.T., C.D. Ingersoll, M.A. Sandrey, and S.D. Bleggi. 1999. An electromyographic comparison of 4 closed chain exercises. *J Athl Train* 34 (4): 353-7.

Horak, F.B., and L.M. Nashner. 1986. Central programming of postural movements: Adaptation to altered support-surface configurations. *J Neurophysiol* 55 (6): 1369-81.

Horak, F.B., L.M. Nashner, and H.C. Diener. 1990. Postural strategies associated with somatosensory and vestibular loss. *Exp Brain Res* 82 (1): 167-77.

Horal, J. 1969. The clinical appearance of low back disorders in the city of Gothenburg, Sweden. Comparisons of incapacitated probands with matched controls. *Acta Orthop Scand Suppl* 118: 1-109.

Horstmann, T., Martini, F., Knak, J., Mayer, F., Sell S., Zacher, J., and Kusswetter, W. 1994. Isokinetic force-velocity curves in patients following implantation of an individual total hip prosthesis. *Int J Sports Med.* Jan; 15 Suppl 1: S64-9.

Horstmann, T., Roecker, K., Vornholt, S., Niess, A.M., Heitkamp, H.C., and Dickuth, H.H. 2002. Deficits in performance in hip osteoarthritis and endoprosthesis patients. *Deutsche Zeitschrift Fur Sportmedizin*. 53 (1): 17-21.

Hou, C.R., L.C. Tsai, K.F. Cheng, K.C. Chung, and C.Z. Hong. 2002. Immediate effects of various physical therapeutic modalities on cervical myofascial pain and trigger-point sensitivity. *Arch Phys Med Rehabil* 83 (10): 1406-14.

Housh, D.J., and T.J. Housh. 1993. The effects of unilateral velocity-specific concentric strength training. *J Orthop Sports Phys Ther* 17 (5): 252-6.

Hruska Jr., R.J. 1999. Influences of dysfunctional respiratory mechanics on orofacial pain. *Dent Clin North Am* 41 (2): 211-27.

Hrysomallis, C. 2007. Relationship between balance ability, training and sports injury risk. *Sports Med* 37 (6): 547-56.

Hrysomallis, C., and C. Goodman. 2001. A review of resistance exercise and posture realignment. *J Strength Cond Res* 15 (3): 385-90.

Hsieh, J.-C., C.-H. Tu, F.-P. Chen, M.-C. Chen, T.-C. Yeh, H.-C. Cheng, Y.T. Wu, R.S. Liu, and L.T. Ho. 2001. Activation of the hypothalamus characterizes the acupuncture stimulation at the analgesic point in human: A positron emission tomography study. *Neurosci Lett* 307 (2): 105-8.

Huffman, G.R., J.E. Tibone, M.H. McGarry, B.M. Phipps, Y.S. Lee, and T.Q. Lee. 2006. Path of glenohumeral articulation throughout the rotational range of motion in a thrower's shoulder model. *Am J Sports Med* 34 (10): 1662-9.

Hui, K., and J. Lui. 2000. Acupuncture modulates the limbic system and subcortical gray structures of the human brain: Evidence of MRI studies in normal subjects. *Hum Brain Mapp* 9: 13-25.

Hungerford, B., W. Gilleard, and P. Hodges. 2003. Evidence of altered lumbopelvic muscle recruitment in the presence of sacroiliac joint pain. *Spine* 28 (14): 1593-600.

Hurley, M.V. 1997. The effects of joint damage on muscle function, proprioception and rehabilitation. *Man Ther* 2 (1): 11-7.

Hurley, M.V., and D.J. Newham. 1993. The influence of arthrogenous muscle inhibition on quadriceps rehabilitation of patients with early, unilateral osteoarthritic knees. *Br J Rheumatol* 32: 127-131.

Iams, J. 2005. When reflexes rule: A new paradigm in understanding why some patients don't get well. *Advance for Physical Therapists* 16 (3): 41.

Ide, J., S. Maeda, M. Yamaga, K. Morisawa, and K. Takagi. 2003. Shoulder-strengthening exercise with an orthosis for multidirectional shoulder instability: Quantitative evaluation of rotational shoulder strength before and after the exercise program. *J Shoulder Elbow Surg* 12 (4): 342-5.

Ihara, H., and A. Nakayama. 1986. Dynamic joint control training for knee ligament injuries. *Am J Sports Med* 14: 309-15.

Ihara, H., and A. Nakayama. 1986. Dynamic joint control training for knee ligament injuries. *Am J Sports Med* 14: 309-15.

Iles, J., M. Stokes, and A. Young. 1990. Reflex actions of knee joint afferents during contractions of the human quadriceps. *Clin Physiol* 10: 489-500.

Illyés, A., and R.M. Kiss. 2006. Kinematic and muscle activity characteristics of multidirectional shoulder joint instability during elevation. *Knee Surg Sports Traumatol Arthrosc* 14 (7): 673-85.

Illyés, A., and R.M. Kiss. 2007. Electromyographic analysis in patients with multidirectional shoulder instability during pull, forward punch, elevation and overhead throw. *Knee Surg Sports Traumatol Arthrosc* 15 (5): 624-31.

Inman, V.T. 1966. Human locomotion. *Can Med Assoc J* 94 (20): 1047-54.

Inman, V.T., H.J. Ralston, F. Todd, and J.C. Lieberman. 1981. *Human walking*. Baltimore: Williams & Wilkins.

Inman, V.T., J.B. Saunders, and L.C. Abbott. 1944. Observations of the function of the shoulder joint. *J Bone Joint Surg* 26 (1): 1-30.

Ireland, M.L., J.D. Willson, B.T. Ballantyne, and I.M. Davis. 2003. Hip strength in females with and without patellofemoral pain. *J Orthop Sports Phys Ther* 33 (11): 671-6.

Itoi, E., S.R. Newman, D.K. Kuechle, B.F. Morrey, and K.N. An. 1994. Dynamic anterior stabilisers of the shoulder with the arm in abduction. *J Bone Joint Surg Br* 76 (5): 834-6.

Jacobs, C., T.L. Uhl, M. Seeley, W. Sterling, and L.

Goodrich. 2005. Strength and fatigability of the dominant and nondominant hip abductors. *J Athl Train* 40 (3) : 203-6.

Jaeger, B., and S.A. Skootsky. 1987. Double blind controlled study of different myofascial trigger point injection techniques. *Pain* Suppl. no. 4 : S292.

Janda, V., and M. VäVrovà. 1996. Sensory motor stimulation. In *Rehabilitation of the spine*, ed. C. Liebenson, 319-28. Baltimore : Williams & Wilkins.

Janda V. 1995. Personal communications and course notes.

Janda, V. 1964. Movement patterns in pelvic and thigh region with special reference to pathogenesis of vertebrogenic disturbances.[In Czech.] Thesis, Charles University.

Janda, V. 1978. Muscles, central nervous regulation and back problems. In *Neurobiological mechanisms in manipulative therapy*, ed. I.M. Korr, 27-41. New York : Plenum Press.

Janda, V. 1983. On the concept of postural muscles and posture. *Aust J Physiother* 29 : S83-4.

Janda, V. 1984. Gestörte Bewegungsabläufe und Rückenschmerzen.[Disturbed courses of motion and back pain.] *Z Manuelle Med* 22 : 74-28.

Janda, V. 1986. Muscle weakness and inhibition (pseudoparesis) in back pain syndromes. In *Modern manual therapy of the vertebral column*, ed. G.P. Grieve. 136-139. London : Churchill Livingstone

Janda, V. 1986a. Muscle weakness and inhibition (pseudoparesis) in back syndromes. In *Manual therapy of the vertebral column*, ed. P. Grieve 136-139. New York : Churchill Livingstone.

Janda, V. 1986b. Some aspects of extracranial causes of facial pain. *J Prosthet Dent* 56 (4) : 484-7.

Janda, V. 1987. Muscles and motor control in low back pain : Assessment and management. In *Physical therapy of the low back*, ed. L.T. Twomey, 253-78. New York : Churchill Livingstone.

Janda, V. 1988. Muscles and cervicogenic pain syndromes. In *Physical therapy of the cervical and thoracic spine*, ed. R. Grand, 153-166. New York : Churchill Livingstone.

Janda, V. 1989a. Differential diagnosis of muscle tone in respect to inhibitory techniques. *Journal of Manual Medicine* 4 (3) : 96.

Janda, V. 1989b. Impaired muscle function in children and adolescents. *Journal of Manual Medicine* 4 (3) : 157-60.

Janda, V. 1991. Muscle spasm-A proposed procedure for differential diagnosis. *J Manual Medicine* 6 : 136-9.

Janda, V. 1992. Sensorimotor stimulation.[In Czech.] *Rehabilitacia* 3 : 14-35.

Janda, V. 1992. Treatment of chronic back pain. *Journal of Manual Medicine* 6 (5) : 166-8.

Janda, V. 1993. Muscle strength in relation to muscle length, pain, and muscle imbalance. In *Muscle strength*. Vol. 8 of *International perspectives in physical therapy*, ed. K. Harms-Ringdahl, 83-91. Edinburgh : Churchill Livingstone.

Janda, V. 1994. Muscles and motor control in cervicogenic disorders. In *Physical therapy of the cervical and thoracic spine*. 1st ed., ed. R. Grant, 195-215. Edinburgh : Churchill Livingstone.

Janda, V. 2000. *Manuelle muskelfunktions-diagnostik*. 4th ed. Munich : Urban & Fischer.

Janda, V. 2002. Cervicocervical transits.[In Czech.] *Rehabil Fyz Lek* 9 (1) : 3-4.

Janda, V., and M. VäVrovà. 1996. Sensory motor stimulation. In *Rehabilitation of the spine*, ed. C. Liebenson, 319-28. Baltimore : Williams & Wilkins.

Janda, V., C. Frank, and C. Liebenson. 2007. Evaluation of muscle imbalances. In *Rehabilitation of the spine*, ed. C. Liebenson 203-225. Philadelphia : Lippincott Williams & Wilkins.

Janda, V., M. Vavrova, A. Herbenova, and M. Veverkova. 2007. Sensorimotor stimulation. In *Rehabilitation of the spine*. 2nd ed., ed. C. Liebenson 513-530. Philadelphia : Lippincott Williams & Wilkins.

Janda. V. 2002. Cervicocervical transits.[In Czech.] *Rehabil Fyz Lek* 9 (1) : 3-4.

Jaramillo, J., T.W. Worrell, and C.D. Ingersoll. 1994. Hip isometric strength following knee surgery. *J Orthop Sports Phys Ther* 20 (3) : 160-5.

Järvholm, U., J. Styf, M. Suurkula, and P. Herberts. 1988. Intramuscular pressure and muscle blood flow in supraspinatus. *Eur J Appl Physiol Occup Physiol* 58 (3) : 219-24.

Jensen, C., and R.H. Westgaard. 1997. Functional subdivision of the upper trapezius muscle during low-level activation. *Eur J Appl Physiol Occup Physiol* 76 (4) : 335-9.

Jensen, C., L. Finsen, K. Hansen, H. Christensen. 1999. Upper trapezius muscle activity patterns during repetitive manual material handling and work with with a computer mouse. *J Electromyogr Kinesiol* 9 (5) : 317-25.

Jensen, C., O. Vasseljen, and R.H. Westgaard. 1993. The influence of electrode position on bipolar surface electromyogram recordings of the upper trapezius muscle. *Eur J Appl Physiol Occup Physiol* 67 (3) : 266-73.

Jerosch, J., J. Steinbeck, H. Clahsen, M. Schmitz-Nahrath, and A. Grosse-Hackmann. 1993. Function of the glenohumeral ligaments in active stabilisation of the shoulder joint. *Knee Surg Sports Traumatol Arthrosc* 1 (3-4) : 152-8.

Jerosch, J., W.H. Castro, H.U. Sons, and M. Moersler. 1989. Etiology of sub-acromial impingement syndrome-a biomechanical study.[In German.] *Beitr Orthop Traumatol* 36（9）：411-8.

Jobe, F.W. 1989. Impingement problems in the athlete. *Instr Course Lect* 38：205-9.

Jobe, F.W., and M. Pink. 1993. Classification and treatment of shoulder dysfunction in the overhead athlete. *J Orthop Sports Phys Ther* 18（2）：427-32.

Jobe, F.W., R.S. Kvitne, and C.E. Giangarra. 1989. Shoulder pain in the overhand or throwing athlete. The relationship of anterior instability and rotator cuff impingement. *Orthop Rev* 18（9）：963-75.

Johansson, H., and P. Sojka 1991. Pathophysiological mechanisms involved in genesis and spread of muscular tension in occupational muscle pain and in chronic musculoskeletal pain syndromes：A hypothesis. *Med Hypotheses* 35（3）：196-203.

Johnson, E.G., J.J. Godges, E.B. Lohman, J.A. Stephens, G.J. Zimmerman, and S.P. Anderson. 2003. Disability self-assessment and upper quarter muscle balance between female dental hygienists and non-dental hygienists. *J Dent Hyg* 77（4）：217-23.

Johnson, G., N. Bogduk, A. Nowitzke, and D. House. 1994. Anatomy and actions of the trapezius muscle.[review]. *Clin Biomech*（Bristol, Avon）9：44-50.

Johnson, M.A., J. Polgar, D. Weightman, and D. Appleton. 1973. Data on the distribution of fibre types in thirtysix human muscles. An autopsy study. *J Neurol Sci* 18（1）：111-29.

Johnson, M.E., M.L. Mille, K.M. Martinez, and M.W. Rogers. 2002. Age-related changes in hip abductor and adductor muscle strength in women. Abstract. *J Geriatr Phys Ther* 25（3）：24.

Johnston, T.B. 1937. The movements of the shoulderjoint. *Br J Surg* 25：252-60.

Jones, D.A., O.M. Rutherford, and D.F. Parker. 1989. Physiological changes in skeletal muscle as a result of strength training *Q J Exp Physiol* 1989：233-56.

Jones, K.D., C.S. Burckhardt, A.A. Deodhar, N.A. Perrin, G.C. Hanson, and R.M. Bennett. 2008. A six-month randomized controlled trial of exercise and pyridostigmine in the treatment of fibromyalgia. *Arthritis Rheum* 58（2）：612-22.

Jones, K.D., C.S. Burckhardt, S.R. Clark, R.M. Bennett, and K.M. Potempa. 2002. A randomized controlled trial of muscle strengthening versus flexibility training in fibromyalgia. *J Rheumatol* 29（5）：1041-8.

Jones, L.H. 1964. Spontaneous release by positioning. *The D.O.* 4：109.

Jones, P.S., and M.A. Tomski. 2000. Exercise and osteopathic manipulative medicine：The Janda approach. *Physicals Medicine and Rehabilitation*：*State of the Art Reviews* 14（1）：163-79.

Jönhagen, S., G. Németh, and E. Eriksson. 1994. Hamstring injuries in sprinters. The role of concentric and eccentric hamstring muscle strength and flexibility. *Am J Sports Med* 22（2）：262-6.

Jonsson, P., P. Wahlström, L. Ohberg, and H. Alfredson. 2006. Eccentric training in chronic painful impingement syndrome of the shoulder：Results of a pilot study. *Knee Surg Sports Traumatol Arthrosc* 14（1）：76-81.

Juker, D., S.M. McGill, P. Kropf, and T. Steffen. 1998. Quantitative intramuscular myoelectric activity of lumbar portions of psoas and the abdominal wall during a wide variety of tasks. *Med Sci Sports Exerc* 30（2）：301-10.

Jull, G., C. Barrett, R. Magee, and P. Ho. 1999. Further clinical clarification of the muscle dysfunction in cervical headache. *Cephalalgia* 19（3）：179-85.

Jull, G., D. Falla, J. Treleaven, P. Hodges, and B. Vicenzino. 2007. Retraining cervical joint position sense：The effect of two exercise regimes. *J Orthop Res* 25（3）：404-12.

Jull, G., E. Kristjansson, and P. Dall' Alba. 2004. Impairment in the cervical flexors：A comparison of whiplash and insidious onset neck pain patients. *Man Ther* 9（2）：89-94.

Jull, G., M. Sterling, J. Kenardy, and E. Beller. 2007. Does the presence of sensory hypersensitivity influence outcomes of physical rehabilitation for chronic whiplash? A preliminary RCT. *Pain* 129（1-2）：28-34.

Jull, G., P. Trott, H. Potter, G. Zito, K. Niere, D. Shirley, J. Emberson, I. Marschner, and C. Richardson. 2002. A randomized controlled trial of exercise and manipulative therapy for cervicogenic headache. *Spine* 27（17）：1835-43.

Jull, G.A. 2000. Deep cervical flexor muscle dysfunction in whiplash. *Journal of Musculoskeletal Pain* 8（1/2）：143-54.

Jull, G.A., and V. Janda. 1987. Muscles and motor control in low back pain. In *Physical therapy of the low back*. 1st ed., ed. L.T. Twomey and J.R. Taylor, 253-278. New York：Churchill Livingstone.

Jull, G.A., E. Kristjansson, and P. Dall' Alba. 2004. Impairment in the cervical flexors：A comparision of whiplash and insidious onset neck paitents. *Man Ther* 9：89-94.

Kabat, H. 1950. Studies on neuromuscular dysfunction XIII. New concepts and techniques of neuromuscular reeducation for paralysis. *Perm Found Med Bull* 8：121-43.

Kaminski, T.W., B.D. Buckley, M.E. Powers, T.J. Hubbard, B.M. Hatzel, and C. Ortiz. 2001. Eversion and inversion strength ratios in subjects with unilateral functional ankle instability. Abstract. *Med Sci Sports Exerc* Suppl. no. 33（5）：S135.

Kamkar, A., J.J. Irrgang, and S.L. Whitney. 1993. Nonoperative management of secondary shoulder impingement syndrome. *J Orthop Sports Phys Ther* 17 (5) : 212-24.

Karduna, A.R., P.J. Kerner, and M.D. Lazarus. 2005. Contact forces in the subacromial space : Effects of scapular orientation. *J Shoulder Elbow Surg* 14 (4) : 393-9.

Karlberg, M., L. Persson, and M. Magnusson. 1995. Impaired postural control in patients with cervicobrachial pain. *Acta Otolaryngol* Suppl. no. 520 (Pt. 2) : 440-2.

Kase, K., and T. Hashimoto. 1998. Changes in the volume of the peripheral blood flow by using kinesiotaping. Unpublished.

Kase, K., J. Wallis, and T. Kase. 2003. *Clinical therapeutic applications of the kinesio taping method*. 2nd ed. Tokyo : Ken Ikai Co. Ltd

Kashima, K., S. Maeda, S. Higashinaka, N. Watanabe, M. Ogihara, and S. Sakoda. 2006. Relationship between head position and the muscle hardness of the masseter and trapezius muscles : A pilot study. *Cranio* 24 (1) : 38-42.

Kauffman, T.L., L.M. Nashner, and L.K. Allison. 1997. Balance is a critical parameter in orthopedic rehabilitation. *Orthop Phys Ther Clin N Am* 6 (1) : 43-78.

Kavcic, N., S. Grenier, and S.M. McGill. 2004. Determining the stabilizing role of individual torso muscles during rehabilitation exercises. *Spine* 29 (11) : 1254-65.

Kavounoudias, A., R. Roll, and J.P. Roll. 2001. Foot sole and ankle muscle inputs contribute jointly to human erect posture regulation. *J Physiol* 532 (Pt3) : 869-78.

Kay, T.M., A. Gross, C. Goldsmith, P.L. Santaguida, J. Hoving, and G. Bronfort. Cervical Overview Group.2005. Exercises for mechanical neck disorders. *Cochrane Database Syst Rev* 3 : CD004250.

Keating, J.F., P. Waterworth, J. Shaw-Dunn, and J. Crossan. 1993. The relative strengths of the rotator cuff muscles. A cadaver study. *J Bone Joint Surg Br* 75(1) : 137-40.

Kebaetse, M., P. McClure, and N.A. Pratt. 1999. Thoracic position effect on shoulder range of motion, strength, and three-dimensional scapular kinematics. *Arch Phys Med Rehabil* 80 (8) : 945-50.

Kelley, J.D., S.J. Lombardo, A. Pink, J. Perry, and C.E. Giangarra. 1994. Electromyographic and cinematographic analysis of elbow function in tennis players with lateral epicondylitis. *Am J Sports Med* 22 (3) : 359-63.

Kelly, B.T., R.J. Williams, F.A. Cordasco, S.I. Backus, J.C. Otis, D.E. Weiland, D.W. Altchek, E.V. Craig, T.L. Wickiewicz, and R.F. Warren. 2005. Differential patterns of muscle activation in patients with symptomatic and asymptomatic rotator cuff tears. *J Shoulder Elbow Surg* 14 (2) : 165-71.

Kelly, B.T., S.I. Backus, R.F. Warren, and R.J. Williams. 2002. Electromyographic analysis and phase definition of the overhead football throw. *Am J Sports Med* 30 (6) : 837-44.

Kelsey, B. 1961. Effects of mental practice and physical practice upon muscular endurance. *Res Q* 31 (99) : 47-54.

Kendall, F.P., E.K. McCreary, and P.G. Provance. 1993. *Muscles. Testing and function*. 4th ed. Baltimore : Williams & Wilkins.

Kenny, R.A., G.B. Traynor, D. Withington, and D.J. Keegan. 1993. Thoracic outlet syndrome : A useful exercise treatment option. *Am J Surg* 165 (2) : 282-4.

Ker, R.F., M.B. Bennett, S.R. Bibby, R.C. Kester, and R. Alexander. 1987. The spring in the arch of the human foot. *Nature* 325 : 147-9.

Kerrigan, D.C., L.W. Lee, J.J. Collins, P.O. Riley, and L.A. Lipsitz. 2001. Reduced hip extension during walking : Healthy elderly and fallers versus young adults. *Arch Phys Med Rehabil* 82 (1) : 26-30.

Kettunen, J.A., Harilainen, A., Sandelin, J., Schlenzka, D., Hietaniemi, K., Seitsalo, S., Malmivaara, A., and Kujala, U.M. 2007. Knee arthroscopy and exercise versus exercise only for chronic patellofemoral pain syndrome : a randomized controlled trial. *BMC Med*. Dec 13 ; 5 : 38.

Kibler, W.B. 1995. Biomechanical analysis of the shoulder during tennis activities. *Clin Sports Med* 14 (1) : 79-85.

Kibler, W.B. 1998a. Determining the extent of the functional deficit. In *Functional rehabilitation of sports and musculoskeletal injuries*, ed. W.B. Kibler, S.A. Herring, J.M. Press, and P.A. Lee, 16-9. Gaithersburg, MD : Aspen.

Kibler, W.B. 1998b. The role of the scapula in athletic shoulder function. *Am J Sports Med* 26 (2) : 325-37.

Kibler, W.B. 2006. Scapular involvement in impingement : Signs and symptoms. *Instr Course Lect* 55 : 35-43.

Kibler, W.B., and J. McMullen. 2003. Scapular dyskinesis and its relation to shoulder pain. *J Am Acad Orthop Surg* 11 (2) : 142-51.

Kibler, W.B., C. Goldberg, and T.J. Chandler. 1991. Functional biomechanical deficits in running athletes with plantar fasciitis. *Am J Sports Med* 19 (1) : 66-71.

Kibler, W.B., T.J. Chandler, and B.K. Pace. 1992. Principles of rehabilitation after chronic tendon injuries. *Clin Sports Med* 11 (3) : 661-71.

Kibler, W.B., T.J. Chandler, B.P. Livingston, and E.P. Roetert. 1996. Shoulder range of motion in elite tennis players. Effect of age and years of tournament play. *Am J Sports Med* 24 (3) : 279-85.

Kibler, W.B., T.J. Chandler, R. Shapiro, and M. Conuel.

2007. Muscle activation in coupled scapulohumeral motions in the high performance tennis serve. *Br J Sports Med* 41 (11) : 745-9.

Kidgell, D.J., Horvath, D.M., Jackson, B.M., and Seymour, P.J. 2007. Effect of six weeks of dura disc and minitrampoline balance training on postural sway in athletes with functional ankle instability. *J Strength Cond Res.* May ; 21 (2) : 466-9.

Kido, T., E. Itoi, N. Konno, A. Sano, M. Urayama, and K. Sato. 2000. The depressor function of biceps on the head of the humerus in shoulders with tears of the rotator cuff. *J Bone Joint Surg Br* 82 (3) : 416-9.

Kido, T., E. Itoi, S.B. Lee, P.G. Neale, and K.N. An. 2003. Dynamic stabilizing function of the deltoid muscle in shoulders with anterior instability. *Am J Sports Med* 31 (3) : 399-403.

Kim, A.W., A.M. Rosen, V.A. Brander, and T.S. Buchanan. 1995. Selective muscle activation following electrical stimulation of the collateral ligaments of the human knee joint. *Arch Phys Med Rehabil* 76 (8) : 750-7.

Kim, S.H., K.I. Ha, H.S. Kim, and S.W. Kim. 2001. Electromyographic activity of the biceps brachii muscle in shoulders with anterior instability. *Arthroscopy* 17 (8) : 864-8.

King, D. 1995. Student writing contest winner : Glenohumeral joint impingement in swimmers. *J Athl Train* 30 (4) : 333-7.

Knapik, J.J., C.L. Bauman, B.H. Jones, J.M. Harris, and L. Vaughan. 1991. Preseason strength and flexibility imbalances associated with athletic injuries in female collegiate athletes. *Am J Sports Med* 19 (1) : 76-81.

Knikou, M., E. Kay, B.D. Schmit. 2007. Parallel facilitatory reflex pathways from the foot and hip to flexors and extensors in the injured human spinal cord. *Exp Neurol* 206 (1) : 146-58.

Knott, M., and D.E. Voss. 1968. Proprioceptive neuromuscular facilitation. New York : Harper & Row.

Kolář, P.1999. The sensomotor nature of postural functions. Its fundamental role in rehabilitation of the motor system. *J Orthop Med* 21 (2) : 40-5.

Kolář, P.2001. Systematization of muscular dysbalances from the aspect of developmental kinesiology. *Rehabilitation and Physical Medicine* 8 (4) : 152-64.

Kolář, P.2007. Facilitation of agonist antagonist coactivation by reflex stimulation methods. In *Rehabilitation of the spine*. 2nd ed., ed. C. Liebenson, 531-65. Philadelphia : Lippincott Williams & Wilkins.

Komi, P.V., and C. Bosco. 1978. Utilization of stored elastic energy in leg extensor muscles by men and women. *Med Sci Sports* 10 (4) : 261-5.

Konradsen, L., and J.B. Ravn. 1990. Ankle instability caused by prolonged peroneal reaction time. *Acta Orthop Scand* 61 (5) : 388-90.

Konradsen, L., M. Voigt, and C. Hojsgaard. 1997. Ankle inversion injuries. The role of the dynamic defense mechanism. *Am J Sports Med* 25 (1) : 54-7.

Korr, I.M. 1979. *The facilitated segment : A factor in injury to the body framework. The collected papers of Irwin M. Korr*. Colorado Springs : American Academy of Osteopathy.

Kosek, E., J. Ekholm, and P. Hansson. 1996. Sensory dysfunction in fibromyalgia patients with implications for pathogenic mechanisms. *Pain* 68 (2-3) : 375-83.

Kraushaar, B.S., and R.P. Nirschl. 1999. Tendinosis of the elbow (tennis elbow). Clinical features and findings of histological, immunohistochemical, and electron microscopy studies. *J Bone Joint Surg Am* 81 (2) : 259-78.

Kronberg, M., and L.A. Broström. 1995. Electromyographic recordings in shoulder muscles during eccentric movements. *Clin Orthop Relat Res* 314 : 143-51.

Kronberg, M., G. Németh, and L.A. Broström. 1990. Muscle activity and coordination in the normal shoulder. An electromyographic study. *Clin Orthop Relat Res* 257 : 76-85.

Kronberg, M., L.A. Broström, and G. Németh. 1991. Differences in shoulder muscle activity between patients with generalized joint laxity and normal controls. *Clin Orthop Relat Res* 269 : 181-92.

Kronberg, M., P. Larsson, and L.A. Broström. 1997. Characterisation of human deltoid muscle in patients with impingement syndrome. *J Orthop Res* 15 (5) : 727-33.

Kruse, R.D., and D.K. Mathews. 1958. Bilateral effects of unilateral exercise : Experimental study based on 120 subjects. *Arch Phys Med Rehabil* 39 (6) : 371-6.

Kugler, A., M. Kruger-Franke, S. Reininger, H.H. Trouillier, and B. Rosemeyer. 1996 Muscular imbalance and shoulder pain in volleyball attackers. *Br J Sports Med* 30 (3) : 256-9.

Kugler, A., M. Kruger-Franke, S. Reininger, H.H. Trouillier, and B. Rosemeyer. 1996. Muscular imbalance and shoulder pain in volleyball attackers. *Br J Sports Med* 30 (3) : 256-9.

Kumbhare, D.A., B. Balsor, W.L. Parkinson, P. Harding Bsckin, M. Bedard, A. Papaioannou, and J.D. Adachi. 2005. Measurement of cervical flexor endurance following whiplash. *Disabil Rehabil* 27 (14) : 801-7.

Kurtz, A.D. 1939. Chronic sprained ankle. *Am J Surg* 44 (1) : 158-60.

Labriola, J.E., T.Q. Lee, R.E. Debski, and P.J. McMahon. 2005. Stability and instability of the glenohumeral joint : The role of shoulder muscles. *J Shoulder Elbow Surg* 14 (1 Suppl. no. S) : 32S-38S.

Landis, J., I. Keselman, and C.N. Murphy. 2005. Comparison of electromyographic (EMG) activity of selected forearm muscles during low grade resistance therapeutic exercises in individuals diagnosed with lateral epicondylitis. *Work* 24 (1): 85-91.

Lanza, D., Dmowski, B.E., Murillo, P.A., Sarro, C.K., Tribelhorn, P.A., and Norkus, S.A. 2003. Comparison of muscle activity during a single leg stance: stable versus unstable surface (Abstract). J Athl Train. 38 (20: S91).

Lardner, R. 2001. Stretching and flexibility: Its importance in rehabilitation. *J Bodyw Mov Ther* 5 (4): 254-63.

Larsson, R., H. Cai, Q. Zhang, P.A. Oberg, and S.E. Larsson. 1998. Visualization of chronic neck-shoulder pain: Impaired microcirculation in the upper trapezius muscle in chronic cervico-brachial pain. *Occup Med (Lond)* 48 (3): 189-94.

Laudner, K.G., J.B. Myers, M.R. Pasquale, J.P. Bradley, and S.M. Lephart. 2006. Scapular dysfunction in throwers with pathologic internal impingement. *J Orthop Sports Phys Ther* 36 (7): 485-94.

Lautenbacher, S., and G.B. Rollman. 1997. Possible deficiencies of pain modulation in fibromyalgia. *Clin J Pain* 13 (3): 189-96.

Lawrence, R.C., D.T. Felson, C.G. Helmick, L.M. Arnold, H. Choi, R.A. Deyo, S. Gabriel et al. National Arthritis Data Workgroup.2008. Estimates of the prevalence of arthritis and other rheumatic conditions in the United States. Part II. *Arthritis Rheum* 58 (1): 26-35.

Layton, J.A., C.A. Thigpen, D.A. Padua, W.E. Prentice, and S.G. Karas. 2005. A comparison between swimmers and non-swimmers on posture, range of motion, strength, and scapular motion. Abstract. *J AThl Train* 40 (2): S23.

Lear, L.J., and M.T. Gross. 1998. An electromyographical analysis of the scapular stabilizing synergists during a push-up progression. *J Orthop Sports Phys Ther* 28 (3): 146-57.

Lederman, E. 1997. *Fundamentals of manual therapy: Physiology, neurology and psychology.* New York: Churchill Livingstone.

Lee, D. 1997. Instability of the sacroiliac joint and the consequences for gait. In *Movement stability and low back pain*, ed. A. Vleeming, V. Mooney, T. Dorman, C. Snijders, and R. Soteckhart, 231-3. New York: Churchill Livingstone.

Lee, D. 1999. *The pelvic girdle.* Edinburgh: Churchill Livingstone.

Lee, H.M. 2000. Rehabilitation of the proximal crossed syndrome in an elderly blind patient: A case report. *J Can Chiropr Assoc* 44 (4): 223-9.

Lee, H.M., J.J. Liau, C.K. Cheng, C.M. Tan, and J.T. Shih. 2003. Evaluation of shoulder proprioception following muscle fatigue. *Clin Biomech (Bristol, Avon)* 18 (9): 843-7.

Lee, S.B., and K.N. An. 2002. Dynamic glenohumeral stability provided by three heads of the deltoid muscle. *Clin Orthop Relat Res* 400: 40-7.

Lee, S.B., K.J. Kim, S.W. O'Driscoll, B.F. Morrey, and K.N. An. 2000. Dynamic glenohumeral stability provided by the rotator cuff muscles in the mid-range and endrange of motion. A study in cadavera. *J Bone Joint Surg Am* 82 (6): 849-57.

Lee, W.A. 1980. Anticipatory control and task muscles during rapid arm flexion. *J Mot Behav* 12: 185-96.

Leetun, D.T., M.L. Ireland, J.D. Willson, B.T. Ballantyne, and I.M. Davis. 2004. Core stability measures as risk factors for lower extremity injury in athletes. *Med Sci Sports Exerc* 36 (6): 926-34.

Leffler, A.S., P. Hansson, and E. Kosek. 2003. Somatosensory perception in patients suffering from long-term trapezius myalgia at the site overlying the most painful part of the muscle and in an area of pain referral. *Eur J Pain* 7 (3): 267-76.

Lehman, G.J. 2006. Trunk and hip muscle recruitment patterns during the prone leg extension following a lateral ankle sprain: A prospective case study pre and post injury. *Chiropr Osteopat* 27 (14): 4.

Lehman, G.J., and S.M. McGill. 2001. Quantification of the differences in electromyographic activity magnitude between the upper and lower portions of the rectus abdominis muscle during selected trunk exercises. *Phys Ther* 81 (5): 1096-101.

Lehman, G.J., D. Lennon, B. Tresidder, B. Rayfield, and M. Poschar. 2004. Muscle recruitment patterns during the prone leg extension. *BMC Musculoskelet Disord* 5: 3.

Leivseth, G., and O. Reikerås. 1994. Changes in muscle fiber cross-sectional area and concentrations of Na, KATPase in deltoid muscle in patients with impingement syndrome of the shoulder. *J Orthop Sports Phys Ther* 19 (3): 146-9.

Lentell, G.L., L.L. Katzman, and M.R. Walters. 1990. The relationship between muscle function and ankle stability. *J Orthop Sports Phys Ther* 11: 605-11.

Leonard, C.T. 1998. *The neuroscience of human movement.* St. Louis: Mosby.

Lephart, S., and F. Fu, eds. 2000. *Proprioception and neuromuscular control in joint stability.* Champaign, IL: Human Kinetics.

Lephart, S.M., D.M. Pincivero, J.L. Giraldo, and F.H. Fu. 1997. The role of proprioception in the management and rehabilitation of athletic injuries. *Am J Sports Med* 25 (1): 130-7.

Lephart, S.M., J.P. Warner, P.A. Borsa, and F.H. Fu. 1994. Proprioception of the shoulder joint in healthy, unstable, and surgically repaired shoulders. *J Shoulder Elbow Surg* 3: 371-80.

Leroux, J.L., P. Codine, E. Thomas, M. Pocholle, D. Mailhe, and F. Blotman. 1994. Isokinetic evaluation of rotational strength in normal shoulders and shoulders with impingement syndrome. *Clin Orthop Relat Res* 304：108-15.

Letchuman, R., R.E. Gay, R.A. Shelerud, and L.A. VanOstrand. 2005. Are tender points associated with cervical radiculopathy? *Arch Phys Med Rehabil* 86(7)：1333-7.

Levine, D., and M.W. Whittle. 1996. The effects of pelvic movement on lumbar lordosis in the standing position. *J Orthop Sports Phys* 24 (3)：130-5.

Lewis, C.L., and S.A. Sahrmann. 2005. Timing of muscle activation during prone hip extension. Abstract. *J Orthop Sports Phys Ther* 35 (1)：A56.

Lewis, C.L., S.A. Sahrmann, and D.W. Moran. 2007. Anterior hip joint force increases with hip extension, decreased gluteal force, or decreased iliopsoas force. *J Biomech* 40 (16)：3725-31.

Lewis, J.S., A. Green, and C. Wright. 2005. Subacromial impingement syndrome：The role of posture and muscle imbalance. *J Shoulder Elbow Surg* 14 (4)：385-92.

Lewis, J.S., C. Wright, and A. Green. 2005. Subacromial impingement syndrome：The effect of changing posture on shoulder range of movement. *J Orthop Sports Phys Ther* 35 (2)：72-87.

Lewit, K. 1980. Relation of faulty respiration to posture, with clinical implications. *J Am Osteopath Assoc* 8：525.

Lewit, K. 1986. Postisometric relaxation in combination with other methods of muscular facilitation and inhibition. *Man Med* 2：101-4.

Lewit, K. 1987. Chain reactions in disturbed function of the motor system. *Man Med* 3：27-9.

Lewit, K. 1991. *Manipulative therapy in rehabilitation of the locomotor system*. 2nd ed. London：Butterworth.

Lewit, K. 1997. *A course in manual medicine：Unpublished course notes*. Prague.

Lewit, K. 1999. Chain reactions in the locomotor system in light of co-activation patterns based on developmental neurology. *J Orthop Med* 21 (1)：52-7.

Lewit, K. 1999. *Manipulative therapy in rehabilitation of the locomotor system*. 3rd ed. Oxford：Butterworth-Heinemann.

Lewit, K. 2000. Relationship between structure and function in the locomotor system.[In Czech.] *Rehabil Fyz Lek* 7 (3)：99-101.

Lewit, K. 2001. Rehabilitation of pain disorders of the locomotor system, Part II.[In Czech.] *Rehabil Fyz Lek* 8 (4)：130-51.

Lewit, K. 2007. Managing common syndromes and finding the key link. In *Rehabilitation of the spine*, ed. C. Liebenson 776-797. Philadelphia：Lippincott Williams & Wilkins.

Lewit, K., and D.G. Simons. 1984. Myofascial pain：Relief by post-isometric relaxation. *Arch Phys Med Rehabil* 65 (8)：452-6.

Lewit, K., M. Berger, G. Hollzmuller, and S. Lechnerscheinleitner. 1997. Breathing movements：The synkinesis of respiration with looking up and down. *Journal of Musculoskeletal Pain* 5：57-69.

Lewit, K., V. Janda, and M. Veverkova. 1998. Respiratory synkinesis：An EMG investigation.[In Czech.] *Rehabil Fyz Lek* 5 (1)：3-7.

Li, Z.M., D.A. Harkness, and R.J. Goitz. 2005. Thumb strength affected by carpal tunnel syndrome. *Clin Orthop Relat Res* 441：320-6.

Liebenson, C. 2001. Self-treatment of mid-thoracic dysfunction：A key link in the body axis. Part one：Overview and assessment. *J Bodyw Mov Ther* 5 (2)：90-8.

Liebenson, C. 2001. Self-treatment of mid-thoracic dysfunction：A key link in the body axis. Part two：Treatment. *J Bodyw Mov Ther* 5 (3)：191-5.

Liebenson, C. 2001. Self-treatment of mid-thoracic dysfunction：A key link in the body axis. Part three：Clinical issues. *J Bodyw Mov Ther* 5 (4)：264-68.

Liebenson, C. 2001. Sensory-motor training. *J Bodyw Mov Ther* 5 (1)：21-7.

Liebenson, C. 2002. Functional reactivation for neck pain patients. *J Bodyw Mov Ther* 6 (1)：59-66.

Liebenson, C. 2005. Sensory-motor training-an update. *J Bodyw Mov Ther* 9：142-47.

Liebenson, C., ed. 1996. *Rehabilitation of the spine. A practitioner's manual*. Baltimore：Williams & Wilkins.

Light, A. 1992. *The initial processing of pain and its descending control：Spinal and trigeminal systems*. New York：Karger.

Lin, J.J., H.K. Lim, and J.L. Yang. 2006. Effect of shoulder tightness on glenohumeral translation, scapular kinematics, and scapulohumeral rhythm in subjects with stiff shoulders. *J Orthop Res* 24 (5)：1044-51.

Lin, J.J., W.P. Hanten, S.L. Olson, T.S. Roddey, D.A. Sotoquijano, H.K. Lim, and A.M. Sherwood. 2005. Functional activity characteristics of individuals with shoulder dysfunctions. *J Electromyogr Kinesiol* 15 (6)：576-86.

Lin, J.J., Y.T. Wu, S.F. Wang, and S.Y. Chen. 2005. Trapezius muscle imbalance in individuals suffering from frozen shoulder syndrome. *Clin Rheumatol* 24(6)：569-75.

Lindman, R., A. Eriksson, and L.E. Thornell. 1990. Fiber type composition of the human male trapezius muscle：Enzyme-histochemical characteristics. *Am J Anat* 189 (3)：236-44.

文　献

Linford, C.W., J.T. Hopkins, S.S. Schulthies, B. Freland, D.O. Draper, and I. Hunter. 2006. Effects of neuromuscular training on the reaction time and electromechanical delay of the peroneus longus muscle. *Arch Phys Med Rehabil* 87 (3) : 395-401.

Liu, J., R.E. Hughes, W.P. Smutz, G. Niebur, and K. Nan-An. 1997. Roles of deltoid and rotator cuff muscles in shoulder elevation. *Clin Biomech (Bristol, Avon)* 12 (1) : 32-8.

Lloyd, D.G. 2001. Rationale for training programs to reduce anterior cruciate ligament injuries in Australian football. *J Orthop Sports Phys Ther* 31 (11) : 645-54.

Long W.T., Dorr L.D., Healy B., and Perry J. 1993. Functional recovery of noncemented total hip arthroplasty. *Clin Orthop Relat Res*. Mar ; (288) : 73-7.

Loudon, J.K., M. Ruhl, and E. Field. 1997. Ability to reproduce head position after whiplash injury. *Spine* 22 (8) : 865-8.

Lucas, D.B. 1973. Biomechanics of the shoulder joint. *Arch Surg* 107 (3) : 425-32.

Ludewig, P.M., and T.M. Cook. 2000. Alterations in shoulder kinematics and associated muscle activity in people with symptoms of shoulder impingement. *Phys Ther* 80 (3) : 276-91.

Ludewig, P.M., and T.M. Cook. 2002. Translations of the humerus in persons with shoulder impingement symptoms. *J Orthop Sports Phys Ther* 32 (6) : 248-59.

Ludewig, P.M., M.S. Hoff, E.E. Osowski, S.A. Meschke, and P.J. Rundquist. 2004. Relative balance of serratus anterior and upper trapezius muscle activity during push-up exercises. *Am J Sports Med* 32 (2) : 484-93.

Ludewig, P.M., T.M. Cook, and D.A. Nawoczenski. 1996. Three-dimensional scapular orientation and muscle activity at selected positions of humeral elevation. *J Orthop Sports Phys Ther* 24 (2) : 57-65.

Lukasiewicz, A.C., P. McClure, L. Michener, N. Pratt, and B. Sennett. 1999. Comparison of 3-dimensional scapular position and orientation between subjects with and without shoulder impingement. *J Orthop Sports Phys Ther* 29 (10) : 574-83.

Lund, J.P., R. Donga, C.G. Widmer, and C.S. Stohler. 1991. The pain-adaptation model : A discussion of the relationship between chronic musculoskeletal pain and motor activity. *Can J Physiol Pharmacol* 69 (5) : 683-94.

Lund, S. 1980. Postural effects of neck muscle vibration in man. *Experientia* 36 (12) : 1398.

Luo, J., B. McNamara, and K. Moran. 2005. The use of vibration training to enhance muscle strength and power. *Sports Med* 35 (1) : 23-41.

Luoto, S., H. Aalto, S. Taimela, H. Hurri, I. Pyykko, and H. Alaranta. 1998. One-footed and externally disturbed two-footed postural control in patients with chronic low back pain and healthy control subjects. A controlled study with follow-up. *Spine* 23 (19) : 2081-9.

Luoto, S., S. Taimela, H. Hurri, H. Aalto, I. Pyykko, and H. Alaranta. 1996. Psychomotor speed and postural control in chronic low back pain patients. A controlled follow-up study. *Spine* 21 (22) : 2621-7.

Ma, Y.-T., Ma, M., and H. Cho. 2005. *Biomedical acupuncture for pain management : An integrative approach*. St. Louis : Elsevier.

Machner, A., H. Merk, R. Becker, K. Rohkohl, H. Wissel, and G. Pap.2003. Kinesthetic sense of the shoulder in patients with impingement syndrome. *Acta Orthop Scand* 74 (1) : 85-8.

Mackinnon, S.E., and C.B. Novak. 1994. Clinical commentary : Pathogenesis of cumulative trauma disorder. *J Hand Surg [Am]* 19 (5) : 873-83.

Mackinnon, S.E., G.A. Patterson, and C.B. Novak. 1996. Thoracic outlet syndrome : A current overview. *Semin Thorac Cardiovasc Surg* 8 (2) : 176-82.

Madeleine, P., B. Lundager, M. Voigt, and L. Arendt-Nielsen. 1999. Shoulder muscle co-ordination during chronic and acute experimental neck-shoulder pain. An occupational pain study. *Eur J Appl Physiol Occup Physiol* 79 (2) : 127-40.

Madeleine, P., H. Prietzel, H. Svarrer, and L. Arendt-Nielsen. 2004. Quantitative posturography in altered sensory conditions : A way to assess balance instability in patients with chronic whiplash injury. *Arch Phys Med Rehabil* 85 (3) : 432-8.

Madeleine, P., P. Vedsted, A.K. Blangsted, G. Sjøgaard, and K. Søgaard. 2006. Effects of electromyographic and mechanomyographic biofeedback on upper trapezius muscle activity during standardized computer work. *Ergonomics* 49 (10) : 921-33.

Madeleine, P., S.E. Mathiassen, and L. Arendt-Nielsen. 2007. Changes in the degree of motor variability associated with experimental and chronic neck-shoulder pain during a standardised repetitive arm movement. *Exp Brain Res* 185 (4) : 689-98.

Magarey, M.E., and M.A. Jones. 2003. Dynamic evaluation and early management of altered motor control around the shoulder complex. *Man Ther* 8 (4) : 195-206.

Magermans, D.J., E.K. Chadwick, H.E. Veeger, and F.C. van der Helm. 2005. Requirements for upper extremity motions during activities of daily living. *Clin Biomech (Bristol, Avon)* 20 (6) : 591-9.

Majewski M., Bischoff-Ferrari H.A., Gruneberg C., Dick W., and Allum J.H. 2005. Improvements in balance after total hip replacement. *J Bone Joint Surg Br*. Oct ; 87 (10) : 1337-43.

Maki, B.E., S.D. Perry, R.G. Norrie, and W.E. McIlroy. 1999.

Effect of facilitation of sensation from plantar foot-surface boundaries on postural stabilization in young and older adults. *J Gerontol A Biol Sci Med Sci* 54 (6) : M281-7.

Malliou, P.C., K. Giannakopoulos, A.G. Beneka, A. Gioftsidou, and G. Godolias. 2004. Effective ways of restoring muscular imbalances of the rotator cuff muscle group : A comparative study of various training methods. *Br J Sports Med* 38 (6) : 766-72.

Mandalidis, D.G., B.S. Mc Glone, R.F. Quigley, D. McInerney, and M. O'Brien. 1999. Digital fluoroscopic assessment of the scapulohumeral rhythm. *Surg Radiol Anat* 21 (4) : 241-6.

Mann, I.O., M.C. Morrissey, and J.K. Cywinski. 2007. Effect of neuromuscular electrical stimulation on ankle swelling in the early period after ankle sprain. *Phys Ther* 87 (1) : 53-65.

Mannerkorpi, K., and M.D. Iversen. 2003. Physical exercise in fibromyalgia and related syndromes. *Best Pract Res Clin Rheumatol* 17 (4) : 629-47.

Mannion, A.F., M. Muntener, S. Taimela, and J. Dvorak. 1999. A randomized clinical trial of three active therapies for chronic low back pain. *Spine* 24 (23) : 2435-48.

Maquet, D., J.L. Croisier, C. Renard, and J.M. Crielaard. 2002. Muscle performance in patients with fibromyalgia. *Joint Bone Spine* 69 (3) : 293-9.

Martin, L., A. Nutting, B.R. MacIntosh, S.M. Edworthy, D. Butterwick, and J. Cook. 1996. An exercise program in the treatment of fibromyalgia. *J Rheumatol* 23 (6) : 1050-3.

Martin, R.M., and D.E. Fish. 2008. Scapular winging : Anatomical review, diagnosis, and treatments. *Curr Rev Musculoskelet Med* 1 : 1-11.

Matias, R., and A.G. Pascoal. 2006. The unstable shoulder in arm elevation : A three-dimensional and electromyographic study in subjects with glenohumeral instability. *Clin Biomech (Bristol, Avon)* 21 (Suppl. no. 1) : S52-8.

Matre, D.A., T. Sinkjaer, P. Svensson, and L. Arendt-Nielsen. 1998. Experimental muscle pain increases the human stretch reflex. *Pain* 75 (2-3) : 331-9.

Matsusaka, N., S. Yokoyama, T. Tsurusaki, S. Inokuchi, and M. Okita. 2001. Effect of ankle disk training combined with tactile stimulation to the leg and foot on functional instability of the ankle. *Am J Sports Med* 29 (1) : 25-30.

Mayer, F., D. Axmann, T. Horstmann, F. Martini, J. Fritz, and H.H. Dickhuth. 2001. Reciprocal strength ratio in shoulder abduction/adduction in sports and daily living. *Med Sci Sports Exerc* 33 (10) : 1765-9.

Mayoux-Benhamou, M.A., M. Revel, C. Vallée, R. Roudier, J.P. Barbet, and F. Bargy. 1994. Longus colli has a postural function on cervical curvature. *Surg Radiol Anat* 16 (4) : 367-71.

McBride, J.M., P. Cormie, and R. Deane. 2006. Isometric squat force output and muscle activity in stable and unstable conditions. *Journal of Strength and Conditioning Research* 20 (4) : 915-18.

McCabe, R.A., T.F. Tyler, S.J. Nicholas, P. Malachy, and P. McHugh. 2001. Selective activation of the lower trapezius muscle in patients with shoulder impingement. Abstract. *J Orthop Sports Phys Ther* 31 (1) : A-45.

McCann, P.D., M.E. Wootten, M.P. Kadaba, and L.U. Bigliani. 1993. A kinematic and electromyographic study of shoulder rehabilitation exercises. *Clin Orthop Relat Res* 288 : 179-88.

McCarthy, P.W., J.P. Olsen, and I.H. Smeby. 1997. Effects of contract-relax stretching procedures on active range of motion of the cervical spine in the transverse plane. *Clin Biomech (Bristol, Avon)* 12 (2) : 136-8.

McClinton, S.M., S.E. Bunch, K.M. Kettmann, and J.M. Padgett. 2005. Muscle firing patterns during hip abduction : A preliminary investigation. Abstract. *J Orthop Sports Phys Ther* 35 (1) : A29-30.

McClure, P., J. Balaicuis, D. Heiland, M.E. Broersma, C.K. Thorndike, and A. Wood. 2007. A randomized controlled comparison of stretching procedures for posterior shoulder tightness. *J Orthop Sports Phys Ther* 37 (3) : 108-14.

McClure, P.W., J. Bialker, N. Neff, G. Williams, and A. Karduna. 2004. Shoulder function and 3-dimensional kinematics in people with shoulder impingement syndrome before and after a 6-week exercise program. *Phys Ther* 84 (9) : 832-48.

McClure, P.W., L.A. Michener, and A.R. Karduna. 2006. Shoulder function and 3-dimensional scapular kinematics in people with and without shoulder impingement syndrome. *Phys Ther* 86 (8) : 1075-90.

McClure, P.W., L.A. Michener, B.J. Sennett, and A.R. Karduna. 2001. Direct 3-dimensional measurement of scapular kinematics during dynamic movements in vivo. *J Shoulder Elbow Surg* 10 (3) : 269-77.

McGill, S.M. 1991. Electromyographic activity of the abdominal and low back musculature during the generation of isometric and dynamic axial trunk torque : Implications for lumbar mechanics. *J Orthop Res* 91-103.

McGill, S.M. 1992. A myoelectrically based dynamic three-dimenstional model to predict loads on lumbar spine tissues during lateral bending. *J Biomech* 25 : 395-414.

McGill, S.M. 1996. A revised anatomical model of the abdominal musculature for torso flexion efforts. *J Biomech* 29 (7) : 973-7.

McGill, S.M. 1998. Low back exercise. Evidence for improving exercise regimes. *Phys Ther* 78 (7) : 754-65.

McGill, S.M. 2002. *Low back disorders : Evidence-based pre-*

vention and rehabilitation. Champaign, IL : Human Kinetics.

McGill, S.M., and R.W. Norman. 1994. Reassessment of the role of intra-abdominal pressure in spinal compression. *Ergonomics* 30 : 1565-88.

McGill, S.M., R.L. Hughson, and K. Parks. 2000. Changes in lumbar lordosis modify the role of the extensor muscles. *Clin Biomech（Bristol, Avon）* 15（1）: 777-80.

McGuine, T.A., J.J. Green, T.B. Best, and G. Leverson. 2000. Balance as a predictor of ankle injuries in high school basketball players. *Clin J Sport Med* 10 : 239-44.

McHugh, M.P., Tyler, T.F., Mirabella, M.R., Mullaney, M.J., and Nicholas, S.J. 2007. The Effectiveness of a Balance Training Intervention in Reducing the Incidence of Noncontact Ankle Sprains in High School Football Players. American Journal of Sports Medicine. 35（8）: 1289-94.

McKeon, P.O., and J. Hertel. 2007. Diminished plantar cutaneous sensation and postural control. *Percept Mot Skills* 104（1）: 56-66.

McKinney, L.A. 1989. Early mobilisation and outcome in acute sprains of the neck. *BMJ* 299（6706）: 1006-8.

McLain, R.F. 1994. Mechanoreceptor endings in human cervical facet joints. *Spine* 19（5）: 495-501.

McMahon, P.J., F.W. Jobe, M.M. Pink, J.R. Brault, and J. Perry. 1996. Comparative electromyographic analysis of shoulder muscles during planar motions : Anterior glenohumeral instability versus normal. *J Shoulder Elbow Surg* 5（2 Pt. 1）: 118-23.

McMahon, P.J., R.E. Debski, W.O. Thompson, J.J. Warner, F.H. Fu, and S.L. Woo. 1995. Shoulder muscle forces and tendon excursions during glenohumeral abduction in the scapular plane. *J Shoulder Elbow Surg* 4（3）: 199-208.

McMaster, W.C., A. Roberts, and T. Stoddard. 1998. A correlation between shoulder laxity and interfering pain in competitive swimmers. *Am J Sports Med* 26（1）: 83-6.

McMaster, W.C., and J. Troup.1993. A survey of interfering shoulder pain in United States competitive swimmers. *Am J Sports Med* 21（1）: 67-70.

McMaster, W.C., S.C. Long, and V.J. Caiozzo. 1991. Isokinetic torque imbalances in the rotator cuff of the elite water polo player. *Am J Sports Med* 19（1）: 72-5.

McMaster, W.C., S.C. Long, and V.J. Caiozzo. 1992. Shoulder torque changes in the swimming athlete. *Am J Sports Med* 20（3）: 323-7.

McMullen, J., and T.L. Uhl. 2000. A kinetic chain approach for shoulder rehabilitation. *J Athl Train* 35（3）: 329-37.

McNair, P.J., and R.N. Marshall. 1994. Landing characteristics in subjects with normal and anterior cruciate ligament deficient knee joints. *Arch Phys Med Rehabil* 75（5）: 584-9.

McNeely, M.L., S. Armijo Olivo, and D.J. Magee. 2006. A systematic review of the effectiveness of physical therapy interventions for temporomandibular disorders. *Phys Ther* 86（5）: 710-25.

McNeill, T., D. Warwick, G. Andersson, and A. Schultz. 1980. Trunk strengths in attempted flexion, extension, and lateral bending in healthy subjects and patients with low-back disorders. *Spine* 5（6）: 529-38.

McPartland, J.M., R.R. Brodeur, and R.C. Hallgren. 1997. Chronic neck pain, standing balance, and suboccipital muscle atrophy-a pilot study. *J Manipulative Physiol Ther* 20（1）: 24-9.

McQuade, K.J., and A.M. Murthi. 2004. Anterior glenohumeral force/translation behavior with and without rotator cuff contraction during clinical stability testing. *Clin Biomech（Bristol, Avon）* 19（1）: 10-5.

McQuade, K.J., and G.L. Smidt. 1998. Dynamic scapulohumeral rhythm : The effects of external resistance during elevation of the arm in the scapular plane. *J Orthop Sports Phys Ther* 27（2）: 125-33.

McQuade, K.J., J. Dawson, and G.L. Smidt. 1998. Scapulothoracic muscle fatigue associated with alterations in scapulohumeral rhythm kinematics during maximum resistive shoulder elevation. *J Orthop Sports Phys Ther* 28（2）: 74-80.

McVey, E.D., R.M. Palmieri, C.L. Docherty, S.M. Zinder, and C.D. Ingersoll. 2005. Arthrogenic muscle inhibition in the leg muscles of subjects exhibiting functional ankle instability. *Foot Ankle Int* 26（12）: 1055-61.

Medlicott, M.S., and S.R. Harris. 2006. A systematic review of the effectiveness of exercise, manual therapy, electrotherapy, relaxation training, and biofeedback in the management of temporomandibular disorder. *Phys Ther* 86（7）: 955-73.

Meister, K., and J.R. Andrews. 1993. Classification and treatment of rotator cuff injuries in the overhand athlete. *J Orthop Sports Phys Ther* 18（2）: 413-21.

Melzack, R., D.M. Stillwell, and E.J. Fox. 1977. Trigger points and acupuncture points for pain : Correlations and implications. *Pain* 3 : 3-23.

Menachem, A., O. Kaplan, and S. Dekel. 1993. Levator scapulae syndrome : An anatomic-clinical study. *Bull Hosp Jt Dis* 53（1）: 21-4.

Mencher, D.M. 2002. Proprioceptive retraining of chronic ankle instability. In The unstable ankle, ed. M. Nyska and G. Mann, 193-200. Champaign, IL : Human Kinetics.

Mengshoel, A.M., O. Førre, and H.B. Komnaes. 1990. Muscle strength and aerobic capacity in primary fibromyalgia. *Clin Exp Rheumatol* 8（5）: 475-9.

Mense, S., and D.G. Simons. 2001. *Muscle pain : Understanding its nature, diagnosis, and treatment. Pain associated with increased muscle tension*. Baltimore : Lippincott Williams & Wilkins

Meyer, P.F., L.I. Oddsson, and C.J. De Luca. 2004. The role of plantar cutaneous sensation in unperturbed stance. *Exp Brain Res* 156 (4): 505-12.

Meythaler, J.M., N.M. Reddy, and M. Mitz. 1986. Serratus anterior disruption: A complication of rheumatoid arthritis. *Arch Phys Med Rehabil* 67 (10): 770-2.

Michaud, M., A.B. Arsenault, D. Gravel, G. Tremblay, and T.G. Simard. 1987. Muscular compensatory mechanism in the presence of a tendinitis of the supraspinatus. *Am J Phys Med* 66 (3): 109-20.

Michener, L.A., M.K. Walsworth, and E.N. Burnet. 2004. Effectiveness of rehabilitation for patients with subacromial impingement syndrome: A systematic review. *J Hand Ther* 17 (2): 152-64.

Michener, L.A., N.D. Boardman, P.E. Pidcoe, and A.M. Frith. 2005. Scapular muscle tests in subjects with shoulder pain and functional loss: Reliability and construct validity. *Phys Ther* 85 (11): 1128-38.

Michener, L.A., P.W. McClure, and A.R. Karduna. 2003. Anatomical and biomechanical mechanisms of subacromial impingement syndrome. *Clin Biomech (Bristol, Avon)* 18 (5): 369-79.

Michlovitz, S.L. 2004. Conservative interventions for carpal tunnel syndrome. *J Orthop Sports Phys Ther* 34 (10): 589-600.

Mientjes, M.I., and J.S. Frank. 1999. Balance in chronic low back pain patients compared to healthy people under various conditions in upright standing. *Clin Biomech (Bristol, Avon)* 14 (10): 710-6.

Miglietta, O.E. 1962. Evaluation of cold in spasticity. *Am J Phys Med* 41: 148-51.

Mihata, T., Y. Lee, M.H. McGarry, M. Abe, and T.Q. Lee. 2004. Excessive humeral external rotation results in increased shoulder laxity. *Am J Sports Med* 32 (5): 1278-85.

Mikesky, A.E., J.E. Edwards, J.K. Wigglesworth, and S. Kunkel. 1995. Eccentric and concentric strength of the shoulder and arm musculature in collegiate baseball pitchers. *Am J Sports Med* 23 (5): 638-42.

Mima, T., K. Terada, M. Maekawa, T. Nagamine, A. Ikeda, and H. Shibasaki. 1996. Somatosensory evoked potentials following proprioceptive stimulation of finger in man. *Exp Brain Res* 111 (2): 233-45.

Miniaci, A., and P.J. Fowler. 1993. Impingement in the athlete. *Clin Sports Med* 12 (1): 91-111.

Mirzabeigi, E., C. Jordan, J.K. Gronley, L. Neal, N.L. Rockowitz, and J. Perry. 1999. Isolation of the vastus medialis oblique muscle during exercise. *Am J Sports Med* 27: 50-3.

Mitchell Jr., F., P.S. Moran, and N.A. Pruzzo. 1979. An evaluation of osteopathic muscle energy procedures.

Valley Park, MO: Author.

Mochizuki, G., T.D. Ivanova, and S.J. Garland. 2004. Postural muscle activity during bilateral and unilateral arm movements at different speeds. *Exp Brain Res* 155 (3): 352-61.

Moghtaderi, A., S. Izadi, and N. Sharafadinzadeh. 2005. An evaluation of gender, body mass index, wrist circumference and wrist ratio as independent risk factors for carpal tunnel syndrome. *Acta Neurol Scand* 112 (6): 375-9.

Mok, N.W., S.G. Brauer, and P.W. Hodges. 2004. Hip strategy for balance control in quiet standing is reduced in people with low back pain. *Spine* 29 (6): E107-12.

Moller, B.N., B. Krebs, C. Tidemand-Dal, and K. Aaris. 1986. Isometric contractions in the patellofemoral pain syndrome. An electromyographic study. *Arch Orthop Trauma Surg* 105 (1): 24-7.

Monaghan, K., E. Delahunt, and B. Caulfield. 2006. Ankle function during gait in patients with chronic ankle instability compared to controls. *Clin Biomech (Bristol, Avon)* 21 (2): 168-74.

Montgomery III, W.H., M. Pink, and J. Perry. 1994. Electromyographic analysis of hip and knee musculature during running. *Am J Sports Med* 22 (2): 272-8.

Mooney, V., R. Pozos, A. Vleeming, J. Gulick, and D. Swenski. 2001. Exercise treatment for sacroiliac pain. *Orthopedics* 24 (1): 29-32.

Moore, J.C. 1975. Excitation overflow: An electromyographic investigation. *Arch Phys Med Rehabil* 56 (3): 115-20.

Moore, J.R., and G. Wade. 1989. Prevention of anterior cruciate injuries. *Strength and Conditioning Journal* 11 (3): 35-40.

Moore, M.A., and C.G. Kukulka. 1991. Depression of Hoffmann reflexes following voluntary contraction and implications for proprioceptive neuromuscular facilitation therapy. *Phys Ther* 71 (4): 321-9.

Moore, M.A., and R.S. Hutton. 1980. Electromyographic investigation of muscle stretching techniques. *Med Sci Sports Exerc* 12 (5): 322-9.

Moore, M.K. 2004. Upper crossed syndrome and its relationship to cervicogenic headache. *J Manipulative Physiol Ther* 27 (6): 414-20.

Moraes, G.F., C.D. Faria, and L.F. Teixeira-Salmela. 2008. Scapular muscle recruitment patterns and isokinetic strength ratios of the shoulder rotator muscles in individuals with and without impingement syndrome. *J Shoulder Elbow Surg* 17 (1 Suppl.): 48S-53S.

Moritani, T., and H.A. deVries. 1979. Neural factors versus hypertrophy in the time course of muscle strength gain. *Am J Phys Med* 58 (3): 115-30.

Mork, P.J., and R.H. Westgaard. 2006. Low-amplitude trapezius activity in work and leisure and the relation to shoulder and neck pain. *J Appl Physiol* 100 (4) : 1142-9.

Morris, A.D., G.J. Kemp, and S.P. Frostick. 2004. Shoulder electromyography in multidirectional instability. *J Shoulder Elbow Surg* 13 (1) : 24-9.

Morris, C.E., P.E. Greenman, M.I. Bullock, J.V. Basmajian, and A. Kobesova. 2006. Vladimir Janda, MD, DSc : Tribute to a master of rehabilitation. *Spine* 31 (9) : 1060-4.

Morris, J.M., D.M. Lucas, and B. Bresler. 1961. Role of the trunk in the stability of the spine. *J Bone Joint Surg Am* 43 : 327-51.

Morris, M., F.W. Jobe, J. Perry, M. Pink, and B.S. Healy. 1989. Electromyographic analysis of elbow function in tennis players. *Am J Sports Med* 17 (2) : 241-7.

Morrison, D.S., A.D. Frogameni, and P. Woodworth. 1997. Non-operative treatment of subacromial impingement syndrome. *J Bone Joint Surg Am* 79 (5) : 732-7.

Morrison, D.S., B.S. Greenbaum, and A. Einhorn. 2000. Shoulder impingement. *Orthop Clin North Am* 31 (2) : 285-93.

Morrissey, M.C. 1989. Reflex inhibition of thigh muscles in knee injury. Causes and treatment. *Sports Med* 7 (4) : 263-76.

Morrissey, M.C., Z.L. Hudson, W.I. Drechsler, F.J. Coutts, P.R. Knight, and J.B. King. 2000. Effects of open versus closed kinetic chain training on knee laxity in the early period after anterior cruciate ligament reconstruction *Knee Surg Sports Traumatol Arthrosc* 8 (6) : 343-8.

Morscher, E. 1977. Etiology and pathophysiology of leg length discrepancies. In *Progress in Orthopaedic Surgery Vol. 1. Leg Length Discrepancy. The Injured Knee*, ed. D.S. Hungerford, 9-19. New York : Springer.

Moseley Jr, J.B., F.W. Jobe, M. Pink, J. Perry, and J. Tibone. 1992. EMG analysis of the scapular muscles during a shoulder rehabilitation program. *Am J Sports Med* 20 (2) : 128-34.

Moseley, G.L. 2004. Impaired trunk muscle function in subacute neck pain : Etiologic in the subsequent development of low back pain? *Man Ther* 9 (3) : 157-63.

Moseley, G.L., and P.W. Hodges. 2005. Are the changes in postural control associated with low back pain caused by pain interference? *Clin J Pain* 21 (4) : 323-9.

Mottram, S.L. 1997. Dynamic stability of the scapula. *Man Ther* 2 (3) : 123-31.

Mountz, J.M., L.A. Bradley, J.G. Modell, R.W. Alexander, M. Triana-Alexander, L.A. Aaron, K.E. Stewart, G.S. Alarcon, and J.D. Mountz. 1995. Fibromyalgia in women. Abnormalities of regional cerebral blood flow in the thalamus and the caudate nucleus are associated with low pain threshold levels. *Arthritis Rheum* 38 (7) : 926-38.

Muller, E.A. 1970. Influence of training and of inactivity on muscle strength. *Arch Phys Med Rehabil* 51 (8) : 449-62.

Muller, M., D. Tsui, R. Schnurr, L. Biddulph-Deisroth, J. Hard, and J.C. MacDermid. 2004. Effectiveness of hand therapy interventions in primary management of carpal tunnel syndrome : A systematic review. *J Hand Ther* 17 (2) : 210-28.

Murphy, D.R., D. Byfield, P. McCarthy, K. Humphreys, A.A. Gregory, and R. Rochon. 2006. Interexaminer reliability of the hip extension test for suspected impaired motor control of the lumbar spine. *J Manipulative Physiol Ther* 29 (5) : 374-7.

Murray H. 2000. Kinesiotaping, muscle strength, and range of motion after ACL repair. *J Orthop Sports Phys Ther* 30 : A-14.

Murray, H., and L. Husk. 2001. The effects of kinesio taping on proprioception in the ankle and in the knee. *J Orthop Sports Phys Ther* 31 : A-37.

Myers, J.B., J.H. Hwang, M.R. Pasquale, M.W. Rodosky, Y.Y. Ju, and S.M. Lephart. 2003. Shoulder muscle coactivation alterations in patients with subacromial impingement. Abstract. *Med Sci Sports Exerc* 35 (5) : S346.

Myers, J.B., K.G. Laudner, M.R. Pasquale, J.P. Bradley, and S.M. Lephart. 2005. Scapular position and orientation in throwing athletes. *Am J Sports Med* 33 (2) : 263-71.

Myers, J.B., K.G. Laudner, M.R. Pasquale, J.P. Bradley, and S.M. Lephart. 2006. Glenohumeral range of motion deficits and posterior shoulder tightness in throwers with pathologic internal impingement. *Am J Sports Med* 34 (3) : 385-91.

Myers, J.B., K.M. Guskiewicz, R.A. Schneider, and W.E. Prentice. 1999. Proprioception and neuromuscular control of the shoulder after muscle fatigue. *J Athl Train* 34 (4) : 362-7.

Myers, J.B., Y.Y. Ju, J.H. Hwang, P.J. McMahon, M.W. Rodosky, and S.M. Lephart. 2004. Reflexive muscle activation alterations in shoulders with anterior glenohumeral instability. *Am J Sports Med* 32 (4) : 1013-21.

Myers, R.L., Padua, D.A., Prentice, W.E., and Petschauer, M.A. 2003. Balance sandals increase gluteus medius and gluteus medius and gluteus maximus muscle activation amplitude during closed kinetic chain exercise (Abstract). J Athl Train. 38 (2) : S94.

Myers, T. 2001. *Anatomy trains*. Edinburgh : Churchill Livingstone.

Myklebust, G., Engebresten, L., Br, I.H., Skj, A., Olsen, O.E., and Bahr, R. 2003. Prevention of ACL injuries in female team handball players : a prospective intervention study.(Abstract). Med Sci Sports Exerc. 35 (5) : S156.

Nadler, S.F., G.A. Malanga, J.H. Feinberg, M. Prybicien, T.P. Stitik, and M. DePrince. 2001. Relationship between hip muscle imbalance and occurrence of low back pain in collegiate athletes : A prospective study. *Am J Phys Med Rehabil* 80 (8) : 572-7.

Nadler, S.F., G.A. Malanga, L.A. Bartoli, J.H. Feinberg, M. Prybicien, and M. Deprince. 2002. Hip muscle imbalance and low back pain in athletes : Influence of core strengthening. *Med Sci Sports Exerc* 34 (1) : 9-16.

Nadler, S.F., G.A. Malanga, M. DePrince, T.P. Stitik, and J.H. Feinberg. 2000. The relationship between lower extremity injury, low back pain, and hip muscle strength in male and female collegiate athletes. *Clin J Sport Med* 10 (2) : 89-97.

Nakagawa, S., M. Yoneda, K. Hayashida, S. Wakitani, and K. Okamura. 2001. Greater tuberosity notch : An important indicator of articular-side partial rotator cuff tears in the shoulders of throwing athletes. *Am J Sports Med* 29 (6) : 762-70.

Nakajima, T., M. Sakamoto, T. Tazoe, T. Endoh, and T. Komiyama. 2006. Location specificity of plantar cutaneous reflexes involving lower limb muscles in humans. *Exp Brain Res* 175 (3) : 514-25.

Nallegowda, M., Singh, U., Bhan, S., Wadhwa, S., Handa, G., and Dwivedi, S.N. 2003. Balance and gait in total hip replacement : a pilot study. *Am J Phys Med Rehabil.* Sep ; 82 (9) : 669-77.

Nashner, L.M. 1989. Sensory, neuromuscular, and biomechanical contributions to human balance. In *Balance. Proceedings of the APTA Forum*, ed P. Duncan, 5-12. Alexandria, VA : American Physical Therapy Association.

Naughton, J., R. Adams, and C. Maher. 2005. Upper-body wobbleboard training effects on the post-dislocation shoulder. *Phys Ther Sport* 6 (1) : 31-7.

Nederhand, M.J., M.J. Ijzerman, H.J. Hermens, C.T. Baten, and G. Zilvold. 2000. Cervical muscle dysfunction in the chronic whiplash associated disorder grade II (WAD-II). *Spine* 25 (15) : 1938-43.

Neer II, C.S. 1972. Anterior acromioplasty for the chronic impingement syndrome in the shoulder : A preliminary report. *J Bone Joint Surg Am* 54 (1) : 41-50.

Newcomer, K.L., E.R. Lasdowski, B. Yu, J.C. Johnson, and K.N. An. 2000. Differences in repositioning error among patients with low back pain compared with control subjects. *Spine* 25 : 2488-93.

Newcomer, K.L., T.D. Jacobson, D.A. Gabriel, D.R. Larson, R.H. Brey, and K.N. An. 2002. Muscle activation patterns in subjects with and without low back pain. *Arch Phys Med Rehabil* 83 (6) : 816-21.

Ng, G.Y., and H.L. Chan. 2004. The immediate effects of tension of counterforce forearm brace on neuromuscular performance of wrist extensor muscles in subjects with lateral humeral epicondylosis. *J Orthop Sports Phys Ther* 34 (2) : 72-8.

Ng, G.Y., and P.C. Lam. 2002. A study of antagonist/agonist isokinetic work ratios of shoulder rotators in men who play badminton. *J Orthop Sports Phys Ther* 32 (8) : 399-404.

Nicholas, J.A., A.M. Strizak, and G. Veras. 1976. A study of thigh muscle weakness in different pathological states of the lower extremity. *Am J Sports Med* 4 (6) : 241-8.

Nicolakis, P., B. Erdogmus, A. Kopf, A. Djaber-Ansari, E. Piehslinger, and V. Fialka-Moser. 2000. Exercise therapy for craniomandibular disorders. *Arch Phys Med Rehabil* 81 (9) : 1137-42.

Nicolakis, P., B. Erdogmus, A. Kopf, G. Ebenbichler, J. Kollmitzer, E. Piehslinger, and V. Fialka-Moser. 2001. Effectiveness of exercise therapy in patients with internal derangement of the temporomandibular joint. *J Oral Rehabil* 28 (12) : 1158-64.

Nicolakis, P., B. Erdogmus, A. Kopf, M. Nicolakis, E. Piehslinger, and V. Fialka-Moser. 2002. Effectiveness of exercise therapy in patients with myofascial pain dysfunction syndrome. *J Oral Rehabil* 29 (4) : 362-8.

Nicolakis, P., E.C. Burak, J. Kollmitzer, A. Kopf, E. Piehslinger, G.F. Wiesinger, and V. Fialka-Moser. 2001. An investigation of the effectiveness of exercise and manual therapy in treating symptoms of TMJ osteoarthritis. *Cranio* 19 (1) : 26-32.

Nies, N., and P.L. Sinnott. 1991. Variations in balance and body sway in middle-aged adults. Subjects with healthy backs compared with subjects with low-back dysfunction. *Spine* 16 (3) : 325-30.

Nijs, J., N. Roussel, K. Vermeulen, and G. Souvereyns. 2005. Scapular positioning in patients with shoulder pain : A study examining the reliability and clinical importance of 3 clinical tests. *Arch Phys Med Rehabil* 86 (7) : 1349-55.

Nilsen, K.B., R.H. Westgaard, L.J. Stovner, G. Helde, M. Rø, and T.H. Sand. 2006. Pain induced by low-grade stress in patients with fibromyalgia and chronic shoulder/neck pain, relation to surface electromyography. *Eur J Pain* 10 (7) : 615-27.

Nirschl, R.P., and E.S. Ashman. 2003. Elbow tendinopathy : Tennis elbow. *Clin Sports Med* 22 (4) : 813-36.

Nishioka, G.J., and M.T. Montgomery. 1988. Masticatory muscle hyperactivity in temporomandibular disorders : Is it an extrapyramidally expressed disorder? *J Am Dent Assoc* 116 (4) : 514-20.

Nitz, A.J., and D. Peck. 1986. Comparison of muscle spindle contractions in large and small human epaxial muscles acting in parallel combinations. *Am Surg* 52 : 273-7.

Noffal, G.J. 2003. Isokinetic eccentric-to-concentric

strength ratios of the shoulder rotator muscles in throwers and nonthrowers. *Am J Sports Med* 31 (4) : 537-41.

Nørregaard, J., P.M. Bülow, P. Vestergaard-Poulsen, C. Thomsen, and B. Danneskiold-Samoe. 1995. Muscle strength, voluntary activation and cross-sectional muscle area in patients with fibromyalgia. *Br J Rheumatol* 34 (10) : 925-31.

Nourbakhsh, M.R., and A.M. Arab. 2002. Relationship between mechanical factors and incidence of low back pain. *J Orthop Sports Phys Ther* 32 (9) : 447-60.

Nouwen, A., P.F. Van Akkerveeken, and J.M. Versloot. 1987. Patterns of muscular activity during movement in patients with chronic low-back pain. *Spine* 12 (8) : 777-82.

Novak, C.B. 2004. Upper extremity work-related musculoskeletal disorders : A treatment perspective. *J Orthop Sports Phys Ther* 34 (10) : 628-37.

Novak, C.B., E.D. Collins, and S.E. Mackinnon. 1995. Outcome following conservative management of thoracic outlet syndrome. *J Hand Surg [Am]* 20 (4) : 542-8.

Nuber, G.W., F.W. Jobe, J. Perry, D.R. Moynes, and D. Antonelli. 1986. Fine wire electromyography analysis of muscles of the shoulder during swimming. *Am J Sports Med* 14 (1) : 7-11.

Nurse, M.A., and B.M. Nigg. 2001. The effect of changes in foot sensation on plantar pressure and muscle activity. *Clin Biomech (Bristol, Avon)* 16 (9) : 719-27.

O'Brien, S.J., M.J. Pagnani, R.A. Panariello, H.M. O'Flynn, and S. Fealy. 1994. Anterior instability of the shoulder. In *The Athlete's Shoulder*, ed. J.R. Andrews and K.E. Wilks, 117-201. New York : Churchill Livingstone.

O'Connell, A.L. 1971. Effect of sensory deprivation on postural reflexes. *Electromyography* 11 : 5.

O'Connor, B.L., and J.A. Vilensky. 2003. Peripheral and central nervous system mechanisms of joint protection. *Am J Orthop* 7 : 330-336.

O'Connor, B.L., D.M. Visco, K.D. Brandt, S.L. Myers, and L.A. Kalasinski. 1992. Neurogenic acceleration of osteoarthrosis. The effects of previous neurectomy of the articular nerves on the development of osteoarthrosis after transection of the anterior cruciate ligament in dogs. *J Bone Joint Surg Am* 74 (3) : 367-76.

O'Connor, B.L., M.J. Palmoski, and K.D. Brandt. 1985. Neurogenic acceleration of degenerative joint lesions. *J Bone Joint Surg Am* 67 (4) : 562-72.

O'Connor, D., S. Marshall, and N. Massy-Westropp. 2003. Non-surgical treatment (other than steroid injection) for carpal tunnel syndrome. *Cochrane Database Syst Rev* 1 : CD003219.

O'Leary, S., D. Falla, G. Jull, and B. Vicenzino. 2007. Muscle specificity in tests of cervical flexor muscle performance. *J Electromyogr Kinesiol* 17 (1) : 35-40.

O'Sullivan, P., L. Towmey, G. Allison 1997. Altered pattern of abdominal muscle activation in patients with chronic low back pain. *Aust J Physiother* 43 : 91-8.

O'Sullivan, P.B. 2005. Lumbar segmental "instability" : Clinical presentation and specific stabilizing exercise management. *Man Ther* 5 (1) : 2-12.

Oberg, B., J. Ekstrand, M. Moller, and J. Gillquist. 1984. Muscle strength and flexibility in different positions of soccer players. *Int J Sports Med* 5 (4) : 213-6.

Ochi, M., J. Iwasa, Y. Uchio, N. Adachi, and K. Kawasaki. 2002. Induction of somatosensory evoked potentials by mechanical stimulation in reconstructed anterior cruciate ligaments. *J Bone Joint Surg Br* 84 (5) : 761-6.

Oddsson, L.I., T. Persson, A.G. Cresswell, and A. Thorstensson. 1999. Interaction between voluntary and postural motor commands during perturbed lifting. *Spine* 24 (6) : 545-52.

Odom, C.J., A.B. Taylor, C.E. Hurd, and C.R. Denegar. 2001. Measurement of scapular asymmetry and assessment of shoulder dysfunction using the lateral scapular slide test : A reliability and validity study. *Phys Ther* 81 (2) : 799-809.

Ogston, J.B., and P.M. Ludewig. 2007. Differences in 3-dimensional shoulder kinematics between persons with multidirectional instability and asymptomatic controls. *Am J Sports Med* 35 (8) : 1361-70.

Okada, S., K. Hirakawa, Y. Takada, and H. Kinoshita. 2001. Age-related differences in postural control in humans in response to a sudden deceleration generated by postural disturbance. *Eur J Appl Physiol* 85 (1-2) : 10-8.

Olson, L.E., A.L. Millar, J. Dunker, J. Hicks, and D. Glanz. 2006. Reliability of a clinical test for deep cervical flexor endurance. *J Manipulative Physiol Ther* 29 (2) : 134-8.

Orchard, J., J. Marsden, S. Lord, and D. Garlick. 1997. Preseason hamstring muscle weakness associated with hamstring muscle injury in Australian footballers. *Am J Sports Med* 25 (1) : 81-5.

Osborne, M.D., Chou, L.S., Laskowski, E.R., Smith, J., and Kaufman, K.R. 2001. The effect of ankle disk training on muscle reaction time in subjects with a history of ankle sprain. *Am J Sports Med*. Sep-Oct ; 29 (5) : 627-32.

Osternig, L.R., R. Robertson, R. Troxel, and P. Hansen. 1987. Muscle activation during proprioceptive neuromuscular facilitation (PNF) stretching techniques. *Am J Phys Med* 66 (5) : 298-307.

Osternig, L.R., R.N. Robertson, R.K. Troxel, and P. Hansen. 1990. Differential responses to proprioceptive neuromuscular facilitation (PNF) stretch techniques. *Med Sci Sports Exer* 22 (1) : 106-11.

Otis, J.C., C.C. Jiang, T.L. Wickiewicz, M.G. Peterson, R.F.

Warren, and T.J. Santner. 1994. Changes in the moment arms of the rotator cuff and deltoid muscles with abduction and rotation. *J Bone Joint Surg Am* 76 (5) : 667-76.

Page, P. 2001. Incidence of anterior knee pain in ACL reconstruction : A retrospective multi-case analysis. Abstract. *J Athl Train* Suppl. no. 36 (2) : S13.

Page, P. 2004. Janda's sensorimotor training program. Abstract presented at the annual meeting of the American Physical Therapy Association, Chicago.

Page, P. 2006. Sensorimotor training : A "global" approach for balance training. *J Bodyw Mov Ther* 10 : 77-84.

Page, P., and C. Frank. 2003. Function over structure. *Advance for Directors in Rehabilitation* January : 27-30.

Page, P., and G. Stewart. 1999. Shoulder taping in the management of impingement of the athlete. *Med Sci Sports Exerc* 31 (5) : S208.

Page, P., and G. Stewart. 2000. Hamstring strength imbalances in athletes with chronic sacroiliac dysfunction. Abstract. *J Orthop Sports Phys Ther* 30 (1) : A-48.

Page, P., O. Ross, M. Rogers, and N. Rogers. 2004. Muscle activity of the upper extremity during oscillation exercise using the Thera-Band Flexbar. Abstract. *Hand Prints* 21 (5) : 7.

Paine, R.M., and M. Voight. 1993. The role of the scapula. *J Orthop Sports Phys Ther* 18 (1) : 386-91.

Palmerud, G., H. Sporrong, P. Herberts, and R. Kadefors. 1998. Consequences of trapezius relaxation on the distribution of shoulder muscle forces : An electromyographic study. *J Electromyogr Kinesiol* 8 (3) : 185-93.

Palmerud, G., R. Kadefors, H. Sporrong, U. Järvholm, P. Herberts, C. Högfors, and B. Peterson. 1995. Voluntary redistribution of muscle activity in human shoulder muscles. *Ergonomics* 38 (4) : 806-15.

Panjabi, M. 1992b. The stabilizing system of the spine. Part II : Neutral spine and instability hypothesis. *Spine* 5 (4) : 390-7.

Panjabi, M.M. 1992a. The stabilizing system of the spine. Part I. Function, dysfunction, adaptation, and enhancement. *J Spinal Disord* 5 (4) : 383-9.

Panjabi, M.M. 1992b. The stabilizing system of the spine. Part II. Neutral zone and instability hypothesis. *J Spinal Disord* 5 (4) : 390-7.

Panjabi, M.M. 1994. Lumbar spine instability : A biomechanical challenge. *Curr Orthop* 8 : 100-5.

Pappas, G.P., S.S. Blemker, C.F. Beaulieu, T.R. McAdams, S.T. Whalen, and G.E. Gold. 2006. In vivo anatomy of the Neer and Hawkins sign positions for shoulder impingement. *J Shoulder Elbow Surg* 15 (1) : 40-9.

Parkhurst, T.M., and C.N. Burnett. 1994. Injury and proprioception in the lower back. *J Orthop Sports Phys Ther* 19 (5) : 282-95.

Pascoal, A.G., F.F. van der Helm, P. Pezarat Correia, and I. Carita. 2000. Effects of different arm external loads on the scapulo-humeral rhythm. *Clin Biomech (Bristol, Avon)* 15 (Suppl. no. 1) : S21-4.

Pavlu, D., and D. Panek. 2007. EMG Analysis of Muscle Fatigue by Sensorimotor Training-A Contribution to Evidence Based Physiotherapy. *Proceedings of the 9th Annual TRAC Meeting. Budapest, Hungary.* 16-17.

Pavlu, D., and K. Novosadova. 2001. Contribution to the objectivization of the method of sensorimotor training stimulation according to Janda and Vavrova with regard to evidence-based-practice. *Rehabilitation Physical Medicine* 8 (4) : 178-81.

Pavlu, D., S. Petak-Kreuger, and V. Janda. 2007. Brugger methods for postural correction. In *Rehabilitation of the spine*. 2nd ed., ed. C. Liebenson, 353-68. Philadelphia : Lippincott Williams & Wilkins.

Payne, K.A., K. Berg, W. Richard, and R.W. Latin. 1997. Ankle injuries and ankle strength, flexibility, and proprioception in college basketball players. *J Athl Train* 32 (3) : 221-5.

Payne, L.Z., X.H. Deng, E.V. Craig, P.A. Torzilli, and R.F. Warren. 1997. The combined dynamic and static contributions to subacromial impingement. A biomechanical analysis. *Am J Sports Med* 25 (6) : 801-8.

Pearson, N.D., and R.P. Walmsley. 1995. Trial into the effects of repeated neck retractions in normal subjects. *Spine* 20 (11) : 1245-50.

Peat, M. 1986. Functional anatomy of the shoulder complex. *Phys Ther* 66 (12) : 1855-65.

Perri, M.A., and D. Halford. 2004. Pain and faulty breathing : A pilot study. *J Bodyw Mov Ther* 8 : 297-306.

Perrin, P.P., M.C. Bene, C.A. Perrin, and D. Durupt. 1997. Ankle trauma significantly impairs posture control. A study in basketball players and controls. *Int J Sports Med* 18 : 387-92.

Perry, J. 1978. Normal upper extremity kinesiology. *Phys Ther* 58 (3) : 265-78.

Perry, J. 1983. Anatomy and biomechanics of the shoulder in throwing, swimming, gymnastics, and tennis. *Clin Sports Med* 2 (2) : 247-70.

Perry, J. 1992. *Gait analysis : Normal and pathological function*. Thorofare, NJ : Slack.

Persson, A.L., G.A. Hansson, J. Kalliomäki, and B.H. Sjölund. 2003. Increases in local pressure pain thresholds after muscle exertion in women with chronic shoulder pain. *Arch Phys Med Rehabil* 84 (10) : 1515-22.

Petersen Kendall, F., E. Kendall Mccreary, P. Geise Provance, and I. Russell. 1996. Neurochemical pathogenesis of fibromyalgia syndrome. *Journal of Musculoskeletal Pain* 4 (1/2) : 61-92.

Petersson, C.J., and I. Redlund-Johnell. 1984. The subacromial space in normal shoulder radiographs. *Acta Orthop Scand* 55 (1): 57-8.

Piazzini, D.B., I. Aprile, P.E. Ferrara, C. Bertolini, P. Tonali, L. Maggi, A. Rabini, S. Piantelli, and L. Padua. 2007. A systematic review of conservative treatment of carpal tunnel syndrome. *Clin Rehabil* 21 (4): 299-314.

Pienimäki, T.T., P.T. Siira, and H. Vanharanta. 2002. Chronic medial and lateral epicondylitis: A comparison of pain, disability, and function. *Arch Phys Med Rehabil* 83 (3): 317-21.

Pieper, H.G., G. Quack, and H. Krahl. 1993. Impingement of the rotator cuff in athletes caused by instability of the shoulder joint. *Knee Surg Sports Traumatol Arthrosc* 1 (2): 97-9.

Pierce, M.N., and W.A. Lee. 1990. Muscle firing order during active prone hip extension. *J Orthop Sports Phys Ther* 12 (1): 2-9.

Pink, M. 1981. Contralateral effects of upper extremity proprioceptive neuromuscular facilitation patterns. *Phys Ther* 61 (8): 1158-62.

Pink, M., F.W. Jobe, J. Perry, A. Browne, M.L. Scovazzo, and J. Kerrigan. 1993. The painful shoulder during the butterfly stroke. An electromyographic and cinematographic analysis of twelve muscles. *Clin Orthop Relat Res* 288: 60-72.

Pintsaar, A., J. Brynhildsen, and H. Tropp.1996. Postural corrections after standardised perturbations of single limb stance: Effect of training and orthotic devices in patients with ankle instability. *Br J Sports Med* 30 (2): 151-5.

Pitman, M.I., N. Nainzadeh, D. Menche, R. Gasalberti, and E.K. Song. 1992. The intraoperative evaluation of the neurosensory function of the anterior cruciate ligament in humans using somatosensory evoked potentials. *Arthroscopy* 8 (4): 442-7.

Piva, S.R., E.A. Goodnite, and J.D. Childs. 2005. Strength around the hip and flexibility of soft tissues in individuals with and without patellofemoral pain syndrome. *J Orthop Sports Phys Ther* 35 (12): 793-801.

Poppen, N.K., and P.S. Walker. 1976. Normal and abnormal motion of the shoulder. *J Bone Joint Surg Am* 58 (2): 195-201.

Poppen, N.K., and P.S. Walker. 1978. Forces at the glenohumeral joint in abduction. *Clin Orthop Relat Res* 135: 165-70.

Porterfield, J.A., and C. DeRosa. 1998. *Mechanical low back pain: Perspectives in functional anatomy.* Philadelphia: Saunders.

Pötzl, W., L. Thorwesten, C. Götze, S. Garmann, and J. Steinbeck. 2004. Proprioception of the shoulder joint after surgical repair for instability: A long-term followup study. *Am J Sports Med* 32 (2): 425-30.

Powers, C.M. 2003. The influence of altered lower extremity kinematics on patellofemoral joint dysfunction: A theoretical perspective *J Orthop Sports Phys Ther.* 33: 639-646.

Prentice, W.E. 1983. A comparison of static stretching and PNF stretching for improving hip joint flexibility. *Athletic Training* 18: 56-9.

Prichasuk, S., and Subhadrabandhu, T. 1994. The relationship of pes planus and calcaneal spur to plantar heel pain. *Clin Orthop Relat Res.* Sep; (306): 192-6.

Professional Staff Association of Rancho Los Amigos Medical Center. 1989. *Observational gait analysis handbook.* Downey, CA: Rancho Los Amigos Medical CenterProvinciali, L., M. Baroni, L. Illuminati, and M.G. Ceravolo. 1996. Multimodal treatment to prevent the late whiplash syndrome. *Scand J Rehabil Med* 28 (2): 105-11.

Prushansky, T., R. Gepstein, C. Gordon, and Z. Dvir. 2005. Cervical muscles weakness in chronic whiplash patients. *Clin Biomech (Bristol, Avon)* 20 (8): 794-8.

Radebold, A., J. Cholewicki, G.K. Polzhofer, and H.S. Greene. 2001. Impaired postural control of the lumbar spine is associated with delayed muscle response times in patients with chronic idiopathic low back pain. *Spine* 26 (7): 724-30.

Radebold, A., J. Cholewicki, M.M. Panjabi, and T.C. Patel. 2000. Muscle response pattern to sudden trunk loading in healthy individuals and in patients with chronic low back pain. *Spine* 25 (8): 947-54.

Rainoldi, A., M. Gazzoni, and R. Casale. 2008. Surface EMG signal alterations in carpal tunnel syndrome: A pilot study. *Eur J Appl Physiol* 103 (2): 233-42.

Ramsi, M., K.A. Swanik, C.G. Mattacola, and C.B. Swanic. 2001. Isometric shoulder rotator strength characteristics of high school swimmers throughout a competitive swim season. Abstract. *J Athl Train* Suppl. no. 36 (2): S53.

Randlov, A., M. Ostergaard, C. Manniche, P. Kryger, A. Jordan, S. Heegaard, and B. Holm. 1998. Intensive dynamic training for females with chronic neck/shoulder pain. A randomized controlled trial. *Clin Rehabil* 12 (3): 200-10.

Rawlings, E.I., I.L. Rawlings, C.S. Chen, and M.D. Yilk. 1972. The facilitating effects of mental rehearsal in the acquisition of rotary pursuit tracking. *Psychon Sci* 26: 71-3.

Ray, C.A., and A.L. Mark. 1995. Sympathetic nerve activity to nonactive muscle of the exercising and nonexercising limb. *Med Sci Sports Exerc* 27 (2): 183-7.

Reardon, K., Galea, M., Dennett, X., Choong, P., and Byrne, E. 2001. Quadriceps muscle wasting persists 5 months after total hip arthroplasty for osteoarthritis of the hip: a pilot study. *Intern Med J*. Jan-Feb: 31 (1): 7-14.

Reddy, A.S., K.J. Mohr, M.M. Pink, and F.W. Jobe. 2000. Electromyographic analysis of the deltoid and rotator cuff muscles in persons with subacromial impingement. *J Shoulder Elbow Surg* 9 (6): 519-23.

Reischl, F., C.M. Powers, S. Rao, and J. Perry. 1999. Relationship between foot pronation and rotation of the tibia and femur during walking. *Foot Ankle Int* 20: 513-20.

Revel, M., C. Andre-Deshays, and M. Minguet. 1991. Cervicocephalic kinesthetic sensibility in patients with cervical pain. *Arch Phys Med Rehabil* 72 (5): 288-91.

Revel, M., M. Minguet, P. Gregoy, J. Vaillant, and J.L. Manuel. 1994. Changes in cervicocephalic kinesthesia after a proprioceptive rehabilitation program in patients with neck pain: A randomized controlled study. *Arch Phys Med Rehabil* 75 (8): 895-9.

Reynolds, M.D. 1983. The development of the concept of fibrositis. *J Hist Med Allied Sci* 38: 5-35.

Richardson, A.B., F.W. Jobe, and H.R. Collins. 1980. The shoulder in competitive swimming. *Am J Sports Med* 8 (3): 159-63.

Richardson, C., G. Jull, P. Hodges, and J. Hides. 1999. *Therapeutic exercise for spinal segmental stabilization in low back pain*. London: Churchill Livingstone.

Richardson, C.A., and G.A. Jull. 1995. Muscle controlpain control. What exercises would you prescribe? *Man Ther* 1: 2-10.

Richardson, C.A., C.J. Snidjers, J.A. Hides, L. Damen, M.S. Pas, and J. Storm. 2002. The relation between the transversus abdominis muscles, sacroiliac joint mechanics, and low back pain. *Spine*: 27 (4): 399-405.

Richardson, C.A., G.A. Jull, P.A. Hodges, and J.A. Hides. 1999. *Therapeutic exercise for spinal segmental stabilization in the low back: Scientific basis and clinical approach*. Edinburgh: Churchill Livingstone.

Richardson, C.A., P. Hodges, and J. Hides. 2004. *Therapeutic exercise for lumbopelvic stabilization. A motor control approach for the treatment and prevention of low back pain*. Edinburgh: Churchill Livingstone.

Riddle, D.L., Pulisic, M., Pidcoe, P., and Johnson, R.E. 2003. Risk factors for Plantar fasciitis: a matched case-control study. *J Bone Joint Surg Am*. May; 85-A (5): 872-7.

Riemann, B.L., and S.M. Lephart. 2002a. The sensorimotor system, part I. The physiologic basis of functional joint stability. *J Athl Train* 37 (1): 71-9.

Riemann, B.L., and S.M. Lephart. 2002b. The sensorimotor system, part II. The role of proprioception in motor control and functional joint stability. *J Athl Train* 37 (1): 80-4.

Riemann, B.L., J.B. Myers, and S.M. Lephart. 2002. Sensorimotor system measurement techniques. *J Athl Train* 37 (1): 85-98.

Risberg, M.A., I. Holm, G. Myklebust, and L. Engebretsen. 2007. Neuromuscular training versus strength training during first 6 months after anterior cruciate ligament reconstruction: A randomized clinical trial. *Phys Ther* 87 (6): 737-50.

Robbins, S.E., and A.M. Hanna. 1987. Running related injury prevention through barefoot adaptations. 19: 148-56.

Robinson, R.L., and R.J. Nee. 2007. Analysis of hip strength in females seeking physical therapy treatment for unilateral patellofemoral pain syndrome. *J Orthop Sports Phys Ther* 37 (5): 232-8.

Rocabado, M., B.E. Johnston Jr, and M.G. Blakney. 1982. Physical therapy and dentistry: An overview. *J Craniomandibular Pract* 1 (1): 46-9.

Rock, C.M., and S. Petak-Krueger. 2000. *Thera-Band Grund Übungen*.[In German.] Zürich: Dr. Brügger Institut.

Røe, C., J.I. Brox, A.S. Bøhmer, and N.K. Vøllestad. 2000. Muscle activation after supervised exercises in patients with rotator tendinosis. *Arch Phys Med Rehabil* 81(1): 67-72.

Røe, C., J.I. Brox, E. Saugen, and N.K. Vøllestad. 2000. Muscle activation in the contralateral passive shoulder during isometric shoulder abduction in patients with unilateral shoulder pain. *J Electromyogr Kinesiol* 10 (2): 69-77.

Rogers, N., M. Rogers, and P. Page. 2006. Quantification of a sensorimotor training progression: A pilot study. Abstract. *J Orthop Sports Phys Ther* 36 (1): A53-4.

Rojas, M., M.A. Mananas, B. Muller, and J. Chaler. 2007. Activation of forearm muscles for wrist extension in patients affected by lateral epicondylitis. *Conf Proc IEEE Eng Med Biol Soc* 2007: 4858-61.

Roll, R., A. Kavounoudias, and J.P. Roll. 2002. Cutaneous afferents from human plantar sole contribute to body posture awareness. *Neuroreport* 13 (15): 1957-61.

Rooks, D.S., S. Gautam, M. Romeling, M.I. Cross, D. Stratigakis, B. Evans, D.L. Goldenberg, M.D. Iversen, and J.N. Katz. 2007. Group exercise, education, and combination self-management in women with fibromyalgia: A randomized trial. *Arch Intern Med* 167 (20): 2192-200.

Root, M.C., W.P. Orion, and J.H. Weed. 1977. *Normal and abnormal function of the foot*. Los Angeles: Clinical Biomechanics.

Rosenfeld, M., A. Seferiadis, J. Carlsson, and R. Gunnarsson. 2003. Active intervention in patients with whiplash-associated disorders improves long-term prognosis: A randomized controlled clinical trial. *Spine* 28

(22) : 2491-8.

Rosenfeld, M., R. Gunnarsson, and P. Borenstein. 2000. Early intervention in whiplash-associated disorders : A comparison of two treatment protocols. *Spine* 25 (14) : 1782-7.

Ross, S.F., T.B. Michell, and K.M. Guskiewicz. 2005. Effect of coordination training with and without exercise sandals on static postural stability of individuals with functional ankle instability and individuals with stable ankles. Abstract. *J Orthop Sports Phys Ther* 35 (5) : A-22.

Rothbart, B.A. 2002. Medial column foot systems. An innovative tool for improving posture. *J Bodyw Mov Ther* 6 : 37-46.

Rothbart, B.A. 2005. Tactile therapy shifts patients towards equilibrium. *Biomechanics* 12 (10) : 61-8.

Rothermel, S.A., S.A. Hale, J. Hertel, and C.R. Denegar. 2004. Effect of active foot positioning on the outcome of a balance training program. *Phys Ther Sport* 5 : 98-103.

Rothwell, J.C., M.M. Traub, B.L. Day, J.A. Obeso, P.K. Thomas, and C.D. Marsden. 1982. Manual performance in a de-afferented man. *Brain* 105 : 515-42.

Roy, J.S., H. Moffet, L.J. Hébert, G. St-Vincent, and B.J. McFadyen. 2007. The reliability of three-dimensional scapular attitudes in healthy people and people with shoulder impingement syndrome. *BMC Musculoskelet Disord* 8 : 49.

Roy, S.H., C.J. De Luca, and D.A. Casavant. 1989. Lumbar muscle fatigue and chronic lower back pain. *Spine* 14 (9) : 992-1001.

Rozmaryn, L.M., S. Dovelle, E.R. Rothman, K. Gorman, K.M. Olvey, and J.J. Bartko. 1998. Nerve and tendon gliding exercises and the conservative management of carpal tunnel syndrome. *J Hand Ther* 11 (3) : 171-9.

Rupp, S., K. Berninger, and T. Hopf. 1995. Shoulder problems in high level swimmers-impingement, anterior instability, muscular imbalance? *Int J Sports Med* 16 (8) : 557-62.

Ruwe, P.A., M. Pink, F.W. Jobe, J. Perry, and M.L. Scovazzo. 1994. The normal and the painful shoulders during the breaststroke. Electromyographic and cinematographic analysis of twelve muscles. *Am J Sports Med* 22 (6) : 789-96.

Ryan, J. 1995. Use of posterior night splints in the treatment of plantar fasciitis. *American Family Physician* 52 (3) : 893-6.

Ryan, L. 1994. Mechanical stability, muscle strength, and proprioception in the functionally unstable ankle. *Australian J Phys Ther* 40 : 41-7.

Ryu, R.K., J. McCormick, F.W. Jobe, D.R. Moynes, and D.J. Antonelli. 1988. An electromyographic analysis of shoulder function in tennis players. *Am J Sports Med* 16 (5) : 481-5.

Sady, S.P., M. Wortman, and D. Blanke. 1982. Flexibility training : Ballistic, static or proprioceptive neuromuscular facilitation? *Arch Phys Med Rehabil* 63 (6) : 261-3.

Saha, A.K. 1971. Dynamic stability of the glenohumeral joint. *Acta Orthop Scand* 42 (6) : 491-505.

Sahrmann, S.A. 2001. *Diagnosis and treatment of movement impairment syndromes.* St Louis : Mosby.

Sahrmann, S.A. 2002. Does postural assessment contribute to patient care? *J Orthop Sports Phys Ther* 32 (8) : 376-79.

Sale, D.G. 1988. Neural adaptation to resistance training. *Med Sci Sports Exerc* Suppl. no. 20 (5) : S135-45.

Salter, M. 2002. The neurobiology of central sensitization. *Journal of Musculoskeletal Pain* 10 (1/2) : 22-33.

Santilli, V., M.A. Frascarelli, M. Paoloni, F. Frascarelli, F. Camerota, L. De Natale, and F. De Santis. 2005. Peroneus longus muscle activation pattern during gait cycle in athletes affected by functional ankle instability : A surface electromyographic study. *Am J Sports Med* 33 (8) : 1183-7.

Santos, M.J., W.D. Belangero, and G.L. Almeida. 2007. The effect of joint instability on latency and recruitment order of the shoulder muscles. *J Electromyogr Kinesiol* 17 (2) : 167-75.

Sapega, A.A., T.C. Quedenfeld, R.A. Moyer, and R.A. Butler. 1981. Biophysical factors in range of motion exercise. *Phys Sportsmed* 9 (12) : 57-65.

Sapsford, R.R., P.W. Hodges, C.A. Richardson, D.H. Cooper, S.J. Markwell, and G.A. Jull. 2001. Co-activation of the abdominal and pelvic floor muscles during voluntary exercises. *Neurourol Urodyn* 20 (1) : 31-42.

Sarig-Bahat, H. 2003. Evidence for exercise therapy in mechanical neck disorders. *Man Ther* 8 (1) : 10-20.

Sarrafian, S.K. 1983. Gross and functional anatomy of the shoulder. *Clin Orthop Relat Res* 173 : 11-9.

Sayenko, D.G., A.H. Vette, K. Kamibayashi, T. Nakajima, M. Akai, and K. Nakazawa. 2007. Facilitation of the soleus stretch reflex induced by electrical excitation of plantar cutaneous afferents located around the heel. *Neurosci Lett* 415 (3) : 294-8.

Schade, H.B. 1919. Eiträge zur umgrenzung und klärung einer lehre von erkältung. *Z Gesamte Exp Med* 7 : 275-374.

Schaible, H.G., and R.F. Schmidt. 1985. Effects of an experimental arthritis on the sensory properties of fine articular afferent units. *J Neurophysiol* 54 (5) : 1109-22.

Schenkman, M., and V.R.D. Cartaya. 1987. Kinesiology of the shoulder complex. *J Orthop Sports Phys Ther* 8 (9) : 438-50.

Schieppati, M., A. Nardone, and M. Schmid. 2003. Neck

muscle fatigue affects postural control in man. *Neuroscience* 121 (2): 277-85.

Schmid, C., and U. Geiger. 1999. *Rehatrain*. Munich: Urban & Fischer.

Schmitt, L., and L. Snyder-Mackler. 1999. Role of scapular stabilizers in etiology and treatment of impingement syndrome. *J Orthop Sports Phys Ther* 29 (1): 31-8.

Schnabel, M., R. Ferrari, T. Vassiliou, and G. Kaluza. 2004. Randomised, controlled outcome study of active mobilisation compared with collar therapy for whiplash injury. *Emerg Med J* 21 (3): 306-10.

Schneider, M.J. 1995. Tender points/fibromyalgia vs. trigger points/myofascial pain syndrome: A need for clarity in terminology and differential diagnosis. *J Manipulative Physiol Ther* 18 (6): 398-406.

Schoensee, S.K., G. Jensen, G. Nicholson, M. Gossman, and C. Katholi. 1995. The effect of mobilization on cervical headaches. *J Orthop Sports Phys Ther* 21 (4): 184-96.

Schulte, E., L.A. Kallenberg, H. Christensen, C. Disselhorst-Klug, H.J. Hermens, G. Rau, and K. Søgaard. 2006. Comparison of the electromyographic activity in the upper trapezius and biceps brachii muscle in subjects with muscular disorders: A pilot study. *Eur J Appl Physiol* 96 (2): 185-93.

Schulthies, S.S., M.D. Ricard, K.J. Alexander, and J.W. Myrer. 1998. An electromyographic investigation of 4 elastic tubing closed kinetic chain exercises after anterior cruciate ligament reconstruction. *J Athl Train* 33 (4): 328-35.

Schulz, C.U., H. Anetzberger, and C. Glaser. 2005. Coracoid tip position on frontal radiographs of the shoulder: A predictor of common shoulder pathologies? *Br J Radiol* 78 (935): 1005-8.

Scovazzo, M.L., A. Browne, M. Pink, F.W. Jobe, and J. Kerrigan. 1991. The painful shoulder during freestyle swimming. An electromyographic cinematographic analysis of twelve muscles. *Am J Sports Med* 19 (6): 577-82.

Selkowitz, D.M., C. Chaney, S.J. Stuckey, and G. Vlad. 2007. The effects of scapular taping on the surface electromyographic signal amplitude of shoulder girdle muscles during upper extremity elevation in individuals with suspected shoulder impingement syndrome. *J Orthop Sports Phys Ther* 37 (11): 694-702.

Senbursa, G., G. Baltaci, and A. Atay. 2007. Comparison of conservative treatment with and without manual physical therapy for patients with shoulder impingement syndrome: A prospective, randomized clinical trial. *Knee Surg Sports Traumatol Arthrosc* 15 (7): 915-21.

Seradge, H., W. Parker, C. Baer, K. Mayfield, and L. Schall. 2002. Conservative treatment of carpal tunnel syndrome: An outcome study of adjunct exercises. *J Okla State Med Assoc* 95 (1): 7-14.

Sessle, B.J., and J.W. Hu. 1991. Mechanisms of pain arising from articular tissues. *Can J Physiol Pharmacol* 69(5): 617-26.

Shacklock, M. 2005. *Clinical neurodynamics*. London: Elsevier Butterworth-Heinemann.

Shah, N.N., and P. Diamantopoulos. 2004. Position of the humeral head and rotator cuff tear: An anatomical observation in cadavers. *Acta Orthop Scand* 75 (6): 746-9.

Shakespeare, D.T., M. Stokes, K.P. Sherman, and A. Young. 1985. Reflex inhibition of the quadriceps after meniscectomy: Lack of association with pain. *Clin Physiol* 5 (2): 137-44.

Sharkey, N.A., and R.A. Marder. 1995. The rotator cuff opposes superior translation of the humeral head. *Am J Sports Med* 23 (3): 270-5.

Sharkey, N.A., R.A. Marder, and P.B. Hanson. 1994. The entire rotator cuff contributes to elevation of the arm. *J Orthop Res* 12 (5): 699-708.

Sherrington, C. 1906. *The integrative action of the nervous system*. New Haven, CT: Yale University Press.

Sherrington, C.S. 1907. On reciprocal innervation of antagonistic muscles. *Proc R Soc Lond B Biol Sci* 79B: 337.

Sherry, M.A., and T.M. Best. 2004. A comparison of 2 rehabilitation programs in the treatment of acute hamstring strains. *J Orthop Sports Phys Ther* 34 (3): 116-25.

Sheth, P., B. Yu, E.R. Laskowski, and K.N. An. 1997. Ankle disk training influences reaction times of selected muscles in a simulated ankle sprain. *Am J Sports Med* 25 (4): 538-43.

Shields, R.K., S. Madhaven, and K. Cole. 2005. Sustained muscle activity minimally influences dynamic position sense of the ankle. *J Orthop Sports Phys Ther* 35 (7): 443-51.

Shih, C.H., Du, Y.K., Lin, Y.H., and Wu, C.C. 1994. Muscular recovery around the hip joint after total hip arthroplasty. *Clin Orthop Relat Res*. May; (302): 115-20.

Shima, N., K. Ishida, K. Katayama, Y. Morotome, Y. Sato, and M. Miyamura. 2002. Cross education of muscular strength during unilateral resistance training and detraining. *Eur J Appl Physiol* 86 (4): 287-94.

Shirley, D., P.W. Hodges, A.E. Eriksson, and S.C. Gandevia. 2003. Spinal stiffness changes throughout the respiratory cycle. *J Appl Physiol* 95 (4): 1467-75.

Shumway-Cook, A., and F. Horak. 1989. Vestibular rehabilitation: An exercise approach to managing symptoms of vestibular dysfunction. *Semin Hear* 10: 199.

Shumway-Cook, A., and M. Woollacott. 2000. Attentional demands and postural control: The effect of sensory context. *J Gerontol A Biol Sci Med Sci* 55 (1): 10-16.

Shumway-Cook, A., and M.H. Woollacott. 1995. *Motor control: Theory and practical applications*. Baltimore: Williams & Wilkins.

Shumway-Cook, A., M. Woollacott, K.A. Kerns, and M. Baldwin. 1997. The effects of two types of congitive tasks on postural stability in older adults with and without a history of falls. *J Gerontol A Biol Sci Med Sci* 52 (4): 232-40.

Silverman, J.L., A.A. Rodriquez, and J.C. Agre. 1991. Quantitative cervical flexor strength in healthy subjects and in subjects with mechanical neck pain. *Arch Phys Med Rehabil* 72 (9): 679-81.

Silvestri, P.G., C.G. Mattacoloa, J.A. Madaleno, D.L. Johnson, and T.L. Uhl. 2003. Relationship between mechanical foot position and postural sway. Abstract. *J Athl Train* 3: S52-53.

Simard, T.G., J.V. Basmajian, and V. Janda. 1968. Effects of ischemia on trained motor units. *Am J Phys Med* 47 (2): 64-71.

Simms, R.W. 1996. Is there muscle pathology in fibromyalgia syndrome? *Rheum Dis Clin North Am* 22 (2): 245-66.

Simons, D.G. 1996. Clinical and etiological update of myofascial pain from trigger points. *Journal of Musculoskeletal Pain* 1 (2): 93-121.

Simons, D.G., J.G. Travell, and L.S. Simons. 1999. *Upper half of body*. Vol.1 of *Travell and Simons' myofascial pain and dysfunction: The trigger point manual*. 2nd ed. Philadelphia: Lippincott Williams & Wilkins.

Sims K.J., Richardson C.A., and Brauer S.G. 2002. Investigation of hip abductor activation in subjects with clinical unilateral hip osteoarthritis. *Ann Rheum Dis.* Aug: 61 (8): 687-92.

Singh, M., and P.V. Karpovich. 1967. Effect of eccentric training of agonists on antagonistic muscles. *J Appl Physiol* 23 (5): 742-5.

Sirota, S.C., G.A. Malanga, J.J. Eischen, and E.R. Laskowski. 1997. An eccentric- and concentric-strength profile of shoulder external and internal rotator muscles in professional baseball pitchers. *Am J Sports Med* 25 (1): 59-64.

Sjostrom, H., J.H. Allum, M.G. Carpenter, A.L. Adkin, F. Honegger, and T. Ettlin. 2003. Trunk sway measures of postural stability during clinical balance tests in patients with chronic whiplash injury symptoms. *Spine* 28 (15): 1725-34.

Slemenda, C., D.K. Heilman, K.D. Brandt, B.P. Katz, S.A. Mazzuca, E.M. Braunstein, and D. Byrd. 1998. Reduced quadriceps strength relative to body weight: A risk factor for knee osteoarthritis in women? *Arthritis Rheum* 41: 1951-9.

Slemenda, C., K.D. Brandt, D.K. Heilman, S. Mazzuca, E.M. Braunstein, B.P. Katz, and F.D. Wolinsky. 1997. Quadriceps weakness and osteoarthritis of the knee. *Ann Intern Med* 127 (2): 97-104.

Smith, J., B.R. Kotajarvi, D.J. Padgett, and J.J. Eischen. 2002. Effect of scapular protraction and retraction on isometric shoulder elevation strength. *Arch Phys Med Rehabil* 83 (3): 367-70.

Smith, J., C.T. Dietrich, B.R. Kotajarvi, and K.R. Kaufman. 2006. The effect of scapular protraction on isometric shoulder rotation strength in normal subjects. *J Shoulder Elbow Surg* 15 (3): 339-43.

Smith, J., D.J. Padgett, D.L. Dahm, K.R. Kaufman, S.P. Harrington, D.A. Morrow, and S.E. Irby. 2004. Electromyographic activity in the immobilized shoulder girdle musculature during contralateral upper limb movements. *J Shoulder Elbow Surg* 13 (6): 583-8.

Smith, J., D.J. Padgett, K.R. Kaufman, S.P. Harrington, K.N. An, and S.E. Irby. 2004. Comparing the function of the upper and lower parts of the serratus anterior muscle using surface electromyography. *J Orthop Sports Phys Ther* 34 (5): 235-43.

Smith, J., J.E. Szczerba, B.L. Arnold, D.E. Martin, and D.H. Perrin. 1997. Role of hyperpronation as a possible risk factor for anterior cruciate ligament injuries. *J Athl Train* 32: 25-8.

Smith, M., M.W. Coppieters, and P.W. Hodges. 2005. Effect of experimentally induced low back pain on postural sway with breathing. *Exp Brain Res* 166 (1): 109-17.

Smith, M., D, A. Russell, and P.W. Hodges. 2006. Disorders of breathing and continence have a stronger association with back pain than obesity and physical activity. *Aust J Physiother* 52 (1): 11-6.

Smith, M.D., A. Russell, and P.W. Hodges. 2000. Changes in intra-abdominal pressure during postural and respiratory activation of the human diaphragm. *J Appl Physiol* 89 (3): 967-76.

Smith, R.L., and J. Brunolli. 1989. Shoulder kinesthesia after anterior glenohumeral joint dislocation. *Phys Ther* 69 (2): 106-12.

Snijders, C.J., A. Vleeming, and R. Stoeckart. 1993. Transfer of lumbosacral load to iliac bones and legs. Part 1: Biomechanics of self-bracing of the sacroiliac joints and its significance for treatment and exercise. *Clin Biomech* 8: 285-94.

Sobush, D.C., G.G. Simoneau, K.E. Dietz, J.A. Levene, R.E. Grossman, and W.B. Smith. 1996. The lennie test for measuring scapular position in healthy young adult females: A reliability and validity study. *J Orthop Sports Phys Ther* 23 (1): 39-50.

Soderberg, G.L., and L.M. Knutson. 2000. A guide for use and interpretation of kinesiologic electromyographic data. *Phys Ther* 80（5）: 485-98.

Sokk, J., H. Gapeyeva, J. Ereline, I. Kolts, and M. Paasuke. 2007. Shoulder muscle strength and fatigability in patients with frozen shoulder syndrome: The effect of 4-week individualized rehabilitation. *Electromyogr Clin Neurophysiol* 47（4-5）: 205-13.

Solem-Bertoft, E., K.A. Thuomas, and C.E. Westerberg. 1993. The influence of scapular retraction and protraction on the width of the subacromial space. An MRI study. *Clin Orthop Relat Res* 296: 99-103.

Solomonow, M., B.H. Zhou, M. Harris, Y. Lu, and R.V. Baratta. 1998. The ligamento-muscular stabilizing system of the spine. *Spine* 23（23）: 2552-62.

Solomonow, M., R. Baratta, B.H. Zhou, H. Shoji, W. Bose, C. Beck, and R. D'Ambrosia. 1987. The synergistic action of the anterior cruciate ligament and thigh muscles in maintaining joint stability. *Am J Sports Med* 15（3）: 207-13.

Sommer, H.M. 1988. Patellar chondropathy and apicitis, and muscle imbalances of the lower extremities in competitive sports. *Sports Med* 5（6）: 386-94.

Spitzer, W.O., M.L. Skovron, L.R. Salmi, J.D. Cassidy, J. Duranceau, S. Suissa, and E. Zeiss. 1995. Scientific monograph of the Quebec Task Force on whiplashassociated disorders: Redefining "whiplash" and its management. *Spine* Suppl. no. 20（8）: 1S-73S.

Sporrong, H., G. Palmerud, and P. Herberts. 1996. Hand grip increases shoulder muscle activity. An EMG analysis with static hand contractions in 9 subjects. *Acta Orthop Scand* 67（5）: 485-90.

Standaert, C.J., and S.A. Herring. 2007. Expert opinion and controversies in musculoskeletal and sports medicine: Core stabilization as a treatment for low back pain. *Arch Phys Med Rehabil* 88（12）: 1734-6.

Starkey, C. 1999. *Therapeutic modalities*. 2nd ed. Philadelphia: Davis.

Stasinopoulos, D., and M.I. Johnson. 2005. Effectiveness of extracorporeal shock wave therapy for tennis elbow (lateral epicondylitis). *Br J Sports Med* 39（3）: 132-6.

Stasinopoulos, D., and M.I. Johnson. 2006. "Lateral elbow tendinopathy" is the most appropriate diagnostic term for the condition commonly referred to as lateral epicondylitis. *Med Hypotheses* 67（6）: 1400-2.

Staud, R. 2002. Evidence of involvement of central neural mechanisms in generating fibromyalgia pain. *Curr Rheumatol Rep* 4（4）: 299-305.

Staud, R., M.E. Robinson, and D.D. Price. 2005. Isometric exercise has opposite effects on central pain mechanisms in fibromyalgia patients compared to normal controls. *Pain* 118（1-2）: 176-84.

Steenbrink, F., J.H. de Groot, H.E. Veeger, C.G. Meskers, M.A. van de Sande, and P.M. Rozing. 2006. Pathological muscle activation patterns in patients with massive rotator cuff tears, with and without subacromial anesthetics. *Man Ther* 11（3）: 231-7.

Steinbeck, J., J. Bruntrup, O. Greshake, W. Potzl, T. Filler, and U. Liljenqvist. 2003. Neurohistological examination of the inferior glenohumeral ligament of the shoulder. *J Orthop Res* 21: 250-55.

Sterling, M., G. Jull, and A. Wright. 2001. The effect of musculoskeletal pain on motor activity and control. *J Pain* 2（3）: 135-45.

Sterling, M., G. Jull, B. Vicenzino, J. Kenardy, and R. Darnell. 2003. Development of motor system dysfunction following whiplash injury. *Pain* 103（1-2）: 65-73.

Sterling, M., J. Treleaven, and G. Jull. 2002. Responses to a clinical test of mechanical provocation of nerve tissue in whiplash associated disorder. *Man Ther* 7（2）: 89-94.

Sterling, M., J. Treleaven, S. Edwards, and G. Jull. 2002. Pressure pain thresholds in chronic whiplash associated disorder: Further evidence of altered central pain processing. *Journal of Musculoskeletal Pain* 10（3）: 69-81.

Stocker, D., M. Pink, and F.W. Jobe. 1995. Comparison of shoulder injury in collegiate- and master's-level swimmers. *Clin J Sport Med* 5（1）: 4-8.

Stokdijk, M., P.H. Eilers, J. Nagels, and P.M. Rozing. 2003. External rotation in the glenohumeral joint during elevation of the arm. *Clin Biomech*（*Bristol, Avon*）18（4）: 296-302.

Stokes, M., and A. Young. 1984. The contribution of reflex inhibition of arthrogenenous muscle weakness. *Clin Sci* 67: 7-14.

Strizak, A.M., G.W. Gleim, A. Sapega, and J.A. Nicholas. 1983. Hand and forearm strength and its relation to tennis. *Am J Sports Med* 11（4）: 234-9.

Struijs, P.A., G.M. Kerkhoffs, W.J. Assendelft, and C.N. van Dijk. 2004. Conservative treatment of lateral epicondylitis: Brace versus physical therapy or a combination of both-a randomized clinical trial. *Am J Sports Med* 32（2）: 462-9.

Struijs, P.A., I.B. Korthals-de Bos, M.W. van Tulder, C.N. van Dijk, L.M. Bouter, and W.J. Assendelft. 2006. Cost effectiveness of brace, physiotherapy, or both for treatment of tennis elbow. *Br J Sports Med* 40（7）: 637-43.

Stubbs, M., M. Harris, M. Solomonow, B. Zhou, Y. Lu, and R.V. Baratta. 1998. Ligamento-muscular protective reflex in the lumbar spine of the feline. *J Electromyogr Kinesiol* 8（4）: 197-204.

Su, K.P., M.P. Johnson, E.J. Gracely, and A.R. Karduna. 2004. Scapular rotation in swimmers with and without impingement syndrome: Practice effects. *Med Sci Sports Exerc* 36（7）: 1117-23.

Sullivan, S.J., S. Seguin, D. Seaborne, and J. Goldberg. 1993.

Reduction of H-reflex amplitude during the application of effleurage to the triceps surae in neurologically healthy subjects. *Physiother Theory and Pract* 9：25-31.

Suter, E., and G. McMorland. 2002. Decrease in elbow flexor inhibition after cervical spine manipulation in patients with chronic neck pain. *Clin Biomech（Bristol, Avon）* 17（7）：541-4.

Swaney, M.R., and R.A. Hess. 2003. The effects of core stabilization on balance and posture in female collegiate swimmers. Abstract. *J Athl Train* 38（2）：S-95.

Szeto, G.P., L.M. Straker, and P.B. O'Sullivan. 2005. A comparison of symptomatic and asymptomatic office workers performing monotonous keyboard work-1：Neck and shoulder muscle recruitment patterns. *Man Ther* 10（4）：270-80.

Szeto, G.P., L.M. Straker, and P.B. O'Sullivan. 2005. EMG median frequency changes in the neck-shoulder stabilizers of symptomatic office workers when challenged by different physical stressors. *J Electromyogr Kinesiol* 15（6）：544-55.

Taimela, S., K. Osterman, H. Alaranta, A. Soukka, and U.M. Kujala. 1993. Long psychomotor reaction time in patients with chronic low-back pain：Preliminary report. *Arch Phys Med Rehabil* 74（11）：1161-4.

Taimela, S., M. Kankaanpaa, and S. Luoto. 1999. The effect of lumbar fatigue on the ability to sense a change in lumbar position. A controlled study. *Spine* 24（13）：1322-7.

Takala, E.P., I. Korhonen, and E. Viikari-Juntura. 1997. Postural sway and stepping response among working population：Reproducibility, long-term stability, and associations with symptoms of the low back. *Clin Biomech* 12（7-8）：429-437.

Takeda, Y., S. Kashiwaguchi, K. Endo, T. Matsuura, and T. Sasa. 2002. The most effective exercise for strengthening the supraspinatus muscle：Evaluation by magnetic resonance imaging. *Am J Sports Med* 30（3）：374-81.

Taskiran, E., Z. Dinedurga, A. Yagis, B. Uludag, C. Ertekin, and V. Lök. 1998. Effect of the vastus medialis obliquus on the patellofemoral joint. *Knee Surg Sports Traumatol Arthrosc* 6（3）：173-80.

Tata, G.E., L. Ng, and J.F. Kramer. 1993. Shoulder antagonistic strength ratios during concentric and eccentric muscle actions in the scapular plane. *J Orthop Sports Phys Ther* 18（6）：654-60.

Taylor, D.C., D.E. Brooks, and J.B. Ryan. 1997. Viscoelastic characteristics of muscle：Passive stretching versus muscular contractions. *Med Sci Sports Exerc* 29（12）：1619-24.

Taylor, D.C., J. Dalton, A.V. Seaber, and W.E. Garrett. 1990. The viscoelastic properties of muscle tendon units. *Am J Sports Med* 18：303-4.

Taylor, D.C., J.D. Dalton, A.V. Seaber, and W.E. Garrett. 1990. Viscoelastic properties of muscle-tendon units. The biomechanical effects of stretching. *Am J Sports Med* 18（3）：300-9.

Thein, L.A. 1989. Impingement syndrome and its conservative management. *J Orthop Sports Phys Ther* 11（5）：183-91.

Theodoridis, D., and S. Ruston. 2002. The effect of shoulder movements on thoracic spine 3D motion. *Clin Biomech（Bristol, Avon）* 17（5）：418-21.

Thigpen, C.A., D.A. Padua, N. Morgan, C. Kreps, and S.G. Karas. 2006. Scapular kinematics during supraspinatus rehabilitation exercise：A comparison of full-can versus empty-can techniques. *Am J Sports Med* 34（4）：644-52.

Tibone, J.E., J. Fechter, and J.T. Kao. 1997. Evaluation of a proprioception pathway in patients with stable and unstable shoulders with somatosensory cortical evoked potentials. *J Shoulder Elbow Surg* 6（5）：440-3.

Tittel, K. 2000. *Describing functional anatomy in humans*. 13th ed. Munich：Urban & Fischer.

Travell, J.G., and D.G. Simons. 1983. *Myofascial pain and dysfunction：The trigger point manual*. Baltimore：Williams & Wilkins.

Travell, J.G., and D.G. Simons. 1992a. *Myofascial pain and dysfunction：The trigger point manual*. Baltimore：Williams & Wilkins.

Travell, J.G., and D.G. Simons. 1992b. *The lower extremities*. Vol. 2 of *Myofascial pain and dysfunction：The trigger point manual*. Baltimore：Williams & Wilkins.

Treleaven, J., G. Jull, and M. Sterling. 2003. Dizziness and unsteadiness following whiplash injury：Characteristic features and relationship with cervical joint position error. *J Rehabil Med* 35（1）：36-43.

Treleaven, J., G. Jull, and N. Lowchoy. 2005. Standing balance in persistent whiplash：A comparison between subjects with and without dizziness. *J Rehabil Med* 37（4）：224-9.

Tropp, H. 1986. Pronator muscle weakness in functional instability of the ankle joint. *Int J Sports Med* 7：291-4.

Tropp, H. 2002. Commentary：Functional ankle instability revisited. *J Athl Train* 37（4）：512-15.

Tropp, H., and P. Odenrick. 1988. Postural control in single-limb stance. *J Orthop Res* 6（6）：833-9.

Tropp, H., C. Askling, and J. Gillquist. 1985. Prevention of ankle sprains. *Am J Sports Med* 13（4）：259-62.

Tropp, H., J. Ekstrand, and J. Gillquist. 1984a. Factors affecting stabilometry recordings of single limb stance. *Am J Sports Med* 12（3）：185-8.

Tropp, H., J. Ekstrand, and J. Gillquist. 1984b. Stabilometry in functional instability of the ankle and its value in predicting injury. *Med Sci Sports Exerc* 16 (1) : 64-6.

Tropp, H., P. Odenrick, and J. Gillquist. 1985. Stabilometry recordings in functional and mechanical instability of the ankle joint. *Int J Sports Med* 6 (3) : 180-2.

Troy Blackburn, J., C.J. Hirth, and K.M. Guskiewicz. 2003. Exercise sandals increase lower extremity electromyographic activity during functional activities. *J Athl Train* 38 (3) : 198-203.

Trudelle-Jackson, E., Emerson, R., and Smith, S. 2002. Outcomes of total hip arthroplasty : a study of patients one year postsurgery. *J Orthop Sports Phys Ther*. Jun ; 32 (6) : 260-7.

Tsai, L.C., B. Yu, V.S. Mercer, and M.T. Gross. 2006. Comparison of different structural foot types for measures of standing postural control. *J Orthop Sports Phys Ther* 36 (12) : 942-53.

Tsai, N.T., P.W. McClure, and A.R. Karduna. 2003. Effects of muscle fatigue on 3-dimensional scapular kinematics. *Arch Phys Med Rehabil* 84 (7) : 1000-5.

Tsuda, E., Y. Okamura, H. Otsuka, T. Komatsu, and S. Tokuya. 2001. Direct evidence of anterior cruciate ligament-hamstring reflex arc in humans. *Am J Sports Med* 29 (1) : 83-7.

Tunnell, P.W. 1996. Muscle length assessment of tightness-prone muscles. *J Bodyw Mov Ther* 1 (1) : 21-7.

Tunnell, P.W. 1996. Protocol for visual assessment. *J Bodyw Mov Ther* 2 (1) : 21-6.

Tuzun, C., I. Yorulmaz, A. Cindas, and S. Vatan. 1999. Low back pain and posture. *Clin Rheumatol* 18 (4) : 308-12.

Tyler, T., S. Nicholas, R. Campbell, S. Donellan, and M.P. McCugh. 2002. The effectiveness of a preseason exercise program to prevent adductor muscle strains in professional ice hockey players. *Am J Sports Med* 30 : 680-3.

Tyler, T.F., R.C. Nahow, S.J. Nicholas, and M.P. McHugh. 2005. Quantifying shoulder rotation weakness in patients with shoulder impingement. *J Shoulder Elbow Surg* 14 (6) : 570-4.

Tyler, T.F., S.J. Nicholas, M.J. Mullaney, and M.P. McHugh. 2006. The role of hip muscle function in the treatment of patellofemoral pain syndrome. *Am J Sports Med* 34 (4) : 630-6.

Tyler, T.F., S.J. Nicholas, R.J. Campbell, and M.P. McHugh. 2001. The association of hip strength and flexibility with the incidence of adductor muscle strains in professional ice hockey players. *Am J Sports Med* 29 (2) : 124-8.

Tyler, T.F., S.J. Nicholas, T. Roy, and G.W. Gleim. 2000. Quantification of posterior capsule tightness and motion loss in patients with shoulder impingement. *Am J Sports Med* 28 (5) : 668-73.

Tyler, T.F., T. Roy, S.J. Nicholas, and G.W. Gleim. 1999. Reliability and validity of a new method of measuring posterior shoulder tightness. *J Orthop Sports Phys Ther* 29 (5) : 262-69 ; discussion : 270-74.

Uh, B.S., B.D. Beynnon, B.V. Helie, D.M. Alosa, and P.A. Renstrom. 2000. The benefit of a single-leg strength training program for the muscles around the untrained ankle. *Am J Sports Med* 28 (4) : 568-73.

Uhlig, Y., B.R. Weber, D. Grob, and M. Muntener. 1995. Fiber composition and fiber transformations in neck muscles of patients with dysfunction of the cervical spine. *J Orthop Res* 13 (2) : 240-9.

Umphred, D.A. 2001. The limbic system : Influence over motor control and learning. In *Neurological rehabilitation*. 4th ed., ed. D.A. Umphred, 148-77. St. Louis : Mosby.

Umphred, D.A., N. Byl, R.T. Lazaro, and M. Roller. 2001. Interventions for neurological disabilities. In *Neurological rehabilitation*. 4th ed., ed. D.A. Umphred, 56-134. St. Louis : Mosby.

Vacek, J., M. Vererkova, V. Janda, V. Besvodova, and P. Dvorakova. 2000. The painful coccyx and its influence on the movement pattern for hip extension. *J Orthop Med* 22 (2) : 42-4.

Valeriani, M., D. Restuccia, V. DiLazzaro, F. Franceschi, C. Fabbriciani, and P. Tonali. 1996. Central nervous system modifications in patients with lesion of the anterior cruciate ligament of the knee. *Brain* 119 (Pt. 5) : 1751-62.

Valkeinen, H., A. Häkkinen, P. Hannonen, K. Häkkinen, and M. Alen. 2006. Acute heavy-resistance exercise-induced pain and neuromuscular fatigue in elderly women with fibromyalgia and in healthy controls : Effects of strength training. *Arthritis Rheum* 54 (4) : 1334-9.

Valkeinen, H., K. Häkkinen, A. Pakarinen, P. Hannonen, A. Hakkinen, O. Airaksinen, L. Niemitukia, W.J. Kraemer, and M. Alén. 2005. Muscle hypertrophy, strength development, and serum hormones during strength training in elderly women with fibromyalgia. *Scand J Rheumatol* 34 (4) : 309-14.

Valkeinen, H., M. Alen, P. Hannonen, A. Häkkinen, O. Airaksinen, and K. Häkkinen. 2004. Changes in knee extension and flexion force, EMG and functional capacity during strength training in older females with fibromyalgia and healthy controls. *Rheumatology (Oxford)* 43 (2) : 225-8.

Valmassey, R.L. 1996. Clinical biomechanics of the lower extremity. St. Louis : Mosby.

Van Buskirk, R.L. 1990. Nociceptive reflexes and the somatic dysfunction : A model. *J Am Osteopath Assoc* 909 : 785-9.

van der Helm, F.C. 1994. Analysis of the kinematic and dynamic behavior of the shoulder mechanism. *J Biomech* 27 (5) : 527-50.

van der Wees, P.J., Lenssen, A.F., Hendriks, E.J., Stomp, D.J., Dekker, J., and de Bie, R.A. 2006. Effectiveness of exercise therapy and manual mobilisation in ankle sprain and functional instability : a systematic review. *Aust J Physiother*. 52 (1) : 27-37.

van der Windt, D.A., B.W. Koes, A.J. Boeke, W. Devillé, B.A. De Jong, and L.M. Bouter. 1996. Shoulder disorders in general practice : Prognostic indicators of outcome. *Br J Gen Pract* 46 (410) : 519-23.

van der Windt, D.A., B.W. Koes, B.A. de Jong, and L.M. Bouter. 1995. Shoulder disorders in general practice : Incidence, patient characteristics, and management. *Ann Rheum Dis* 54 (12) : 959-64.

Van Dillen, L.R., M.K. McDonnell, D.A. Fleming, and S.A. Sahrmann. 2000. Effect of knee and hip position on hip extension range of motion in individuals with and without low back pain. *J Orthop Sports Phys Ther* 30 (6) : 307-16.

van Elk, N., M. Faes, H. Degens, J.G. Kooloos, J.A. de Lint, and M.T. Hopman. 2004. The application of an external wrist extension force reduces electromyographic activity of wrist extensor muscles during gripping. *J Orthop Sports Phys Ther* 34 (5) : 228-34.

van Ettekoven, H., and C. Lucas. 2006. Efficacy of physiotherapy including a craniocervical training programme for tension-type headache ; a randomized clinical trial. *Cephalalgia* 26 (8) : 983-91.

Vangsness Jr, C.T., M. Ennis, J.G. Taylor, and R. Atkinson. 1995. Neural anatomy of the glenohumeral ligaments, labrum, and subacromial bursa. *Arthroscopy* 11 (2) : 180-4.

Vasara, A.I., J.S. Jurvelin, L. Peterson, and I. Kiviranta. 2005. Arthroscopic cartilage indentation and cartilage lesions of anterior cruciate ligament-deficient knees. *Am J Sports Med* 33 (3) : 408-14.

Vasseljen Jr., O., B.M. Johansen, and R.H. Westgaard. 1995. The effect of pain reduction on perceived tension and EMG-recorded trapezius muscle activity in workers with shoulder and neck pain. *Scand J Rehabil Med* 27 (4) : 243-52.

Vassiliou, T., G. Kaluza, C. Putzke, H. Wulf, and M. Schnabel. 2006. Physical therapy and active exercises-an adequate treatment for prevention of late whiplash syndrome? Randomized controlled trial in 200 patients. *Pain* 124 (1-2) : 69-76.

Vecchio, P., R. Kavanagh, B.L. Hazleman, and R.H. King. 1995. Shoulder pain in a community-based rheumatology clinic. *Br J Rheumatol* 34 (5) : 440-2.

Veeger, H.E., and F.C. van der Helm. 2007. Shoulder function : The perfect compromise between mobility and stability. *J Biomech* 40 (10) : 2119-29.

Vera-Garcia, F.J., S.G. Grenier, and S.M. McGill. 2000. Abdominal muscle response during curl-ups on both stable and labile surfaces. *Phys Ther* 80 (6) : 564-9.

Verhagen, E.A., van Tulder, M., van der Beek, A.J., Bouter, L.M., and van Mechelen, W. 2005. An economic evaluation of a proprioceptive balance board training programme for the prevention of ankle sprains in volleyball. *Br J Sports Med*. Feb ; 39 (2) : 111-5.

Vernon, H., K. Humphreys, and C. Hagino. 2007. Chronic mechanical neck pain in adults treated by manual therapy : A systematic review of change scores in randomized clinical trials. *J Manipulative Physiol Ther* 30 (3) : 215-27.

Vicenzino, B., J. Brooksbank, J. Minto, S. Offord, and A. Paungmali. 2003. Initial effects of elbow taping on pain-free grip strength and pressure pain threshold. *J Orthop Sports Phys Ther* 33 (7) : 400-7.

Viitasalo, J.T., and M. Kvist. 1983. Some biomechanical aspects of the foot and ankle in athletes with and without shin splints. *Am J Sports Med* 11 : 125-30.

Vilensky, J.A., B.L. O'Connor, J.D. Fortin, G.J. Merkel, A.M. Jimenez, B.A. Scofield, and J.B. Kleiner. 2002. Histologic analysis of neural elements in the human sacroiliac joint. *Spine* 27 (11) : 1202-7.

Vleeming, A., A.L. Pool-Goudzwaard, R. Stoeckart, J.P. van Wingerden, and C.J. Snijders. 1995. The posterior layer of the thoracolumbar fascia. Its function in load transfer from spine to legs. *Spine* 20 (7) : 753-8.

Vleeming, A., C. Stoeckart, and C. Snijders. 1989. The sacrotuberous ligament : A conceptual approach to its dynamic role in stabilizing the sacroiliac joint. *Clin Biomech* 4 : 201-3.

Vleeming, A., C.J. Snijders, R. Stoeckart, and J.M.A. Mens. 1997. The role of the sacroiliac joints in coupling between the spine, pelvis, legs, and arms. In *Movement, stability, and low back pain*, ed. A. Vleeming, V. Mooney, T. Dorman, C. Snijders, and R. Stoeckart, 53. Edinburgh : Churchill Livingstone.

Voerman, G.E., M.M. Vollenbroek-Hutten, and H.J. Hermens. 2007. Upper trapezius muscle activation patterns in neck-shoulder pain patients and healthy controls. *Eur J Appl Physiol* 102 (1) : 1-9.

Vogt, L., and W. Banzer. 1997. Dynamic testing of the motor stereotype in prone hip extension from neutral position. *Clin Biomech (Bristol, Avon)* 12 (2) : 122-7.

Vogt, L., K. Pfeifer, and W. Banzer. 2003. Neuromuscular control of walking with chronic low-back pain. *Man Ther* 8 (1) : 21-8.

Voight, M.L., and B.C. Thomson. 2000. The role of the scapula in the rehabilitation of shoulder injuries. *J Athl*

Train 35 (3) : 364-72.

Voight, M.L., and D.L. Wieder. 1991. Comparative reflex response times of vastus medialis obliquus and vastus lateralis in normal subjects and subjects with extensor mechanism dysfunction. An electromyographic study. *Am J Sports Med* 19 (2) : 131-7.

Vojta, V., and A. Peters. 1997. *Das Vojta-Prinzip. Muskelspiele in Reflexfortbewegung und motorischer Ontogenese.* [*The Vojta principle. Muscle activity in reflex progressive movement and motor development.*] 2nd ed. Berlin : Springer-Verlag.

Vojta, V., and A. Peters. 2007. *Das Vojta-Prinzip. Muskelspiele in Reflexfortbewegung und motorischer Ontogenese.*[*The Vojta principle. Muscle activity in reflex progressive movement and motor development.*] Berlin : Springer-Verlag.

von Eisenhart-Rothe, R., F.A. Matsen III, F. Eckstein, T. Vogl, and H. Graichen. 2005. Pathomechanics in atraumatic shoulder instability : Scapular positioning correlates with humeral head centering. *Clin Orthop Relat Res* 433 : 82-9.

von Porat, A., E.M. Roos, and H. Roos. 2004. High prevalence of osteoarthritis 14 years after an anterior cruciate ligament tear in male soccer players : A study of radiographic and patient relevant outcomes. *Ann Rheum Dis* 63 (3) : 269-73.

Voss, D. 1982. Everything is there before you discover it. *Phys Ther* 62 (11) : 1617-24.

Vuilerme, N., B. Anziani, and P. Rougier. 2007. Trunk extensor muscles fatigue affects undisturbed postural control in young healthy adults. *Clin Biomech (Bristol, Avon)* 22 (5) : 489-94.

Waddington, G., and R. Adams. 2003. Ankle disc training improves lower limb movement sensitivity in active walkers over 65 years old. Abstract presented at the World Congress of Physical Therapy, Barcelona. Waddington, G., and R. Adams. 2003b. Football boot insoles and sensitivity to extent of ankle inversion movement. *Br J Sports Med* 37 (2) : 170-4.

Wadsworth, D.J., and J.E. Bullock-Saxton. 1997. Recruitment patterns of the scapular rotator muscles in freestyle swimmers with subacromial impingement. *Int J Sports Med* 18 (8) : 618-24.

Waling, K., B. Järvholm, and G. Sundelin. 2002. Effects of training on female trapezius myalgia : An intervention study with a 3-year follow-up period. *Spine* 27 (8) : 789-96.

Waling, K., G. Sundelin, C. Ahlgren, and B. Järvholm. 2000. Perceived pain before and after three exercise programs-a controlled clinical trial of women with work-related trapezius myalgia. *Pain* 85 (1-2) : 201-7.

Walker, M.L., J.M. Rothstein, S.D. Finucane, and R.L. Lamb. 1987. Relationships between lumbar lordosis, pelvic tilt, and abdominal muscle performance. *Phys Ther* 67(4) : 512-6.

Wallin, D., B. Ekblom, R. Grahn, and T. Nordenborg. 1985. Improvement of muscle flexibility. A comparison between two techniques. *Am J Sports Med* 13 (4) : 263-8.

Walloe, L., and J. Wesche. 1988. Time course and magnitude of blood flow changes in human quadriceps muscles during and following rhythmic exercise. *J Physiol* 405 : 257-73.

Walsh, M.T. 1994. Therapist management of thoracic outlet syndrome. *J Hand Ther* 7 (2) : 131-44.

Walther, D.S. 1988. *Applied kinesiology synopsis*. Pueblo, CO : Systems DC.

Walther, D.S. 2000. *Applied kinesiology synopsis*. 2nd ed. Pueblo, CO : Systems DC.

Walther, M., A. Werner, and T. Stahlschmidt. 2004. The subacromial impingement syndrome or the shoulder treated by conventional physiotherapy, self-training, and a shoulder brace. *J Shoulder Elbow Surg* 30 (4) : 417-23.

Wang, C.H., P. McClure, N.E. Pratt, and R. Nobilini. 1999. Stretching and strengthening exercises : Their effect on three-dimensional scapular kinematics. *Arch Phys Med Rehabil* 80 (8) : 923-9.

Wang, H.K., A. Macfarlane, and T. Cochrane. 2000. Isokinetic performance and shoulder mobility in elite volleyball athletes from the United Kingdom. *Br J Sports Med* 34 (1) : 39-43.

Wang, H.K., and T. Cochrane. 2001. Mobility impairment, muscle imbalance, muscle weakness, scapular asymmetry and shoulder injury in elite volleyball athletes. *J Sports Med Phys Fitness* 41 (3) : 403-10.

Wang, S.S., L.M. Jenkins, V.C. Taylor, and E.J. Trudelle-Jackson. 2005. Can physical therapy intervention improve muscle balance between the upper and lower trapezius? An electromyographic study. Abstract. *J Orthop Sports Phys Ther* 35 (1) : A32.

Wang, S.S., S.L. Whitney, R.G. Burdett, and J.E. Janosky. 1993. Lower extremity muscular flexibility in long distance runners. *J Orthop Sports Phys Ther* 17 (2) : 102-7.

Wannier, T., C. Bastiaanse, G. Colombo, and V. Dietz. 2001. Arm to leg coordination in humans during walking, creeping and swimming activities. *Exp Brain Res* 141 (3) : 375-9.

Ward, S.R., E.R. Hentzen, L.H. Smallwood, R.K. Eastlack, K.A. Burns, D.C. Fithian, J. Friden, and R.L. Lieber. 2006. Rotator cuff muscle architecture : Implications for glenohumeral stability. *Clin Orthop Relat Res* 448 : 157-63.

Warner, J.J., L.J. Micheli, L.E. Arslanian, J. Kennedy, and R. Kennedy. 1990. Patterns of flexibility, laxity, and strength in normal shoulders and shoulders with instability and impingement. *Am J Sports Med* 18 (4) : 366-75.

Warner, J.J., L.J. Micheli, L.E. Arslanian, J. Kennedy, and R. Kennedy. 1992. Scapulothoracic motion in normal shoulders and shoulders with glenohumeral instability and impingement syndrome. A study using Moire topographic analysis. *Clin Orthop Relat Res* 285 : 191-9.

Watanabe, I., and J. Okubo. 1981. The role of the plantar mechanoreceptors in equilibrium control. *Ann NY Acad Sci* 374 : 855-64.

Watelain E., Dujardin F., Babier F., Dubois D., and Allard P.2001. Pelvic and lower limb compensatory actions of subjects in an early stage of hip osteoarthritis. *Arch Phys Med Rehabil.* Dec ; 82 (12) : 1705-11.

Watson, D.H., and P.H. Trott. 1993. Cervical headache : An investigation of natural head posture and upper cervical flexor muscle performance. *Cephalalgia* 13 (4) : 272-84.

Wegener, L., C. Kisner, and D. Nichols. 1997. Static and dynamic balance responses in persons with bilateral knee osteoarthritis. *J Orthop Sports Phys Ther* 25 (1) : 13-8.

Weiner, D.S., and I. Macnab. 1970. Superior migration of the humeral head. A radiological aid in the diagnosis of tears of the rotator cuff. *J Bone Joint Surg Br* 52 (3) : 524-7.

Weldon III, E.J., and A.B. Richardson. 2001. Upper extremity overuse injuries in swimming. A discussion of swimmer's shoulder. *Clin Sports Med* 20 (3) : 423-38.

Werner, C.M., P. Favre, and C. Gerber. 2007. The role of the subscapularis in preventing anterior glenohumeral subluxation in the abducted, externally rotated position of the arm. *Clin Biomech (Bristol, Avon)* 22 (5) : 495-501.

Wester, J.U., S.M. Jepersen, K.D. Nielsen, and L. Neumann. 1996. Wobble board training after partial sprains of lateral ligaments of the ankle : A prospective randomized study. *J Orthop Sports Phys Ther* 23 (5) : 332-6.

Westgaard, R.H., O. Vasseljen, and K.A. Holte. 2001. Trapezius muscle activity as a risk indicator for shoulder and neck pain in female service workers with low biomechanical exposure. *Ergonomics* 44 (3) : 339-53.

Whitcomb, L.J., M.J. Kelley, and C.I. Leiper. 1995. A comparison of torque production during dynamic strength testing of shoulder abduction in the coronal plane and the plane of the scapula. *J Orthop Sports Phys Ther* 21 (4) : 227-32.

Wiedenbauer, M.M., and O.A. Mortensen. 1952. An electromyographic study of the trapezius muscle. *Am J Phys Med* 31 (5) : 363-72.

Wikstrom, E.A., M.D. Tillman, T.L. Chmielewski, J.H. Cauraugh, and P.A. Borsa. 2007. Dynamic postural stability deficits in subjects with self-reported ankle instability. *Med Sci Sports Exerc* 39 (3) : 397-402.

Wilder, D., A. Aleksiev, M. Magnusson, K. Pope, K. Spratt, and V. Goel. 1996. Muscular response to sudden load : A tool to evaluate fatigue and rehabilitation. *Spine* 21 : 2638-9.

Wilk, K.E., C.A. Arrigo, and J.R. Andrews. 1997. Current concepts : The stabilizing structures of the glenohumeral joint. *J Orthop Sports Phys Ther* 25 (6) : 364-79.

Wilk, K.E., J.R. Andrews, C.A. Arrigo, M.A. Keirns, and D.J. Erber. 1993. The strength characteristics of internal and external rotator muscles in professional baseball pitchers. *Am J Sports Med* 21 (1) : 61-6.

Wilk, K.E., K. Meister, and J.R. Andrews. 2002. Current concepts in the rehabilitation of the overhead throwing athlete. *Am J Sports Med* 30 (1) : 136-51.

Wilkerson, G.B., and A.J. Nitz. 1994. Dynamic ankle instability : Mechanical and neuromuscular relationships. *J Sport Rehabil* 3 : 43-57.

Wilkerson, G.B., J.J. Pinerola, and R.W. Caturano. 1997. Invertor vs. evertor peak torque and power deficiencies associated with lateral ankle ligament injury. *J Orthop Sports Phys Ther* 26 (2) : 78-86.

Williams, G.N., L. Snyder-Mackler, P.J. Barrance, and T.S. Buchanan. 2005. Quadriceps femoris function after ACL injury ; a differential response in copers versus noncopers. *J Biomech* 38 : 685-93.

Witvrouw, E., J. Bellemans, R. Lysens, L. Danneels, and D. Cambier. 2001. Intrinsic risk factors for the development of patellar tendinitis in an athletic population. A two-year prospective study. *Am J Sports Med* 29 (2) : 190-5.

Witvrouw, E., L. Danneels, P. Asselman, T. D'Have, and D. Cambier. 2003. Muscle flexibility as a risk factor for developing muscle injuries in male professional soccer players. A prospective study. *Am J Sports Med* 31 (1) : 41-6.

Wojtys, E.M., and L.J. Huston. 1994. Neuromuscular performance in normal and anterior cruciate ligament-deficient lower extremities. *Am J Sports Med* 22 (1) : 89-104.

Wojtys, E.M., L.J. Huston, P.D. Taylor, and S.D. Bastian. 1996. Neuromuscular adaptations in isokinetic, isotonic, and agility training programs. *Am J Sports Med* 24 (2) : 187-92.

Wolfe, F., H.A. Smythe, M.B. Yunus, R.M. Bennett, C. Bombardier, D.L. Goldenberg, P. Tugwell et al. 1990. The American College of Rheumatology 1990 criteria for the classification of fibromyalgia. Report of the Multicenter

Criteria Committee. *Arthritis Rheum* 33 (2) : 160-72.

Woodley, B.L., R.J. Newsham-West, and G.D. Baxter. 2007. Chronic tendinopathy : Effectiveness of eccentric exercise. *Br J Sports Med* 41 (4) : 188-98.

Woolacott, M.H. 1986. Aging and postural control : Changes in sensory organization and muscular coordination. *Int J Aging Hum Dev* 23 (2) : 97-114.

Woolf, C. 1987. Physiological, inflammatory and neuropathic pain. *Adv Tech Stand Neurosurg* 15 : 39-62.

Woolf, C.J. 1983. Evidence for a central component of post-injury pain hypersensitivity. *Nature* 306 (5944) : 686-8.

Worrell, T.W., D.H. Perrin, B.M. Gansneder, and J.H. Gieck. 1991. Comparison of isokinetic strength and flexibility measures between hamstring injured and noninjured athletes. *J Orthop Sports Phys Ther* 13 (3) : 118-25.

Wright, A. 1995. Hypoalgesia post-manipulative therapy : A review of a potential neurophysiological mechanism. *Man Ther* 1 : 16.

Wuelker, N., H. Schmotzer, K. Thren, and M. Korell. 1994. Translation of the glenohumeral joint with simulated active elevation. *Clin Orthop Relat Res* 309 : 193-200.

Wuelker, N., M. Korell, and K. Thren. 1998. Dynamic glenohumeral joint stability. *J Shoulder Elbow Surg* 7 (1) : 43-52.

Wyke, B. 1967. The neurology of joints. *Ann R Coll Surg Engl* 41 (1) : 25-50.

Wyke, B.K., and P. Polacek. 1975. Articular neurology : The present position. *J Bone Joint Surg Br* 57-B (3) : 401.

Xue, Q., and G. Huang. 1998. Dynamic stability of glenohumeral joint during scapular plane elevation. *Chin Med J (Engl)* 111 (5) : 447-9.

Yahia, L., S. Rhalmi, N. Newman, and M. Isler. 1992. Sensory innervation of human thoracolumbar fascia. An immunohistochemical study. *Acta Orthop Scand* 63(2) : 195-7.

Yamaguchi, K., J.S. Sher, W.K. Andersen, R. Garretson, J.W. Uribe, K. Hechtman, and R.J. Neviaser. 2000. Glenohumeral motion in patients with rotator cuff tears : A comparison of asymptomatic and symptomatic shoulders. *J Shoulder Elbow Surg* 9 (1) : 6-11.

Yanai, T., F.K. Fuss, and T. Fukunaga. 2006. In vivo measurements of subacromial impingement : Substantial compression develops in abduction with large internal rotation. *Clin Biomech (Bristol, Avon)* 21 (7) : 692-700.

Yang, J.F., and D.A. Winter. 1983. Electromyography reliability in maximal and submaximal isometric contractions. *Arch Phys Med Rehabil* 64 (9) : 417-20.

Yildiz, Y., T. Aydin, U. Sekir, M.Z. Kiralp, B. Hazneci, and T.A. Kalyon. 2006. Shoulder terminal range eccentric antagonist/concentric agonist strength ratios in overhead athletes. *Scand J Med Sci Sports* 16 (3) : 174-80.

Ylinen, J., E.P. Takala, M. Nykänen, A. Häkkinen, E. Mälkiä, T. Pohjolainen, S.L. Karppi, H. Kautiainen, and O. Airaksinen. 2003. Active neck muscle training in the treatment of chronic neck pain in women : A randomized controlled trial. *JAMA* 289 (19) : 2509-16.

Ylinen, J., H. Kautiainen, K. Wirén, and A. Häkkinen. 2007. Stretching exercises vs manual therapy in treatment of chronic neck pain : A randomized, controlled crossover trial. *J Rehabil Med* 39 (2) : 126-32.

Ylinen, J., P. Salo, M. Nykänen, H. Kautiainen, and A. Hakkinen. 2004. Decreased isometric neck strength in women with chronic neck pain and the repeatability of neck strength measurements. *Arch Phys Med Rehabil* 85 (8) : 1303-8.

Yue, G., and K.J. Cole. 1993. Strength increases from the motor programme : Comparison of training with maximal voluntary contraction and imagined muscle contraction *J Neurophysiol* 67 (5) : 1114-23.

Zatterstrom, R., T. Friden, A. Lindstrand, and U. Moritz. 1994. The effect of physiotherapy on standing balance in chronic anterior cruciate ligament insufficiency. *Am J Sports Med* 22 (4) : 531-6.

Zepa, I., K. Hurmerinta, O. Kovero, M. Nissinen, M. Kononen, and J. Huggare. 2000. Associations between thoracic kyphosis, head posture, and craniofacial morphology in young adults. *Acta Odontol Scand* 58 (6) : 237-42.

Zepa, I., K. Hurmerinta, O. Kovero, M. Nissinen, M. Kononen, and J. Huggare. 2003. Trunk asymmetry and facial symmetry in young adults. *Acta Odontol Scand* 61 (3) : 149-53.

Zhang, Q., and G.Y.F. Ng. 2007. EMG analysis of vastus medialis obliquus/vastus lateralis activities in subjects with patellofemoral pain syndrome before and after a home exercise program. *J Phys Ther Sci* 19 (2) : 131-7.

Zidar, J., E. Bäckman, A. Bengtsson, and K.G. Henriksson. 1990. Quantitative EMG and muscle tension in painful muscles in fibromyalgia. *Pain* 40 (3) : 249-54.

Zito, G., G. Jull, and I. Story. 2006. Clinical tests of musculoskeletal dysfunction in the diagnosis of cervicogenic headache. *Man Ther* 11 (2) : 118-29.

Zusman, M. 1986. Spinal manipulative therapy : Some proposed mechanisms and a new hypothesis. *Aust J Physiother* 32 : 89-99.

This page left intentionally blank.

和文索引

あ

顎と頸部の角度　76
足関節制御　21
圧痛点　120
圧痛点とトリガーポイントの特徴　121
圧力カフ　92
安定性の限界　20

い

異常歩行　79
痛みの適応モデル　48
インピンジメントに対するリハビリテーション　219
インピンジメントの病態力学　217

う

腕立て伏せ　83
腕立て伏せ運動パターンテスト　89
運動学習　47
運動システム　13
運動出力　19
運動パターン　82
運動パターンテスト　83
運動連鎖　31
運動連鎖反応　249

え

エネルギー変換機能　249
遠位歩行パターン　79

お

オシレーション　151,181

か

下位交差症候群　56
外在機能　4
介在ニューロンスパズム　157
外受容器　15
回旋筋腱板と三角筋のフォースカップル　209
開放性運動連鎖　31
過可動　115
踵の形　65,69

顎関節障害　201
下肢の疼痛症候群　248
下肢のマッスルバランスとマッスルインバランス　254
下腿　66
下腿三頭筋　65,69
下腿三頭筋の筋の長さテスト　104
肩関節外転　83
肩関節外転運動パターンテスト　89
肩関節不安定性　223
硬くなりやすい筋群　51
硬さによる筋弱化　55,99,148
肩（の）インピンジメント　6,25,217
肩の固有感覚　210
肩複合体の機能解剖　208
活動性トリガーポイント　119
下部僧帽筋　96
感覚運動システム　13
感覚運動適応連鎖　41
感覚運動トレーニング　169,242
感覚運動トレーニングの進行　175
感覚運動トレーニングの役割　170
感覚運動トレーニングの要素　172
感覚運動のハードウェアとソフトウェア　14
感覚運動連鎖　39
感覚システム　13
感覚受容器　14
間質性浮腫のコントロール　154
関節可動性テクニック　142
関節原性の筋弱化　54,149
関節変性　47
顔面痛　199
顔面と頭部のアライメント　75
寒冷療法　164

き

機械的受容器　14
起始・停止部の促通　153
キネシオテーピング　155
キネシオテープの生理学的効果　156
機能解剖学　189,248
機能障害　3
機能障害症候群　3
機能的アプローチ　3
機能的関節安定化　23
機能的姿勢連鎖　31
機能的足関節不安定性　263
機能的損傷　3

機能的段階　183
機能的短縮　67
偽麻痺　54
求心路遮断　54
胸郭出口症候群　227
胸筋群　66,74
胸鎖乳突筋　75,129
胸鎖乳突筋の筋の長さテスト　114
共同筋　32
胸腰筋膜　38,126,236
局所への直接的テクニック　138
近位歩行パターン　79
筋緊張　98
筋緊張亢進　53
筋緊張低下の適応性要素　55
筋骨格系疼痛　45
筋システム　8
筋弱化に対する治療テクニック　150
筋弱化の原因　54
筋弱化の要因　148
筋受容器　15
筋スパズム　53
筋スリング　28,32
緊張性システム　28,42,49
筋張力　98
筋的機能　248
筋の硬さ　53
筋の硬さに対する治療テクニック　159
筋の硬さの要因　157
筋の弱化　79
筋の長さテスト　98
筋の長さの評価法　99
筋の分析　63
筋膜性疼痛　203
筋膜性疼痛症候群　120
筋膜テーピング　155
筋膜リリース　166
筋膜連鎖　32,38
筋連鎖　32

く

屈筋スリング　34
グローバル　8
グローバルマッスル　8

け

頸肩部痛　226

頸椎原性頭痛　199
頸部屈曲　83
頸部屈曲運動パターンテスト　88
頸部痛症候群　189
頸部と肩のライン　71
鶏歩　79
肩甲挙筋　130
肩甲挙筋の筋の長さテスト　114
肩甲骨回旋筋群のフォースカップル　210
肩甲骨部　66,70
原始反射リリース法　137
腱板損傷　217

こ

拘縮　98
構造的アプローチ　3
構造的姿勢連鎖　29
構造的損傷　3
後腸骨稜　126
後頭下とC2領域の筋群　129
広背筋の筋の長さテスト　112
後方スリング　35
後面からの視診　64
股関節外転　83
股関節外転運動パターンテスト　86
股関節屈筋に対するトーマステスト変法　100
股関節伸展　83
股関節伸展運動パターンテスト　83
股関節制御　21
股関節痛　255
股関節痛と股関節炎　258
呼吸　241
呼吸パターン　94
骨格システム・筋システム・中枢神経系の相互作用　28
骨盤　65
骨盤傾斜　72
骨盤の位置　64
骨盤連鎖　40
固有感覚　14,16,47
固有感覚欠損　192
固有感覚的機能　249
固有感覚入力刺激　177
固有受容性神経筋促通法　153
混合歩行パターン　80

さ

最大随意等尺収縮　24
三角筋　75

し

支持基底面　20,172,173,177

四肢の屈筋スリングと伸筋スリング　34
刺鍼術　152
システムの課題　172
姿勢　172
姿勢安定化　20
姿勢制御と慢性腰痛　237
姿勢分析　65
姿勢連鎖　29
姿勢連鎖と運動連鎖　29
指腹触診　124
斜角筋　75
収縮　98
収縮性活動　98
重心　172,174,177
主要な緊張筋群の触診　126
上位交差症候群　56
小胸筋の筋の長さテスト　110
上肢　66
上肢神経力学的テスト　143
上肢の疼痛症候群　208
上部僧帽筋　129
上部僧帽筋の筋の長さテスト　113
上腕骨外側上顆炎　227
上腕の位置　74
触診技術　124
侵害受容連鎖　121
伸筋スリング　34
神経学的マッスルインバランス　8
神経学的連鎖　38
神経筋機能　4
神経筋機能障害　192
神経張力テクニックと神経力学　141
神経発達学的な運動パターン　42
神経反射治療　184
身体重心　20
伸長性筋弱化　55,149

す

垂直面の適応　41
水平面の適応　41
ステップ制御　21
ストレイン・カウンターストレイン　166
スナップ触診　124
スパズム　98,157
スプレーアンドストレッチ　165

せ

生体力学的機能　4,249
生体力学的マッスルインバランス　8
静的安定性　23
静的ストレッチ　163

静的段階　175
静的バランス，質的評価　77
静的バランス，定量的評価　77
静的メカニズム　23
生理学的機能　4
脊髄レベル　17
脊柱安定化　181
脊柱伸筋群　65,70
脊椎安定性モデル　13
線維筋痛症　203
前脛骨筋　79
潜在性トリガーポイント　119
前十字靭帯損傷　261
選択的徒手筋力テスト　95
仙腸関節機能障害　237
前方スリング　35
前面からの視診　72

そ

装具療法　145
層状症候群　58
相動性システム　28,42,49
相反抑制　54,149
側臥位での腰方形筋の筋の長さテスト　106
足関節捻挫　263
促通後ストレッチ　162
足底筋　128
足底筋膜炎　264
足部の状態　70
側面からの観察　76
鼠径部痛と鼠径部損傷　255

た

体幹起き上がり　83
体幹起き上がり運動パターンテスト　87
体幹筋スリング　35
体幹側屈テスト　107
大胸筋　130
大胸筋の筋の長さテスト　111
体重負荷　78
大腿　66
大腿四頭筋　79
大腿前面筋群　72
大腿部痛　255
大殿筋　79,95
大内転筋　127
大脳辺縁系スパズム　158
大腰筋　127
タッピング　152
弾性硬化　98

ち

中央処理　17
中枢神経系による間接的なテクニック　136
中殿筋　79,96
中部僧帽筋　96
腸脛靱帯症候群　256

て

テンセグリティー　28
殿部　65,68

と

頭頸部屈曲テスト　91
等尺性収縮エクササイズ　156
等尺性収縮後リラクセーション　159
疼痛集中化反応　191
動的安定性　23
動的脊柱安定化　242
動的段階　178
動的バランステスト　78
動的メカニズム　23
頭部　66
頭部の位置　76
動揺　79
トーマステスト変法　100,101
ドライニードリング　152
トリガーポイント　53,120
トリガーポイントスパズム　158
トリガーポイントと圧痛点　120
トリガーポイントによる筋力低下　55,149
トリガーポイントの特徴　119
トリガーポイントまたは侵害受容連鎖　122
トリガーポイント連鎖と圧痛点連鎖の評価　123
トレンデレンブルグ徴候　79
ドロップアンドキャッチ　152

な

内在機能　4
内転筋群　65,68
内転筋の筋の長さテスト　103
軟部組織テクニック　138
軟部組織の評価　117

に

ニューロダイナミック治療　166

ね

粘弾性硬化　98
粘弾性性質　98

は

バイブレーション　151
バイブレーティング　152
挟み触診　124
発達運動学的アプローチ　121
ハムストリングス　65,68,128
ハムストリングス挫傷　256
ハムストリングスの筋の長さテスト　102
バランス　20
バランスサンダル　181
バランス戦略　22
バランスの評価　76
瘢痕　131
反射性スパズム　157
反射の安定化連鎖　39
半歩踏み出し　180

ひ

微細脳機能障害　48
膝関節炎　262
膝関節過伸展　79
膝関節鏡検査　260
膝関節痛と膝関節損傷　259
膝の前方痛　7,254,259
皮質下レベル　18
皮質レベル　18
腓腹筋内側とヒラメ筋内側　128
疲労　55

ふ

不安定板　174
フィードバックメカニズム　14,19
フィードフォワードメカニズム　14,19
フェルデンクライス法　138
フォースカプル　32,89,209
腹横筋テスト　92
腹臥位での腰方形筋の筋の長さテスト　106
腹腔（内）圧　23,235
腹部ブレーシング　93
腹壁　66,72
腹筋群　234
腹筋膜　38
ブラッシング　152
不良姿勢　29
不良な運動パターン　51

ブルガー座位姿勢　29

へ

閉鎖性運動連鎖　31
閉ループ反射　23
辺縁系の活動　53
片脚支持　78

ほ

ボイタアプローチ　136,184
防御反射運動　39
傍脊柱筋群　233
傍脊柱筋群の筋の長さテスト　107
歩行周期　78,250
歩行の評価　78
歩行の評価と観察　80
歩行パターン　79

ま

マッサージ　166
末梢構造の正常化　135
マッスルインバランス　3,45
マッスルバランス　5
慢性頸部痛　191
慢性足関節捻挫　263
慢性疼痛　48

み

短い足部　175

む

ムチ打ち症　191

め

瞑想　167

や

ヤンダアプローチ 対 従来のアプローチ　206,230,246,268
ヤンダアプローチとシャーマンアプローチ　11
ヤンダの基本的運動パターン　83
ヤンダの筋分類　51
ヤンダの動揺テスト　78

ゆ

遊脚進行　78

よ

腰痛の管理　241
腰痛の微細脳機能障害　237
腰痛のマッスルインバランス　236
腰部疼痛症候群　232
腰方形筋　126
腰方形筋の筋の長さテスト　105
ヨガ　165
弱くなりやすい筋群　51

ら

らせん状スリング　35
ラビング　152

り

梨状筋　127
梨状筋の筋の長さテスト　108
梨状筋の触診　109
立位姿勢の分析　63

リ

リンパテクニック　144

れ

連鎖反応　28,190,212

ろ

ローカル　8
ローカルマッスル　8
ロッカーボード　174

欧文索引

A

AKP（anterior knee pain） 7,254,259
Alois Brügger 29

B

BOS（base of support） 20,172,173,177
Brügger sitting posture 30
Brüggerの概念 154

C

closed kinetic chain 31
COG（center of gravity） 20,172,174,177
combined gait pattern 80
curl-up 83

D

distal gait pattern 79

F

FAI（functional ankle instability） 263
feedback mechanism 14
feed-forward mechanism 14
foot slap 79

force couple 32,89,209

G

global 8
global muscle 8

I

IAP（intra-abdominal pressure） 235

L

local 8
local muscle 8
LOS（limits of stability） 20
lurch 79

M

muscle slings 28
MVIC（maximum voluntary isometric contraction） 24

O

open kinetic chain 31

P

Panjabiのモデル 13
PFS（post facilitation stretch） 162

phasic system 28
PIR（post isometric relaxation） 159
PNF（proprioceptive neuromuscular facilitation） 153
PNFテクニック 162
posturomed 174
proximal gait pattern 79
PRRT（primal reflex release technique） 137
push-up 83

R

rubbing 152

S

SMT（sensorimotor training） 169,242
SMTの適応と禁忌 171

T

tensegrity 28
tonic system 28

V

vibrating 152

著者紹介

Phil Page（MS, PT, ATC, CSCS）

ヤンダ氏の直接の指導を受け，米国内や世界各国でワークショップをとおしヤンダアプローチを指導．キネシオテープ認定専門家．現在は，バトンルージュにあるルイジアナ州立大学にてEMGとマッスルインバランスに焦点をあてた研究を行い，運動学の博士号取得を目指している．Thera-Band製造会社の臨床教育・リサーチ部門の部門長．

Page氏と妻のAngela氏は，4人の子どもとバトンルージュに在住．趣味は家族と一緒に釣りや料理をすること．

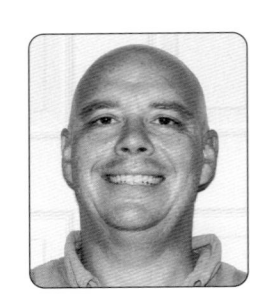

Clare C. Frank（DPT）

ロサンゼルスにある個人開業理学療法クリニックにおいて整形外科専門理学療法士として勤務．ロサンゼルスにあるKaiser Permanente Movement Science Fellowshipの臨床教育部門に所属．地域，米国内，そして海外の大学客員講師として教育活動を展開．

ヤンダ氏のもとで指導を受け，ヤンダ氏とともに教育活動も実践．筋骨格系疼痛症候群に対するヤンダアプローチの認定インストラクターであり，動的神経筋安定化（DNS：dynamic neuromuscular stabilization）におけるコーラーアプローチの認定インストラクター．

専門理学療法士委員会の整形外科的理学療法士認定を受け，American Academy of Orthopedic Manual Physical Therapyの会員．

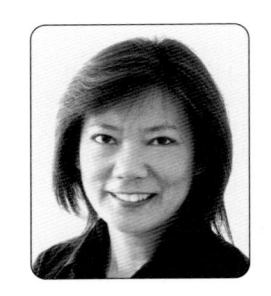

Robert Lardner（PT）

1961年ナイジェリア生まれ．英国・ロンドン郊外にあるRambert Academyにて就学後，バレーとモダンダンスのプロダンサーとして活躍．スウェーデンのLund大学理学療法学部を卒業．チェコにて機能的理学療法と徒手的医学の先駆者であるヤンダ氏，レヴィット氏，コーラー氏より学ぶ．

1992年に渡米するまで，スウェーデンのいくつかの入院・外来リハビリテーション施設にて就労．Mc Neal病院，Clearing産業クリニックに勤務，Mercy病院のスーパーバイザー．個人開業理学療法クリニックやスポーツクリニックでの臨床理学療法経験も豊富．

現在はシカゴにある個人開業理学療法クリニックに勤務し，米国，ヨーロッパのさまざまなリハビリテーションセミナーで教育活動を行っている．

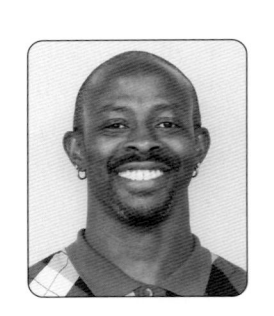

ヤンダアプローチ──マッスルインバランスに対する評価と治療

発　行	2013 年 3 月 4 日　第 1 版第 1 刷
	2020 年 2 月 10 日　第 1 版第 4 刷ⓒ
著　者	Phil Page, Clare C. Frank, Robert Lardner
監訳者	小倉秀子(おぐらひでこ)
発行者	青山　智
発行所	株式会社 三輪書店
	〒 113-0033 東京都文京区本郷 6-17-9
	☎ 03-3816-7796　FAX 03-3816-7756
	http://www.miwapubl.com
装　丁	関原直子
印刷所	三報社印刷 株式会社

本書の内容の無断複写・複製・転載は，著作権・出版権の侵害となることがありますのでご注意ください．

ISBN 978-4-89590-431-5　C 3047

JCOPY ＜出版者著作権管理機構 委託出版物＞
本書の無断複製は著作権法上での例外を除き禁じられています．複製される場合は，そのつど事前に，出版者著作権管理機構(電話 03-5244-5088, FAX 03-5244-5089, e-mail: info@jcopy.or.jp)の許諾を得てください．